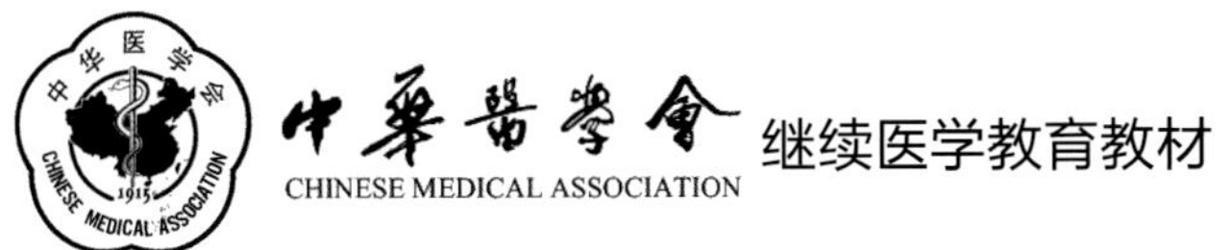

继续医学教育教材

外科感染新进展——腹腔感染分册

Advances in Surgical Infections—Intra-abdominal Infections

主　　编　任建安

副 主 编　杨尹默　孙益红　胡必杰　吴秀文

统筹策划　左　力　李爱妮

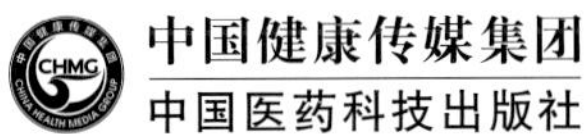

图书在版编目(CIP)数据

外科感染新进展. 腹腔感染分册 / 任建安主编.
北京：中国医药科技出版社，2024. 11. -- ISBN 978-7-5214-4928-0

Ⅰ. R6

中国国家版本馆CIP数据核字第2024SL2164号

学术推广：010-82282296　010-82282248

美术编辑　陈君杞
版式设计　友全图文
出版　**中国健康传媒集团** | 中国医药科技出版社
地址　北京市海淀区文慧园北路甲22号
邮编　100082
电话　发行：010-62227427　邮购：010-62236938
网址　www.cmstp.com
规格　787 × 1092 mm 1/16
印张　19
字数　460千字
版次　2024年11月第1版
印次　2024年11月第1次印刷
印刷　北京印刷集团有限责任公司
经销　全国各地新华书店
书号　ISBN 978-7-5214-4928-0
定价　130.00元

获取新书信息、投稿、为图书纠错，请扫码联系我们。

主编简介

任建安

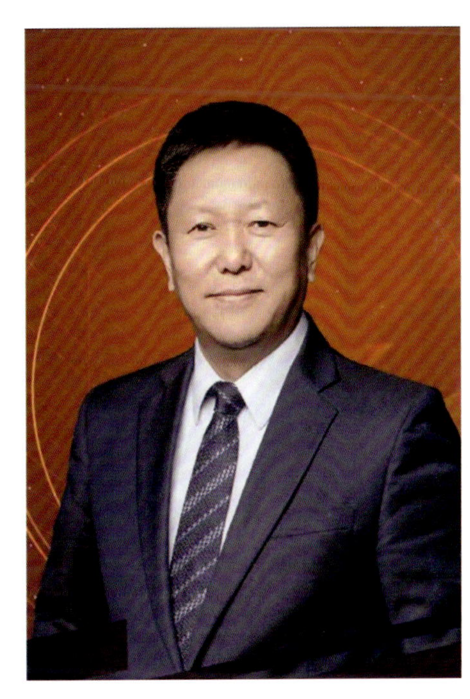

任建安，东部战区总医院副院长、普通外科主任，主任医师、教授、博士生导师。主攻肠瘘、严重腹腔感染等腹部外科急重症。创新肠瘘快速治疗方法和肠功能障碍研究，和业师黎介寿院士一起获得2010年国家科技进步一等奖（第三完成人）。针对严重腹腔感染开展腹腔开放新疗法，首创腹腔开放创面保护理论与技术，以第一完成人身份获2016年国家科技进步二等奖。将前述理论和技术形成外科救援体系，并凭借这一体系创建和推广融创伤、ICU和急诊外科的腹部急重症外科，在国内组建覆盖300余家医院的急重症外科救治联盟。与英美等国著名专家共同创建世界外科感染学会并担任副主席，为推动我国胃肠外科危重症防治水平跻身国际一流行列做出贡献。

编辑委员会名单

主　编　任建安　中国人民解放军东部战区总医院

副主编　杨尹默　北京大学第一医院

孙益红　复旦大学附属中山医院

胡必杰　复旦大学附属中山医院

吴秀文　中国人民解放军东部战区总医院

编　委（以姓氏笔画为序）

马永蔌　北京大学第一医院

王革非　中国人民解放军东部战区总医院

王培戈　青岛大学附属医院

尤德源　福建医科大学附属第二医院

朱梦飞　树兰（杭州）医院

任华建　中国人民解放军东部战区总医院

刘玉琪　福建医科大学附属第二医院

刘　颂　南京大学医学院附属鼓楼医院

刘松桥　东南大学附属中大医院

李　非　首都医科大学宣武医院

李世宽　青岛大学附属医院

李家扬　中国人民解放军东部战区总医院

吴　骎　四川大学华西医院

吴　婕　东南大学附属中大医院

汪志明　中国人民解放军东部战区总医院

汪国营　广州医科大学附属第一医院

张　菁　复旦大学附属华山医院

张娟娟　中国人民解放军东部战区总医院

陈　军　中国人民解放军东部战区总医院

陈　凌　复旦大学附属中山医院
周　郑　安徽省第二人民医院
周　波　安徽医科大学第一附属医院
郑　涛　上海市第一人民医院
赵　云　南京医科大学附属明基医院
高晓东　复旦大学附属中山医院
俞云松　浙江省人民医院
姜可伟　北京大学人民医院
洪之武　中国人民解放军东部战区总医院
姚宏伟　首都医科大学附属北京友谊医院
顾国胜　安徽省第二人民医院
陶庆松　东南大学附属中大医院
黄英男　复旦大学附属中山医院
韩　艺　哈尔滨医科大学附属第二医院
韩　刚　吉林大学第二医院

参编人员名单

（以姓氏笔画为序）

王单松　复旦大学附属中山医院
王家杰　中国人民解放军东部战区总医院
邓力霆　中国人民解放军东部战区总医院
田　赛　中国人民解放军东部战区总医院
刘秦杰　东南大学附属中大医院
孙丽婷　首都医科大学附属北京友谊医院
李　泽　中国人民解放军东部战区总医院
李　晨　北京大学人民医院
李阳光　中国人民解放军东部战区总医院
李宣恒　中国人民解放军东部战区总医院
豆留庆　中国人民解放军东部战区总医院
吴文琦　中国人民解放军东部战区总医院
吴昌亮　青岛大学附属医院
邱明杰　中国人民解放军东部战区总医院
张赛男　树兰（杭州）医院
陈国帅　北京大学人民医院
林晶晶　复旦大学附属华山医院
周志涛　中国人民解放军东部战区总医院
施恩明　福建医科大学附属第二医院
徐　力　中国人民解放军东部战区总医院
曹　锋　首都医科大学宣武医院
谢兴明　广州医科大学附属第一医院
鲍　容　复旦大学附属中山医院

前　言

腹腔感染的平均病死率达20%，合并脓毒症的严重腹腔感染病死率高达49%，是腹部外科的急危重症。腹腔感染的诊断与治疗一直是普通外科医生关注的重点。近年来，在腹腔感染诊断和治疗领域取得了显著的进步，并在学术界形成了广泛的共识。为了将这些理论和技术全面地介绍给广大临床医生，我们特别邀请了国内在腹腔感染治疗领域有深入研究的专家，共同编写了这本书。

本书在撰写过程中注重理论与实践的结合，突出临床应用。适用于正在进行规范化培训或刚刚开始临床实践的临床医生，也适用于高年资医生，可帮助临床医生在实际工作中提高腹腔感染诊疗技能。本书编委会致力于一个共同的使命：通过我们的协作，推动腹腔感染早期、精确和有效的治疗。

在此，对所有参与教材编写和制作的编委等相关人员，致以衷心的感谢。同时，也感谢读者们的关注、支持，如果书中有任何不足之处，恳请各位读者提出宝贵的意见和建议。

中国人民解放军东部战区总医院

2024年9月

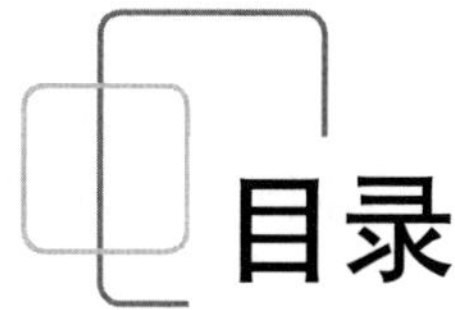

目录

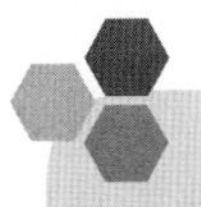

第一章 概 论

感染是病原体入侵机体引起的局部或者全身炎症反应。外科感染(surgical infection)通常指需要外科处理的感染，包括与创伤、烧伤、手术相关的感染等。腹腔感染(intra-abdominal infection)作为常见的外科感染之一，其患病率和病死率均较高，严重影响公共卫生安全，引起了世界范围内的广泛关注。

第一节 腹腔感染的概述

一、腹腔感染的定义

狭义的腹腔感染指腹膜炎和腹腔脓肿。广义的腹腔感染则指腹腔的感染。腹腔是指由椎骨、腹肌、横膈膜和骨盆底包围的空间；在腹腔空间范围内的结构称为“腹腔”(如肝、胆、胃、肠等)，后腹膜与腹后壁之间的区域称为“腹膜后”(如肾脏、肾上腺、胰腺、部分十二指肠等)。基于此，广义的腹腔感染包括了腹腔内的感染、腹膜后感染(retroperitoneal infection)和腹腔空间结构内单个脏器的感染性外科疾病，如阑尾炎、胆囊炎、胆管炎和肝脓肿等。

腹腔感染是一类疾病的统称，涉及类型多、牵涉范围广，针对其定义还有一定的混淆。比如，由于绝大多数腹腔感染表现为腹膜炎(peritonitis)，因此一种常见的混淆是将腹膜炎等同于腹腔感染。二者之间的区别在于腹腔感染除涵盖腹膜炎的概念之外，还包括腹腔脓肿等情况。

腹膜后感染是否属于腹腔感染的争议可能是由于腹腔感染的英文名导致的。腹腔感染的英文名词为intra-abdominal infection，对应的中文翻译应为腹腔内感染，既然是腹腔内，为何还要纳入腹膜后感染呢？其实英文的intra-abdominal(腹腔内)指的是空间意义上的腹腔(由椎骨、腹肌、横膈膜和骨盆底包围而成的空间)，而不是仅指被腹膜包裹形成的腔隙。并且，由于腹膜后组织结构疏松，血运不畅，感染很容易扩散形成早期脓肿。在治疗时需充分引流腹腔内及腹膜后积聚的感染性液体(渗液或脓液)并清除坏死的感染组织，否则感染迁延不愈，导致感染源控制失败，需要早期识别并积极处理。

盆腔感染是否属于腹腔感染的争议可能也是由于对“intra-abdominal”部位的理解片面导致的。盆腔感染(pelvic inflammatory disease)特指女性上生殖道感染引起的一组疾病，包括急性附件炎、盆腔腹膜炎和盆腔脓肿等，发生位置通常在盆腔内。如果将“intra-abdominal”准确地理解为空间意义上的腹腔，盆腔感染是否属于腹腔感染将不存在异议。另一方面，盆腔和腹腔直接相通，当盆腔发生感染时，致病菌可直接蔓延至腹腔，因此实践中也较难将盆腔感染与骨盆入口平面以上的腹腔感染区别处理。

二、腹腔感染的分类

腹腔感染存在较大的临床异质性，根据不同的分类标准可有不同的分类方式。根据罹患感染的场所不同将腹腔感染分为社区获得性腹腔感染（community-acquired intra-abdominal infection）和卫生保健或医院获得性腹腔感染（healthcare or hospital associated intra-abdominal infection）。

根据感染的累及范围可分为单纯腹腔感染和复杂腹腔感染（complicated intra-abdominal infection）。只需通过外科手术清除感染源，不需要进一步使用抗感染药物的腹腔感染为单纯腹腔感染，如化脓性阑尾炎。在控制感染源后，仍需使用抗感染药物治疗残余感染，为复杂腹腔感染，如阑尾脓肿或阑尾炎伴穿孔的腹腔感染。

根据疾病的严重程度可将腹腔感染分为非严重腹腔感染和严重腹腔感染（severe intra-abdominal infection）。严重腹腔感染是指感染范围广、感染持续时间长和合并有多脏器功能障碍的腹腔感染，又称腹腔脓毒症（abdominal sepsis）。严重腹腔感染病死率较高，伴有消化道出血的腹腔感染患者病死率可高达67%，合并血流感染的腹腔感染者病死率可高达70%以上。

腹膜炎作为腹腔感染的一种表现也有不同的分类标准，可分为局限性腹膜炎和弥漫性腹膜炎，或者原发性腹膜炎（自发性细菌性腹膜炎）和继发性腹膜炎。此外，在某些患者，尤其是一般情况较差，伴有免疫抑制或已有脏器功能障碍者，继发性腹膜炎经规范治疗后腹腔感染持续存在，或缓解后又反复发作，称为第三类型腹膜炎。目前国际共识将第三类型腹膜炎分为三种类型：一种是细菌学明确型，即腹腔积液培养有明确的细菌；第二种类型是细菌学可能型，48小时后腹腔引流液细菌培养虽为阴性，但引流液仍为炎性液（白细胞数＞500个/ml）；第三种类型为细菌学可疑型，有全身与腹部感染的症状与体征，但无腹腔积液的细菌学与检验证据。

三、腹腔感染的病原学特点

腹腔感染以混合感染常见，通常为肠杆菌目、肠球菌属和厌氧菌等细菌的混合。由于消化道自近端到远端存在氧梯度，因此肠道微生物具有明显的垂直梯度变化，包括菌群丰度和种类的变化。胃由于生产胃酸，可以杀死绝大多数细菌，处于一种相对无菌的状态，细菌数量小于10^4CFU/ml，少量菌群由吞咽的口腔微生物组成；近端小肠（十二指肠和空肠）的细菌数量为10^3～10^4CFU/ml，主要为链球菌和乳杆菌；远端小肠（回肠）的细菌数量为10^7～10^8CFU/ml，菌群种类较近端小肠更多，以需氧和兼性厌氧菌为主；结肠的细菌数量为10^{11}～10^{12}CFU/ml，菌群种类丰富多样，以厌氧菌为主。了解消化道各层次的菌群特征，以及在各种病理状态下或与外科手术和抗感染药物治疗相关的菌群变化，对处理腹腔感染具有重要价值。

肠杆菌目细菌是腹腔感染的主要病原菌，其分离率在革兰阴性菌导致的腹腔感染中超过70%，主要为大肠埃希菌和肺炎克雷伯菌；非发酵糖细菌约占20%，主要为铜绿假单胞菌、鲍曼不动杆菌和嗜麦芽窄食单胞菌。

近年来，腹腔感染革兰阴性菌对常用抗菌药物耐药严重。中国细菌耐药监测网（China

antimicrobial surveillance network，CHINET）研究的数据显示，大肠埃希菌、肺炎克雷伯菌对亚胺培南、厄他培南的敏感性逐年下降，碳青霉烯类耐药肠杆菌目细菌（carbapenem-resistant enterobacteriaceae）的发生率值得持续关注。

四、腹腔感染的常见风险因素

腹腔感染的风险因素有很多，但可以分为以下四类：①患者自身特点，包括高龄（＞70岁）、恶性肿瘤、明确的心血管功能障碍、明确的肝脏疾病或肝硬化、明确的肾脏疾病、低白蛋白血症等；②合并感染时和感染源控制措施实施后的病理生理指标变化；③感染部位与程度、引流时机与效果；④是否为耐药菌感染以及经验性抗生素是否覆盖致病菌。

（吴秀文 周志涛 任建安）

第二节 腹腔感染的流行病学

一、腹腔感染的患病率

目前腹腔感染的整体患病率尚无明确数据。针对重症监护室（intensive care unit，ICU）收治的严重感染患者的研究显示，腹腔在ICU内是仅次于肺部的第二位的感染来源。同时也是脓毒症的第二大常见病因，影响着全球约5%的ICU患者。

一项纳入全球309个ICU共2621例腹腔感染患者的多中心观察性流行病学研究（AbSeS研究）显示，相比医院获得性腹腔感染，社区获得性腹腔感染的占比为31.6%（828/2621）；如将医院获得性腹腔感染按照发病是否在入院后7天分为早期和晚期获得性感染，早期和晚期的占比分别为25.0%（656/2621）vs43.4%（1137/2621）。真菌感染相比细菌感染在腹腔感染中相对少见，腹腔真菌感染（主要是念珠菌）占总腹腔感染的10%。欧洲的一项ICU侵袭性念珠菌病的回顾性研究发现腹腔念珠菌病的累计发病率约为每1000名ICU住院患者1.84例。

二、腹腔感染的病死率

19世纪初的主流观点认为腹膜是不可打开的，受此影响，腹腔感染在当时以保守治疗为主，病死率高达90%。1885年，Mikulicz Radecki施行了世界上第一例胃溃疡穿孔修补术和阑尾切除术并迅速普及。随着阑尾切除术的广泛开展，腹腔感染的病死率迅速下降到约50%。抗感染药物的使用、早期诊断技术的提高、复苏与器官功能支持的进步以及外科手术技术的革新，使得腹腔感染的病死率进一步降低，但目前，腹腔感染的平均病死率仍徘徊在20%。

AbSeS研究揭示腹腔感染总病死率高达29.1%（752/2588），其中社区获得性腹腔感染病死率为23.7%，早期医院获得性腹腔感染病死率为27.3%，晚期医院获得性腹腔感染病死率为33.9%。世界急诊外科学会的研究数据显示，脓毒症的严重程度对腹腔感染病死率有显著影响，无脓毒症时病死率为1.2%，伴有脓毒性休克时病死率达67.8%。中国院内感染的抗菌药物耐药性监测项目的结果显示医院获得性腹腔感染的30天全因死亡率为

9.5%（262/2756），该研究纳入的腹腔感染患者包括非ICU患者，这导致总体病情较轻，死亡率偏低。

（吴秀文　周志涛　任建安）

第三节　几种特殊类型的腹腔感染

在腹腔感染的临床诊治工作中，以下几种特殊类型的腹腔感染一直是重点及难点问题。

1. 免疫功能缺陷患者的腹腔感染　免疫功能缺陷患者如感染人类免疫缺陷病毒的患者、长期或大量使用糖皮质激素或接受移植手术的患者，因为免疫功能抑制明显降低了机体对腹腔感染致病原的抵御能力，一旦发生腹腔感染，其病死率显著高于一般患者。这类患者往往缺乏经典体征，这导致了诊治延迟。现有研究证实小肠移植与多器官移植受者在术后两年内腹腔感染的发生率为43%，不同实体器官移植具有不同的腹腔感染风险，这类患者住院时间延长，感染耐药菌比例高。

2. 老年患者的腹腔感染　人口老龄化及其合并的合成代谢恢复缓慢、糖尿病等代谢难题使得老年患者腹腔感染的围手术期处理更具挑战性。一项国际多中心的研究表明，腹腔感染病死率随患者年龄增加而增加：40～59岁患者为20.9%，60～69岁患者为30.5%，70～79岁患者为31.2%，≥80岁患者为44.7%。

3. 儿童腹腔感染　儿童腹腔感染是指发生于18周岁以下人群的腹腔感染，如新生儿坏死性小肠结肠炎。由于儿童免疫系统的功能和成熟度不及成年人，导致患儿在感染过程中无法正常启动免疫应答反应，同时儿童的生理与心理发育尚不完善，无法用言语准确表述病情，且不能主动配合体格检查和辅助检查，造成儿童腹腔感染早期诊断困难、感染容易扩散、病情严重复杂。

4. 术后腹腔感染　腹腔感染是术后常见并发症，属于医院获得性或卫生保健相关腹腔感染，研究显示其治疗失败率为 68.3%，住院死亡率高达40.8%。日益增加的腹部交通事故伤、刀伤以及复杂的手术方式使得其伴随的腹腔感染更为严重。如果没有及时有效的治疗，会面临导致治疗失败的高风险因素如耐药菌感染、慢性危重症、腹腔高压及多器官功能障碍等的威胁。合理的抗菌药物应用、及时的感染源控制以及包括对抗脓毒症、器官功能维护与营养治疗等在内的支持治疗是治疗的关键。

5. 严重腹腔感染　在临床实际工作中，真正具有挑战的腹腔感染是伴有进行性脏器功能障碍的，感染呈持续状态的腹腔感染，即严重腹腔感染。严重腹腔感染多发生于消化道穿孔、破裂和肠吻合口破裂合并的继发性腹膜炎，也可出现在原发与继发性腹膜炎治疗失败后。严重腹腔感染多表现为弥漫性腹膜炎或多发腹腔脓肿与腹膜后脓肿，如重症胰腺炎合并的腹腔感染、各种原因所致的空腔脏器穿孔与吻合口瘘。严重腹腔感染发生时，由于短时间内大量细菌与毒素入血，可迅速引起急性全身炎症反应综合征、休克、急性呼吸窘迫综合征和急性肾功能衰竭。如感染源不能彻底控制，继发性腹膜炎可演化为第三型腹膜炎，或继发其他医院获得性感染。细菌与毒素源源不断被释放入血，脓毒性休克持续，或不断复发。患者呼吸、肾脏功能不断受到损害，并进而出现肠功能障碍、肝功能障碍，最终因多脏器功能衰竭导致治疗失败。严重腹腔感染单纯靠外科手术与抗生素无法控制症状，必须综合复苏、脏器功能支持、营养代谢支持及免疫功能调控方能取得治疗的成功。

腹腔感染初发时有轻有重，有急有缓，如不能得到有效控制，病情可进行性加重，危及患者生命。在积极的复苏后，清除感染源与防止多重打击是确保治疗成功的重要措施。腹腔感染的治疗应全面而精炼。全面是指能考虑到每一阶段的病情，确保不遗漏必要的治疗措施。精炼是指当病情好转后，亦应适时简化治疗，避免治疗措施长期使用的副反应，促进患者及时康复。

（吴秀文　周志涛　任建安）

参考文献

[1] SOLOMKIN J. S，MAZUSKI J. E，BRADLEY J. S，et al. Diagnosis and management of complicated intra-abdominal infection in adults and children：guidelines by the Surgical Infection Society and the Infectious Diseases Society of America [J]. Clinical infectious diseases，2010，50(2)：133-164.

[2] BLOT S，ANTONELLI M，ARVANITI K，et al. Epidemiology of intra-abdominal infection and sepsis in critically ill patients："AbSeS"，a multinational observational cohort study and ESICM Trials Group Project [J]. Intensive Care Med，2019，45(12)：1703-1717.

[3] 任建安. 当前腹腔感染诊治的难题与对策 [J]. 中华胃肠外科杂志，2011，7(14)：483-486.

[4] 任建安. 腹腔感染风险因素分析与对策 [J]. 中华消化外科杂志，2017，16(12)：1167-1171.

[5] 中华医学会外科学分会外科感染与重症医学学组，中国医师协会外科医师分会肠瘘外科医师专业委员会. 中国腹腔感染诊治指南(2019版)[J]. 中国实用外科杂志，2020，40(1)：1-16.

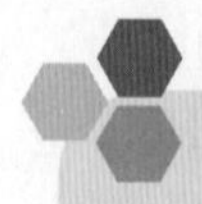

第二章　腹腔感染的解剖与病理生理

第一节　腹腔感染相关的解剖学基础

一、腹膜

（一）腹膜的概况

腹膜（peritoneum）由间皮、间皮下结缔组织和两者之间的一层基底膜组成，是衬于腹、盆腔壁和腹、盆腔器官表面的很薄的浆膜。其外层衬贴于腹、盆腔壁，称为壁腹膜（parietal peritoneum）；其内层覆盖于腹、盆腔器官的表面，并将器官固定在膈肌、后腹壁和盆腔内，称为脏腹膜（visceral peritoneum）。壁腹膜与脏腹膜相互连接、移行，二者之间的腔隙称为腹膜腔（peritoneal cavity），是人体最大的体腔。成年人腹膜的表面积约等于其体表面积，为1.7平方米，功能交换表面积约为1平方米。男性腹膜腔是封闭的，而女性腹膜腔经输卵管、子宫、阴道与外界相通。

（二）腹膜的功能

腹膜具有分泌、吸收、修复、防御和固定脏器等功能。

1. 分泌功能　腹膜具有一定的半透膜的功能，允许液体和小分子物质通过，具有润滑、减少摩擦的作用。腹膜邻近血管和组织内的血浆和组织液可经腹膜间皮细胞分泌至腹膜腔内。正常情况下，腹腔液呈淡黄色，有黏性、内有白细胞，在整个腹膜腔不超过100ml，覆盖于腹膜表面形成一薄层腹膜液，具有润滑和保护器官、减少摩擦的作用。异物、炎症因子、有害化学物质可刺激腹膜液明显增多。

2. 吸收功能　腹膜可以吸收腹腔内的渗液、血液、空气和毒素，且因腹膜表面积广阔，吸收能力很强大。因此，腹膜可以作为给药途径用于某些疾病的治疗。在严重腹膜炎时，如不能积极引流，腹膜腔内的有害液体也会被腹膜快速吸收，导致感染中毒性休克。腹腔液既可以吸收入毛细血管直接进入血液循环，部分小颗粒物质也可以通过吞噬细胞转运至淋巴管。上腹部腹膜腔结构复杂，间隙较多，一般认为，膈淋巴系统是腹膜腔吸收的主要途径，上腹部特别是膈下区的腹膜吸收能力较强，因此腹腔炎症或手术后的患者多采取半卧位，使有害液体流至下腹部，减缓腹膜对有害物质的吸收。

3. 修复功能　间皮细胞具有转变为成纤维细胞、组织细胞和吞噬细胞等的潜能，因而腹膜的再生和修复能力非常强。腹部手术中，若腹膜的浆膜层缝合良好，则腹壁腹膜伤口容易愈合。若手术中对腹膜造成过度损伤，如腹膜干燥、腹膜缺损、腹膜闭合不良，则易导致术后腹腔粘连。故腹部手术时关腹强调将腹膜尽可能地缝合，有助于未来切口的腹膜化，或用大网膜覆盖，将能较好地预防术后粘连。

4. 防御功能 腹膜也可以通过吞噬细胞吞噬细小异物，并利用自身通透性允许血液和淋巴循环的的免疫细胞参与细胞和体液免疫。腹腔液含有50%的淋巴细胞，40%的巨噬细胞，少量的嗜酸性粒细胞和肥大细胞，以及少量的间皮细胞，为腹膜腔提供无菌环境。当有急性炎症时，腹腔液中中性粒细胞和嗜酸性粒细胞大量增多，对感染有强大的防御功能。腹膜所分泌的腹腔液中含有纤维素，其粘连作用可促进伤口的愈合和炎症的局限化。

5. 固定脏器 腹膜参与腹腔内部分韧带的形成，有助于固定腹腔内的器官，维持其正常的位置和排列。当机体运动或改变姿势时，腹膜能够通过张力调节器官的位置，使其稳定并防止移动或脱垂。

（三）腹膜的血管、淋巴和神经

1. 腹膜的血管 壁层腹膜的动脉供给来自腹壁、盆壁和膈的动脉，静脉汇流于相应区域体壁的静脉。脏层腹膜的动脉来自供应器官的动脉，静脉汇入该器官的静脉。腹膜血管的功能除供应营养物质和氧气及从组织中携带走代谢产物外，直径在5～6μm的毛细血管还具有物质交换的作用。并不是体内所有的腹膜微小血管都具有半透膜功能，仅仅是壁腹膜中的毛细血管具有此功能，而脏层腹膜的毛细血管半透膜作用非常有限。

2. 腹膜的淋巴 腹膜淋巴引流系单向转运，吸收过多的组织间液，选择性转运腹腔内大分子物质回到淋巴管最终返回血液循环中。每天毛细血管漏出的蛋白，约50%由腹膜淋巴系统回流到血液循环。组织间淋巴回流量与淋巴的形成量保持动态平衡，从而不会发生间质水肿和形成腹水。壁层腹膜淋巴管多成树枝状均匀分布。对于脏层腹膜，胆囊浆膜下的淋巴网比肝脏面更密集，与肝浆膜下串珠状淋巴管形成吻合；胃体浆膜下淋巴管向小弯和贲门集中，在大弯则与胃长轴平行；肠浆膜下淋巴管沿长轴走形，汇入肠系膜淋巴管内。约80%的淋巴经肝右叶膈膜覆盖腹膜淋巴孔，沿毛细淋巴管、集合淋巴管、结前淋巴干、纵隔淋巴结回流至右淋巴导管进入体循环。腹膜淋巴孔具有主动的物质吸收和免疫调节作用，与微生物在腹腔的转移过程密切相关。其余约20%的腹膜淋巴经乳糜池、胸导管途径进入体循环。

3. 腹膜的神经 脏层腹膜和壁层腹膜的神经支配来源不同。脏层腹膜的感觉神经来源于自主神经，包括交感神经和副交感神经，至各个器官的内脏感觉神经，其末梢感受器对直接切割、温度或化学刺激不敏感；但是对牵拉、器官管壁过度扩张或肌层痉挛收缩、缺血等刺激非常敏感，产生剧烈痛觉。由于内脏感觉神经来源是双重的，且是分散分布，故其感觉（包括痛觉）往往弥散，定位也不准确。

壁层腹膜的感觉神经来源于躯体神经，是随支配腹壁和膈的脊神经分布，其感受器对机械性、化学性刺激敏感，定位非常准确。膈下面中心部的腹膜由膈神经（C_{3-5}）分布，膈下面周围部和腹前外侧壁的腹膜由下5对肋间神经、肋下神经和腹下神经（T_{7-12}，L_1）分布。由于随交感神经而来的内脏感觉神经也含于各脊神经中，所以内脏神经的痛感可刺激相应脊神经感觉支引发牵涉痛，炎症刺激膈下中央部腹膜如胆囊炎刺激其脏腹膜时，可引起肩部（$C_{3\sim5}$支配）牵涉性痛。内脏神经的痛觉还可刺激相应脊神经的运动支，炎症刺激腹壁腹膜时，相应节段（T_{7-12}，L_1）神经所支配的腹壁肌反射性收缩，而出现腹壁肌强直。

（四）腹膜与腹腔器官的关系

脏腹膜移行构成腹、盆腔器官的外膜，根据脏腹膜包被器官程度将腹、盆腔脏器分为三大类。

1. 腹膜内位器官 这类器官突向腹膜腔，表面几乎完全被脏腹膜覆盖，一般活动性较大，如胃、十二指肠球部、空肠、回肠、阑尾、横结肠、乙状结肠、脾脏、卵巢和输卵管等。腹膜内位器官的穿孔或炎症容易播散至腹膜腔内，如不能被网膜及周围组织包裹，容易形成弥漫性腹膜炎。

2. 腹膜间位器官 这类器官大部分表面被腹膜覆盖，如肝脏、胆囊、升结肠、降结肠、直肠上部、膀胱和子宫等。腹膜间位器官的炎症或穿孔根据部位，如穿孔或炎症导致炎性内容物破向腹膜腔，则容易引起弥漫性腹膜炎；如果破向腹膜后组织或临近脏器，则容易形成局限型的脓肿或窦道。

3. 腹膜外位器官 这类器官仅有一面被脏腹膜覆盖，多位于腹膜后间隙，如十二指肠降部及水平部、胰腺、肾上腺、肾脏、输尿管和直肠中下部等。腹膜外位器官穿孔或感染，不容易引发弥漫性腹膜炎，但可能继发腹膜后感染和脓肿。直肠下段、膀胱的底部和前部以及阴道的后壁均未被腹膜覆盖。

（五）腹膜形成的结构

腹膜通过移行和折返形成许多结构，如腹膜腔内脏器的系膜、韧带或网膜，这些结构对器官起着连接和固定的作用。

1. 腹膜腔（peritoneal cavity） 腹膜腔是指脏腹膜和壁腹膜之间的潜在腔隙，分为大、小腔。小腹膜腔又称网膜囊（omental bursa），位于小网膜、胃后壁和腹后壁之间，剩余的腹膜腔称为大腹膜腔。网膜囊的前壁为小网膜、胃后壁的腹膜和胃结肠韧带；后壁为横结肠及其系膜、被覆胰腺、左肾及左肾上腺等处的腹膜，上壁为肝尾状叶和膈下方的腹膜；下壁为大网膜前两层和后两层的粘连处；左侧为脾、胃脾韧带和脾肾韧带；右侧通过网膜孔（omental foramen，又称Winslow孔）与腹膜腔其他部分相互沟通。腹腔感染时，积血或积液可局限于囊内，不易诊断；若网膜囊内存有大量积血或积液，可使患者取半卧位，使网膜囊内的液体通过网膜孔流入盆腔，以利体位引流。更重要的是，半卧位还可以减少腹膜对炎性腹水中毒素的吸收。腹膜在膈区的分布非常广泛，呼吸运动也能够促进淋巴液在淋巴管内的流动，因而膈下区是腹膜腔内吸收最为活跃的场所。由于膈和腹肌的运动以及肠道的蠕动，腹腔液不是静止的，能持续向膈运动。横结肠系膜和小肠系膜贴附在腹后壁上，是限制感染性腹腔液从腹膜腔上部向下部扩散的天然屏障。当患者取仰卧位时，右肝下间隙和盆腔是腹膜腔的最低部位，而盆腔的边缘则是最高点。有毒物质在右肝下间隙内迅速吸收，将对身体造成严重影响。因此，通常要让患者在床上采取45°的半坐位，此时，炎性液体在重力的作用下汇集到盆腔，从而减慢有毒物质的吸收。

2. 大网膜（greater omentum） 大网膜是胃大弯和横结肠前的双层腹膜皱襞，覆盖于空、回肠和横结肠前方，在小肠前方形成围裙。大网膜的长度因人而异，而活动度通常很大，其下垂部分常可移动位置，向下伸入盆腔。大网膜有四层结构，后两层向上反射，与横结肠和结肠系膜形成条相对无血供的缝合线。两个中间层与小囊连续，但在成人中它们总是融合在一起。大网膜的血供来自脾动脉的胃网膜左动脉和肝动脉的胃十二指肠动脉发出的胃网膜右动脉。大网膜静脉进入脾静脉，然后进入门静脉系统。胃脾大网膜是大网膜的延伸，在其两个腹膜层之间携带着胃短血管从胃底传递到脾脏。网膜在限制腹膜腔内的炎症过程中起着极其重要的作用。若有腹部外伤或感染时，大网膜能很快吸收包绕病灶，限制炎症扩散，对腹腔感染有明显的防御作用。

3. 小网膜(lesser omentum) 小网膜位于肝门及胃和十二指肠起始部，是两部位之间的双层腹膜，其左侧由肝门至胃小弯的部分为肝胃韧带，右侧由肝门连于十二指肠上部的部分构成肝十二指肠韧带，该韧带内有门静脉、肝动脉和胆总管。小网膜的两层构成了一个薄薄的结构，把小腹膜腔和更前面的大腹膜腔分开。小网膜的右缘游离，构成网膜孔即Winslow孔。

4. 肠系膜 肠系膜是一种特殊的腹膜折叠，它从腹后壁延伸，以支持肠道的主要部分提供血液供应。小肠肠系膜发育良好，从第二腰椎左侧向下斜伸，横过脊柱、主动脉、下腔静脉和十二指肠第三部，以右髂窝结束。其层间悬挂着肠系膜动脉、静脉、淋巴管和神经，包含在松散的结缔组织中。盲肠和右半结肠肠系膜发育不完全，横结肠系膜和乙状结肠系膜结构发达。

5. 皱襞、隐窝与陷凹 腹膜通过移行和返折形成隆起或凹陷，隆起部分称为腹膜皱襞，凹陷部分称为隐窝，较大的隐窝称为陷凹。肝肾隐窝(又称Morison间隙、右肝下间隙)位于肝右叶与右肾之间，是仰卧位时腹膜腔的最低位。腹膜陷凹主要位于盆腔内，男性膀胱与直肠之间有直肠膀胱陷凹，女性在膀胱与子宫之间、子宫与直肠之间分别有膀胱子宫陷凹和直肠子宫陷凹，后者又称为Douglas窝。站立位或坐位时，男性的直肠膀胱陷凹和女性的直肠子宫陷凹是腹膜腔的最低位，腹膜腔的积液易聚集于此。

二、腹膜腔的分区与间隙

腹膜腔以横结肠系膜为界，分为结肠上区和结肠下区。

(一)结肠上区(膈下间隙)

结肠上区又称膈下间隙，是腹腔脓肿最常见的部位，故膈下间隙的解剖格外重要。肝脏将膈下间隙分为肝上间隙和肝下间隙，肝上间隙被肝镰状韧带分为右肝上间隙和左肝上间隙，这可能阻止一侧积液扩散至对侧，仅5%至15%的膈下脓肿是双侧的。左肝上间隙进一步被左冠状韧带划分为左肝上前间隙和左肝上后间隙，冠状韧带两层间的裸区与膈之间称膈下腹膜外间隙。肝下间隙以肝十二指肠韧带为界分为右肝下间隙和左肝下间隙。左肝下间隙被小网膜及胃分隔为左肝下前间隙和左肝下后间隙，后者又称小网膜囊。右肝下间隙又称肝肾隐窝，通过网膜孔与左肝下后间隙交通，向下与右结肠旁沟相通。右肝下间隙是人体平卧位时腹膜腔的最低位，腹膜腔的积液易积聚于此，影响引流(表2-1)。

表2-1 膈下间隙的分区

<table>
<tr><td rowspan="3">肝上间隙</td><td rowspan="2">左肝上间隙</td><td>左肝上前间隙</td></tr>
<tr><td>左肝上后间隙</td></tr>
<tr><td colspan="2">右肝上间隙</td></tr>
<tr><td rowspan="3">肝下间隙</td><td rowspan="2">左肝下间隙</td><td>左肝下前间隙</td></tr>
<tr><td>左肝下后间隙(网膜囊)</td></tr>
<tr><td colspan="2">右肝下间隙(肝肾隐窝)</td></tr>
<tr><td colspan="3">膈下腹膜外间隙(位于肝裸区与冠状韧带上、下两层与膈之间)</td></tr>
</table>

膈下脓肿多由腹腔内脏器穿孔或破裂引起，胃、十二指肠穿孔可致右膈下脓肿，脾外伤后则可继发左膈下脓肿，左肝下后间隙脓肿多由胰腺囊肿或脓肿破裂、胃后壁穿孔等引起。膈下脓肿严重者可向胸腔蔓延，甚至穿入肺内。长期卧床患者，脓液常积聚于肝肾隐窝。

（二）结肠下区

腹膜腔的结肠下区主要包括左、右结肠旁沟与左、右肠系膜窦。

1. 结肠旁沟 左结肠旁沟位于降结肠左侧壁脏腹膜与左腹壁的壁腹膜之间，上方以左结肠韧带与隔下间隙相隔。右结肠旁沟位于升结肠右侧壁脏腹膜与右腹壁的壁腹膜之间，向上与右肝下间隙交通，是腹膜腔结肠上、下区的主要通道。左、右结肠旁沟向下经髂窝、小骨盆上口与腹膜腔盆部连续。肝肾隐窝的积液可沿右结肠旁沟进入盆腔，盆腔积液也可沿着右侧结肠旁沟进入肝肾隐窝。重力、膈肌运动引起的静水压力差、正常的肠道和腹壁运动均是结肠上、下区液体流动的因素。

2. 肠系膜窦 左肠系膜窦为肠系膜根左层的腹膜与降结肠右侧壁腹膜之间的斜方形间隙，向下与腹膜腔盆部相通，如有积液可沿乙状结肠向下流入盆腔。右肠系膜窦为肠系膜根右侧与升结肠左侧壁腹膜之间的三角形间隙，下方以回肠末端与盆腔相隔，故间隙内的积液常局限于此，不能引流至盆腔。

此外，小肠及结肠表面的腹膜可形成众多潜在间隙，小肠、结肠穿孔后可被包裹于肠间隙，弥漫性腹膜炎感染后的脓液也可被包裹在肠管、肠系膜与网膜之间，形成肠间隙脓肿。

三、腹膜后隙

腹膜后隙（retroperitoneal space）位于壁腹膜与腹后壁之间。此间隙前面借壁腹膜与腹膜腔相邻，背面为覆盖腰方肌和腰大肌的筋膜，上至膈并经腰肋三角与后纵隔相通，向下在骶岬平面与盆腔腹膜后隙相延续，两侧向前连于腹前外侧壁的腹膜外组织，因此腹膜后隙的感染可向上、下扩散。腹膜后隙有肾、肾上腺、输尿管、腹部大血管、神经和淋巴结等重要结构，并有大量疏松结缔组织填充在上述结构之间。目前主要以Congdon等的解剖研究工作为基础，以肾前筋膜（Gemta′s筋膜）和肾后筋膜（Zuekerkandle′s筋膜）为分界线，将腹膜后间隙分为肾前间隙、肾周间隙和肾后间隙。

（一）肾前间隙

肾前间隙是位于后腹膜与肾前筋膜、侧锥筋膜之间的区域，此间隙向上延伸至肝脏裸区，向下经髂窝与盆腔腹膜后间隙相通。间隙内包括升、降结肠，十二指肠降段、水平段及升段和胰腺。

（二）肾周间隙

肾周间隙是位于肾前筋膜与肾后筋膜之间的区域，包括肾、肾上腺及其周围脂肪。肾前筋膜越过主动脉和下腔静脉的前方与对侧肾前筋膜连续，肾后筋膜向后内附着于腰椎体。肾周间隙向上与横膈相附着，外侧与侧锥筋膜相融合，向下肾筋膜前后两层与髂筋膜及输尿管周围的结缔组织融合相连，因此，此间隙下部与髂窝相通。

（三）肾后间隙

肾后间隙是位于肾后筋膜、侧锥筋膜与腹横筋膜之间的区域，内部为脂肪组织，无脏器结构。

腹膜后脓肿（retroperitoneal abscess）是指发生在腹膜后间隙的局限性化脓性感染。腹膜后脓肿在临床上较腹腔脓肿少见，如不能得到及时诊断和有效治疗，往往可诱发多器官功能障碍综合征（multiple organ dysfunction syndrome，MODS）而致患者死亡。腹膜后脓肿的发生常继发于腹腔内脏器、腹膜后器官、脊柱或第十二肋的感染、盆腔腹膜后腔脓肿、以及菌血症等疾病。脓肿可向上侵及纵隔、向下沿股疝孔流入大腿，亦可穿破进入腹腔、胃肠道、胸膜、支气管，甚至形成慢性持续性瘘管。

尽管腹膜后的三个间隙解剖上是完整的，但之间存在潜在的交通，一个间隙的病变可波及另外的间隙。同侧的三个腹膜后间隙在髂嵴平面下潜在相通；两侧的肾前间隙在中线潜在相通；两侧的肾周间隙在中线是否相通，存在争议，多数人认为潜在相通；两侧的肾后间隙中线不相通，但通过腹前壁的腹膜外脂肪层使两侧在前方潜在相通。盆腔的病变可直接蔓延至腹膜后三个间隙，直肠、乙状结肠的病变也容易波及腹膜后间隙。任何一个间隙的病变，可因为脓液、胰腺消化酶的作用或肿瘤的侵蚀、破坏筋膜的屏障作用而直接侵犯其他间隙。

（马永献　杨尹默）

参考文献

黄志强，黎介寿. 腹部创伤［M］. 武汉. 湖北科学技术出版社，2016.

第二节　炎症反应与免疫功能障碍

腹腔感染是一种伴随着复杂系统性病理生理变化的高致死性疾病。腹腔感染容易合并肠道微生态紊乱和肠道通透性增加，可导致大量损伤相关分子模式（damage associated molecular patterns，DAMPs）、病原相关分子模式（pathogen associated molecular patterns，PAMPs）释放。DAMPs和PAMPs诱发的炎症风暴加剧患者的组织和器官损伤，造成严重的多器官功能障碍。腹腔感染患者通过感染源控制、抗感染治疗等手段有效抑制PAMPs产生和释放后，仍可能无法解决DAMPs引起的过度炎症反应和多器官功能障碍，因此治疗过程中应考虑腹腔感染患者复杂的免疫功能障碍。

腹腔感染感染可引发全身炎症反应综合征（systemic inflammatory response syndrome，SIRS），还能导致代偿性抗炎反应综合征（compensatory anti-inflammatory response syndrome，CARS）的过度激活，削弱宿主清除病原体的能力，增加二次感染的风险。随着危重症器官功能支持治疗理念和技术的发展，腹腔感染患者在感染初期的生存率得到提高，但也向慢性危重症（chronic critical illness，CCI）新表型过渡。这类患者需要长期的器官功能支持，并发持续炎症－免疫抑制－分解代谢综合征（persistent inflammation-immunosuppression-catabolism syndrome，PICS），面临出院后的高死亡率（图2-1）。腹腔感染患者复杂的病理生理变化强调了在治疗中对炎症程度和免疫功能状态进行全面、及时评估的重要性，有助于临床个体化诊疗方案的制订。

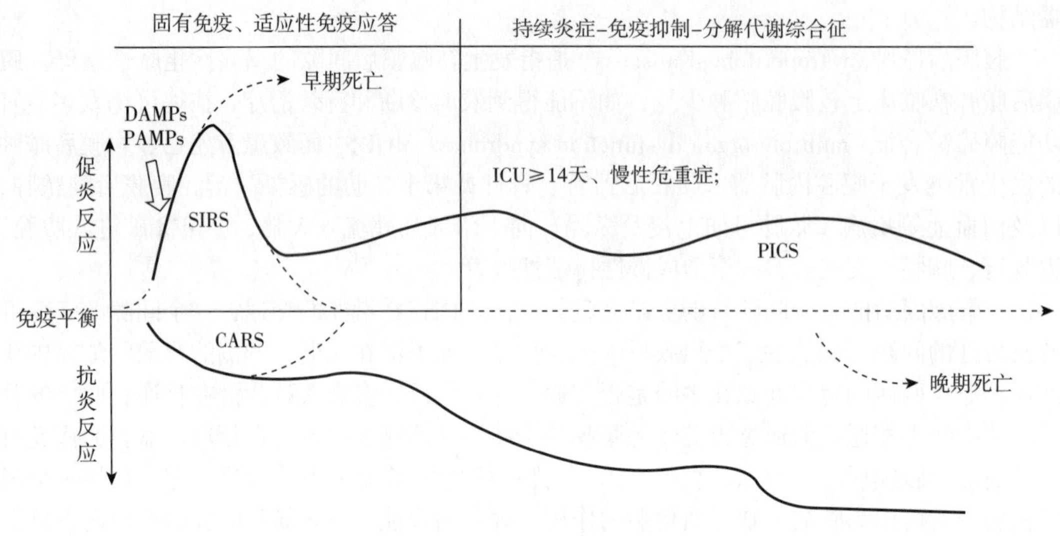

图2-1 PICS的演变过程

1.全身炎症反应综合征 SIRS是机体对于感染、严重创伤等非特异性刺激的早期、全身性反应，其症状包括体温异常、心率加快、呼吸急促和白细胞计数异常升高或降低等。患者若符合以下两项或两项以上的表现即可被诊断为SIRS：①体温＞38℃或＜36℃。②心率＞90次/分。③呼吸＞20次/分或$PaCO_2$＜4.3kPa。④白细胞计数＞12×10^9/L或＜4×10^9/L，或中性杆状核粒细胞＞10%。在腹腔感染的演进过程中，系统性炎症反应通常是机体感染初期的自我保护机制，有助于限制感染的扩散。然而，当免疫系统的过度激活或无法得到有效控制时，机体自我持续放大和自我破坏的全身炎症将发展成SIRS，导致多器官功能障碍，威胁患者的生命。

SIRS在腹腔感染中的发生机制涉及复杂的病理生理过程，主要可分为两种模式，即病原体相关分子模式和损伤相关分子模式。病原体相关分子模式存在于病原微生物表面，通常是结构稳定、进化保守的分子，如细菌的脂多糖、病毒的核酸和真菌的β-葡聚糖等。模式识别受体（pattern recognition receptors，PRRs）通过识别这些分子，启动天然免疫反应，引导适应性免疫应答，以对抗病原微生物的入侵。例如，Toll样受体4（Toll-like receptor 4，TLR4）在单核巨噬细胞表面表达，通过识别革兰阴性细菌的脂多糖启动NF-κB、JNK/SAPK等炎症途径的细胞内信号传导。损伤相关分子模式是由损伤或死亡的细胞释放的内源性分子，腹腔感染患者存在的组织损伤、坏死会导致损伤相关分子模式的释放，免疫系统通过模式识别受体识别损伤相关分子模式，进而启动免疫应答。在腹腔感染的临床实践中，以细菌为代表的病原相关分子模式引起的炎症应答和脏器损伤可通过感染源控制手段得以控制。然而，以核DNA（nuclear DNA，nDNA）和线粒体DNA（mitochondrial DNA，mtDNA）为代表的损伤相关分子模式仍可以持续地发挥组织损伤作用，最终导致患者死亡。例如，自身受损组织中的线粒体mtDNA损伤可能泄漏到细胞质中，激活环状GMP-AMP合酶（cGAS）-干扰素刺激基因（stimulator of interferon genes，STING）通路介导的先天免疫应答，诱导Ⅰ型干扰素和许多其他促炎细胞因子的产生。

机体的免疫系统通过模式识别受体识别病原体相关分子模式和损伤相关分子模式后，

激活核转录因子NF-κB、cGAS-STING等炎症通路，进而导致促炎因子的过度产生。这些促炎因子引发一系列病理生理改变，包括血管扩张、血管渗透性增加、白细胞活化以及趋化等，最终导致SIRS的典型症状，如发热、心率增加、呼吸急促和白细胞计数升高等。因此，在腹腔感染的临床实践中，调节和控制全身炎症反应综合征应成为重要的治疗策略之一，以期最大程度减轻炎症反应对患者器官功能的不良影响，提高治疗效果和预后质量。

2. 代偿性抗炎反应综合征　CARS作为机体对于持续或严重炎症刺激的一种重要反调节机制，旨在维持免疫平衡。其典型特征包括大量抗炎细胞因子的释放，如白细胞介素-10和转化生长因子-β，这些分子有助于抑制促炎因子的活性，从而减轻炎症反应的强度。CARS还伴随着一系列生物学效应，如前列腺素E_2的增加、淋巴细胞功能的抑制、巨噬细胞的麻痹以及调节性T细胞的增加等。这一反调节机制代表机体为抑制过度的全身炎症反应综合征而作出的智能免疫调控反应，其目标是缓解组织炎症损伤。然而，过度激活CARS可能导致患者处于免疫抑制状态，表现为细胞免疫试验阴性、低体温、白细胞减少、易感染以及感染源清除失败等典型临床特征。

在目前的临床实践中，许多旨在缓解全身炎症反应综合征的抑制炎症药物在前瞻性随机对照试验中表现不佳，尚未出现特定治疗全身炎症反应综合征的批准药物。这些药物的使用可能引发CARS的不当激活，导致促炎和抗炎级联之间的平衡失调及向后者倾斜，对机体免疫平衡产生负面影响，最终导致免疫功能的长期抑制，使机体的病理损伤进一步加重。而针对CARS的免疫调节剂，如粒细胞-巨噬细胞集落刺激因子，在调控腹腔感染患者免疫抑制水平、减少继发感染、减轻器官功能障碍方面的疗效，仍需要深入的临床研究和验证。

3. 持续炎症-免疫抑制-分解代谢综合征　PICS是指患者进入慢性危重症阶段后以持续炎症反应、免疫抑制和代谢紊乱为特征的一组临床综合征，并且腹腔感染患者后期往往还伴随极差的营养状态，反复的院内感染，及严重的多器官损害。PICS具体的诊断标准包括：①留置ICU的时间不少于14天。②持续炎症：CRP＞50μg/dl。③免疫抑制：总淋巴细胞＜0.8×10^9/L。④分解代谢：血清白蛋白＜30g/dl，肌酐/身高指数＜80%，住院期间体重下降＞10%或体质指数＜18kg/m^2。此状态下的患者常伴有医院获得性感染和器官损伤，且预后极差，死亡风险高。

目前对于PICS的发病机制尚不完全明晰，而以淋巴细胞计数＜0.8×10^9/L为免疫抑制标准在诊断中被广泛采用，因为外周血淋巴细胞减少是一项相对易获取的指标。然而，淋巴细胞是获得性免疫系统的重要组成部分，而PICS的特征除了患者获得性免疫系统功能被抑制，还涉及到固有免疫系统，如单核-巨噬细胞功能下调，中性粒细胞吞噬功能下降、DC抗原提呈功能减低等。因此，PICS的免疫学特征及形成机制尚待进一步明确。

PICS在腹腔感染患者中呈现多层面、多环节的恶性循环。如果感染灶不能得到有效控制，将导致持续的感染，刺激炎症发生，进而诱导免疫抑制，造成持续高分解代谢。免疫抑制、持续炎症和蛋白质高分解代谢三者之间互相影响，形成恶性循环。一方面，患者免疫功能下降将导致反复院内感染，释放大量病原相关分子模式等，进而刺激免疫细胞的模式识别受体，诱导炎症，导致器官损伤，释放损伤相关分子模式，再次诱导炎症。另一方面，持续的炎症状态可能导致蛋白高分解代谢，营养物质消耗，导致患者免疫功能下降，易发生反复院内感染，使患者的病情进一步恶化。为防止这种恶性循环的出现，对于腹腔感染患者应强调早期清除感染源的重要性，及时给予针对性抗生素，同时准确计算患者的能量消耗，首选且尽早提供充足的肠内营养。

4．生物标志物 在腹腔感染的病理生理过程中，生物标志物的监测成为评估炎症性疾病严重程度、制订治疗方案和监测疗效的有力工具。这些生物标志物包括降钙素原（procalcitonin，PCT），C反应蛋白（C reactive protein，CRP），白介素-6（interleukin-6，IL-6）、血清淀粉样蛋白A（serum amyloid A，SAA）以及线粒体DNA等。

（1）PCT PCT是一种非激素活性的降钙素前体物质。在正常的生理情况下，甲状腺C细胞是PCT的主要合成分泌源。然而，在细菌感染时，巨噬细胞和单核细胞以及内分泌细胞会合成并释放大量的PCT，从而导致血清PCT水平显著上升。PCT的升高在细菌感染中明显，而在病毒感染中或者不升高，或者升高较轻微，因此被广泛应用于协助鉴别感染是否由细菌引起。如果患者PCT＜0.1ng/ml，不建议使用抗生素，若PCT＞0.5ng/ml提示存在严重细菌感染或脓毒症，需要开始抗生素治疗。对于那些正在接受抗生素治疗的患者，通过动态监测PCT水平，可以评估病情的发展情况，应每天检测PCT含量。

（2）CRP CRP是肝细胞中由白细胞介素-6诱导产生的一种急性期反应蛋白质，其正常参考值＜5mg/L。当感染或组织损伤发生后，血中CRP迅速升高，可以激活补体和增强吞噬细胞的吞噬。CRP 是一种非特异性的炎症标志物，其升高不能简单地断定细菌感染。除感染外，组织损伤、炎症和应激也能使 CRP 在 6 小时后开始升高，且在1～2天达到高峰。CRP 数值可为评估抗感染疗程提供参考，若感染者血清 CRP 数值较用药前明显下降，表明当前抗感染治疗有效。

（3）IL-6 IL-6是细胞因子网络中的重要成员，是由单核/巨噬细胞、T淋巴细胞、B淋巴细胞等多种细胞所产生，在急性炎症反应中处于中心地位。当机体受到病原/损伤相关分子模式刺激后，IL-6可迅速升高，2小时内即可上升至正常参考值的数百倍，PCT在2小时后增加，而CRP在6小时后才迅速增加。因此IL-6是炎症、脓毒症的早期敏感性“警示”标志物。由于IL-6半衰期短，炎症反应得到控制后可迅速降至正常水平，动态观察IL-6水平有助于了解感染性疾病的进展和对治疗的反应。

（4）SAA SAA合成的主要部位是肝脏，健康人血清SAA浓度为1～2μg/ml，当急性细菌或病毒感染时SAA浓度增加，可升高至10～500μg/ml，甚至达1mg/ml。感染发生时，血清SAA会在4～6小时内快速上升，而在清除病原体后，它会迅速降至正常水平。相比于CRP，SAA对于轻微炎症刺激更为敏感，可用于病毒和细菌感染的诊断。病毒感染时，SAA浓度是CRP浓度的5～11倍，且比CRP消失的更快。细菌感染时，SAA浓度变化与CRP相似。因此，SAA联合CRP检测可区分合并感染与细菌感染。

（5）mtDNA 线粒体是细胞内的重要细胞器，负责能量产生和调节细胞代谢。mtDNA是线粒体内的遗传物质，被释放到细胞质和血液循环后可以作为炎症和细胞损伤的指标。这种释放可能是由线粒体功能障碍、氧化应激或细胞凋亡等病理过程引起的。一旦mtDNA释放到胞外，它可以作为一种损伤相关分子模式引发免疫反应。在腹腔感染等炎症性疾病中，监测mtDNA的水平可以帮助评估炎症的活跃程度和细胞损伤的程度。研究证明高水平的血浆mtDNA常与严重感染和炎症相关，而连续性静脉-静脉血液滤过（continuous veno-venous hemofiltration，CVVH）可以通过清除血浆中的炎症介质和细胞碎片，包括mtDNA，减缓炎症反应的进程，降低细胞损伤的程度。此外，对于特定疾病状态下CVVH对mtDNA

清除的疗效，还需要更多的研究和临床实验证据来确认。

（赵云　李阳光）

参 考 文 献

[1] 任建安. 复杂腹腔感染诊断与治疗策略 [J]. 中国实用外科杂志，2011，31（09）：871-873.

[2] DE VOS WM，TILG H，VAN HUL M，et al. Gut microbiome and health：mechanistic insights [J]. Gut，2022，71（5）：1020-1032.

[3] DENNING NL，AZIZ M，GURIEN SD，et al. DAMPs and NETs in Sepsis [J]. Front Immunol，2019，10：2536.

[4] VOIRIOT G，OUALHA M，PIERRE A，et al. Chronic critical illness and post-intensive care syndrome：from pathophysiology to clinical challenges [J]. Ann Intensive Care，2022，12（1）：58.

[5] ZHANG X，WU J，LIU Q，et al. mtDNA-STING pathway promotes necroptosis-dependent enterocyte injury in intestinal ischemia reperfusion [J]. Cell Death Dis，2020，11（12）：1050.

[6] 任建安. 重视慢性危重症的防治 [J]. 肠外与肠内营养，2017，24（01）：1-3+9.

[7] 张旭飞，吴秀文，任建安. 线粒体DNA在危重症中的研究进展 [J]. 中华危重症医学杂志（电子版），2018，11（05）：353-356.

[8] 胡琼源，任建安，吴秀文. 线粒体DNA在固有免疫调节中的研究进展 [J]. 医学研究生学报，2017，30（04）：432-435.

[9] 降钙素原急诊临床应用专家共识组. 降钙素原（PCT）急诊临床应用的专家共识 [J]. 中华急诊医学杂志，2012，21（9）：8.

[10] TSCHAIKOWSKY K，HEDWIG-GEISSING M，BRAUN GG，et al. Predictive value of procalcitonin，interleukin-6，and C-reactive protein for survival in postoperative patients with severe sepsis [J]. J Crit Care，2011，26（1）：54-64.

[11] LI W，ZHU S，LI J，et al. Serum Amyloid A Stimulates PKR Expression and HMGB1 Release Possibly through TLR4/RAGE Receptors [J]. Mol Med，2015，21（1）：515-525.

[12] LIU Q，WU J，ZHANG X，et al. Circulating mitochondrial DNA-triggered autophagy dysfunction via STING underlies sepsis-related acute lung injury [J]. Cell Death Dis，2021，12（7）：673.

第三节　多器官功能障碍综合征

多器官功能障碍综合征（multiple organ dysfunction syndrome，MODS）是指机体受到严重感染、创伤、烧伤、外科大手术等急性打击后，同时或序贯发生两个或两个以上器官功能障碍以致衰竭，不能维持体内环境稳定的临床综合征。具有高发病率、高病死率、高昂医疗负担的特点，更是当前重症患者中后期死亡的主要原因。近20年来的研究显示，MODS的病死率仍高达70%左右，若进展为多器官功能衰竭（multiple organ failure，MOF），病死率高达90%以上。MODS及MOF是仍是腹腔感染乃至重症医学所面临的最大挑战。MODS的发病机制复杂，其中失控的炎症反应是病情发生发展的重要原因。控制原发病、改善氧代谢、脏器功能支持是MODS的重要治疗手段。

一、MODS的概念演变

在MODS提出之前，单器官的功能衰竭一直是临床关注的焦点。Shires等学者意识到液体复苏不足是引起急性肾衰竭的主要原因，因此形成复苏早期以恢复患者尿量能够防止急性肾衰竭为救治目标的新策略。当创伤患者的循环和肾脏功能得到有效支持后，急性呼吸衰竭则成为成功救治的主要阻碍。人们意识到早期大量、甚至过量的液体复苏对可将急性肾衰竭发生率降至0.1%~0.2%，但也成为急性呼吸衰竭重要推力。于是，呼吸支持技术和适当的容量管理应时成为有效救治的关键环节。

20世纪70年代后，随着对单一器官障碍的逐一解决与器官支持技术飞速进展，接踵而来的是多器官的功能衰竭这一更大的难题。1973年Tilney在描述一组腹主动脉瘤破裂患者在术后并发呼吸和肾衰竭的病例中首先提出“序贯性系统功能衰竭”的概念。随后，1975年Baue基于3例患者的尸检结果，确立了“序贯性器官功能衰竭综合征”。1977年Eiseman等首先使用“多器官衰竭”（multiple organ failure，MOF）这一名称，并初步提出其概念和诊断标准。但这一传统命名描述了临床结局及程度上的不可逆，忽略了器官功能动态变化的特征。直至1989年，Bone等提出了全身性感染以及全身炎症反应在诱发多器官功能障碍中的重要作用。最终，美国胸科医师协会（ACCP）和危重病医学会（SCCM）于1991年召开联席会议，共同倡议将MOF更名为MODS，旨在呼吁临床医生以及研究者们重视疾病的发展过程，着眼于器官衰竭前的早期预警和治疗。期间，全身炎症反应综合征（systemic inflammatory response syndrome，SIRS）的命名和诊断标准（表2-2）的提出，也成为对MODS认知上的重大飞跃。

表2-2　全身炎症反应综合征的诊断标准（符合下述两项或两项以上）

项目	标准
体温	>38℃或<36℃
心率	>90次/分
呼吸	呼吸频率>20次/分或动脉血二氧化碳分压<32mmHg
白细胞	外周血白细胞>12×10⁹/L或<4×10⁹/L或幼稚杆状核白细胞>10%

二、MODS的流行病学

MODS仍是各种原因所致腹腔感染患者的主要死亡原因。一项回顾性研究显示，入住北京某医院ICU的214例ARDS患者中，发生MODS的病死率为57.2%，衰竭器官数目越多，病死率越高。目前，脓毒症被认为是MODS最主要的原因。有报道表明：Sepsis若不伴有器官衰竭，死亡率约为15%，而伴有3或3个以上器官衰竭时，死亡率则超过70%。因此，对合并多个器官损害的严重病例，仍缺乏有效治疗手段，防止疾病进一步发展为MODS乃至MOF是降低重症患者病死率的关键。

三、MODS病因及发病机制

MODS是多病因均可导致的一种临床综合征。如创伤、感染、巨大应激损伤等过程所致的低血容量性休克、脓毒症、感染性休克、再灌注损伤；此外，在支持治疗期间的医源性因素，如各种有创监测、抗酸治疗、抗生素或皮质激素的使用不当亦可诱发或推动MODS的发生发展。

MODS的发病机制非常复杂，至今尚未完全阐明。目前公认的几项理论包括“炎症反应学说”“自由基学说”“肠道动力学说”“二次打击学说”和“缺血/再灌注学说”等，这些假说从不同的侧重点解释了MODS潜在机制，且彼此间有一定重叠和联系。

总体而言，感染、创伤等损伤因素可直接引起细胞或组织器官的损伤，更重要的是，激活的内源性炎症介质释放，导致炎性细胞的过度激活，加重组织缺氧和氧自由基的产生，伴随而来的肠道屏障功能破坏和细菌/毒素移位，成为推动机体炎性反应失控的重要环节。因此，炎性反应一直被认为是MODS发生的扳机，胃肠道则是MODS“靶器官”与“启动器官”。各机制之间相互促进，最终走向失代偿的MODS。

随着生命科学研究快速推进，遗传学机制的差异性也成为解释MODS易感性差异的机制之一。通过对创伤后并发MODS患者炎症介质基因型分析发现，TNF-α、IL-1、IL-10等常见细胞因子均存在基因多态性，使得同一疾病打击下不同患者间细胞因子的表达水平存在巨大差异。生命科学领域的研究为进一步深入探索MODS 的发病机制、寻找有效的治疗途径开辟了新的领域和思路。

需要注意的是，MODS往往是多元性损伤的综合结果。在原发疾病基础上的多次反复打击使机体的反应走向更为失控的态势，这一过程中，机体的免疫、凝血、纤溶、补体等各系统均参与了多次打击导致MODS的病理生理过程。因此，对脏器功能的早期预警、动态监测、及时干预显得十分重要。

四、MODS的临床特征及其严重程度评分

MODS临床表现复杂多样，个体表型差异大，疾病严重程度、病程长短、进展速度都有所不同，进展特征也受原发病的影响。一般情况下，MODS会经历四个阶段，包括休克、复苏、高分解代谢状态和器官衰竭阶段。随着重症医学的快速发展，高级生命支持手段的进步，使得脏器功能支持的有效性得到极大提升，而度过MODS急性期的患者则进入了慢性危重症的状态，表现为需长期依赖重症监护与脏器支持技术，生活质量极低，亦长期占用大量的医疗资源。

尽管MODS的概念已经取代了MOF，但目前仍然缺乏国内外公认的MODS的统一诊断标准。目前国际上对MODS的评分标准主要采用自1995年由Marshall所提出（表2-3），涉及6个器官系统中最具代表性的变量，单一系统得分≥3分则认为该系统达到诊断标准，得分越高或器官衰竭数量越多则病死率越高。

表2-3 MODS严重程度评分标准（Marshall，1995）

器官系统	分值				
	0	1	2	3	4
呼吸系统（PaO_2/FiO_2）[1]	＞300	226～300	151～255	76～150	≤75
肾脏（血清肌酐μmol/L）	≤100	101～200	201～350	351～500	＞500
肝脏（胆红素μmol/L）	≤20	21～60	61～120	121～240	＞240
心血管系统（PAHR）[2]	≤10.0	10.1～15.0	15.1～20.0	20.1～30.0	＞30.0
血液系统（血小板计数10^9/L）	＞120	81～120	51～80	21～50	≤20
神经系统（Glasgow评分）	15	13～14	10～12	7～9	≤6

[1]计算PaO_2/FiO_2时不考虑是否使用机械通气、通气方式，是否使用PEEP及大小。
[2]PAHR=HR×RAP（右房压或CVP）/MAP。

与MODS评分相似的还有序贯器官功能衰竭评分（sequential organ failure assessment，SOFA）（表2-4）。SOFA评分包括了呼吸、肾脏、肝脏、心血管、血液和神经6个器官系统。与MODS评分相比，SOFA评分在肾脏评分中引入了尿量和肌酐两个变量；在循环的评分中包含了血管活性药物的应用情况。

表2-4 序贯器官功能衰竭评分（SOFA）

评分变量	分值			
	1	2	3	4
PaO_2/FiO_2	＜400	＜300	＜200	＜100
血小板计数（×10^9/L）	＜150	＜100	＜50	＜20
血清胆红素（μmol/L）	20.5～32.4	32.5～100.9	101～203.5	＞203.5
低血压（mmHg）[1]	MAP＜70	Dopa≤5或Dobul（任意剂量）	Dopa＞5或Epi≤0.1或NE≤0.1	Dopa＞15或Epi＞0.1或NE＞0.1
Glasgow评分	13～14	10～12	7～9	≤6
肌酐（μmol/L）（或尿量）	110～170	171～299	300～440（＜500ml/d）	＞440（＜200ml/d）

[1]MAP：平均动脉压。Dopa：多巴胺。Dobul：多巴酚丁胺。Epi：肾上腺素。NE：去甲肾上腺素。

针对MODS，还可采用异常的生理学指标评估，如急性生理学与慢性健康状况评分系统Ⅱ（acute physiology and chronic health evaluation Ⅱ，APACHE Ⅱ）（表2-5）。评分由三部分组成，即急性生理评分、年龄评分及慢性健康评分，是重症医学最常用的评分系统。

表2-5　急性生理学与慢性健康状况评分系统Ⅱ（APACHE Ⅱ）

A.急性生理评分					
生理变量	评分				
	0	1	2	3	4
直肠温度（℃）	36～38.4	38.5～38.9 或34～35.9	32～33.9	39～40.9 或30～31.9	≥41 或≤29.9
平均动脉压（mmHg）	70～109		110～129 或50～69	130～159	≥160 或≤49
心率（次/分）	70～109		110～139或 55～69	140～179或 40～54	≥180或≤39
呼吸（次/分）	12～24	25～34或 10～11	6～9	35～49	≥50或≤5
FiO_2≥0.5： $A\text{-}aDO_2$	<200		200～349	350～499	≥500
FiO2<0.5： $PaDO_2$	>70	61～70		55～60	<55
pH	7.33～7.49	7.5～7.59	7.25～7.32	7.15～7.24 或7.6～7.69	<7.15 或>7.7
Na（mmol/L）	130～149	150～154	120～129 或155～159	111～119 或160～179	≥180 或≤110
K（mmol/L）	3.5～5.4	5.5～5.9 或3～3.4	2.5～2.9	6～6.9	≥7或<2.5
肌酐（mg/dl） 急性肾衰时×2	0.6～1.4		1.5～1.9 或<0.6	2～3.4	≥3.5
Hct（%）	30～45.9	46～49.9	50～59.9 或20～29.9		≥60或<20
白细胞（10^9/L）	3～14.9	15～19.9	20～39.9 或1～2.9		≥40或<1
15-格拉斯评分					
HCO_3^-	22～31.9	32～40.9	18～21.9	15～17.9 或41～51.9	<15 或≥52
B.年龄评分					
评分	0	2	3	5	6
年龄	<44	45～54	55～64	65～74	>75
C.慢性健康评分					
如果患者存在严重的器官系统功能不全或免疫抑制，应如下计分。①非手术或急诊手术后患者：5分。②择期术后患者：2分。					

续表

器官功能不全或免疫功能抑制状态必须在此次入院前有明显表现，并符合下列标准。 肝脏：活检证实肝硬化，明确的门脉高压，既往由门脉高压造成的上消化道出血；或既往发生过肝脏功能衰竭或肝性脑病或昏迷。 心血管：按照纽约心脏联盟评分，心功能Ⅳ级。 呼吸：慢性限制性、阻塞性或血管性疾病，导致严重的运动受限，如不能上楼或进行家务劳动；或明确的慢性缺氧、高碳酸血症、继发性红细胞增多症、严重的肺动脉高压（＞5.33kPa）或呼吸机依赖。 肾脏：接受长期透析治疗。 免疫功能抑制：患者接受的治疗能够抑制对感染的耐受性，如免疫抑制治疗、化疗、放疗、长期或最近大剂量类固醇治疗，或患有足以抑制对感染耐受性的疾病，如白血病、淋巴瘤、AIDS。

尽管APACHE Ⅱ评分是目前普遍认可的危重评分系统，其预测危重患者预后较准确，但该评分系统所需数据较多，评分耗时相对较长，故在临床使用受限。英国早期预警评分（national early warning score，NEWS）具有数据相对易得、运行成本较低、评分速度较快等特点（表2-6）。

表2-6　英国早期预警评分（NEWS）

评分变量	分值			
	0	1	2	3
呼吸（次/分）	12～20	9～11	21～24	≥25或≤8
血氧饱和度（%）	≥96	94～95	92～93	≤91
吸氧	否		是	
体温（℃）	36.1～38	35.1～36或38.1～39	≥39.1	≤35
收缩压（mmHg）	111～219	101～110	91～100	≤90或≥220
心率（次/分）	51～90	41～50或91～110	111～130	≤40或≥131
意识状态	清醒			语言可唤醒、疼痛可唤醒或不可唤醒

MODS进展过程中发生功能障碍的器官先后顺序与表现往往取决于原发病特征与患者基础疾病特点。因此不同原发病损伤所致的MODS发展过程，彼此间可具有巨大差异，而同一原发病的不同患者，因其基础疾病特征不同又可导致个体上的表现异质性。在不考虑基础疾病的条件下，对于多发性创伤患者，创伤早期的低血压与后期继发的感染，均可导致缺血再灌注损伤和炎症反应，呼吸系统功能衰竭常为首先受累的远隔器官。而对于外科急诊手术后并发感染的患者，通常术后表现为呼吸系统功能障碍，之后为肝脏、胃肠道和肾脏功能障碍或衰竭。认识MODS器官损伤的特征与顺序，有助于临床医师早期认识并预防可能发生的器官功能障碍。

由于腹腔是一封闭腔，其内容纳消化、泌尿、生殖等系统器官，又邻近以心脏、肺为代表的循环与呼吸系统，当发生腹腔感染时，感染所致的直接损伤与腹腔压力（intraabdominal pressure，IAP）升高，使腹腔内的器官与邻近的组织都将受压缺血，所诱发的间接影响，可导致一系列特征性的病理生理变化，腹腔内及腹膜后脏器的血流量均有不同程度的减少。

胃肠道是最易受累、影响最早的器官。随着腹腔感染加重，脏器组织水肿使IAP升高，小肠黏膜灌注、肠系膜上动脉及腹腔动脉的血流量降低。研究发现当IAP达10mmHg时，小肠黏膜血流灌注即减少17%；IAP升高到20mmHg可以减少肠系膜灌注40%，肠系膜静脉回流受阻导致静脉高压导致肠道水肿，内脏水肿则进一步升高IAP，因而形成恶性循环。胃黏膜内层PH值可以作为低灌注导致肠缺血的敏感指标。此外，肠黏膜屏障受损促使细菌易位，细菌通过绒毛进入淋巴和血管。当IAP仅达10mmHg时，肠系膜淋巴结中即有细菌出现。即使IAP升高时间不足1小时，细菌移位发生率也显著增加。在猪的IAH模型中发现，腹内压10mmHg时，尽管心输出量（CO）与血压并未收到影响，但此时肠道微循环血流量已经有所改变，因此此时单纯提升CO并不能恢复正常胃肠血流。而IAP＞10mmHg亦与脓毒症，MODS以及死亡率正相关，这强调了腹腔感染患者常规检测IAP的必要性。当腹内压得以纠正时，亦可导致组织再灌注损伤，并使炎症因子与细菌等毒素向远隔器官输送。

消化道系统的另一个重要器官就是肝脏。肝的血供亦受到IAP的影响。与肠道类似，IAP在10mmHg左右就可减少肝脏灌注并损伤肝功能。IAP达到20mmHg时，门静脉血流量降为正常值的65%，肝动脉血量为正常值的45%，肝微循环血流量为正常值的71%。累及门静脉血流时可导致急性肝衰或慢性肝病的急性恶化。若患者本身就合并有静脉曲张，增加的IAP有增加曲张静脉破裂的可能。肝脏血流的改变导致糖代谢变化，肝细胞内线粒体功能障碍和肝脏乳酸清除能力与内毒素清除等解毒能力下降，加之肠缺血时肠道微生物迅速繁殖，产生毒素进入循环，进一步加重肝脏损伤，并可导致乳酸酸中毒。

随着腹腔感染加重，腹腔内脏器水肿并伴随腹腔积液的产生，腹腔压力增加将膈肌上抬，继而影响胸腔，使得胸廓顺应性下降而需要通气的压力增加。约有50%的IAP会分散到膈肌并影响呼吸和通气。肺因为胸内压增高而不能充分扩张，发生压迫性肺不张，呼吸移动度受限，因此吸气肺活量减少，功能残气量减少，通气/血流比增加损伤了氧合作用，导致低氧血症。同时，二氧化碳潴留导致高碳酸血症和呼吸性酸中毒。除了对呼吸和通气功能影响，肺实质也受损，促使肺水肿。在合并急性呼吸窘迫综合征（ARDS）时，炎症因子的增多导致毛细血管渗漏，加重急性肺损伤。因此，尽管原发病并非呼吸系统，但腹腔感染往往容易合并出现ARDS，使病情更加复杂。

此外，膈肌的抬高与感染所致的感染性休克均会导致危及生命的循环系统功能紊乱。IAP 仅10mmHg时，中心静脉压和肺动脉楔压即会受累而表现为看似是升高，这可能误导医生对容量负荷的判断；当IAP进一步从15mmHg增加到30mmHg时，平均动脉压和心率虽无明显变化但心输出量下降至76%。下腔静脉受压导致回心血量减少，影响心脏前负荷并导致心输出量的减少，而升高的胸腔内压力导致肺血管阻力增加，又增加了右心室后负荷。正常情况下，右心室壁较薄，多作为被动血泵将血导入左心。为了适应增加的肺血管阻力，右心室扩大并将室间隔推向左心室。如此增加了右心室负荷又减少左心室充盈量。另外，胸内压增高使心脏由于直接受压而收缩力减弱。心输出量减低的结果是交感神经系统的兴奋以保证动脉压稳定，于是全身血管阻力增加，这又进一步增加左心的后负荷增加，导致氧耗增加形成恶性循环。易被忽视的是，IAP的增加，压力也会向静脉系统传递，导致静脉淤血而发展为深静脉血栓，当腹高压解除时，肺动脉血栓的风险也相应增加。

与消化系统毗邻，且对腹腔灌注压极为敏感的另一重要器官，即为肾脏。腹腔感染时，感染加之IAP升高等多种因素均可导致肾功能受损，表现为在增加输液量情况下仍发展为少尿，甚至无尿。腹腔感染对肾脏的损伤是多方面的，涉及了肾前性、肾性以及肾后性的每个环节。感染本身的打击即可导致肾小管的损伤，而增加的IAP对肾实质以及肾动脉血流和肾静脉有直接压力作用，加上心输出量减少，终效应是血管阻力增加以及肾血流减少，这导致肾小球滤过率减低；另外，全身系统和肾血流动力学的改变激活肾素-血管紧张素-醛固酮系统，这更进一步增加肾血管阻力来维持水盐，以代偿低心排。这些构成了肾前性以及肾性肾衰。另外，IAP升高可使输尿管受压亦会导致肾后性梗阻，但研究发现输尿管支架对肾功能的改善仅有很小的作用，提示肾后性损伤并不是主要病理生理因素。IAP升高到15~20mmHg时即出现少尿；达20mmHg时，肾血流和GFR降至正常的75%，肾血管阻力增加5倍以上，全身血管阻力增加15倍；达30mmHg时即无尿；此外，压力持续较高水平也是肾损伤相关的独立危险因素。

在腹腔感染过程中易被忽视的两个系统即为中枢神经系统与生殖系统。由于脑脊液和脑静脉血流均通过颈静脉引流。因此IAP增加时，压力可传入胸腔，胸腔压力逆行传向颈静脉，于是脑血流和脑脊液回流减少可致颅内压增高。此外，减少的腰静脉丛血流可导致颅内压力增加，而增加的二氧化碳分压导致脑血流量增多。动物研究中发现腹内压达20mmHg维持4小时，血-脑屏障的通透性增加，而这种屏障功能障碍可以在腹内压恢复后得以逆转。对于内分泌生殖系统：IAP 达12mmHg维持1小时，卵巢血流量较正常值减少近一半，组织切片中可看到卵泡细胞变性、血管内淤血、炎细胞浸润等卵巢组织损伤。IAP达10mmHg持续10分钟，睾丸血流就可下降约1/3，若大余20mmHg则下降45%，且病理切片中可见睾丸实质损伤。

综上，腹腔感染时除感染本身所致的组织器官直接损伤之外，腹腔内压力特征性影响也不容忽视，腹腔内组织水肿，导致肝、肾、下腔静脉、腹主动脉被压，不仅直接加重原发受损脏器的损伤程度，还进一步影响心、肺、脑、肾等全身性的基本生理情况功能，增加了腹腔感染救治的难度。

五、MODS的治疗原则

MODS患者监测评估与治疗应由专科医师和ICU专职医师共同完成。尽管MODS的病因复杂，往往累积多器官、多系统损伤，治疗中也常面临多重治疗矛盾，但MODS的治疗中应遵循以下基本原则。详细治疗策略可见相应章节内容。

（一）控制原发病

控制原发病是MODS治疗的根本。①对于严重感染患者，尽快应用广谱抗生素，并实施感染源控制。②创伤患者，早期清创、充分引流，预防感染发生。③保护胃肠功能：及时予以胃肠减压，在肠道可以利用的情况下，尽快恢复肠道功能，防止细菌移位。④休克患者，尽可能缩短休克时间，避免进一步加重器官功能损害。

（二）纠正组织缺氧

可通过增加氧供、降低氧耗及提高组织细胞利用氧的能力纠正组织缺氧，其中，提高氧供是目前改善组织缺氧最可行的手段。主要包括：①维持相对正常的血红蛋白含量；

②通过氧疗，必要时给予呼吸机支持，使$SaO_2 > 90\%$，③维持正常的心功能和有效循环血容量。可适当使用血管活性药物，维持MAP大于60mmHg，以保证腹腔器官的灌注压。此外，可通过镇静、降低体温和呼吸机支持等手段降低氧耗。

（三）代谢支持与调理。

MODS患者往往处于应激状态，机体以分解代谢明显高于合成代谢为主要特征，表现为蛋白质分解、脂肪分解和糖异生明显增加，但糖利用能力降低。在疾病早期，营养支持和调理的目的以提供适当的营养底物，防止细胞代谢紊乱，维护器官、组织的结构功能，减少器官功能障碍的产生。疾病后期，代谢支持和调理的目标是进一步促进合成与组织修复。

（四）贯穿救治全程的整体观

机体是一个完整的整体，各器官相互联系和补充，协同完成各类生理功能。组织器官间通过神经、体液、细胞因子等各种介质构成的交互网络与反馈环路。从整体的观点出发，针对腹腔感染或MODS的治疗策略不仅仅是给予受损器官充分的支持和修复，更重要的是预防器官损伤的加重，帮助机体重建已经紊乱的交互网络，尽可能恢复其稳态。在针对原发病或损害治疗的同时还应积极评估其他可能受累系统，早期机体神经内分泌、免疫、炎症、凝血、代谢等各方面进行适当的调节，在抓主要矛盾的时候不应忽视次要矛盾，避免次要矛盾的升级与转化。对于每一项治疗措施，也应关注其带来的潜在风险和损害，并采取相应的预防性措施。

（吴　婕）

参考文献

[1] BONE RC.Immunologic dissonance：a continuing evolution in our understanding of the systemic inflammatory response syn-drome（SIRS）and the multiple organ dysfunction syndrome（MODS）[J].Ann Intern Med，1996，125（8）：680-687.

[2] POOL R，GOMEZ H，KELLUM JA. Mechanisms of Organ Dysfunction in Sepsis [J]. Crit Care Clin，2018，34（1）：63-80.

[3] LELUBRE C，VINCENT JL. Mechanisms and treatment of organ failure in sepsis [J]. Nat Rev Nephrol. 2018，14（7）：417-427.

[4] DE JONG PR，GONZ　LEZ-NAVAJAS JM，JANSEN NJ. The digestive tract as the origin of systemic inflammation [J]. Crit Care，2016，20（1）：279.

[5] CONRAD C，ELTZSCHIG HK. Disease Mechanisms of Perioperative Organ Injury [J]. Anesth Analg，2020，131（6）：1730-1750.

[6] BALOGH ZJ，LUMSDAINE W，MOORE EE，MOORE FA. Postinjury abdominal compartment syndrome：from recognition to prevention [J]. Lancet，2014，384（9952）：1466-1475.

[7] MARSHALL JC. Modeling MODS：what can be learned from animal modes of the multiple-organ dysfunction syndrome? [J]. In tensive Care Med，2005，31：605-608.

[8] SAUAIA A，MOORE FA，MOORE EE. Postinjury Inflammation and Organ Dysfunction [J]. Crit Care Clin，2017，33（1）：167-191.

[9] 刘大为.实用重症医学 [M].北京：人民卫生出版社，2010.

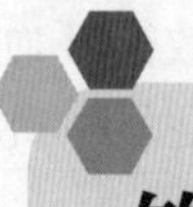

第三章 腹腔感染的分类分级及预后评估

不同类型疾病所致腹腔感染患者的治疗方式与预后有着明显差异。例如，急性穿孔性阑尾炎一般通过手术及抗菌药物治疗即可痊愈，病死率较低。而重症胰腺炎往往会导致较高的死亡率，需要脏器功能支持、感染源控制、抗菌药物等方式进行综合治疗。

疾病的严重程度也影响着患者的转归，严重腹腔感染导致大量细菌和毒素在短时间内进入血液，引发SIRS、急性呼吸窘迫综合征、急性肾功能衰竭以及休克，患者呼吸、肾脏功能持续受到打击，继而出现肝脏及肠道功能障碍，最终导致多脏器功能衰竭，患者死亡。

鉴于患者病情的复杂性和多变性，对腹腔感染进行有效的分类和分级显得尤为重要，这不仅有助于针对性地制订更为精准和合理的治疗方案，且有利于对患者预后作出判断。

第一节 腹腔感染的分类分级

一、腹腔感染的分类

腹腔内的器官和结构众多，涉及阑尾、胆囊、肠道等，使得腹腔感染类型呈现出极大的差异性。由于感染部位、病原体类型、感染程度以及患者的整体健康状况等多个方面的差异，感染呈现复杂性和多元性，因而腹腔感染的分类方式众多。

根据疾病的不同来源，腹腔感染可分为社区获得性腹腔感染（community-acquired intra-abdominal infection）和卫生保健或医院获得性腹腔感染（healthcare or hospital-associated intra-abdominal infection）。社区获得性腹腔感染涵盖了如消化道穿孔合并腹膜炎、胆囊炎、化脓性阑尾炎等疾病。卫生保健或医院获得性腹腔感染则包括手术部位感染、术后吻合口漏等情况。卫生保健或医院获得性腹腔感染的标准如下：既往90天内至少住院治疗48小时者，既往30天期间在护理机构或长期看护机构内居住者，既往30天内接受过静脉给药治疗、伤口处理或器官移植者，既往90天内已接受了数日的广谱抗微生物药物治疗者，术后发生感染者，或者已知存在耐药病原体定植或感染者。

根据感染累及的范围，腹腔感染可以分为非复杂腹腔感染（uncomplicated intra-abdominal infection）和复杂腹腔感染（complicated intra-abdominal infection）。非复杂腹腔感染指感染局限于单个器官内，未累及周围腹膜。临床上大多数腹腔感染属于复杂腹腔感染，病死率较高，可达9.2%。复杂腹腔感染指因腹腔内空腔脏器穿孔或破裂后，感染源侵入腹腔和腹膜后的腹腔感染，腹腔术后、消化道穿孔、阑尾炎均可导致复杂腹腔感染，其中消化道穿孔是较为常见的原因，约占33%，病死率可高达50%。

根据疾病的严重程度，腹腔感染可分为非严重腹腔感染和严重腹腔感染。笔者所在团队在国内首次提出严重腹腔感染的概念。任建安教授将严重腹腔感染定义为合并脓毒症或脓毒性休克的腹腔感染，常见于各种原因所致的空腔脏器穿孔与吻合口瘘，亦可见于第三型腹膜炎。严重腹腔感染在国内也称作腹腔脓毒症（abdominal sepsis）。无论是严重腹腔感染还是腹腔脓毒症，这种严重的感染特征如下：存在腹腔内感染源；SIRS反应较重，出现多器官功能损害，如肝肾功能和心肺功能紊乱、水电解质紊乱和全身营养失衡免疫功能障碍。

腹腔感染常导致腹膜炎，根据病因的不同，可分为原发性腹膜炎、继发性腹膜炎以及第三型腹膜炎三种类型。原发性腹膜炎，也称为自发性腹膜炎，是指腹腔内没有明显的原发病变或感染源，而是由致病菌通过血液、淋巴管或肠道移位等途径侵入腹腔，引发的腹膜炎。在这种情况下，腹腔内并没有明显的脏器炎症、穿孔或其他直接的感染灶。继发性腹膜炎则是由腹腔脏器的炎症、穿孔、损伤破裂或手术等因素引起的腹膜炎，典型例子包括消化道溃疡穿孔、绞窄性肠梗阻、术后吻合口瘘等。第三型腹膜炎是指腹膜炎经治疗后持续加重无好转或好转后又复发的腹膜炎。值得注意的是，腹腔感染并不一定导致腹膜炎，有腹膜炎表现也不一定是腹腔感染。

二、腹腔感染的分级

腹腔感染的严重程度及其预后与多种因素密切相关，包括疾病的具体类型、患者的基础状况、感染部位和范围、器官功能状态，以及耐药菌感染的风险等。即便是同一部位的腹腔感染，由于疾病的严重程度不同，治疗方式和预后也会有明显差别。因此，腹腔感染的分级对于临床治疗具有重要意义。

用于判断腹腔感染风险程度的评分系统众多，有感染严重程度评分（sepsis severity score，SSS）、感染/脓毒症评分（sepsis score）、治疗介入评分系统（therapeutic intervention scoring system，TISS）、SOFA评分和qSOFA评分、汉诺威重症评分系统（Hannover intensive score，HIS）、曼海姆评分（表3–1）、急性生理学和慢性健康状况Ⅱ（acute physiology and chronic health evaluation，APACHE Ⅱ）评分（表3–2）、世界急诊外科学会复杂腹腔感染严重度评分（world society of emergency surgery sepsis severity score，WSESSSS）（表3–3）以及急性胃肠损伤（acute gastrointestinal injury，AGI）分级（表3–4）等。这些评分系统在感染分级方面各有优缺点，其中最经典的评分系统为曼海姆评分，重症监护病房中应用最广泛的是APACHE Ⅱ评分。

表3–1 曼海姆评分

风险因素	权重	风险因素	权重
年龄＞50岁	5	弥漫性腹膜炎	6
女性	5	分泌物	
脏器功能衰竭	7	清亮	0
恶性肿瘤	4	云雾状混浊、脓性	6
腹膜炎术前持续时间＞24小时	4	粪性	12
非结肠源性脓毒症	4		

表3-2 APACHE Ⅱ评分

A.急性生理评分

生理指标		高于正常值				正常	低于正常值			
		+4	+3	+2	+1	0	+1	+2	+3	+4
直肠温度（℃）		41	39～40.9		38.5～38.9	36～38.4	34～35.9	32～33.9	30～31.9	29.9
平均动脉压（mmHg）		160	130～159	110～129		70～109		50～69		49
心率（心室率）（次/分）		180	140～179	110～139		70～109		55～69	40～54	39
呼吸（非机械通气或机械通气下）		50	35～49		25～34	12～24	10～11	6～9		5
氧合（mmHg）	a.如果FiO_2＞0.5评估$A-aDO_2$	＞500	350～499	200～349		＜200				
	b.如果FiO_2＜0.5评估PaO_2					＞71	61～71		55～60	＜55
动脉血pH		7.7	7.6～7.69		7.5～7.59	7.33～7.49		7.25～7.32	7.15～7.24	＜7.15
血清钠（mmol/L）		180	160～179	155～159	150～154			120～129	111～119	110
血清钾（mmol/L）		7	6～6.9		5.5～5.9	3.5～5.4	3～3.4	2.5～2.9		2.5
血肌酐（μmol/L）（ARF时按双倍计算）		300	171～299	121～170		50～120		＜50		
血细胞比容（%）		60		50～59.9	46～49.9	30～45.9		20～29.9		＜20
白细胞计数（$\times 10^9$/L）		40		20～39.9	15～19.9	3～14.9		1～2.9		＜1
Glasgow 昏迷评分（15-GCS评分）										

B.年龄评分

年龄（岁）	评分
≤44	0
45～54	2
55～64	3
65～74	5
≥75	6

续表

C.慢性健康评分 存在下列严重疾病或免疫抑制状态的，再进行评分，若不存在，本项目计分为0	
肝脏	活检证实肝硬化，明确的门脉高压，既往由门脉高压造成上消化道出血，既往发生过肝功能衰竭、肝性脑病或肝昏迷
心血管	按照纽约心脏联盟评分，心功能4级
呼吸	慢性限制性、阻塞性或血管性疾病，导致严重的运动受限，如不能上楼或进行家务劳动；或明确的慢性缺氧、高碳酸血症、继发性红细胞增多症、严重的肺动脉高压（＞40mmHg），或呼吸机依赖
肾脏	接受长期透析治疗
免疫功能抑制	免疫抑制治疗、化疗、放疗、长期或最近大剂量类固醇治疗，或患有免疫抑制性疾病，如白血病、淋巴瘤、AIDS

注：非手术或急诊手术后患者5分。
择期手术后患者2分。
APACHE Ⅱ 总分＝A评分+B评分+C评分

表3-3　WSES复杂腹腔感染严重程度评分

指标	分值
入院时临床情况	
入院时严重脓毒症（急性脏器功能障碍）	3
入院时脓毒症休克（以持续低血压为特征的循环休克，始终需要血管活性药物）	5
获得感染的环境	
健康机构相关感染	2
腹腔感染感染源	
结肠非憩室穿孔性腹膜炎	2
小肠穿孔性腹膜炎	3
憩室穿孔弥漫性腹膜炎	2
术后弥漫性腹膜炎	2
感染源控制措施延迟	
首次控制措施延迟（弥漫或局限性腹膜炎术前时间＞24小时）	3
风险因素	
年龄＞70岁	2
免疫抑制（长期应用糖皮质激素、免疫抑制药、化疗、淋巴系统疾病、病毒）	3

注：WSES，世界急诊外科学会；分值为0～18分。

表3-4　AGI分级

分级	
Ⅰ级	存在胃肠道功能障碍或衰竭的危险因素：有明确病因、暂时的胃肠功能部分受损
Ⅱ级	胃肠功能障碍：胃肠道不具备完整的消化和吸收功能，无法满足机体对营养物质和水的需求

续表

分级	
Ⅲ级	胃肠功能衰竭：给予干预处理后，胃肠功能仍不能恢复，患者一般状况没有改善
Ⅳ级	胃肠功能衰竭伴有远隔器官功能障碍：急性胃肠损伤逐步进展，多器官功能障碍综合征和休克进行性恶化，随时有生命危险

曼海姆评分最初由德国医生提出并逐渐被国际医学界接受。曼海姆评分的升高可作为腹腔感染患者死亡的独立风险因素之一，部分临床研究也将曼海姆评分作为筛选危重患者的重要考量指标。

APACHE评分由Knaus医生领导的研究小组所提出。该小组最初于1981年提出了APACHE Ⅰ评分，其分值与病情严重程度和病死率呈正相关。4年后，在将急性生理参数中的34个化验指标精简为12个并加入44岁以上者的年龄评分的基础上，又进一步提出了现在获得广泛应用的APACHE Ⅱ评分，其组成包括急性生理参数、慢性健康状况和年龄三部分。这一评分系统在评估患者状况，根据病情制订治疗方案，评价治疗方案的有效性方面显示出良好的效果，因而得到广泛应用。

AGI分级也有助于区分疾病严重程度。有指南根据循证医学证据提出当AGI分级为Ⅲ至Ⅳ级，可作为社区获得性腹腔感染区分轻中度和重度的依据。其实，医院获得性腹腔感染也应该有轻重之分，遗憾的是目前各机构出版的指南均没有对医院获得性感染再做进一步的分类。

（邱明杰　吴秀文）

第二节　腹腔感染的预后评估

腹腔感染的范畴广泛，涵盖了从阑尾炎、肠梗阻、肠坏死或胃肠穿孔引起的细菌性炎症，到肝脾脓肿等实质性脏器的致病微生物感染，以及胰腺炎导致的腹膜后感染。这些感染初发时严重程度和进展速度各不相同，如果不能有效控制，会导致病情进行性加重，最终危及患者生命。19世纪初，腹腔感染的病死率高达90%。在经过了医疗技术的发展进步，比如阑尾切除术的广泛实施、早期诊断技术的提高、抗生素的使用、复苏与器官功能支持的进步以及外科手术技术的革新，腹腔感染的病死率已经明显降低。但目前，腹腔感染的总体病死率仍徘徊在20%左右，众多因素影响着患者的预后转归。

影响腹腔感染患者转归的因素包括：患者特点、感染时病理生理指标变化、感染部位与程度、感染源控制时机与效果、是否为耐药菌感染以及经验性抗生素是否覆盖致病菌等。

（一）患者特点

老年患者、肝硬化与慢性肾衰竭患者、营养不良特别是伴有低白蛋白血症的患者、长期使用激素和免疫抑制药物的患者以及肿瘤患者，是一类特殊人群。他们的免疫功能抑制明显，机体对抗致病菌的能力降低，发生腹腔感染后面临着更高的风险和死亡率。

（二）感染时病理生理指标变化

高热、白细胞计数（white blood cell count，WBC）上升以及C反应蛋白（C-reactive protein，CRP）的增高在临床工作中被视为评估感染后炎症反应的关键指标。近年来，降钙素原（procalcitonin，PCT）和白细胞介素6（interleukin 6，IL-6）已被科学研究证实能作为精确反映感染引起的炎症反应的指标。PCT具有较高的特异性，IL-6具备更高的灵敏度。将这两个指标联合使用，并持续观察，可以更准确地监测感染控制的效果。一旦实施了有效的感染源控制措施后，IL-6的水平会迅速下降，同时降钙素原的水平也会持续降低，在5～7天，这些指标降至正常水平或显示出持续下降的趋势，否则应视为感染源控制失败。

（三）感染部位与程度

腹部有许多重要器官和结构，病灶的位置决定了感染对身体系统的影响程度，若感染扩散至腹腔内的关键部位，如肝脏或肠道，将对患者的整体健康产生影响，从而影响疾病的发展和治疗效果。

感染的严重程度直接决定了患者预后，轻度感染例如单纯性阑尾炎通过及时的治疗和适当的抗生素可迅速缓解，患者往往能够迅速康复，而当感染程度加重，如阑尾炎形成脓肿，治疗将更为复杂，需要穿刺引流等措施。

脓毒症是腹腔感染的严重并发症，合并脓毒症的腹腔感染即为严重腹腔感染。病原微生物及其毒素是引发感染的重要原因，细菌细胞壁成分以及革兰阳性菌的外毒素均可参与严重腹腔感染的致病过程。然而，脓毒症的发生和严重程度更多地依赖于机体对这些致炎物质的反应。

脓毒症的核心是机体对致炎物质的反应，涉及补体系统、凝血和纤溶系统、激肽系统及血管内皮细胞系统等多个系统综合作用，尤其是免疫系统和血管内皮细胞系统的作用至关重要。在机体受打击后，机体的免疫细胞和内皮细胞处于激发状态，易发生超敏反应，导致大量炎症介质释放，这些介质通过相互作用形成连锁反应，引发全身炎症反应，进而可能导致多脏器功能衰竭和死亡。

腹腔感染患者发生脓毒症时，标志其病情由相对稳定状态迅速转向危重。若未能及时采取有效的治疗措施，迅速纠正器官功能障碍，患者的预后将显著恶化。

（四）感染源控制时机和效果

感染源控制是腹腔感染治疗的核心环节，腹腔感染范围广泛、病情持续时间长，各脏器受到的打击大，因此死亡风险也随着感染持续时间的延长而增加。如果感染源得到有效控制，这种风险就可迅速降低，否则治疗失败在所难免。有研究显示，感染源控制是降低病死率的独立预测因子，因此应尽早实施感染源控制。

有效的感染源控制不仅可以清除感染组织、减轻炎症负荷，还能改善内环境、优化宿主的免疫屏障，从而缩短抗菌药物治疗的疗程，改善患者的预后。相反，即使使用了有效的抗菌药物、进行了充分的液体复苏和器官支持，但是感染源控制不充分，仍可能导致腹腔感染治疗失败，增加病死率。

感染源控制的措施多种多样，按侵袭程度由低到高排序可有经皮引流、内镜下引流、开放引流、开腹探查等。感染源控制措施的选择应遵循损伤控制原则，侵袭性由低向高逐步递增。如对腹腔脓肿，应首先考虑B超或者CT引导下的脓肿穿刺引流，若感染源控制不理想且患者病情逐步稳定的情况下，可考虑行剖腹术以清除感染源。对于有腹腔高压或腹腔间室综合征的患者，可行腹腔开放疗法。

（五）耐药菌的感染与防治

合并耐药菌感染是医院获得性腹腔感染患者预后不良的重要风险因素之一。耐药菌的出现和蔓延对公共卫生系统和患者健康构成了严重威胁。从公共卫生角度看，耐药菌的出现增加了医疗资源的消耗，耐药菌感染患者通常需要更长时间的住院治疗，加剧了医院床位的紧张和医疗资源的过度使用。同时，耐药菌的出现还增加了医疗机构内部感染的传播风险，增加了医疗机构内部感染控制的难度。对于患者而言，耐药菌的感染不仅延长了治疗周期，增加了病情的严重程度，还可能导致更多的并发症，增加死亡率，因此，应高度重视耐药菌的防治。

在应对腹腔感染出现的耐药菌时，首要任务是确保感染源得到有效控制，以防止致病菌的血液侵入和进一步扩散。其次，确保首次使用的抗感染药物能够有效覆盖这类耐药菌。目前临床常见的耐药致病菌包括肺炎克雷伯菌、铜绿假单胞菌和鲍曼不动杆菌等。值得注意的是，近年来国内各大医院耐碳青霉烯类抗生素的肺炎克雷伯菌逐渐增多，根据中国细菌耐药监测网数据，肺炎克雷伯菌的分离率呈现逐年上升的趋势，且其耐药菌株的流行具有多样性的特点，应当引起关注。

在腹腔感染的抗感染治疗中，降阶梯是一种关键的用药策略，它是根据腹腔感染的类型先经验性选择广谱抗生素，力求覆盖所有潜在的致病菌。待细菌培养和药物敏感性试验结果出来后，再调整为窄谱但对致病菌敏感的抗生素。这种策略能够确保首次用药可以有效覆盖病原菌，同时减少抗生素选择压力，降低耐药性的风险。

腹部外科医师应该重视腹腔感染患者的每一项高危因素，避免多种高危因素叠加。同时应追踪重症医学领域的最新进展，研究并推广普及腹腔感染的外科治疗技术，并积极开展耐药菌的防治，以提高腹腔感染患者的生存率。

（邱明杰　吴秀文）

参考文献

［1］任建安.复杂腹腔感染诊断与治疗策略［J］.中国实用外科杂志，2011，31（09）：871-873.

［2］任建安.当前腹腔感染诊治的难题与对策［J］.中华胃肠外科杂志，2011，7（14）：483-486.

［3］吴秀文，任建安.中国腹腔感染诊治指南（2019版）［J］.中国实用外科杂志，2020，40（01）：1-16.

［4］任建安.腹腔感染风险因素分析与对策［J］.中华消化外科杂志，2017，16（12）：1167-1171.

［5］吴秀文，任建安.国内外腹腔感染诊治指南解读［J］.中华胃肠外科杂志，2020，23（11）：1023-1010.

［6］中华医学会外科学分会，中国研究型医院学会感染性疾病循证与转化专业委员会，中华外科杂志编辑部.外科常见腹腔感染多学科诊治专家共识［J］.中华外科杂志，2021，59（3）：161-178.

［7］任建安，黎介寿.外科感染评分系统的进展（文献综述）［J］.国外医学外科学分册，1990（01）：9-13.

［8］TOLONEN M. Getting the invite list right：a discussion of sepsis severity scoring systems in severe complicated intra-abdominal sepsis and randomized trial inclusion criteria［J］. World J Emerg Surg.，2018，13：17.

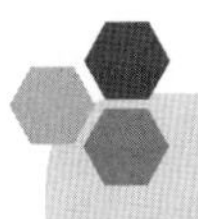

第四章　腹腔感染的诊断

第一节　腹腔感染的一般诊断思路

腹腔感染的诊断主要依据包括患者的病史、临床表现、实验室检查和影像学检查等。诊断需要重点评估感染源及其部位、感染累及范围、明确感染的病原菌等。

（一）病史

腹腔感染是由于各种细菌、真菌或病毒感染等原因引起的，如果患者有腹部手术（如胃肠道手术、肝胆胰脾手术、妇科手术、泌尿外科手术）等病史，会增加腹腔感染的概率。

（二）临床表现

由于感染的部位以及疾病发展过程不同，腹腔感染可以有各种不同的临床表现（症状和体征）。

1. 症状　典型的临床症状为发热、腹痛、腹胀、停止排气排便、恶心、呕吐等消化道症状，严重者会出现呕血或便血，进而会出现血压下降、四肢湿冷等脓毒症休克症状。部分患者尤其是肠瘘合并腹腔感染患者在肠瘘发生早期，由于肠液强烈地刺激腹膜，肠液内的各种毒素被吸收入血，直接导致肺的损伤，因此急性呼吸窘迫综合征（ARDS）成为首发症候群。

2. 体征　对腹腔感染患者进行体格检查时，通常会发现腹部膨隆、腹腔引流管引流出脓性或肠液样液体；腹部有压痛、反跳痛、腹肌紧张、腹部包块等异常体征；腹部叩诊呈鼓音或移动性浊音阳性；听诊肠鸣音减弱或消失。对于腹部手术后患者应仔细检查切口部位是否存在红肿、疼痛、蜂窝织炎，是否存在切口延迟愈合、密切观察切口及腹腔引流液性质，从而早期发现可能的腹腔感染。

（三）实验室检查

1.传统指标

（1）血常规　可发现白细胞计数（white blood cell count，WBC）升高，中性粒细胞比例也会明显增高，有助于诊断是否存在腹腔感染的情况。

（2）C反应蛋白（C-reactive protein，CRP）　腹腔感染患者C反应蛋白水平明显升高。腹部手术后3天的CRP水平对术后腹腔感染发生具有一定预测诊断价值，其诊断价值优于白细胞。连续评估其水平变化，对评估腹腔感染的治疗效果及预后有重要指导意义。

（3）肿瘤坏死因子（tumor necrosis factor，TNF）　内毒素血症的形成是腹腔感染病理变化的始动环节，而内毒素的生物学效应是通过TNF来实现的，腹腔感染患者血中TNF浓度显著高于正常人，重症腹腔感染患者显著高于一般腹腔感染患者，治疗有效后，患者血中TNF浓度明显下降，提示血中TNF浓度对判断腹腔感染的严重性和预后有重要价值。

2. 近年应用的指标

（1）降钙素原（procalcitonin，PCT） 血浆中的降钙素原水平可以作为炎症和感染性疾病的指标，其在腹腔感染中的应用越来越广泛。PCT在细菌感染引起的全身性炎症反应早期（2～3小时）即可升高，感染后12～24小时达到高峰。

血浆中PCT的测定水平还与腹腔感染的严重程度呈正相关趋势，当发生严重感染时，血浆 PCT 水平明显升高，当感染控制后又随之下降，且不受机体免疫抑制、激素及抗生素等影响，体内外稳定性好，因此还可用于判断腹腔感染的严重程度和预后。

PCT的测定在研究和评估新药治疗腹腔感染中也具有重要意义，可以及时评估药物的安全性和疗效，为药物的研究和临床应用提供有力的支持。

关于几种指标在腹部手术后腹腔感染的诊断价值，术后3天PCT与CPR的诊断价值相似，优于WBC，术后第5天PCT的诊断价值优于WBC和CRP。

（2）白细胞介素-6（interleukin-6，IL-6） IL-6是一种功能广泛的多效性细胞因子，是细胞因子网络中的重要成员，是细菌感染的早期敏感性指标。当细菌感染时，可促进IL-6的合成和释放，2小时达高峰，且其含量与感染严重程度呈正相关，因此IL-6是炎症发生时最早升高的标志物，且IL-6水平可辅助判断脓毒症的严重程度。如体内检测出IL-6浓度＞7pg/ml，表明可能存在炎症或其他感染，如＞250pg/ml，则可能存在脓毒症，如＞1000pg/ml提示预后不佳，因此IL-6是预测入院时感染患者相关死亡率的最优指标。最新研究表明，IL-6还可用于鉴别革兰阴性菌及革兰阳性菌分类，和血常规、CRP等指标相比，IL-6鉴别能力最强。

（3）中性粒细胞载脂蛋白（humanneutrophil lipocalin，HNL） HNL是人中性粒细胞二级颗粒的主要组成成分，分子量约45kD。健康人外周血中HNL维持在一个较低水平，发生细菌感染时，外周血中性粒细胞经炎症刺激后可发生活化，将细胞内大量的HNL释放至细胞外，引起外周血中HNL的水平在短期内升高，而病毒感染时则不升高，对急性感染患者血清中的HNL含量进行检测，可用于区分急性细菌和病毒感染。

脓毒症患者的外周血HNL水平可在脓毒症发生一天前或数小时前显著升高，表明HNL可用于脓毒症的早期预测和诊断。外周血液中HNL水平的高低与脓毒症及细菌感染的严重程度具有较强的相关性，提示HNL可用于脓毒症或细菌感染严重程度判断、可用于指导临床合理使用抗生素及判断预后。

（4）肝素结合蛋白（heparin-binding protein，HBP） 肝素结合蛋白（HBP）又称之为天青杀素或CAP37。来源于中性粒细胞，主要储存于嗜天青颗粒，少部分储存于分泌小泡中。

HBP是细菌感染时最早升高的标志物之一，局部或轻微的细菌感染也会导致HBP迅速升高。作为脓毒症生物标志物的HBP在脓毒症早期即持续升高，且不易受采样时间的影响。细菌感染HBP水平升高，而非细菌感染HBP水平不升高，可鉴别是否是细菌感染。HBP半衰期短，可迅速反映患者病情好转或恶化，以此可反映抗生素治疗效果，并评估是否需要更换抗生素或停药。

3. 联合诊断 与单一炎症指标相比，HNL、PCT、CRP联合应用诊断效能更高，且可区分细菌和病毒感染。联合检测CRP、PCT 和 IL-6，在鉴别革兰阴性菌和革兰阳性菌感染方面具有一定指导价值，若感染患者血液中 CRP、PCT 和 IL-6 均明显升高，则革兰阴性菌感染的可能性大，若CRP和PCT升高，而IL-6升高不明显，则革兰阳性菌感染可能性大。

（四）影像学检查

1. 腹部立位平片　消化道穿孔时多可见膈下游离气体；当肠麻痹时可出现小肠普遍胀气扩张伴多处小的气液平面；如出现孤立扩张的肠管需考虑肠扭转或闭袢性肠梗阻。腹部立位平片检查简单、无创、低价，但其诊断准确性相对较低。

2. 超声检查　超声检查优点是易于床旁实施，对不易搬运的患者较实用。可发现腹腔脓肿与积液，并可用于实时动态评估，但检查结果易受胀气肠管的干扰，不易发现肠袢间的脓肿、深部脓肿、腹膜后脓肿及蜂窝织炎，且检查结果受检查者技术水平及经验的限制。

3. CT检查　CT是腹腔感染影像学诊断的金标准，也是评估腹腔感染治疗效果的重要手段，灵敏度和特异度高于超声。对疑似诊断腹腔感染的患者，提倡常规行腹部CT检查以明确感染部位及严重程度。消化道穿孔时CT多表现为腹腔的游离气体、积液或渗出、腹膜增厚。游离气体多出现在膈下，多呈新月形、梭形或条带状。腹水和渗出是腹腔感染最常见的征象，当感染较重时形成脓肿，CT表现为不规则的混杂密度肿块影，边界不清楚。

4. 核磁共振成像（magnetic resonance imaging，MRI）　当腹腔发生感染时，MRI可以明确腹腔炎症的存在。如果是局部的炎症，MRI表现为腹腔局部组织、软组织变模糊，周围脂肪间隙亦变模糊，相应的筋膜增厚，邻近的淋巴结相应性增大，同时可以伴有局部的积液。

如果是弥漫性的腹腔感染，表现为全腹部的脂肪间隙都会变得模糊，腹腔出现广泛积液或多发脓肿，腹腔的筋膜增厚更加明显。

（顾国胜　周　波）

参考文献

[1] SARTELLI M，CHICHOM-MEFIRE A，LABRICCIOSA FM，et al. The management of intra-abdominal infections from a global perspective：2017 WSES guidelines for management of intra-abdominal infections [J]. World J Emerg Surg，2017，12：29.

[2] 中国医药教育协会感染疾病专业委员会. 感染相关生物标志物临床意义解读专家共识 [J]. 中华结核和呼吸杂志，2017，40（4）：243-257.

[3] 张锦鹏，王颢典，任华建，等. IL-6在相关疾病中作用机制的研究进展 [J]. 医学研究与战创伤救治，2023，36（02）：196-201.

[4] NAPOLITANO LM. Intra-abdominal Infections [J]. Semin Respir Crit Care Med，2022，43（1）：10-27.

[5] SOLOMKIN J. S，MAZUSKI J. E，BRADLEY J. S，et al. Diagnosis and management of complicated intra-abdominal infection in adults and children：guidelines by the Surgical Infection Society and the Infectious Diseases Society of America [J]. Clinical infectious diseases，2010，50（2）：133-164.

[6] 中华医学会外科学分会外科感染与重症医学学组，中国医师协会外科医师分会肠瘘外科医师专业委员会. 中国腹腔感染诊治指南（2019版）[J]. 中国实用外科杂志，2020，40（1）：1-16.

第二节 腹腔感染的特殊检查方法

腹腔感染的诊断通常依靠病史采集、查体、实验室检查及影像学检查即可以明确，但有些患者的病情复杂，尤其是外伤、外科手术及其他医疗操作后发生的腹腔感染的诊断会有一些困难。有的时候虽然可以明确诊断为腹腔感染，但感染部位以及具体病因难以确定，这时需要一些特殊的检查才能进一步明确诊断，准确的掌握病情并进一步指导治疗。这些特殊的检查多为有创检查，临床常用的有腹腔穿刺（abdominocentesis）、腹腔灌洗（peritoneal lavage）、诊断性手术（diagnostic surgery）。

一、腹腔穿刺

腹腔穿刺（abdominocentesis）亦可称之为诊断性腹腔穿刺，是指经腹壁直接穿刺至腹膜腔并抽出腹腔积液，通过穿刺液的性状或病原学检查间接判断腹腔感染与否的诊断方法。在多数情况下，腹腔穿刺在抽出腹腔积液的同时能够不同程度的引流，因此同时具备治疗效果。

该方法的优点在于操作简便、创伤小、经济性高，多在超声或CT引导下实施，特别适用于无法耐受手术创伤的患者。但腹腔穿刺诊断腹腔感染的灵敏度与特异度尚缺少高级别循证医学证据的支持，我国腹腔感染治疗指南推荐可将腹腔穿刺用于疑似腹腔感染的诊断，穿刺液中性粒细胞计数与总蛋白含量等指标可用于辅助判断腹腔感染严重程度。

腹腔穿刺一般采取局部麻醉方式，使用2%利多卡因或相关麻醉药物，实施自皮肤向腹膜的逐层浸润注射。患者穿刺前尽量排空膀胱，最常取卧位，穿刺点多选择脐与髂前上棘连线中外1/3处，或者双侧髂前上棘连线中外1/3处。如穿刺风险高或怀疑包裹性腹水，可以在超声或CT引导下实施穿刺。

二、腹腔灌洗

腹腔灌洗（peritoneal lavage）亦可称之为诊断性腹腔灌洗术或腹腔灌洗实验，是指在腹腔穿刺抽不出液体时向腹腔内注入一定量液体然后再引出，根据灌洗液的变化初步判断腹腔内情况，多用于外伤和急腹症的诊断。腹腔灌洗可以清除腹腔内的异物、炎性物质及血凝块，降低感染的程度、抑制感染的扩散。

腹腔灌洗应用于腹腔感染的临床诊断价值尚存在争议，支持者认为腹腔灌洗具备四个优势，灌洗液直接清洗腹腔病原菌、灌洗液稀释腹腔病原菌浓度、将抗菌药物加入灌洗液能够直接作用于腹腔病原菌、低渗的灌洗液有助于诱导病原菌的膨胀裂解。反对者的依据主要是多项临床试验均提示无论是否加入抗菌药物，腹腔灌洗都无法有效减轻腹腔感染的严重度。我国多项腹腔感染治疗指南或专家共识均未对腹腔灌洗提出推荐意见。

三、诊断性手术

腹腔感染常用的诊断性手术包括剖腹探查术（exploratory laparotomy）和腹腔镜探查术（laparoscopic exploration）。

剖腹探查术是腹部外科医生用来寻找病因或确定病变程度并进而采取相应手术的一种

检查和(或)治疗方法。复杂腹腔感染在诊断困难时予以剖腹探查以达到进一步诊断和治疗的目的，而对于明确存在严重的难以控制的腹腔感染且病因不明确或腹腔内情况存在不确定因素时也可以考虑剖腹探查。虽然剖腹探查术是一种诊断性手术，手术前依然要通过影像学检查尽可能详细的了解腹腔内情况，分析病情及手术中可能遇到的问题。另外，对于重症患者要遵循损伤控制理念，尽可能减少手术所带来的损伤，给患者争取更多的生存的机会。

随着腹腔镜技术的广泛应用，很多外科医生尝试以腹腔镜探查代替剖腹探查。腹腔镜探查术能够直接观察正常脏器和病变组织，能在直视下活检、大部分可以替代剖腹探查术的作用，尽量避免了盲目开腹手术。有研究表明腹腔镜探查诊断率高，安全性高，并发症少、死亡率低。但很多严重的腹腔感染患者尤其是手术后腹腔感染的患者，腹腔内情况复杂，进入腹腔可能会比较困难，且腹腔内粘连较重时强行腹腔镜探查会带来不必要的风险。因此有专家指出：对于无法明确病因的腹腔感染患者可考虑腹腔镜探查，同时兼顾治疗，但应严格把握腹腔镜探查的指征并评估风险与获益。

（韩 刚 刘 颂）

参考文献

［1］中华医学会外科学分会外科感染与重症医学学组，中国医师协会外科医师分会肠瘘外科医师专业委员会.中国腹腔感染诊治指南(2019版)［J］. 中国实用外科杂志，2020，40（1）：1-16.

［2］中华医学会外科学分会，中国研究型医院学会感染性疾病循证与转化专业委员会，中华外科杂志编辑部.外科常见腹腔感染多学科诊治专家共识［J］.中华外科杂志，2021，59（3）：161-178.

［3］MASSIMO SARTELLI，MATTEO BASSETTI，IGNACIO MARTIN-LOECHES. Abdominal Sepsis，A Multidisciplinary Approach［M］. 1st Ed. New York：Springer Cham，2018.

［4］CHUNG RS，DIAZ JJ，CHARI V.Efficacy of routine laparoscopy for the acute abdomen［J］.Surg Endosc，1998，12：219.

［5］SALKY BA，EDYE MB.The role of laparoscopy in the diagnosis and treatment of abdominal pain syndromes［J］.Surg Endosc，1998，12：911.

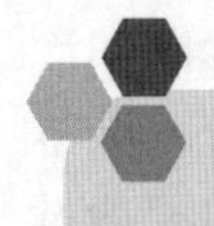

第五章 腹腔感染的病原学评估

第一节 腹腔感染的常见致病菌

腹腔感染是临床常见的感染性疾病之一，与患者的不良预后密切相关。感染源的控制与及时合理的抗生素治疗对腹腔感染的管理和预后至关重要。明确腹腔感染的常见病原体分布及耐药情况，对合理的起始治疗具有积极的指导意义。

一、常见致病菌

腹腔感染致病菌以细菌为主，主要是革兰阴性菌，少数为革兰阳性菌和真菌。一项涉及446个研究中心的腹腔感染细菌耐药监测项目（SMART）的研究结果显示，2002—2007年间，腹腔感染的病原体主要是革兰阴性菌（＞90%），主要菌种分别为大肠埃希菌（47.6%），肺炎克雷伯菌（12.9%），铜绿假单胞菌（9.5%），阴沟肠杆菌复合体（6.0%），奇异变形杆菌（3.6%），产酸克雷伯菌（3.0%），弗氏枸橼酸杆菌（2.8%），摩氏摩根菌（1.9%），产气克雷伯菌（1.7%），鲍曼不动杆菌（1.6%），黏质沙雷菌（1.2%）及嗜麦芽窄食单胞菌（1.0%）。我国腹腔感染SMART研究显示，2002—2009年间，腹腔感染的病原体主要是大肠埃希菌（49.2%），肺炎克雷伯菌（17.0%），铜绿假单胞菌（8.4%），阴沟肠杆菌复合体（5.8%），鲍曼不动杆菌（4.6%）等，病原体分布特征与全球其他国家大致相同。2016—2017年的SMART研究结果显示，我国腹腔感染排名前三位的病原体仍然是大肠埃希菌、肺炎克雷伯菌及铜绿假单胞菌，鲍曼不动杆菌有所增加（8.3%），升至第四位。

医院不同，腹腔感染病原体分布也不同，我国北京某三甲医院对该院2011—2021年连续11年间腹腔感染病原菌的分析结果显示，革兰阴性菌、革兰阳性菌及真菌分别占49.2%、40.8%、9.5%。大肠埃希菌在2018年之前一直位居首位，2019年开始，肺炎克雷伯菌逐渐成为该院腹腔感染最主要的致病菌。不同病区病原体分布可能有所区别。我国一重症监护病房腹腔感染病原体以革兰阴性菌为主（主要为大肠埃希菌、肺炎克雷伯菌、鲍曼不动杆菌及铜绿假单胞菌），其次为真菌，革兰阳性菌占比最少。不同来源导致的腹腔感染，其病原体分布也有差异。有研究显示，胃癌根治术后腹腔感染的病原体主要为大肠埃希菌（26.96%）、肺炎克雷伯菌（9.57%）、铜绿假单胞菌（8.70%）、表皮葡萄球菌（10.43%）、屎肠球菌（11.30%）；消化道穿孔引起的腹腔感染，混合感染往往比较常见，革兰阳性菌及厌氧菌的比例明显升高，如胃十二指肠穿孔，革兰阴性杆菌比例最高（68.6%），其次是革兰阳性菌（50.0%）和厌氧菌（49.0%）；阑尾穿孔并发腹腔感染则仍以革兰阴性菌为主，结直肠穿孔并发腹腔感染则以厌氧菌、链球菌和肠球菌占主导。

二、耐药性

细菌耐药问题已成为全世界抗感染领域的严峻问题，无论是社区还是医院内环境。据统计，2019年全球腹腔感染直接归因于细菌耐药和与细菌耐药间接相关的死亡例数分别高达21.03万人和80.49万人。

大肠埃希菌作为腹腔感染最主要的致病菌，近年来对临床常用抗菌药物的耐药率逐渐增高，其主要耐药机制为产超广谱β-内酰胺酶（extended-spectrum β-lactamases，ESBLs）。ESBLs是一类能水解青霉素类、头孢菌素类以及单环β-内酰胺类抗生素的β-内酰胺酶，产ESBLs大肠埃希菌除了对青霉素类、头孢菌素类及单环β-内酰胺类抗菌药物耐药，往往同时获得对氟喹诺酮类、磺胺类、氨基糖苷类及四环素类等抗菌药物的耐药性，从而呈现多重耐药（multi-drug resistance，MDR）表型。腹腔感染来源大肠埃希菌ESBLs检出率高，SMART监测数据显示，院内获得性与社区获得性腹腔感染来源的大肠埃希菌中ESBLs检出率分别为51.7%和42.4%。另一项全国多中心的腹腔感染流行病学调查研究显示，产ESBLs大肠埃希菌分离率高达62.8%。产ESBLs大肠埃希菌对头孢呋辛、头孢噻肟及头孢吡肟几乎100%耐药，对左氧氟沙星、环丙沙星及头孢他啶的耐药率在70%左右，对头霉素类药物如头孢西丁的耐药率也较高，达57.81%。对β-内酰胺/β-内酰胺酶抑制剂复合制剂如哌拉西林/他唑巴坦的敏感性较高，敏感率可达82.34%。而碳青霉烯类药物如亚胺培南、厄他培南及氨基糖苷类药物如阿米卡星对产ESBLs大肠埃希菌仍保持较高的抗菌活性，敏感率大于90%。

肺炎克雷伯菌中ESBLs检出率较大肠埃希菌低，其中SMART监测数据显示，院内获得性与社区获得性腹腔感染来源的肺炎克雷伯菌ESBLs检出率分别为22.0%和20.6%。另一项全国多中心的腹腔感染流行病学调查研究提示产ESBLs肺炎克雷伯菌分离率为35.3%。产ESBLs肺炎克雷伯菌对临床常用抗菌药物的耐药性与产ESBLs大肠埃希菌类似。然而更令人担忧的是，肺炎克雷伯菌产生碳青霉烯酶导致对碳青霉烯类抗生素耐药。中国细菌耐药监测网（CHINET）数据显示，碳青霉烯耐药肺炎克雷伯菌（carbapenem resistant Klebsiella pneumoniae，CRKP）的检出率逐年上涨，已从2005年的2.9%升至2023年的26.0%，CRKP菌株往往仅对极少数抗菌药物保持敏感性，如多黏菌素、替加环素、头孢他啶/阿维巴坦等，给临床抗感染治疗带来极大的危害。

铜绿假单胞菌属于条件致病菌，在医院获得性腹腔感染中较为常见。我国2016—2019年腹腔感染SMART研究显示，铜绿假单胞菌中多重耐药（MDR）比例高达57.3%，广泛耐药（XDR）比例达43.5%，且对亚胺培南、美罗培南、左氧氟沙星、环丙沙星、头孢他啶、氨曲南及哌拉西林/他唑巴坦的耐药率均在30%以上。与肺炎克雷伯菌不同，铜绿假单胞菌对碳青霉烯耐药的最主要机制不是产碳青霉烯酶，而是外排泵介导。近年来，产KPC的铜绿假单胞菌逐年增多，需引起足够重视。

综上所述，我国腹腔感染主要致病菌为革兰阴性菌，尤其是大肠埃希菌、肺炎克雷伯菌和铜绿假单胞菌。近年来细菌耐药形势日渐严峻，在临床中需要评估患者的耐药风险，选择合理的治疗方案，以提高患者的治愈率，改善预后。

（俞云松）

参 考 文 献

［1］HAWSER SP，BOUCHILLON SK，HOBAN DJ，BADAL RE. Epidemiologic trends，occurrence of extended-spectrum beta-lactamase production，and performance of ertapenem and comparators in patients with intra-abdominal infections：analysis of global trend data from 2002-2007 from the SMART study［J］. Surg Infect（Larchmt），2010，11（4）：371-378.

［2］SARTELLI M，CRISTINI F，COCCOLINI F，LABRICCIOSA FM，SIQUINI W，CATENA F. A Proposal for a Classification Guiding the Selection of Appropriate Antibiotic Therapy for Intra-Abdominal Infections［J］. Antibiotics（Basel），2022，11（10）.

［3］YANG Q，WANG H，CHEN M，et al. Surveillance of antimicrobial susceptibility of aerobic and facultative Gram-negative bacilli isolated from patients with intra-abdominal infections in China：the 2002-2009 Study for Monitoring Antimicrobial Resistance Trends（SMART）［J］. Int J Antimicrob Agents，2010，36（6）：507-512.

［4］ZHANG H，JOHNSON A，ZHANG G，et al. Susceptibilities of Gram-negative bacilli from hospital- and community-acquired intra-abdominal and urinary tract infections：a 2016-2017 update of the Chinese SMART study［J］. Infect Drug Resist，2019，12：905-914.

［5］罗进，燕速，张书勤，等. 胃癌根治术患者腹腔感染危险因素的贝叶斯网络模型分析［J］. 中国感染与化疗杂志，2023，23（1）：20-26.

［6］潘传鹏，余应喜，徐昉. 消化道穿孔所致复杂腹腔感染的ICU诊治研究进展［J］. 中国急救医学，2021，41（2）：176-181.

［7］叶邦旺，谢辉，黄秋杰. 重症监护病房腹腔感染患者病原学分布及耐药性分析［J］. 吉林医学，2023，44（9）：2542-2545.

［8］郭幸沛，訾豪，任一鸣，等. 2019年全球腹腔感染相关细菌耐药性的疾病负担分析［J］. 药物流行病学杂志，2023，32（5）：489-497.

［9］YU W，ZHANG H，ZHU Y，et al. In-vitro activity of ceftolozane/tazobactam against Pseudomonas aeruginosa collected in the Study for Monitoring Antimicrobial Resistance Trends（SMART）between 2016 and 2019 in China［J］. Int J Antimicrob Agents，2023，61（4）：106741.

第二节　腹腔感染的标本采集和病原学检测

一、标本采集

1. 腹腔感染标本类型　可采集的标本包括血液、腹水、腹膜透析液、病变部位穿刺引流液、病变部位组织等。

2. 临床采样的指征　患者出现腹腔感染相关的临床表现，如发热、转移性右下腹痛、麦氏点压痛、墨菲征阳性、停止排气排便、腹部压痛、反跳痛及肌紧张等；或实验室检查结果常见白细胞计数、中性粒细胞百分比、C反应蛋白（C-reactive protein，CRP）及降钙素原（procalcitonin，PCT）增高等；或影像学有腹腔感染征象；或腹膜透析液、腹腔引流液出现性状变化、引流量明显变化时，建议临床采样。

3. 标本采集与要求　可在超声或CT引导下，收集腹膜透析液、腹腔积液、积脓以及病变器官内脓液或组织，注意需要从引流管上游取样，而不要从引流袋下方接取引流液；在手术中，可直接取腹腔积液、积脓，以及病变部位组织或脓液等。术中直接于病变部位采集的标本，其意义大于术前术后引流液标本。应尽可能在抗菌药物使用之前采集标本；并建议尽快送检，标本离体后不应超过2小时，尤其厌氧培养标本应立即送检。

很多情况下还需要送检血标本进行微生物学检测，如血隐球菌荚膜抗原、G实验、GM实验以排除真菌感染，T-spot.TB或QFT以排除结核感染。血清标志物检测如CRP、PCT等可为诊断及疗效评估提供参考。

4. 标签及申请单填写注意事项　若标本为液性标本可直接送检，若标本为组织等固体，应在申请单上标记“建议微生物室工作人员将标本先在无菌容器中研磨成匀浆再检测”。

可申请标本的微生物涂片直接镜检，包括革兰染色（主要针对细菌及真菌）、抗酸染色和弱抗酸染色，以及培养，包括细菌需氧及厌氧培养，真菌培养，以及分枝杆菌培养，其中厌氧菌培养需尽快送检，或将液体标本或标本匀浆注入血厌氧培养瓶中送检。若临床不排除结核感染，还可送检Xpert.TB的检查。若标本采集在抗菌药物应用之后，或怀疑苛养病原体感染，可送检mNGS（（metagenomic next-generation sequencing，宏基因组二代测序）或tNGS（targeted next-generation sequencing，靶向基因组二代测序）检测。

也可同期或单独（感染部位不明时）送检血的需氧、厌氧、真菌及分枝杆菌培养，以及NGS检查，以排除合并的血流感染。

5. 标本运输　用于普通细菌学检验的标本，宜在2小时内送到实验室。如果转运时间超过2小时，宜使用转运培养基或在冷藏条件下转运。

一般而言，用于细菌培养的标本室温下保存不能超过24小时，血培养标本不可以冷藏转运。标本量较少的体液标本（$<1ml$）或组织标本（$<1cm^3$），宜在30分钟内送到实验室。大体积的标本或采集于保存培养基中的标本，可以保存24小时。当标本需要进行多种微生物学检验时，如病毒、细菌、分枝杆菌和真菌等，分别采样或将标本分装至合适的转运液或容器中。用于厌氧菌培养的标本，在常温下转运，标本量较少的标本宜在采集后30分钟内送到实验室，转运过程中标本尽可能与空气隔绝。特定细菌检验建议使用特殊转运培养基，采集前可联系实验室。

6. 实验室拒收标准　拒收采集至实验室接收过程间隔过长，或未标记标本采集时间，或保存的温度不当的标本。拒收标本标记错误或无患者姓名的标本。拒收标本类型和申请检验项目不符的标本。拒收容器破损的标本，拒收容器表面严重污染的标本，拒收使用不符合专业规范容器采集的标本。拒收质量评估不合格的标本，合格的标本需满足相应的质量判断方法，如，痰（除用于军团菌和分枝杆菌检查的标本外）：鳞状上皮细胞<10/低倍视野。采集部位、转运容器以及转运条件不符合要求，宜重新采集标本。

二、病原学检测

1. 菌种鉴定　通过各类实验室检测来确定某种微生物的类型，称为菌种鉴定，需要综合分析多个检测收集到的菌株特征概况。鉴定技术包括形态鉴定、生长特性鉴定、生化反应、血清学鉴定、质谱技术以及分子生物学特性鉴定。

形态鉴定指显微镜下观察细菌形状、大小、染色特性。

生长特性指细菌在分离培养基中的生长速度、需氧性或厌氧性，选择性培养基或鉴别培养基上的生长状况，以及菌落形态，可作为快速鉴定或进一步鉴定的线索。

生化反应指通过观察细菌在特定培养基中生长以及所产生的特殊代谢产物进行鉴定，已有商品化的半自动、自动鉴定系统或套组试剂，具有规范、快速、简单、方便的优点。

血清学鉴定是采用含有已知特异性抗体的免疫血清与纯培养细菌抗原反应，以确定病原菌的种或型。

质谱技术指通过检测微生物中丰富的蛋白质和多肽的指纹图谱，与数据库进行比较后鉴定微生物的种类。

分子生物学特性鉴定主要针对细菌的16SrRNA，16SrRNA是细菌的标志，同一种细菌16SrRNA序列具有稳定的基因型特征，对16SrRNA基因测序可以在属或种水平鉴定微生物。

2. 耐药性检测 耐药性检测，一般通过抗微生物药物敏感性试验进行判断。抗微生物药物敏感性试验指检测微生物对抗微生物药物的体外敏感性，以指导临床合理选用药物的微生物学试验，简称药敏试验。药敏试验方法包括稀释法（包括琼脂稀释法和肉汤稀释法）、纸片扩散法、梯度扩散法和自动化仪器法。其中稀释法、梯度扩散法和自动化的仪器检测属于定量检测方法，测定药物的最低抑菌浓度（MIC），报告MIC值（单位为mg/L或μg/ml）和结果解释；纸片扩散法属于定性检测方法，通过测量抑菌圈的直径预测药物对菌株感染治疗的效果，报告抑菌圈直径值（单位为mm），结果解释根据折点或流行病学界值（ECV）判断为敏感、中介、耐药、剂量依赖型敏感、非敏感、野生型和非野生型等类型。稀释法，包括琼脂稀释法和肉汤稀释法，是药敏试验的经典方法。梯度扩散法常见的是商品化的E-test试纸条方法。纸片扩散法也称K-B法，尽管不能获得具体的MIC，但因为用时少，操作简便，重复性好，在临床实际工作中有一定应用价值。

3. 传统方法和最新技术

（1）传统方法　主要包括形态学鉴定方法、生理学鉴定方法、免疫学鉴定方法等。形态学鉴定是最基础的微生物鉴定方法之一。通过观察微生物的形态特征，如细胞形状、大小、颜色等，可以初步确定其分类。例如，革兰染色显微镜检查确定微生物分类。生理学鉴定方法是通过观察微生物在特定条件下的生理特征来进行鉴定。例如，通过检测微生物的代谢产物（如酶活性、气体产生等）或对特定物质的利用能力（如碳源、氮源等），可确定微生物的分类。免疫学鉴定方法指通过检测微生物的免疫反应来进行鉴定。例如，可以通过检测微生物的抗原或抗体来确定微生物的存在和种类。

（2）新技术　基质辅助激光解吸电离飞行时间质谱（MALDI-TOF MS）是近年来快速发展的临床微生物领域的革命性技术之一，该技术利用激光激发电离微生物蛋白质中的化学成分，用于病原微生物的快速准确鉴定，在细菌和真菌鉴定方面的能力得到一致认可。MALDI-TOF MS可明显减少鉴定时间，提高鉴定效率，同时降低微生物实验室的消耗成本。

mNGS通过对临床样本的DNA或RNA进行鸟枪法测序，可以无偏倚地广泛检测多种病原微生物（包括病毒、细菌、真菌和寄生虫）。按从临床样本中提取的核酸类型可以分为宏基因组测序和宏转录组测序。按照测序模式可以分为单端测序和双端测序。mNGS是菌种鉴定分辨率最高的检查手段，一般可在48小时内精确鉴定病原体，其灵敏度和特异度优于传统培养，适用于疑难危重感染、免疫缺陷患者的感染，罕见、新发病原体，病原体不明的感染患者。

tNGS是通过针对特定基因序列的引物对待测样品中抽提出的核酸进行超多重PCR扩增，获得大量目标核酸片段，对这些目标核酸片段进行高通量测序。因其检测目标仅包含预先设定的致病病原体，所以可以提升检测灵敏度，降低检测成本，且不会受到人源干扰及背景菌群的影响，但存在污染可能性，且无法检测预设病原体以外的其他病原体；因而更加适用于临床已有初步判断的、疑似某些特定病原体感染的患者。

新的耐药基因检测技术可以鉴定细菌的耐药基因，较传统的细菌耐药表型检测方法耗时较短。临床上应用较多的主要有PCR和胶体金方法，可以检测如丝氨酸酶类/金属酶类碳青霉烯酶耐药基因、苯唑西林耐药基因等。基于宏基因组测序技术的耐药基因检测方法还可以发现新的耐药基因及突变位点，对于流行病学监测至关重要。以上几种耐药检测方法可以相互补充。

4. 新技术对于患者预后的影响 传统技术联合新技术，能显著提高病原体的检出率，缩短病原体检出时间，尤其是对经过抗感染治疗的患者、混合感染者，特殊病原体感染者（如厌氧菌、病毒、苛养病原体以及新发或少见病原体）感染者具有重要价值。不仅有助于进行快速、精准的诊断，而且对抗菌药物的合理应用，减轻患者经济负担，以及后续疗效评估具有指导作用。

（黄英男 鲍 容 胡必杰）

参考文献

［1］中华人民共和国国家卫生健康委员会.WS/T640—2018临床微生物学检验标本的采集和转运［S］.北京：中华人民共和国国家卫生健康委员会，2018.

［2］中华人民共和国国家卫生健康委员会.WS/T639—2018抗菌药物敏感性试验的技术要求［S］.北京：中华人民共和国国家卫生健康委员会，2018.

［3］尚红，王毓三，申子瑜.全国临床检验操作规程［M］.4版.北京：人民卫生出版社，2018.

［4］中华传染病杂志编辑委员会. 中国宏基因组学第二代测序技术检测感染病原体的临床应用专家共识［J］.中华传染病杂志，2020，38（11）：681-689.

［5］LI D，GAI W，ZHANG J，et al. Metagenomic Next-Generation Sequencing for the Microbiological Diagnosis of Abdominal Sepsis Patients［J］. Front Microbiol，2022，13：816631.

［6］ZHENG L，KANG Z，WANG R，et al.Evaluation of the Diagnostic Performance of mNGS in Detecting Intra-Abdominal Infections of the Emergency Department Patients［J］. Infect Drug Resist，2023，16：1421-1432.

［7］ZHU R，HONG X，ZHANG D，et al. Application of metagenomic sequencing of drainage fluid in rapid and accurate diagnosis of postoperative intra-abdominal infection：a diagnostic study［J］. Int J Surg，2023，109（9）：2624-2630.

［8］TSUCHIDA S，UMEMURA H，NAKAYAMA T. Current Status of Matrix-Assisted Laser Desorption/Ionization-Time-of-Flight Mass Spectrometry（MALDI-TOF MS）in Clinical Diagnostic Microbiology［J］. Molecules，2020，25（20）：4775.

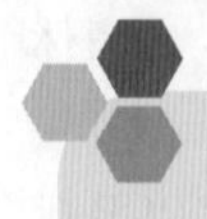

第六章　腹腔感染的感染源控制

第一节　感染源控制的时机与方式

感染源控制（source control）的定义是清除体内的感染灶以及处理导致感染持续存在的相关风险因素，比如肠内容物的漏出或溢流等。它是腹腔感染治疗中的核心，也是治疗成功的关键环节。感染源控制的目的不仅是通过去除感染灶以减少细菌和毒素的负荷，还要改善局部环境以防止微生物进一步生长并优化机体的防御能力。

对于非复杂性的腹腔感染（non-complicated intra-abdominal infection，non-cIAI），如急性单纯性阑尾炎、肠憩室炎等，可能无需感染源控制，仅需合适的抗生素即可实现治愈。然而，对于复杂的腹腔感染（complicated intra-abdominal infection，cIAI），如消化道穿孔、肠坏死等，除了抗生素治疗以外，更需要及时有效的感染源控制措施，才能治愈成功。如果在初始治疗时感染源控制不充分，尽管有合理的抗生素应用、液体复苏和器官功能支持，腹腔感染患者的死亡率仍然会显著升高。

针对腹腔感染的感染源控制措施包括但不限于：充分引流腹腔内及腹膜后积聚的感染性液体（渗液或脓液），清除坏死的感染组织，外科干预以控制继续污染并恢复正常的消化道解剖和功能。随着外科技术的进步，当前感染源控制的手段主要包括：确定性手术、为避免继续污染而采取的手术、以清创和引流为目的手术治疗、穿刺引流和腹腔开放疗法等。

另外，对于某些术后腹腔感染的患者，尤其是合并消化道瘘者，往往因为原有的被动引流管（如乳胶管、硅胶管等）引流不畅而导致持续的腹腔感染，此时仅需将原有的被动引流管更换为双套管主动冲洗引流即可实现控制感染。感染源控制的手段不只是外科手术，一些非手术的操作过程比如脓肿穿刺引流、去除细菌定植的导尿管或血流导管，甚至是通过伤口换药去除失活组织，都可以称为感染源控制。不同医疗机构的理念及所拥有的医疗资源不尽相同，应根据病情需要和自身条件，因地制宜地选用合适的感染源控制措施。

一、感染源控制的时机

（一）早期实施感染源控制的阻碍因素

针对腹腔感染源，外科先辈们很早就意识到需要尽快处理。然而，由于种种因素，部分患者的感染源处理可能会出现延迟，这些因素包括：诊断的延误、转至外科病房的繁多程序、重症患者在病情稳定前的抢救复苏治疗、部分外科医生偏爱白天操作等。而且，由于伦理学上的限制，目前仍缺乏比较早期和延迟处理感染源效果的前瞻性临床研究，支持早期进行感染源控制的文献报道均为回顾性分析。

不同医生对早期的时限理解不一样，有研究报道在处理腹腔真菌感染患者时，在5天以内实现感染源控制的患者，死亡率明显低于超过5天者。而研究者把5天作为早期的时限，虽然比大多数外科医生心目中的时限更长，但仍然发现了感染源控制带来的益处。这就说明，即使由于各种原因耽误了感染源控制，仍然需要在条件成熟时尽快施行。

（二）延迟实施感染源控制的危害

对于某些病情危重的腹腔感染患者，例如消化道穿孔合并脓毒性休克者，研究发现如果感染源控制时机每延迟2小时，患者的60天生存率均逐步下降。延迟超过6小时者，60天死亡率达百分之百。对于最常见的腹腔感染类型急性阑尾炎患者，距离起病超过24小时行手术治疗者，术后并发症发生率显著高于24小时以内处理者，住院时间和花费也显著增加。

（三）指南对感染源控制时机的推荐意见

从各个国际学会和机构指定的指南来看，学术界对感染源控制的时机也有逐渐认识的过程，尤其是针对危重患者的感染源控制。早年的“战胜脓毒症运动（surviving sepsis campaign）”指南中，对于严重脓毒症或者脓毒性休克患者，推荐在成功进行液体复苏后行感染源控制。该2012版指南中推荐在起病诊断12小时后行感染源控制。同时期的英国和爱尔兰的脓毒症治疗指南中也有类似推荐。然而，无论是成功完成液体复苏后还是诊断12小时后行感染源控制，部分患者可能会因此而耽误甚至是丧失了手术时机，从而影响最终的治疗效果。因此，从2016版的“战胜脓毒症运动”指南开始，对于此类危重患者，感染源控制时机的推荐意见不再着眼于患者生命体征状态和具体的时间，而是强调需要尽快处理感染源，越快越好。

在美国外科感染学会（surgical infection society）制定的2010版腹腔感染诊治指南中，也是强调了要早期进行感染源控制。对于没有并发脓毒症的腹腔感染患者，感染源控制时机可以放宽至起病24小时；而对于并发脓毒症甚至是脓毒性休克的患者，推荐实施感染源控制越快越好。在该学会2017版指南中，病情相对较轻未合并脓毒症的患者，感染源控制须在起病24小时内完成；合并脓毒症或脓毒性休克的患者，需要以更紧急的方式实施感染源控制。中华医学会外科学分会外科感染与重症医学学组和中国医师协会外科医师分会肠瘘外科医师专业委员会联合制定的中国腹腔感染诊治指南（2019版）也强调，对于任何类型的腹腔感染患者，都需要早期进行感染源控制。

（四）部分患者可以延迟实施感染源控制

部分腹腔感染患者，可以延迟或者免除感染源控制，比如急性单纯性阑尾炎、急性局限性结肠憩室炎、部分局限性上消化道穿孔。对于重症急性胰腺炎合并的胰周坏死感染，随着最近几十年治疗理念的演变，外科处理策略也发生了显著变化。由于其病程早期往往是无菌性炎症，目前不再追求早期处理坏死组织或积液，而是建议推迟至起病4周以后再行感染源控制。

（五）术后腹腔感染患者的感染源控制

对于腹部术后出现消化道瘘和腹腔感染的患者，大部分患者无需短期内再次进行剖腹手术，即非计划内的二次剖腹探查手术。如果患者合并严重腹腔感染或是脓毒症，需尽快完成CT等影像学检查，寻找感染源并尽量通过经皮穿刺引流处理。如果腹腔内有弥漫性积液，或者无法通过穿刺引流处理的感染灶，则可以考虑剖腹手术。

由于腹部手术后都会形成一定程度的腹腔粘连，术后2～8周期间粘连最为致密，给再次剖腹探查手术造成很大影响。因此，针对术后腹腔感染需要再次剖腹手术者，应争取在术后1周内进行，尽量不迟于术后2周。而且，术中很容易造成副损伤，应尽量精细操作，且避免做消化道重建手术或其他附加手术，以放置引流为主要手段。

二、感染源控制的方式

（一）引流

1. 脓肿形成的病理生理 局部的炎症激活会损伤腹膜间皮细胞，并会导致一系列生物学反应，而这些反应会产生和释放生物学活性蛋白及渗出富含蛋白的液体，同时将机体的免疫细胞（主要是中性粒细胞）招募至炎症部位，并且将免疫细胞和微生物与机体其他部分隔绝起来。

炎症的基本表现是红、肿、热、痛和功能丧失，由于局部的血流增加和毛细血管通透性增加，从而有利于将中性粒细胞等免疫细胞运输至炎症部位。巨噬细胞衍生的细胞因子，循环内凝血因子增加，内皮抗凝活性降低以及局部组织因子的上调等因素会导致腹腔内凝血级联反应被激活，形成凝血酶进而将纤维蛋白原转化为纤维蛋白，于是纤维蛋白沉积，成为长入纤维胶原组织的基质，从而在宿主和组织液、中性粒细胞、细菌、细胞碎片等混合物之间产生屏障。其最终结果就是形成脓肿，在脓液外周形成纤维膜。

脓肿的形成可以有效地将机体循环系统与微生物隔绝开，减轻了全身炎症反应，但是也使细菌逃避了机体免疫机制的防护，抗生素也无法突破脓肿壁杀灭脓肿内的细菌。

2. 脓肿引流的基本原则 如果脓肿内部与其他空腔脏器相通，引流的本质就是为脓肿内容物建立外部出口，将液体积聚塑造成可控的瘘道；如果脓肿内部不与其他空腔脏器相通，则是将之塑造成可控的窦道。因此，脓肿的引流本质上就是创建可控的瘘道或窦道。

基于这样的理论，我们可以做出如下推断。第一，只有在可能创建可控瘘道或窦道的情况下，引流才能成功，因此对游离腹腔进行引流是不可行的；如果脓肿内容物除了脓液以外，还包含有其他坏死组织，单纯的引流也是不够的。第二，用于引流的管道必须能保证脓肿内容物能自由流到外部，某些引流管塑造窦道形成的能力比较差，一般不用于引流。第三，如果只是为了创建可靠的瘘道或窦道，那么既能完成此目标、又风险最小和生理干扰最少的干预措施就是最佳的治疗选择，这通常意味着初始需尝试经皮穿刺引流。

虽然外科医生有时难以抵抗外科操作的冲动，尤其是对于情况不稳定的危重患者。但是，此类手术的本身无非是创建可控的瘘道或窦道并去除死组织，这类手术操作应该仅限于这个目标，避免做附加手术。

3. 引流的分类 引流的目的是清除脓液及控制已有的污染，可以通过经皮穿刺或外科手术等方式进行。经皮穿刺引流创伤小、费用低，是处理脓肿或感染性液体积聚的理想选择。常通过超声或CT导引下操作，该技术特别适用于身体状况差、不能耐受手术应激的患者。

一般来说，与肠道相通的腹腔脓肿应考虑剖腹引流，也可以经皮穿刺放置双套管冲洗引流。如果有复杂的弥漫性腹膜炎、怀疑肠坏死或肠缺血，腹腔已有肠液污染或者经皮穿刺引流失败，则应考虑使用外科手术来引流。在安全的前提下，根据患者状况和外科医生的经验，使用腹腔镜或开放手术的方式都可行。清除坏死组织以及去除粪便、污染物、血肿和异物对于充分的感染源控制至关重要。关于纤维蛋白沉积物的去除，目前已证明其没有益处，因此不常规推荐实施。

腹腔灌洗在治疗腹膜炎方面的作用还存在争议，拥护者认为该技术通过四个方面改善了结果。首先，灌洗液可以通过物理洗涤作用冲刷污染物、细菌、血液和胆汁。其次，使用超过10L的灌洗液对污染和细菌具有稀释作用。再次，可以将抗菌药物添加到灌洗液中，以杀灭特定的微生物。最后，使用低渗溶液会导致肿瘤细胞和细菌裂解。然而，这样的观点在文献中并没有获得支持，因为最近的研究并未显示出腹腔灌洗的任何好处，无论是否添加抗菌药物。

4. 经皮脓肿穿刺引流 随着微创技术和损伤控制外科理念的发展，经皮脓肿穿刺引流技术越来越受到重视。得益于影像学技术的进步，可以在超声和CT导引下进行操作，经皮脓肿穿刺引流技术的精准性也得到显著提升，目前已经在各大医疗机构中广泛开展，成为处理腹腔脓肿的首选措施。超声导引下的穿刺无需搬动患者，尤其适用于重症患者床旁操作，但是对操作者超声影像的阅读能力有较高要求，或者是需要超声从业者的配合。穿刺后引流管的位置也缺乏客观的影像学证据。CT导引下的操作更精准，也很容易评估引流管位置的满意程度，但是对于生命体征不太平稳的危重患者，其转运过程中的风险需要综合评估。

（1）传统的经皮穿刺方式 目前常用的穿刺方式包括Seldinger法和Trocar法，前者常用于目前的深静脉穿刺置管技术，简单易学，风险较小，其操作步骤主要包括穿刺、置入导丝、扩皮、沿导丝置入导管。也有单位将这样的导管用于腹腔穿刺引流，但是由于导管往往较细，容易被脓液堵管，而且脓液或细菌很容易顺着管壁蔓延到皮下组织，甚至有导致坏死性筋膜炎的风险。因此，这样的引流管严禁用于腹腔脓肿的处理，如果只是单纯的腹腔积液或胸腔积液，可以使用这样的导管引流。

Trocar法一般使用猪尾巴管直接穿刺进入脓腔，其操作过程是穿刺针和导管同时进入，故对进针的角度和深度要求都较高，需很好控制操作者的力道，否则很容易进针过深。由于其穿刺针尖端异常锋利，很容易造成副损伤，尤其是伤到周围的肠管而不知，甚至是引流管直接置入肠腔。

然而，这两种方法放置的引流管本质上都是被动引流管，常因为坏死组织或血凝块堵塞而导致引流不畅，从而影响治疗效果。如果合并有消化道瘘，这样的导管引流效果更差。部分患者还需要每日注入生理盐水冲洗管道，保持通畅。一般来说，每日引流量低于5ml方可拔管，拔管前还需要行CT或经引流管造影检查，评估脓腔情况。

（2）Trocar辅助的经皮穿刺引流 可以主动冲洗引流的双套管，最大程度地解决了引流不畅的难题，尤其适用于合并消化道瘘的腹腔脓肿引流。但是如何通过穿刺将双套管置入脓腔一直困扰着临床医生，由国内任建安教授团队首先提出的将腹腔镜手术穿刺器（Trocar）置入脓腔，通过操作孔放置双套管进入脓腔，取得了良好的治疗效果，并将其命名为Trocar辅助的经皮穿刺引流（trocar associated-percutaneous abscess drainage，TA-PAD，图6-1）。

对于脓肿位置较深，穿刺器长度不够者，可以定制较长的穿刺器，专用于穿刺引流。该方法适用于克罗恩病自发穿孔形成的脓肿、胰周坏死感染、结肠憩室穿孔形成的局限性脓肿、术后腹腔脓肿等各种类型。对于位置比较表浅的脓肿，操作过程相对简单。位置隐匿者，比如腹膜后或深部盆腔脓肿，无法经前腹穿刺置管，需要用侧卧或俯卧的体位寻找合适的进针点。

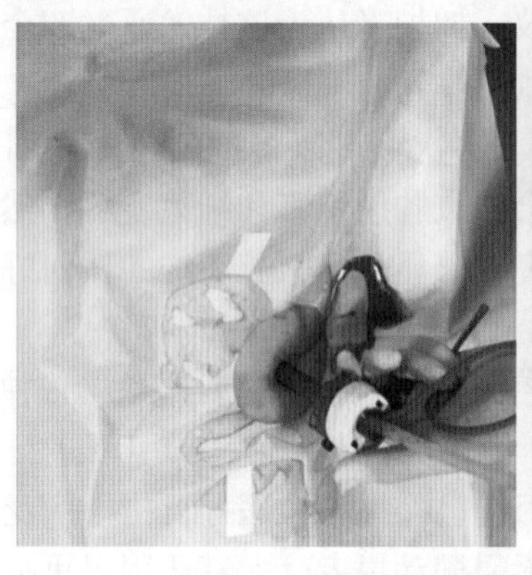
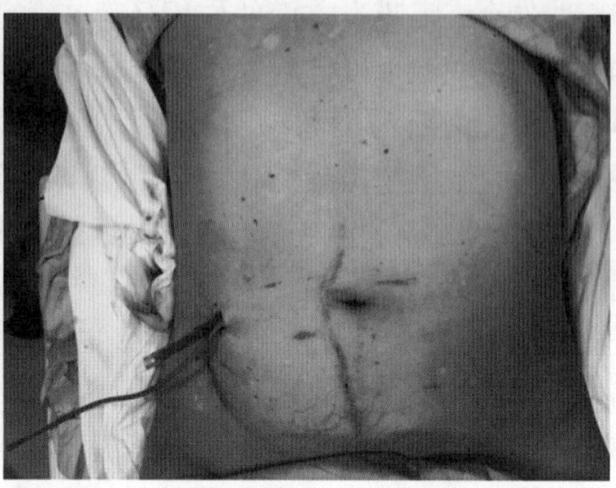

图6-1 将腹腔穿刺器置入脓腔，通过操作孔置入双套管

5. 隐匿部位的穿刺引流

（1）重症急性胰腺炎合并胰周感染的穿刺引流　对于胰腺炎合并胰周坏死感染者，可以从肝肾间隙穿刺，将双套管置入胰头附近，从脾肾间隙进针置管于胰尾附近，甚至可以置于整个胰床周围。由于双套管接有主动的负压，部分胰周坏死组织逐渐脱落，冲洗后经双套管引出。坏死组织持续脱落的过程相对缓慢，比起主动的清除坏死组织，其出血风险显著降低。一般来说，双套管放置一周以后，窦道塑形已经完成，如果双套管的侧孔被坏死组织堵塞，可以方便自如地更换双套管。但是随着坏死组织逐渐脱落，胰腺周围的血管逐渐裸露，双套管接的负压不能太大，双套管也需要及时更换，否则大多数侧孔被堵塞后，残留的侧孔吸力特别大，也易致出血。

（2）深部盆腔脓肿的穿刺引流　对于深部盆腔脓肿，尤其是位于骶前间隙或坐骨直肠窝者，可以经臀部坐骨大孔穿刺引流。经过的层面依次包括皮肤、皮下组织、臀大肌、梨状肌，然后进入脓肿内部。由于梨状肌深面常为血管、神经走行比较丰富的部位，应尽量避开梨状肌，从其下方的骶棘韧带层面进针穿刺。尤其是要靠近骶骨穿刺，这样可以最大程度的减少出血和减轻疼痛。笔者团队发现，患者使用 Trocar 穿刺后放置双套管，虽然导管内径明显大于猪尾巴管及深静脉穿刺管，但并未出现明显疼痛及大出血，证明此种穿刺方法是安全的。

总结来说，针对脓液浓稠尤其有大量坏死组织的脓肿，尤其是合并消化道瘘需要长期留置引流管的患者，我们推荐使用TA-PAD方法放置双套管进行冲洗引流。对于单纯的感染性积液或者不合并消化道瘘的孤立性脓肿，或者脏器内的感染，比如肝脓肿、淤积性胆囊炎，可以考虑行猪尾巴管穿刺引流。深静脉穿刺管严禁用于腹腔脓肿的穿刺引流。

（二）清除坏死组织

1. 目的　坏死组织和渗出的血液为细菌繁殖提供了极佳的培养基，同时由于血供不足，也间接保护了细菌免受血液中免疫细胞和抗生素的攻击。同样，异物的存在也大大地增加了感染进一步加重的风险。清除坏死组织除了包含去除失活组织的过程，广义上也包括去除可能导致感染加重的异物。引流主要是为了消除感染源的液体成分，而清除坏死组织主要是针对其固体成分。

2. 处理原则　在组织损伤的早期，健康组织和失活组织之间的界限可能不是十分明确。在大片的活力组织中，可能会存在部分坏死的区域，或者有些组织呈缺血性改变。正确的区分健康组织和失活组织的范围非常重要，否则，会造成严重的临床后果。

比如，在处理大面积小肠坏死时，切不可武断地对失活的小肠一切了之，要充分考虑剩余肠管长度对后续生活的影响。针对没有完全坏死而只是呈缺血改变的肠管，应该尽量尝试挽救，可以通过温盐水浸泡、肠系膜血管内注射普鲁卡因、去除血栓等方法处理，观察肠道色泽的变化。对于经过处理后肠管活力仍然不太确定者，可以暂不处理，48～72小时后再次剖腹观察肠管血运的变化情况。

3. 手术部位感染相关坏死组织的清除　手术部位感染的发生率一直居高不下，与患者的营养状态、免疫功能和是否患糖尿病等因素直接相关。对于急诊手术，尤其是术中腹腔污染严重的患者，术后更容易出现手术部位感染。一般来说，术后5～7天左右患者感觉伤口部位疼痛，往往意味着有切口感染，即使从表面上看切口没有红肿等表现，也建议撑开部分切口观察。否则，容易导致感染进一步加重。

对于行肠造口手术患者，由于肠液中含有丰富的细菌，造口附近皮肤软组织很容易发生感染。如果造口黏膜与皮肤分离，甚至可能出现坏死性筋膜炎（图6-2）。如果坏死组织位于伤口表面，清除过程相对温和，可以使用湿盐水敷料覆盖。

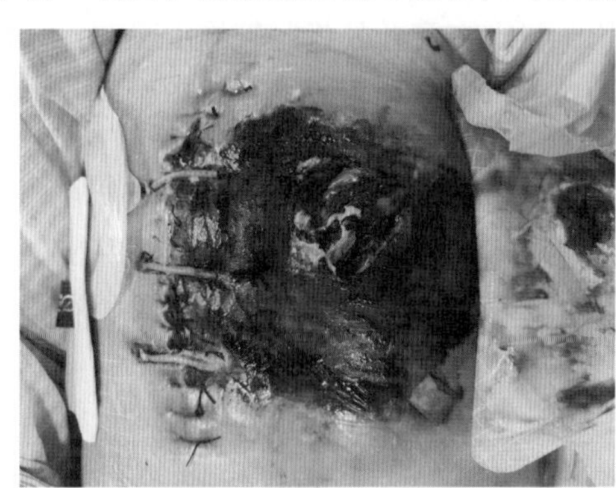
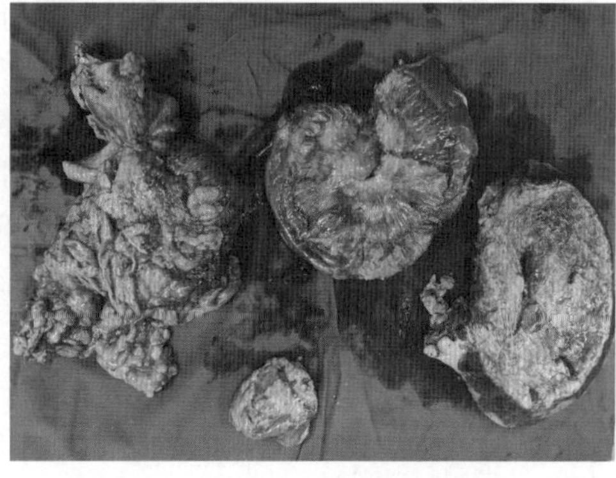

图6-2　小肠造口周围皮肤软组织出现坏死感染，清创手术时发现感染已侵犯至腹腔内脏器

4. 清除范围的确定　由于外科医生常试图清除所有坏死组织，但又要最大程度地减少造成的缺损，以便于后期的重建，这使得清除坏死组织的手术更具挑战性。术前通常无法确定清除范围的界限，软组织感染的影像学表现常会被组织内的气体所误导，气体的范围并不代表着需要清创的范围。外科医师需要通过临床经验来判断清创的范围是否足够，甚至是在术中使用革兰染色确定组织中有无细菌。

鉴别组织是否健康有活力的一个常用方法是有无活动性出血，如果没有活动性出血，说明感染已经导致这片区域的小血管发生了栓塞。如果是坏死性筋膜炎患者，则清除范围必须足够、彻底，清除的边缘需在活力组织区域。否则，坏死的组织范围很容易继续扩散，后续需要多次进行清创手术。单纯的使用抗生素治疗这类感染只会造成灾难性的后果。人体对胰腺周围腹膜后坏死的耐受性非常好，如果盲目的探查清创，会极大地增加腹膜后大出血的风险，因此，针对重症胰腺炎患者，延迟清创已成为处理可疑感染坏死的共识。

总体来说，清除坏死组织的原则是：创造不利于细菌繁殖的环境，核实有无细菌扩散至健康组织，消除厌氧菌的侵害作用。坏死组织的早期诊断和发现非常关键，这样才能做到尽快处理。

（三）造口、转流等

肠道造口作为一种治疗措施，能确保造口远端肠道无肠内容物流入，保证远端肠道吻合口、损伤处或瘘口的愈合；或在术中发现存在不适宜行肠道吻合的情况，比如腹腔污染严重，肠管血运较差或毁损严重，通过肠道造口手术，保留可以安全使用肠内营养的肠段，为后续的恢复创造条件。根据造口远期是否可以还纳，分为临时性和永久性造口。根据造口部位，一般可分为小肠造口和结肠造口。

1. 小肠造口的应用

（1）小肠造口术适应证　小肠造口多用于小肠病变合并严重腹腔感染的患者，比如小肠穿孔、小肠坏死等，常见于腹部闭合性损伤、憩室穿孔、肠梗阻或严重腹部开放性损伤等，如不能及时确诊和治疗，往往会导致严重的腹腔感染、脓毒性休克甚至死亡。对于这种严重腹腔感染的患者，由于腹腔污染重、肠管高度炎症水肿，如果行肠管一期切除吻合术，则术后吻合口瘘的发生风险极高，而严重腹腔感染所导致的腹腔高压又会加重吻合口瘘的程度，显著增加救治的难度。这种情况下，往往需要行小肠造口术。

（2）小肠袢式造口术　如果不合并肠管坏死，只需在穿孔处将肠管拖出腹壁，行袢式造口术。这种术式既转流了肠液，同时也给肠内营养的使用提供了途径。由于部分患者小肠造口近端肠管过短，相当于人为的造成了短肠综合征，造口处每日丢失大量的消化液，很容易出现严重的电解质紊乱、脱水和营养不良，部分患者会因脱水而导致急性肾功能衰竭，甚至由于没有及时发现和处理而逐渐演变成慢性肾功能衰竭。避免这些情况出现的最佳办法就是往造口远端回输肠液，这样还可以防止远端的肠管废用萎缩，避免出现转流性肠炎。

部分远端肠管废用的患者在造口还纳之后，会出现消化道出血，究其原因，就是肠管长期废用之后，黏膜萎缩，肠屏障功能下降，无法耐受上游下来的消化液，尤其是胰酶的消化作用。

肠液回输的具体做法是，在袢式造口远端的肠管放入回输管，常用球囊导尿管即可。将近端的消化液收集往远端回输，同时也可以经回输管给予肠内营养。球囊内一般注入10ml左右水，一方面防止回输的消化液反流，另一方面防止球囊太大压迫肠管而导致缺血，但是要注意肠蠕动可能会将整个回输管带入肠腔。袢式造口的另一个优点是将来还纳时也更方便，造口远近端肠管均易于寻及和游离，便于造口的切除吻合。

（3）小肠单腔造口的危害　如果合并小肠坏死，需要将坏死段肠管切除。部分外科医生容易忽略远端肠管的处理，将远端闭合后留置于腹腔，如果近端肠管的长度不够，很容易出现造口液丢失过多等短肠综合征样表现。而此时没有肠液回输途径，部分患者可能需要输液以纠正电解质紊乱，甚至是联合使用肠外营养维持营养状态，一直持续至造口还纳之时。

在将来还纳造口时，少数患者可能不易寻及远端肠管，而需延长手术切口，造成更大的创伤。这种情况下，转流性肠炎的发生率很高，因为这样的患者往往短期内无法还纳造口，远端肠管长期废用萎缩。解决办法是可以收集造口近端的消化液，从肛门进行灌肠处理。也可以在内镜下放置右半结肠经皮造口管，通过该造口管回输小肠造口液。其缺点是将来还需要处理结肠上的瘘口，甚至需要行右半结肠切除术。

（4）小肠插管造口术　外科医生应该尽量避免将小肠造口远端随意地留置于腹腔，可以将造口远侧断端也拖出腹壁行唇状造口，通过该造口往远端放置回输管，方法同前述的袢式造口远端回输。然而，由于腹壁上有两处造口形成的隧道，腹壁破坏较大，将来还纳造口后容易出现腹壁疝等问题。

针对这种难题，笔者团队常用造口远端行插管造口的方法解决。即在远侧小肠断端插入橡胶或乳胶管，经过荷包缝合、隧道包埋和腹壁吊置等步骤，行插管造口术，减轻了对腹壁的破坏，也减少了手术时间。将来通过这根导管回输造口液及肠内营养，患者能够完全摆脱对肠外营养的依赖，也减少了肠外营养所带来的淤积性胆囊炎、肝功能损害、旷置肠管肠道菌群易位及肠黏膜萎缩等并发症的发生，并减轻了患者的经济负担。

目前市面上已有流动肠液回输装置来进行肠液回输和动态监测，既保证肠液回输的连续性，使新鲜的消化液立即回输入远端肠道，也避免了人为因素的污染，还可以动态观察肠液回输的数量和质量，准确记录24小时的回输总量，极大地减轻了护理工作量。一般来说，小肠造口后需尽量留有回输途径，即使是末端回肠造口，也要在远端的结肠中放入回输管。

2. 结肠造口的应用

（1）结肠造口术适应证　结肠造口是治疗直肠肿瘤、梗阻、结直肠外伤、先天性结肠直肠肛门疾病等病的一种重要手术方式，急诊、外伤后结肠造口一般只是暂时性的急救措施，最终需要实施造口还纳术以提高患者的生活质量，进而减轻患者精神上的负担。低位直肠或肛周病变进行的结肠造口则往往是永久性造口。

结肠癌合并穿孔或梗阻是是行结肠造口的重要病因之一，以左半结肠多见，发生率可达6%左右。穿孔可导致各种严重后果，如急性粪性弥漫性腹膜炎、脓毒性休克、水电解质紊乱和酸碱失衡、恶性肿瘤细胞种植与腹膜广泛转移等。因此，正确地处理好腹腔污染引起的腹膜炎及合理的处理原发肿瘤的术式选择，是提高手术成功率、减少并发症及长期生存的关键。

一方面，片面强调腹膜炎对患者生命的危害，而一律采取单纯造口术，虽可减少并发症发生，但影响患者的生活质量及远期生存率。另一方面，如果忽视患者已存在的严重感染等危险因素而刻意追求远期疗效，强行做肿瘤一期切除吻合，又会增加手术并发症发生风险，甚至导致死亡。对于腹腔污染严重、伴随休克及不能耐受较大手术者，尽量行一期造口，腹腔冲洗引流，二期行肿瘤切除吻合。病情较轻者，可以行肿瘤一期切除吻合，但是最好加做回肠保护性造口。因此应遵循个体化、安全第一的原则。手术方式的选择应充分考虑患者年龄、穿孔时间、腹腔污染状况、肠管的活力及全身情况等因素。

（2）结肠造口与回肠造口术之争　针对低位直肠肿瘤择期手术后出现吻合口瘘合并腹腔感染的患者，选择回肠造口还是结肠造口存在一定的争议。一般来说，瘘口不大或感染不严重者，可以选择回肠造口，配合远端放置回输管，经回输管冲洗大量生理盐水，保持肠腔内清洁状态，配合瘘口周围的双套管冲洗引流，达到内外冲洗的目的，促进瘘口愈合过程。

如果选择结肠造口，常选用横结肠造口，但是横结肠造口还纳手术后并发症发生率明显高于回肠造口还纳手术，尤其是吻合口瘘和吻合口狭窄。针对瘘口较大或者远期可能会出现吻合口狭窄者，建议行乙状结肠造口，甚至是永久性造口。

另外，在行结肠暂时性造口术时，就应当预计二次的造口还纳手术，所以在操作过程中无需追求完美的造口，进而将近端肠管予以充分游离，这样有可能导致造口还纳时肠管的血供出现问题从而影响吻合口的愈合，以最短、最近的距离将肠管拖出腹壁为宜。

（四）可疑感染源的移除

在处理腹腔感染患者时，一些用于治疗的导管或装置（如疝补片）也会成为感染的异物，即使腹腔感染源已去除，这些异物也会持续引起感染，成为新的感染源，需要引起医护人员的足够重视，及时的移除。然而，这些异物的感染往往拿不到明确的证据，因此很多医护人员容易忽略它们的危害。这些容易感染的异物常见于各种血流导管（包括外周静脉导管、动脉内置导管、中心静脉导管、血滤导管、输液港等）、导尿管、输尿管支架、血管支架、下腔静脉滤器、心脏起搏器、腹腔及胸腔引流管等。

1. 导管相关性血流感染

（1）定义　血流导管是ICU内不可缺少的临床工具，但也会出现一些并发症，比如血管受损、血栓形成和感染等。其中以中心静脉导管相关性血流感染最常见，占所有导管相关性血流感染（catheter-related blood stream infection，CRBSI）的90%。导管相关性血流感染是指血管内置管所产生的感染，在患者应用中心静脉导管后48小时内出现，且有实验室检查确诊血流感染或出现脓毒症。其发生机制可能与放置或使用过程中无菌防护不够有关，也可能与其他部位的感染病原菌通过血流传播定植于导管有关。

（2）主要病原体　导管相关性血流感染的主要病原体是革兰阳性菌（如表皮葡萄球菌、金黄色葡萄球菌等），其次是革兰阴性菌（如铜绿假单胞菌、鲍曼不动杆菌等）和真菌（如念珠菌）。研究显示，导管相关性血流感染可影响患者的治疗成效，包括住院时间延长、病死率增加及医疗成本上升等。

（3）临床表现　导管相关性血流感染一般起病突然，常合并有寒战高热，且每日发热的时间点接近。尤其是经过治疗后病情稳定的患者，如果突发寒战高热，CT又没发现明确的感染源时，第一时间就应该考虑血流导管感染，同时经中心静脉导管及外周静脉留取血培养，并及时予以拔除并留导管尖端培养。

（4）处理原则　如果患者出现菌血症，更应该尽量拔除所有血流导管，因为这些导管会成为细菌定植的据点，并在导管表面形成生物膜，保护细菌免受抗菌素的杀灭。有些医务人员在此时会选择更换血流导管，然而，新换的导管也一样会成为细菌定植的场所。因此，应该尽可能拔除所有血流导管并坚持3~5天，待菌血症阴性或抗菌素完全杀灭细菌后再行放置。

如果血流动力学不稳定，需要经中心静脉导管持续给予血管活性药物或者大量输液，则应在其他部位重新穿刺置管，而不是通过导丝更换原有的导管。另外，菌血症时还应尽可能去除血管支架、下腔静脉滤器和心脏起搏器等与循环系统密切相关的装置，否则，感染往往会难以控制。

2. 腹腔引流管相关感染

（1）病因　腹腔引流管也会成为感染的异物，常见于更换引流袋时接口消毒不彻底，细菌通过管道逆行感染，导管内出现脓性分泌物，甚至能形成腹腔脓肿。因此，腹腔引流管放置的时间不宜过长，达到目的后应尽早拔除。

（2）引流管的分类和争议 根据引流管的放置目的分为治疗性和预防性引流管，前者常应用于腹腔感染性疾病，比如肝脓肿、阑尾周围脓肿、腹盆腔脓肿、胰周坏死组织感染等情况，使脓液充分引流，便于控制感染。后者常用于腹部大手术比如肝切除术、胰十二指肠切除术、胃肠肿瘤根治术后，放置于膈下、髂窝、盆腔等部位，目的是防止腹腔积液，减少腹腔感染的发生，也便于通过引流管内容物早期发现活动性出血、肠瘘、胆瘘、胰瘘等并发症。

目前对于腹部手术后是否需要放置预防性引流管仍存在争议。循证医学证据显示，肝切除术、腹腔镜胆囊切除术、胃切除术、结肠切除术及阑尾切除术后，均无需常规放置引流，胰腺切除术后需短期放置引流管。但是绝大部分外科医生还是认为放置引流管可以防止和早期发现腹腔感染。

（3）合并消化道瘘时引流管的选择 对于术后合并有消化道瘘而引流不畅时，最佳的做法是将原有的腹腔引流管更换为可以冲洗引流的双套管。双套管含有硅胶成分，软硬适中，便于利用原有的瘘道放置。通过冲洗引流，可以最大限度的清洁瘘口周围的腹腔，及时将肠液或脓液引出腹腔，控制腹腔感染，促进瘘口愈合。如果双套管出现堵塞，则要及时更换，这样也可避免成为感染的异物。双套管在治疗腹腔感染和消化道瘘方面已得到广泛的使用。

目前术后放置的腹腔引流管多为乳胶管或硅橡胶管，乳胶管刺激性强，易于形成窦道，方便利用窦道更换为双套管；硅橡胶管柔软而无刺激性，不易被组织包裹、堵塞，但是形成窦道能力弱，不方便利用窦道更换双套管。如果手术中发现污染较严重，或预计术后发生腹腔感染、消化道瘘风险较大，可以预防性放置双套管冲洗引流。如果不能放置双套管，建议放置口径较大的乳胶管或硅橡胶管，便于术后更换为双套管。

3. 泌尿系导管相关感染 导尿管的留置为细菌提供了进入膀胱的路径，造成了逆行感染的可能。另外，导尿管可能破坏尿道上皮细胞，易造成机械性损伤，导尿管的球囊阻碍了尿液的完全排空，细菌容易在尿道口周围聚集。对于某些特殊材质的导尿管，微生物容易在导尿管表面形成生物膜，对微生物起到保护作用。

导尿管的感染容易被忽略，临床上可观察到患者拔出导尿管时有脓液附着在管壁，甚至有脓液流出。应尽量避免置导尿管，如必须置管，需每天监测评估，对于放置时间久的导尿管要及时更换，一般每周更换一次，必要时还需要加用膀胱冲洗。

输尿管支架管是泌尿外科用于治疗或辅助治疗输尿管和肾脏疾病必不可少的工具，但其感染性并发症仍然是临床治疗的难题。研究结果显示输尿管支架管置入后2周即可出现导管的细菌定殖，定殖率随着时间的延长而增加。一旦出现发热性尿路感染，肾静态图像显示肾实质出现受累征象，这类患者实际上是由输尿管支架管引起了急性肾盂肾炎，因此其感染常伴有脊肋部腰痛、肋脊角压痛、高热、尿白细胞显著增加或中段尿培养阳性等表现。除大量应用抗菌药物外，还经常需要提前拔除输尿管支架管才能彻底根除感染源，这同样也造成原发病治疗的不便，需要临床上综合考虑决策。

当腹腔感染治疗后出现治疗失败，除了考虑腹腔感染源的因素，还需要关注腹腔以外的感染，尤其是容易被忽视的各种导管、异物和装置。

（五）腹腔开放

1. 腹腔高压和腹腔间室综合征

（1）相关定义　正常人体腹腔内压力平稳，维持在0mmHg左右，危重患者的腹腔压力通常轻度升高，为5～7mmHg。通常将腹腔压力持续或反复的大于12mmHg定义为腹腔高压（intra-abdominal hypertension，IAH）。腹腔压力持续大于20mmHg并伴随进行性脏器功能障碍，即为腹腔间室综合征（abdominal compartment syndrome，ACS）。

腹腔灌注压（abdominal perfusion pressure，APP）等于平均动脉压与腹腔压力之差，在危重患者中需维持在50～60mmHg，腹腔压力上升会导致腹腔灌注压下降，当腹腔压力上升至10～15mmHg就会影响腹腔内脏器的微循环灌注，造成器官功能障碍。

（2）腹腔压力的影响因素　腹腔压力受腹腔容量、腹壁顺应性变化的影响。胃肠内容物增加、腹腔占位性损害、腹腔内脏器和组织水肿等因素都会导致腹腔压力升高。腹腔高压可以影响呼吸、泌尿、消化、心血管、神经等多个系统的生理功能，可导致膈肌抬高、肺循环阻力加大、甚至肺水肿；肾血流减少、肾小球滤过减少；肝动脉、门静脉血流下降，肠缺血、肠道菌群异位；回心血量及心输出量降低；脑静脉的回流也会受影响，出现颅内压升高。

（3）腹腔压力的测定　腹腔压力的测定常经过膀胱压间接测定，具体做法是在膀胱内注入20ml生理盐水，以耻骨联合平面作为基点，测算导尿管中的水柱高度，再换算成毫米汞柱。此方法简单、经济，已成为测量腹腔压力的金标准。目前市面上也已出现专门测量膀胱压的仪器。

（4）腹腔高压的危害　严重创伤患者在早期手术时，常会由于创伤导致的腹壁缺损，腹腔感染，敷料填塞止血，过量液体复苏所致的内脏水肿，腹膜后血肿等因素使得无法正常关腹。强行关腹，腹壁和腹腔内压力增加，可能导致腹壁筋膜缺血、坏死，甚至缝线切割肠管等并发症，造成腹腔脏器灌注不足、心输出量降低、呼吸困难等一系列病状，甚至形成腹腔间室综合征，患者出现多器官功能衰竭乃至死亡。

除腹部创伤以外，腹部手术后、高容量复苏（＞3500ml/d）、肠梗阻及呼吸、肾脏或肝脏功能不全的患者多数在入住ICU时已存在腹腔高压。因此，针对外科危重患者，需要及时准确的识别腹腔高压，预防腹腔间室综合征的发生。

2. 腹腔开放的定义和生理影响

（1）腹腔开放的定义　腹腔开放是指外科手术后有目的地不缝皮肤和筋膜，或者将原有切口全层拆开，保持腹腔敞开。腹腔开放可以降低腹腔压力，充分引流腹腔内感染性积液，便于清除腹腔内坏死组织，及时止血，还有助于早期发现肠外瘘等并发症。

（2）腹腔开放的历史演变　早在1940年，Ogilvie报道了腹腔开放的实施方案，在此之前都是关于腹腔开放的零星个案报道。当时Ogilvie针对创伤患者，使用容易得到的帆布覆盖裸露的肠管，并将帆布边缘与腹壁缝合，便于保护肠管和引流感染液体，伤员病死率明显降低。这种处理方案避免了腹腔高压和腹腔间室综合征的发生，逐渐得到广泛应用，其具体实施方案也逐渐优化。发展至今，腹腔开放技术已不仅用于创伤患者的救治，在严重腹腔感染、肠外瘘、重症急性胰腺炎等救治中也发挥关键作用。

（3）腹腔开放的分类　腹腔开放分为预防性和治疗性两大类，预防性腹腔开放是指患者术后主动不缝合切口，以免造成腹腔高压，能够及时方便地发现并处理复杂腹部外科手术后的并发症，是为了防止发生严重的术后并发症而积极采用的一种治疗措施。治疗性腹腔开放常因患者已经合并腹腔高压、严重腹腔感染、腹腔出血、切口裂开等情况，从而在床旁或重症监护室内拆除原有缝线，保持腹腔敞开的的状态。

无论什么原因导致的腹腔开放，其对身体的各项生理功能影响显著，比如液体丢失过多、水电解质失衡和酸碱紊乱，腹腔内脏器继发的损伤、破裂，腹壁防护功能丧失，外源微生物直接入侵腹腔等。因此，一旦导致腹腔开放的因素已消除，比如腹腔压力降至正常，腹腔出血得到有效控制，腹腔感染源已去除或转流，应尽快关腹封闭腹腔。

（4）腹腔开放的分期　腹腔开放后腹腔状态历经腹腔游离期、粘连形成期和冰冻腹腔三个阶段，应该尽量在冰冻腹腔形成之前关闭腹腔，一般是7～14天以内。关闭过程可以考虑全层筋膜关腹，但因严重腹腔感染行腹腔开放的患者很难实现短期内全层关腹。如果无法全层关腹，或担心筋膜关闭后腹腔压力上升，也可以选择仅缝皮肤（skin-only）的方式关闭腹腔。如果在治疗过程中出现肠空气瘘，则不建议关闭腹腔，而是尽量等待形成冰冻腹腔，通过植皮的方式保护腹腔开放创面，经过3～6个月后再行肠瘘切除和腹壁重建手术。

3. 肠空气瘘的发生和临时关腹技术

（1）肠空气瘘的病因　肠空气瘘的发生与腹腔开放后的处理措施密切相关，肠管长时间暴露于空气中会导致肠管干燥，换药操作不当或选用不合适的创面敷料，均会导致肠空气瘘的发生。因此腹腔开放后对创面的保护非常重要，应尽量避免肠空气瘘的发生。由于肠空气瘘周围没有皮肤、皮下组织、大网膜等组织的覆盖，自行愈合的可能性很低。同时由于腹腔形成致密粘连，肠壁水肿等因素，直接修补肠空气瘘也很难成功。

（2）肠空气瘘的处理　一旦出现肠空气瘘，护理创面的工作量显著增加，肠液丢失量增加，创面污染加重，肠内营养实施困难，患者死亡率也明显上升。既往常采用收集瘘口近端肠液并向远端回输的办法处理肠空气瘘，但是需要在瘘口近端的肠腔内放置负压管收集肠液，常出现肠黏膜吸入侧孔导致出血的现象。目前针对肠空气瘘，可以通过3D打印的肠管支架封堵瘘口，减少肠液的丢失和对创面的污染，增加肠内营养的吸收，改善营养状态，在部分患者中应用效果良好。

（3）临时关腹技术的分类　为了预防肠空气瘘的发生，常借助临时关腹技术（temporary abdominal closure，TAC）保护腹腔开放创面，包括关闭皮肤法、关闭筋膜法和负压辅助关腹法三大类。

关闭皮肤法是腹腔开放早期使用的方法，将临时关腹材料与皮肤直接缝合关闭腹腔，缺点是容易造成皮肤坏死，肠空气瘘发生率较高。

关闭筋膜法指将临时关腹材料与腹壁筋膜层缝合，依靠关腹材料的张力限制腹壁筋膜回缩，这种方法导致材料与肠管接触更为紧密，肠管浆肌层更容易损伤，肠空气瘘发生率也更高。

负压辅助关腹法大多采用“三明治”式结构，结合负压吸引。底层用多孔薄膜覆盖于肠管表面，中间用无菌海绵垫于切口内，海绵内放置负压吸引管，表面用无菌贴膜将切口封闭。该方法可以充分引流腹腔感染性液体并保持腹腔湿润，消除组织水肿，限制腹壁筋膜的回缩，因此筋膜关闭腹腔的时间明显短于其他方法，常用于创伤早期患者。

负压辅助关腹法存在一定安全隐患，负压太小可能导致感染液体引流不畅，负压太大可能导致腹腔出血。需要强调的是，海绵禁止直接覆盖于肠管表面，因为负压直接传导可能会导致肠管损伤，肠管组织也会被吸入海绵内，去除海绵时造成极易肠管破损。另外，合并消化道瘘的患者使用真空负压引流时，会造成整块海绵被消化液污染，进而污染整个创面。

4. 腹腔开放的创面保护

（1）传统的创面保护材料　理想的临时关腹材料需具备隔绝外界污染、保持腹壁的完整性和支撑力、防止内脏粘连于腹壁、便于感染液体流出和成本低廉等特点。常用的临时关腹材料包括无菌塑料袋、聚内烯补片、涤纶布、毛巾钳钳夹、市售拉链和负压海绵等。

对于失去了早期封闭腹腔机会的患者，目前常采用聚丙烯补片加盖塑料袋临时关腹，可通畅引流，保持肠管湿润，补片也对肉芽生长具有刺激作用，有利于早期植皮，保护创面。但是，补片磨损导致肠空气瘘的发生在临床上也并不少见。因此，如果有大网膜可以利用，应将其铺在肠管表面，可以减少肠管损伤的机会，降低肠空气瘘的发生率。

（2）新型的创面保护材料　腹腔开放后裸露创面的保护是当前研究热点之一，研制促进创面细胞增殖，具备自我修复与自我降解能力，兼具止血、抗菌和抗消化活性的生物材料，成为腹腔开放创面保护的主要研究方向。目前常用生物蛋白胶和各种水凝胶喷涂在创面，在止血、抗感染、促修复方面性能优越，但是无法有效抵挡消化液的腐蚀。有研究发现天然来源的黄原胶具有生物相容性好、耐酸碱、耐酶解特性，抗消化性能优越，并在部分患者身上应用已初步成效。未来仍需继续研制高性能腹腔开放创面早期保护材料，进一步提升腹腔开放疗法治疗效果。

（3）创面保护的争议　有学者认为恰恰是覆盖于创面的敷料导致肠管磨损，损坏肠浆膜层、肌层和黏膜层，从而发生肠空气瘘。他们认为无需通过纱布或其他敷料保护创面，只需保持创面湿润就可以预防肠空气瘘的发生，具体做法是生理盐水持续滴注于创面以保持湿润。但这一观点还需要多中心研究的证据支持。

总体来说，对于腹腔开放患者，应尽快去除病因并实现短期内全层关腹，或者是skin-only法关闭腹腔。如果严重腹腔感染患者的感染源、腹腔出血和腹腔高压等因素短期内无法去除，则需选用合适的临时关腹材料，保护好裸露的创面，防止肠空气瘘的发生。等待冰冻腹腔的形成，后期通过植皮的办法保护裸露的创面，减少体液丢失和电解质紊乱，也促进肠功能恢复，为肠内营养的实施创造条件。后期通过确定性手术重建腹壁以及处理可能的肠外瘘。

（任华建　周　波）

参 考 文 献

［1］MASSIMO SARTELLI，MATTEO BASSETTI，IGNACIO MARTIN-LOECHES. Abdominal sepsis［M］. New York：Springer，2018.

［2］M. SCHEIN，J.C. MARSHALL. Source Control［M］. New York：Springer，2003.

［3］MAZUSKI JE，TESSIER JM，MAY AK，et al. The Surgical Infection Society Revised Guidelines on the Management of Intra-Abdominal Infection［J］. Surg Infect（Larchmt），2017，18（1）：1-76.

［4］任建安，吴秀文.中国腹腔感染诊治指南（2019版）［J］.中国实用外科杂志，2020（1）：1-16.

［5］王革非，任建安，黎介寿.腹腔感染源的递增式治疗策略［J］.医学与哲学：B，2017，38（12）：3.

第二节　感染源控制的评估

1. 体格检查　体格检查（例如腹部压痛或肌肉僵硬）对疑似腹腔感染患者的初步评估有帮助，但在剖腹手术后的恢复期间则没有太大用处。切口外的疼痛和保护反应很难与腹部切开引起的疼痛区分开来。此外，患者（特别是病情严重的患者）经常大量服用镇痛剂、镇静剂，甚至异丙酚等麻醉剂。因此，对术后患者的临床评估以确定感染源控制的充分性取决于轻微的临床症状、非特异性的实验室测试和成像程序的结合。

2. 实验室检测　腹腔感染常见评估指标包括血常规、降钙素原、C反应蛋白（CRP）、IL-6等。

（1）血常规　在评估感染中，白细胞计数最常用，其次为淋巴细胞。白细胞的增多与减少主要与中性粒细胞的增减有关，其次是淋巴细胞的数量也会影响白细胞总数的变化。中性粒细胞在急性感染（尤其是化脓性感染）和重度感染时会导致较正常值低；在普外科疾病中，通常会根据白细胞计数来判断感染程度。感染性疾病导致淋巴细胞增多，主要是病毒性感染（如结核、梅毒、麻疹、风疹、病毒性腮腺炎、肝炎等），其他病原体包括布鲁菌、弓形虫等。

（2）降钙素原（PCT）　降钙素原是由甲状腺C细胞分泌的糖蛋白，为临床上常用的炎性指标。PCT正常值＜0.05ng/ml，当发生严重细菌感染时，血浆PCT异常升高，3小时后即可在外周血中测得，6～12小时达到高峰。PCT增高的程度与细菌感染的严重程度相关，可用于指导抗感染药物的使用以及抗感染疗效的评估。腹腔感染治疗期间，动态监测PCT水平有助于评估感染源控制的疗效。若PCT含量较感染早期下降提示抗感染治疗有效，预后良好。反之，若含量居高不下提示感染源控制失败，需要更换治疗方案。

（3）C反应蛋白　CRP不仅能结合多种细菌、真菌及原虫等体内的多糖物质，在钙离子存在下，还可以结合卵磷脂和核酸等，有激活补体、促进吞噬和调节免疫的作用。在组织受到损伤或感染时可迅速升高，属于一种非特异性的反应物，广泛存在于血清和其他体液中。当机体出现感染时，CRP在4～6小时内水平可快速升高，水平高低与感染程度相关，经过有效治疗后可降至正常，可用于动态评估病情。超敏C反应蛋白（hsCRP）作为一种炎症反应急性期的非特异性标志物，对感染的诊断具有重要意义。hsCRP是一种反应炎症的重要指标。正常人体中的含量极低，一般在10mg/L以下，当机体受到细菌感染时，hsCRP的含量显著增加。

（4）IL-6　IL-6是主要由巨噬细胞、T细胞、B细胞等产生的细胞因子。它可调节多种细胞的生长与分化，在机体的抗感染免疫反应中起重要作用，对于鉴别感染性疾病有一定的价值。血清IL-6是由IL-1与肿瘤坏死因子-α诱导产生的多效细胞因子，在机体受到损伤后可以诱导肝脏合成各种急性反应蛋白，对于脓毒症及病情严重程度的判定具有重要意义。IL-6在机体感染细菌后2～3小时内即达到峰值，是近年来常用的急慢性炎症指标。

（5）病原学检测　对于腹腔感染患者，可采集的标本包括血液、腹水、腹膜透析液、病变部位抽吸物、病变组织等。标本采集注意事项：①尽可能在抗菌药物使用之前采集标本；②尽快送检，标本离体后不应超过2小时，尤其厌氧培养标本应立即送检；③尽可能不以拭子送检；④尽可能不以引流标本送检，术中初次引流标本除外。

腹腔感染病原学实验室检测方法包括标本直接涂片镜检（血液标本除外）、培养、鉴定及药物敏感试验等，特殊情况下可考虑应用分子诊断技术；血清标志物检测如PCT，可为诊断及疗效评估提供参考。

采集的标本培养结果为阳性时，如为细菌或念珠菌，需进行体外药物敏感试验，必要时加做耐药机制表型鉴定。有条件的情况下，还应对特殊耐药细菌进行耐药基因酶型测定。

（洪之武　周　波）

参考文献

中华医学会外科学分会，中国研究型医院学会感染性疾病循证与转化专业委员会，中华外科杂志编辑部.外科常见腹腔感染多学科诊治专家共识［J］.中华外科杂志，2021，59（3）：161-178.

第三节　感染源控制失败

1. 定义　初始感染源控制措施实施后，如果患者全身情况未能改善，表现出持续存在或者加重的全身炎症反应综合征（SIRS）或者多器官功能障碍综合征（MODS），则提示感染源控制失败。感染源控制措施失败可通过是否存在进行性加重的全身炎症反应和多脏器功能障碍来判断。在感染源控制措施实施后24～48小时，多脏器功能障碍进行性加重；48小时后脏器功能无改善；5～7天后仍有全身炎症反应，即为感染源控制失败。这表明针对腹腔感染的手术失败了。感染源控制措施失败常先于治疗失败，如果不进行进一步的手术治疗，感染源中的细菌与毒素会不断入血，导致脏器功能恶化，最终导致治疗失败。

2. 症状体征　感染源控制失败的患者可能表现为复发性或持续性腹腔感染的症状和体征，如腹痛、反跳压痛、肠梗阻、发热或白细胞增多，这些症状在术后患者中非常常见且不具特异性。此外，一些复发性或持续性腹腔感染患者可能不存在这些体征。使用风险因素来识别感染源控制失败的患者，亦不足以进行诊断。实际上，只有一小部分高风险患者会出现感染源控制失败。几项研究表明，术后第2天或之后出现的生理参数变化和其他临床问题，远比初始感染源控制程序时的患者状态更能预测感染源控制失败。心率、体温、动脉血氧分压与吸入氧浓度之比（PaO_2：FiO_2）、CRP水平、PCT水平、SAPS Ⅱ或多器官衰竭（MOF）或多器官功能障碍综合征（MODS）评分、筋膜开裂的发展、或者发现经验抗微生物药物覆盖不足，都与更高的源头控制失败风险相关。

最明显的感染源控制不充分的临床表现是持续或反复发热。尽管体温升高是炎症的迹象，而非感染本身，但体温测量仍然是临床监测的重要组成部分。有研究强调发热作为术后持续腹腔感染（即感染源控制不充分）的迹象的重要性。

白细胞增多是持续性腹内感染的另一个“经典”症状。在对ICU术后发热患者的研究中，预测腹腔败血症最重要的参数是无菌血症。腹腔脓毒症的第二个最重要的预测因素（在发热患者中）是白细胞计数超过12000/μl。目前，人们对使用PCT作为感染的诊断标记物非常感兴趣。与CRP一样，PCT是一种急性期蛋白，尽管有相反的发现，一些研究得出结论，血清PCT水平大于2ng/ml是感染的可靠指标。另有研究发现将PCT和IL-6指标联合连续观察，可准确反映感染是否有效控制。实施有效的感染源控制措施后，白细胞介素6（IL-6）应迅速下降，PCT也应持续下降，5～7天左右应基本降至正常或呈持续显著下降趋势，否则应视为感染源控制失败。

3. 诊断　在大多数患者中，首选增强CT成像来评估治疗失败。CT扫描在检测感染的腹腔积液方面通常非常敏感，特别是与体检、实验室研究和其他成像方式相比。然而，CT扫描不一定能区分感染和未感染的术后积液。由于吻合口早期渗漏，CT扫描在检测感染方面也不太有用。尽管如此，一些报告显示，即使在手术后3～7天，使用CT扫描也能获得良好的诊断率。然而，由于早期治疗失败的腹腔感染患者存在假阴性成像的风险，因此不应过度依赖CT扫描来确定是否需要再次干预。

腹腔感染导致的常见脏器功能障碍包括呼吸功能障碍、肾功能障碍和肝脏功能障碍。在实施感染源控制措施后，脏器功能可以迅速改善。如果在感染源控制措施实施后48小时，呼吸机条件要求增加、尿素氮和肌酐水平进行性升高或胆红素进行性升高，多提示感染源控制失败。如果在两天后这些脏器功能指标仍然居高不下，也可认为是感染源控制失败。

结合各种风险因素或生理评分趋势的模型更有可能预测感染源控制失败，尽管目前的模型都没有提供高确定性。在一项随机对照试验（RCT）中，将连续MODS评分作为按需再开腹的触发因素，仍有31%的再开腹阴性率。一项相关研究发现，结合几个生理参数的变化预测剖腹手术的阳性，即使是最好的模型，总体准确率也仅在80%左右。因此，尽管使用这些模型可能有助于对假定感染源控制失败的患者进行干预的决定，但仍然需要运用临床敏锐性来准确识别感染源控制失败的患者。

4. 治疗　对于在干预后48小时炎症标志物或器官功能症状进行性恶化或无改善的患者，以及在手术后5～7天仍有炎症迹象的患者，应强烈考虑进行诊断调查或治疗干预。对于诊断明确的治疗失败，建议在确定感染源控制失败后的24小时内进行进一步的干预措施，但对生理状态不稳定或存在进行性器官功能障碍的患者应尽快干预。

感染源控制失败患者最佳的再干预措施包括消毒、引流或清除感染性液体和组织，防止持续污染等。然而，在感染源控制失败的患者中，手术发生率通常较高，特别是在已行广泛性腹部手术的患者。若条件可行，应考虑采用侵入性小的手术，如经皮引流处理局部液体聚集。若技术不可行，侵入性较小的技术仍然可以作为临时措施控制感染源。

对感染源控制失败的患者进行常规腹膜培养，以便采用病原体导向的抗菌治疗。当患者早期治疗失败并在最初的感染源控制干预后48小时内重复进行感染源控制时，不要常规改变抗菌药物治疗。因为在感染源控制48小时内发生的治疗失败多是由于感染源控制不当，而非抗微生物治疗不当。这些患者已经接受的抗感染药物通常数量有限，不太可能对初始感染源控制时的病原体产生选择性压力。相比之下，感染源控制48小时后发生的晚期治疗失败可能会因为长疗程的抗菌治疗而筛选出更耐药的菌群。对于晚期治疗失败的患者，考虑改变抗菌药物治疗，在可行的情况下使用替代抗生素类别。如果有临床证据表明治疗失败，但影像学检查结果为阴性，复发性或持续性腹腔感染，可考虑停用抗菌药物治疗。考虑对有临床证据表明治疗失败和影像学研究显示持续腹内炎症的患者进行进一步抗菌治疗的试验；如果在几天内对抗菌试验没有临床反应，则停止抗菌治疗，只有在有临床恶化的证据时才恢复治疗。如果临床证据显示治疗失败，影像学检查显示复发性或持续性腹腔感染，且无法实现进一步的源头控制，可考虑继续使用抗菌药物治疗；当全身炎症或器官功能障碍的临床症状减轻时，停止抗菌治疗。监测这些患者的耐药病原体，必要时调整抗菌药物治疗。

对具有治疗失败的临床证据、影像学提示复发或持续腹腔感染，但无法行感染源控制的患者，应继续抗菌治疗；全身炎症或器官功能障碍好转时，应停止抗菌治疗。当患者病情允许再次进行感染源控制时，应立即干预。对于这些患者，应进行耐药性病原体的监测，并根据培养结果调整用药方案。

（洪之武　周　波）

参考文献

［1］王革非，任建安，黎介寿，腹腔感染源的递增式治疗策略［J］. 医学与哲学（B），2017，38（12）：8-10.

［2］任建安，腹腔感染风险因素分析与对策［J］. 中华消化外科杂志，2017，16（12）：1167-1171.

［3］吴秀文，任建安，中国腹腔感染诊治指南（2019版）［J］. 中国实用外科杂志，2020，40（01）：1-16.

［4］SEILER，C.A.Conservative surgical treatment of diffuse peritonitis［J］. Surgery，2000，127（2）：p. 178-184.

［5］CHROMIK，A.M. Identification of patients at risk for development of tertiary peritonitis on a surgical intensive care unit［J］. J Gastrointest Surg，2009，13（7）：p. 1358-1367.

［6］NATHENS，A.B.，O.D. ROTSTEIN，et al，Tertiary peritonitis：clinical features of a complex nosocomial infection［J］. World J Surg，1998，22（2）：p. 158-163.

［7］HOLZHEIMER，R.G.，B. GATHOF. Re-operation for complicated secondary peritonitis-how to identify patients at risk for persistent sepsis［J］. Eur J Med Res，2003，8（3）：p. 125-134.

［8］VAN RULER，O.Variables associated with positive findings at relaparotomy in patients with secondary peritonitis［J］. Crit Care Med，2007，35（2）：p. 468-476.

［9］SUAREZ-DE-LA-RICA，A.Biomarkers（Procalcitonin，C Reactive Protein，and Lactate）as Predictors of Mortality in Surgical Patients with Complicated Intra-Abdominal Infection［J］. Surg Infect（Larchmt），2015，16（3）：p. 346-351.

［10］KOPERNA，T.，F. SCHULZ.Relaparotomy in peritonitis：prognosis and treatment of patients with persisting intraabdominal infection［J］. World J Surg，2000，24（1）：p. 32-37.

［11］PAUGAM-BURTZ，C.Daily organ-system failure for diagnosis of persistent intra-abdominal sepsis after postoperative peritonitis［J］. Intensive Care Med，2002，28（5）：p. 594-598.

［12］NOVOTNY，A.R. Procalcitonin ratio indicates successful surgical treatment of abdominal sepsis［J］. Surgery，2009，145（1）：p. 20-26.

［13］LE GALL，J.R. Diagnostic features of early high post-laparotomy fever：a prospective study of 100 patients［J］. Br J Surg，1982，69（8）：p. 452-455.

［14］HATHERILL，M. Diagnostic markers of infection：comparison of procalcitonin with C reactive protein and leucocyte count［J］. Arch Dis Child，1999，81（5）：p. 417-421.

［15］SELBERG，O. Discrimination of sepsis and systemic inflammatory response syndrome by determination of circulating plasma concentrations of procalcitonin, protein complement 3a, and interleukin-6 [J] . Crit Care Med, 2000, 28 (8): p. 2793-2798.

[16] DE WERRA, I. Cytokines, nitrite/nitrate, soluble tumor necrosis factor receptors, and procalcitonin concentrations: comparisons in patients with septic shock, cardiogenic shock, and bacterial pneumonia [J] . Crit Care Med, 1997, 25 (4): p. 607-613.

[17] M ü LLER, B..Calcitonin precursors are reliable markers of sepsis in a medical intensive care unit [J] . Crit Care Med, 2000, 28 (4): p. 977-983.

[18] SIRINEK, K.R.. Diagnosis and treatment of intra-abdominal abscesses [J] . Surg Infect (Larchmt), 2000, 1 (1): p. 31-8.

[19] ANTEVIL, J.L. Abdominal computed tomography for postoperative abscess: is it useful during the first week? [J] . J Gastrointest Surg, 2006, 10 (6): p. 901-905.

[20] VAN RULER, O..Comparison of on-demand vs planned relaparotomy strategy in patients with severe peritonitis: a randomized trial [J] . Jama, 2007, 298 (8): p. 865-872.

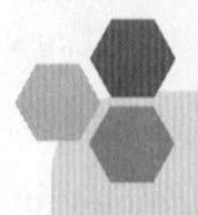

第七章　腹腔感染的抗感染药物治疗

第一节　抗感染药物的用药时机

危重患者应在外科感染明确后尽早启动经验性广谱抗菌药物治疗以覆盖可能的病原体。一旦获得培养和药敏结果，并且临床情况得到充分改善，要坚持经验性抗菌药物治疗的降阶梯策略。伴有脓毒性休克的患者，早期适当的经验性抗感染药物治疗对预后有重要影响。确诊后，伴脓毒症或感染性休克的腹腔感染患者应尽快在1小时内启动经验性抗菌治疗。在留取适当标本后，立即开始抗生素治疗，强调尽早给药。不建议在获得病原学依据后再进行治疗，延迟治疗可能会导致不良后果。

需行感染源控制的腹腔感染患者，在手术前几小时可能已经使用过经验性抗菌药物，其血药和组织浓度可能无法在手术阶段达到有效值。因此，如果患者在使用抗菌药物后超过2个半衰期接受手术，应在手术前再次给予药物治疗。其他原发病灶控制操作如微创手术仍然具有病原体扩散的风险，因此也需要遵循这一建议。

其他腹腔感染患者需在感染确诊或高度怀疑感染后使用抗菌药物。同时应考虑到后续的感染源控制计划，在可行的情况下尽快启动抗微生物治疗，而不是等到药敏信息出来后才启动。

一些简单的腹腔感染患者可通过手术得到有效的控制和治疗，因此在术后不需要使用抗菌药物，如单纯性阑尾炎或胆囊炎。预防性使用抗真菌药物不会改善预后，因此仍应在获得微生物信息后斟酌用药。

如果感染征象在抗感染治疗5～7天后仍存在，则说明治疗失败，需要再次评估病情，考虑是否需要采取其他外科干预措施，以改善持续感染源或无效的抗菌药物治疗带来的影响。

（吴文琦　任建安）

第二节　抗感染药物的选择

一、腹腔感染的经验性用药

在腹腔感染经验性治疗的临床决策过程中，需考虑以下八个方面因素。①腹腔感染的来源：是社区获得性腹腔感染还是医院获得性腹腔感染。②腹腔感染的病情严重程度：是轻中度腹腔感染还是重度的腹腔感染。③各类腹腔感染的病原学分布以及在当地致病菌耐药情况。④患者既往6个月内感染过的致病菌种类及药敏信息。⑤患者近30天内的抗菌药物暴露情况。⑥患者的基础疾病。⑦考虑腹腔感染诊治过程中各类有创操作的影响，例如连续性肾脏替代疗法。⑧抗菌药物的药代动力学和药效动力学特点。掌握当地常见致病菌的流行情况和抗菌药物耐药率，明确可能的病原微生物类型和药敏特征是我们为腹腔感染患者进行经验性抗感染治疗时首先需要考虑的问题。可指导腹腔感染经验性用药的全国性病原菌分布及其耐药性的流行病学数据有待收集。随着时间的推移，病原微生物流行病学资料不断更新，一些新上市的抗菌药物（如依拉环素、奥马环素等）在腹腔感染经验性治疗方面的经验也被逐步积累。初始经验性治疗的药物选择是与腹腔感染的分类分级直接对应的，包括轻中度社区获得性腹腔感染、重度社区获得性腹腔感染和医院获得性腹腔感染（表7-1）。

（一）社区获得性腹腔感染的经验性抗感染治疗

社区获得性腹腔感染多由消化道内源性细菌感染所致，其致病菌与原发病灶的位置有关。胃、十二指肠、胆道系统和近端小肠来源的腹腔感染病原菌多为需氧或兼性的革兰阴性菌以及革兰阳性菌。由远端小肠穿孔引起的腹腔感染的病原菌多为需氧或兼性的革兰阴性菌。远端小肠穿孔常演变为局限性腹腔脓肿，脓肿破裂后可继发腹膜炎，此时通常合并厌氧菌（如脆弱拟杆菌）感染。来源于结肠的腹腔感染病原菌多为兼性和专性厌氧菌，包括肠球菌属和链球菌属。目前，在社区获得性腹腔感染的患者中，从感染的腹水、脓汁或腹腔组织中培养出的病原菌主要以大肠埃希菌为主，其次是其他肠杆菌目细菌（克雷伯菌属）、非发酵革兰阴性菌（铜绿假单胞菌）、链球菌属。社区获得性腹腔感染中肠球菌属、真菌检出率相对较低。

1. 轻中度社区获得性腹腔感染　对于轻中度社区获得性腹腔感染，应优先选择抗菌谱较窄的抗菌药物，应覆盖非耐药的肠杆菌目细菌和厌氧菌，无需额外应用更广谱的抗菌药物或针对肠球菌属、真菌、铜绿假单胞菌的药物。单一用药方案可选择厄他培南、头孢哌酮-舒巴坦或莫西沙星。联合用药方案可选择二代头孢菌素（头孢呋辛等）、三代头孢菌素（头孢他啶、头孢曲松、头孢噻肟等），或喹诺酮（环丙沙星、左氧氟沙星等），均需要联合硝基咪唑类药物（甲硝唑、奥硝唑、磷酸左奥硝唑酯二钠等）覆盖厌氧菌。

在中国，肠杆菌目细菌的耐药率要高于西方国家，尤其是对氨苄西林、哌拉西林、氨曲南、头孢菌素的耐药。这些肠杆菌目细菌的主要耐药机制是产超广谱β-内酰胺酶（extended-spectrum β-lactamase，ESBL）。ESBL是一类能够水解青霉素类、头孢菌素类（第一、二、三代，特殊情况下也可以水解第四代）以及单环β-内酰胺类（氨曲南）等β-内酰胺类抗生素的β-内酰胺酶，其对碳青霉烯类药物和β-内酰胺酶抑制剂类药物的水解能力弱。中国产ESBL的大肠埃希菌和肺炎克雷伯菌的阳性率高于西方国家。产ESBL的大肠埃希菌和肺炎克雷伯菌对碳青霉烯类药物（美罗培南、亚胺培南、厄他培南）、哌拉西林-他唑巴坦和阿米卡星等抗菌药物有较好的敏感性。ESBL阳性菌感染的常见危险因素包括高龄、反复住院、住院时间大于20天、曾入住重症监护病房（intensive care unit，ICU）、既往ESBL阳性病原菌感染史、反复应用抗菌药物史、留置导管、合并糖尿病、血液病、肿瘤、自身免疫病、胆道或泌尿道结石或梗阻、长期应用激素等。若轻中度社区获得性腹腔感染患者存在上述危险因素时，选择抗菌药物时应覆盖产ESBL的肠杆菌目细菌。

2. 重度社区获得性腹腔感染　重度社区获得性腹腔感染患者多具有一项甚至多项预

后不良的高危因素。同时相较于轻中度社区获得性腹腔感染，重度社区获得性腹腔感染耐药菌感染的风险增加。因此在经验性治疗中应选择更广谱的抗菌药物，最大程度减少初始经验性治疗未覆盖、不恰当或不充分而导致的治疗失败。初始经验性抗菌药物治疗失败不仅会增加后续的治疗难度，还可诱导多重耐药（multidrug resistant，MDR）的产生。在药物选择上，通常应覆盖肠杆菌目细菌、铜绿假单胞菌等革兰阴性细菌、厌氧菌以及肠球菌属。单一用药方案可选择亚胺培南/西司他丁、哌拉西林/他唑巴坦。联合用药方案可选择①美罗培南联合氨苄西林或万古霉素；②三代或四代头孢（如头孢他啶、头孢吡肟）联合硝基咪唑类药物，同时加用氨苄西林或万古霉素。

对于β-内酰胺类药物过敏的社区获得性腹腔感染患者，可选择莫西沙星单用或环丙沙星联合硝基咪唑类药物。需要注意的是，如果患者具有一项或者多项感染ESBL阳性致病菌的高危因素，应选择碳青霉烯类药物。重度社区获得性腹腔感染患者经验性治疗需覆盖铜绿假单胞菌，因此单一用药方案不选择厄他培南。但是对于铜绿假单胞菌、鲍曼不动杆菌等非发酵革兰阴性杆菌感染可能性低的患者，可优先选择厄他培南。

（二）医院获得性腹腔感染的经验性抗感染治疗

在医院获得性腹腔感染患者中，大肠埃希菌的检出率有所降低，而其他肠杆菌目细菌以及非发酵革兰阴性杆菌（铜绿假单胞菌、鲍曼不动杆菌）的检出率升高。肠球菌属的阳性率也较社区获得性腹腔感染有所升高，特别是在术后腹腔感染的患者中，肠球菌属的检出率更高。相较于社区获得性腹腔感染，医院获得性腹腔感染的致病菌对各种常见抗菌药物的耐药率较高，尤其是在接受多个抗菌药物疗程的患者中尤为显著。这些常见的多重耐药菌主要包括产ESBL的大肠埃希菌、产ESBL的肺炎克雷伯菌、MDR-铜绿假单胞菌、MDR-鲍曼不动杆菌、耐万古霉素肠球菌属（vancomycin-resistant *Enterococcus spp.*，VRE）以及耐甲氧西林金黄色葡萄球菌（methicillin-resistant *Staphylococcus aureus*，MRSA）等。

因此，对于医院获得性腹腔感染患者，在经验性抗感染治疗药物选择上，通常应覆盖肠杆菌目细菌、铜绿假单胞菌等革兰阴性细菌、厌氧菌以及肠球菌属。推荐用药方案①亚胺培南/西司他丁或美罗培南联合万古霉素或替考拉宁；②三代或四代头孢（如头孢他啶、头孢吡肟）联合硝基咪唑类药物，加用万古霉素或替考拉宁。

医院获得性腹腔感染病原菌ESBL的阳性率明显高于社区获得性腹腔感染，这就导致在医院获得性腹腔感染患者中经验性使用碳青霉烯类药物的比例更高，需警惕碳青霉烯耐药菌的出现。根据中国细菌耐药监测网（CHINET）的数据，我国鲍曼不动杆菌对亚胺培南的耐药率从31%（2005年）升高至73.4%（2023年）。肠杆菌目细菌对美罗培南的耐药率从2.1%（2005年）升高至11.1%（2023年），其中肺炎克雷伯菌对美罗培南的耐药率迅速升高，从2.9%（2005年）升高至26%（2023年）。新型的β-内酰胺类复方制剂头孢他啶-阿维巴坦除了对ESBL有抑制作用外，还可以抑制碳青霉烯酶的活性，临床主要用来治疗碳青霉烯类耐药的肠杆菌目细菌（carbapenem-resistant enterobacterales，CRE）的感染，但不建议首选头孢他啶/阿维巴坦用于医院获得性腹腔感染的经验性治疗。医院获得性腹腔感染更需要结合当地流行病学情况评估可能的致病菌及其耐药性，结合抗感染治疗用药史，合理选择经验性抗感染药物。

表7-1　腹腔感染经验性抗感染治疗的药物选择

	一般用药原则						推荐用药方案
	肠杆菌目细菌	铜绿假单胞菌	厌氧菌	肠球菌属	真菌	MRSA	
轻中度社区获得性腹腔感染	√	×	√	×	×	×	①厄他培南、头孢哌酮-舒巴坦或莫西沙星 ②二代头孢菌素（头孢呋辛等）、三代头孢菌素（头孢他啶、头孢曲松、头孢噻肟等），或喹诺酮（环丙沙星、左氧氟沙星等），均需要联合硝基咪唑类药物
重度社区获得性腹腔感染	√	√	√	√	×	×	①亚胺培南-西司他丁、哌拉西林-他唑巴坦 ②美罗培南联合氨苄西林或万古霉素 ③三代或四代头孢（如头孢他啶、头孢吡肟）联合硝基咪唑类药物，加用氨苄西林或万古霉素
医院获得性腹腔感染	√	√	√	√	×	×	①亚胺培南-西司他丁或美罗培南联合万古霉素或替考拉宁 ②三代或四代头孢（如头孢他啶、头孢吡肟）联合硝基咪唑类药物，加用万古霉素或替考拉宁

注：√抗菌药物需覆盖，×抗菌药物无需覆盖。

（三）抗真菌经验性治疗

在社区和医院获得性腹腔感染患者中，腹腔真菌感染的检出率为10%～15%。医院获得性腹腔感染真菌的检出率稍高。在ICU中腹腔真菌感染的占比更高。念珠菌属为主要的致病菌，有研究显示，念珠菌属占所有腹腔真菌感染的90%以上。腹腔真菌感染的高危因素包括：复发性消化道穿孔、腹部手术干预的次数、消化道吻合口瘘、既往细菌感染、既往接受过抗真菌药物或抗生素、既往接受过肠外营养、既往接受过皮质类固醇治疗、腹腔引流、机械通气、念珠菌属定植、重度肝功能衰竭等。社区和医院获得性腹腔感染通常不需要考虑经验性抗真菌治疗，但当腹腔感染患者存在真菌感染的高危因素，同时伴随原因不明的发热等症状或血培养真菌阳性等实验室结果时，应尽早进行经验性抗真菌治疗，尤其是对于腹腔感染合并脓毒性休克的危重患者。建议轻中度社区获得性腹腔感染患者可使用氟康唑或伏立康唑，重度社区获得性腹腔感染和医院获得性腹腔感染患者可使用棘白菌素类抗真菌药。

（四）抗肠球菌经验性治疗

腹腔感染患者经验性用药是否需要覆盖肠球菌属尚存在争议。有研究显示，对于轻中度社区获得性腹腔感染患者，覆盖肠球菌属的经验性抗生素治疗方案与对照方案相比，并未提高腹腔感染治疗的成功率，两组的死亡率和不良反应发生率相似。因此，对于无病原学证据的轻中度社区获得性腹腔感染患者，经验性用药不需要覆盖肠球菌属。

恶性肿瘤、使用过皮质类固醇、手术、术后腹腔感染、先前接受过头孢菌素或其他抗菌药物治疗、入住ICU、留置尿管、免疫功能低下、脓毒症或脓毒性休克等高危因素均可使腹腔肠球菌属感染的风险显著增加。对于重度社区获得性腹腔感染患者，在微生物培养结果出来之前，经验性抗感染治疗需要覆盖肠球菌属，且主要针对粪肠球菌，可选用氨苄西林或万古霉素。而医院获得性腹腔感染本身就是肠球菌属感染的一个重要危险因素，此时经验性抗肠球菌属治疗应同时覆盖粪肠球菌和屎肠球菌。因此，对于医院获得性腹腔感染患者，经验性抗感染治疗可考虑使用万古霉素或替考拉宁。在腹腔感染患者中万古霉素耐药肠球菌（VRE）的检出率很低（＜3%），且社区和医院获得性腹腔感染VRE的检出率并无统计学差异，因此不建议针对VRE进行经验性治疗，除非患者有很高的感染风险，例如VRE的定植，此时可选用利奈唑胺或达托霉素。

（五）抗MRSA经验性治疗

腹腔感染经验性治疗是否需要覆盖MRSA目前尚无定论。在我国，MRSA所致的腹腔感染相当少见，在社区和医院获得性腹腔感染患者中，MRSA的检出率均为1%左右，且医院获得性腹腔感染MRSA的分离率并不高于社区获得性腹腔感染。因此在无确切MRSA感染证据时，无需经验性使用抗MRSA药物。若腹腔感染患者存在MRSA定植或先前抗菌治疗失败具有MRSA感染风险的，可在经验性用药方案中加入万古霉素、替考拉宁、利奈唑胺或达托霉素等抗MRSA药物，对存在肾功能损伤风险的腹腔感染患者应优先考虑选择利奈唑胺。

二、腹腔感染的病原治疗

腹腔感染的病原治疗也称目标治疗，是指在明确病原菌后根据经验性治疗效果和病原菌药敏结果调整用药。同时还应考虑腹腔感染患者的肝肾功能、疾病严重程度等。初始治疗时需静脉给药，当患者血流动力学稳定、感染源已控制以及肠道吸收能力良好等情况下，可改为口服，这也是降阶梯治疗策略的一部分。

（一）产ESBL的肠杆菌目细菌

针对产ESBL的肠杆菌目细菌引起的腹腔感染，美罗培南、亚胺培南-西司他丁或厄他培南是首选用药。与美罗培南和亚胺培南相比，厄他培南与蛋白质高度结合，导致血清半衰期相对延长。在低白蛋白血症和危重患者中，厄他培南游离增加，导致血清半衰期显著缩短，可能会增加此类患者的死亡风险。因此对于腹腔感染患者合并低白蛋白血症或严重腹腔感染患者，则不选用厄他培南。值得注意的是，临床医生在使用碳青霉烯类抗菌药物时应谨慎，已有研究表明，碳青霉烯类抗菌药物使用与艰难梭菌感染风险增加之间存在一定的关联。

不建议使用头孢吡肟用于治疗产ESBL的肠杆菌目细菌引起的腹腔感染。ESBL通常可水解头孢吡肟，但是个别产ESBL的菌株可表现为对头孢吡肟敏感。原因是头孢吡肟药敏测试可能不准确或重复性较差。而且尚未有临床试验对比头孢吡肟和碳青霉烯类治疗产ESBL肠杆菌目细菌腹腔感染的疗效差异。因此，即便药敏结果显示对头孢吡肟敏感，也不推荐使用。头霉素类（头孢美唑、头孢西丁、头孢米诺）通常可耐受ESBL的水解，但是关于头霉素类的临床研究有限，故不推荐。

其他可用但不作为首选的抗菌药物包括：①β-内酰胺类/β-内酰胺酶抑制剂复方制

剂（头孢哌酮/舒巴坦，哌拉西林/他唑巴坦），可用于轻中度的腹腔感染。②产ESBL的肠杆菌目细菌对喹诺酮类药物耐药率较高，可单用或与其他药物联合用于敏感菌株所致的腹腔感染。③产ESBL的肠杆菌目细菌对氨基糖苷类药物敏感性较高，但仅做联合用药选择，使用时注意监测患者肾功能。④新型β-内酰胺类/β-内酰胺酶抑制剂复方制剂（头孢他啶/阿维巴坦）可用于治疗产ESBL的肠杆菌目细菌引起的腹腔感染，但是该药物性价比低，应优先用于治疗CRE。

（二）产AmpC β-内酰胺酶肠杆菌目细菌

AmpC酶即头孢菌素酶，是由肠杆菌目细菌和非发酵革兰阴性菌产生的β-内酰胺酶。产AmpC酶细菌对第一代至第三代头孢菌素、头霉素类和氨曲南耐药。根据产生的机制可分为三类：①稳定型染色体ampC基因去抑制后表达；②通过质粒介导型ampC基因表达，常见于大肠埃希菌、肺炎克雷伯菌、沙门菌属等；③诱导型染色体ampC基因表达。前两种机制属于组成性基因表达，耐药机制稳定，可预测菌株对头孢曲松和头孢他啶不敏感，治疗首选头孢吡肟。而第三种属于诱导性基因表达，这些细菌在某些抗菌药物存在的情况下可诱导ampC基因表达，从而增加AmpC酶的产量，导致菌株对头孢曲松和头孢他啶耐药，治疗较为复杂。

诱导高产AmpC酶的低风险细菌包括：黏质沙雷菌、摩氏摩根菌、普鲁威登菌属、蜂房哈夫尼亚菌、小肠结肠炎耶尔森菌。低风险细菌可根据药敏结果选择敏感抗菌药物。诱导高产AmpC酶的中高风险细菌包括：阴沟肠杆菌、产气克雷伯菌和弗氏柠檬酸杆菌。中高风险细菌在选择药物时，除了需考虑该药物是否会诱导ampC基因的表达，同时还要考虑该药物是否会被AmpC酶水解。因此中高风险细菌不推荐选择头孢曲松和头孢他啶。首选药物是头孢吡肟，既是弱诱导剂，又可以抵抗AmpC酶的水解。其他药物包括甲氧苄啶/磺胺甲噁唑、氨基糖苷类、氟喹诺酮类、四环素类等，既不能诱导ampC基因表达，也不是AmpC酶水解的底物，可做备选药物。

值得注意的是，临床上多重耐药的肠杆菌目细菌可同时产AmpC酶和ESBL。当中高风险细菌对头孢吡肟最低抑菌浓度（minimum inhibitory concentration，MIC）≤2mg/L时，建议选择头孢吡肟治疗。当头孢吡肟MIC≥4mg/L时，提示可能合并ESBL，此时若病原体对碳青霉烯类药物敏感，则推荐使用碳青霉烯类药物治疗。头孢他啶/阿维巴坦也可用于治疗产AmpC酶肠杆菌目细菌引起的腹腔感染。但是如前所述，该药物性价比低，应优先用于治疗CRE。

（三）碳青霉烯类耐药的肠杆菌目细菌（CRE）

CRE定义为肠杆菌目细菌对至少1种碳青霉烯类抗生素（亚胺培南、美罗培南、厄他培南或多利培南）具有耐药性或产生碳青霉烯酶。天然对亚胺培南敏感性降低的细菌（如摩根菌属、变形杆菌属和普鲁威登菌属）需要对至少一种除亚胺培南以外的碳青霉烯类药物产生耐药性。

CRE中常见的碳青霉烯酶包括KPC（Klebsiella pneumoniae carbapenemases）、NDM（new delhi metallo-β-lactamase）、IMP（imipenemase metallo-β-lactamase）、VIM（verona integron-encoded metallo-β-lactamase）和OXA-48-like（oxacillinase-48-like carbapenemases）。KPC属于A类酶（丝氨酸碳青霉烯酶），是全球CRE中流行最广泛的碳青霉烯酶。除外少数KPC的新型变体，绝大多数KPC的活性能被阿维巴坦所抑制。NDM、

IMP和VIM属于B类酶（金属β-内酰胺酶），金属β-内酰胺酶不水解氨曲南，其活性不能被阿维巴坦抑制。OXA-48类酶（OXA-48、OXA-181、OXA-232）属于D类酶（OXA-48型丝氨酸碳青霉烯酶），其酶活性能被阿维巴坦抑制。

1. 厄他培南耐药，但美罗培南和亚胺培南敏感，且不产碳青霉烯酶的CRE 可使用美罗培南或亚胺培南-西司他丁，并且延长输注时间。根据流行病学报道，少数菌株携带碳青霉烯酶基因但药敏结果却对美罗培南敏感，此类情况即使药敏结果显示对美罗培南敏感，也应避免使用美罗培南。

2. 厄他培南、美罗培南和亚胺培南均耐药，但碳青霉烯酶检测阴性或未做 首选头孢他啶-阿维巴坦。在全球范围内，绝大多数CRE临床分离株要么不产碳青霉烯酶，要么产KPC。如果临床上碳青霉烯酶检测未做或酶型未知，可视为最常见的KPC。头孢他啶-阿维巴坦对绝大多数产KPC和OXA-48-like的CRE分离株具有活性。同时头孢他啶-阿维巴坦对不产生碳青霉烯酶的CRE也具有较强的活性。因此，CRE引起的腹腔感染，在碳青霉烯酶检测阴性或未做的情况下，首选头孢他啶-阿维巴坦，同时建议单一用药。根据现有的临床研究和临床经验，头孢他啶-阿维巴坦联用氨基糖苷类、氟喹诺酮类或多黏菌素，并未观察到明显的临床益处，还会增加药物不良反应发生的风险。因此在CRE菌株对头孢他啶-阿维巴坦敏感时，不建议联合用药。其他可选药物包括：替加环素、依拉环素和多黏菌素，这三种抗菌药物对CRE的活性与是否产碳青霉烯酶及其酶型无关。

过去12个月内曾在金属β-内酰胺酶流行率较高的国家或地区接受过医疗护理的腹腔感染患者，或曾在临床或监测中发现产金属β-内酰胺酶分离株的腹腔感染患者，具有较高的产金属β-内酰胺酶肠杆菌目细菌腹腔感染的风险。头孢他啶-阿维巴坦不能够抑制金属β-内酰胺酶的活性。建议头孢他啶-阿维巴坦联合使用氨曲南，与此同时积极行药敏试验和碳青霉烯酶检测。

3. 产KPC的CRE和产OXA-48-like的CRE 首选头孢他啶-阿维巴坦。头孢他啶-阿维巴坦由三代头孢菌素与新型β-内酰胺类酶抑制剂组成。阿维巴坦对A类碳青霉烯酶（KPC）、部分D类碳青霉烯酶（OXA-48-like）、青霉素酶、ESBL以及AmpC酶可发挥长效的抑制作用。与其他治疗方案（以多黏菌素或替加环素为基础的用药方案）相比，头孢他啶-阿维巴坦可显著改善患者临床结局并降低药物不良反应。其他可选药物包括：替加环素、依拉环素和多黏菌素。

4. 产金属β-内酰胺酶的CRE 首选头孢他啶-阿维巴坦联用氨曲南。CRE中常见的金属β-内酰胺酶主要为NDM。产金属β-内酰胺酶的CRE菌株通常同时产ESBL、AmpC酶、KPC或OXA-48-like。金属β-内酰胺酶可水解青霉素类、头孢菌素类和碳青霉烯类药物，但不能水解单环β-内酰胺类药物（氨曲南）。虽然氨曲南对金属β-内酰胺酶有活性，但它又可以被ESBL、AmpC酶、KPC或OXA-48-like等酶水解，而这些酶的活性均可以被阿维巴坦抑制。但是目前临床微生物实验室缺乏头孢他啶-阿维巴坦和氨曲南联合药敏的标准化检测方法。有研究显示，针对产金属β-内酰胺酶的CRE引起的血流感染，相较于多黏菌素或替加环素为基础的治疗方案，接受头孢他啶-阿维巴坦联合氨曲南治疗的患者30天死亡率显著降低，突出了头孢他啶-阿维巴坦联用氨曲南治疗产金属β-内酰胺酶CRE感染的临床益处，但在治疗过程中应密切监测患者肝酶水平。其他可选药物包括：替加环素、依拉环素和多黏菌素。

5. CRE对头孢他啶－阿维巴坦耐药　与大多数抗菌药物一样，对CRE引起的感染使用头孢他啶－阿维巴坦进行治疗，会增加CRE菌株对其耐药的几率。CRE菌株对头孢他啶－阿维巴坦的耐药机制主要是bla_{KPC}基因的突变导致KPC氨基酸的变化。药物渗透性和外排的变化以及bla_{KPC}基因拷贝数的增加也与头孢他啶－阿维巴坦的耐药性有关。先前使用过头孢他啶－阿维巴坦治疗CRE感染的患者，当再次出现新发感染或复发感染时，应积极进行碳青霉烯酶检测以及持续监测头孢他啶－阿维巴坦的药物敏感性。

6. 四环素类衍生物在治疗CRE感染中的作用　替加环素或依拉环素通常被认为是治疗CRE感染的替代选择，但仅用于腹腔感染、皮肤和软组织感染、骨髓炎和呼吸道感染，需与其他药物联合用药。值得注意的是，如果替加环素用于治疗CRE引起的腹腔感染，尤其是危重患者，建议使用高剂量方案（首剂给药200mg静脉滴注，之后100mg每12小时1次静脉滴注）。高剂量替加环素在病原体清除和病死率改善方面具有优势，但需密切监测药物不良反应。

依拉环素针对CRE菌株的MIC值比替加环素低2～4倍，体外显示出较高的活性，但使用依拉环素治疗腹腔感染CRE的临床研究有限。CRE菌株对于米诺环素的耐药率较高，应谨慎使用。奥马环素暂不建议使用。

7. 多黏菌素在治疗CRE感染中的作用　多项临床研究数据表明，与对照组抗菌药物相比，基于多黏菌素的治疗方案会增加患者的死亡率和肾毒性。美国感染病学会（infectious diseases society of America，IDSA）在2023年耐药革兰阴性菌感染治疗指南中，专家组已明确建议避免使用多黏菌素治疗CRE引起的感染，仅作为CRE引起的非复杂性膀胱炎的替代药物。美国临床和实验室标准协会（clinical and laboratory standards institute，CLSI）也取消了多黏菌素的敏感折点，仅公布了耐药折点。由于我国治疗CRE的抗菌药物有限，仍可将多黏菌素作为可选的抗菌药物之一，且建议与其他药物联合使用。

（四）多重耐药和难治性铜绿假单胞菌

MDR－铜绿假单胞菌定义为对以下至少3类抗菌药物（每类中至少1种抗菌药物）不敏感，包括青霉素类、头孢菌素类、氟喹诺酮类、氨基糖苷类和碳青霉烯类。难治性铜绿假单胞菌（difficult-to-treat resistance，DTR）定义为对以下所有药物均不敏感的铜绿假单胞菌：头孢他啶、头孢吡肟、哌拉西林－他唑巴坦、氨曲南、美罗培南、亚胺培南、环丙沙星和左氧氟沙星。

MDR或DTR－铜绿假单胞菌通常是多种耐药机制共同作用的结果，包括外膜孔蛋白表达减少、外排泵表达上调、青霉素结合蛋白靶点突变、高表达AmpC酶、产ESBL等。MDR或DTR－铜绿假单胞菌产碳青霉烯酶的比例较低，常见的碳青霉烯酶包括KPC和金属β－内酰胺酶。

1. MDR－铜绿假单胞菌　当铜绿假单胞菌对头孢他啶、头孢吡肟、哌拉西林－他唑巴坦、氨曲南等传统的非碳青霉烯β－内酰胺类药物和碳青霉烯类药物均敏感时，应选择前者。当铜绿假单胞菌对碳青霉烯类药物不敏感但对传统的β－内酰胺类药物敏感，建议使用传统β－内酰胺类药物（大剂量并延长输注时间）。如果患者被诊断为重度腹腔感染或感染源控制效果不佳，当铜绿假单胞菌对碳青霉烯类药物耐药但对传统的β－内酰胺类药物敏感，可以使用头孢他啶－阿维巴坦作为替代方案。

2. DTR－铜绿假单胞菌　首选头孢他啶－阿维巴坦。体外药敏试验显示，碳青霉烯类耐药的铜绿假单胞菌（carbapenem-resistant *Pseudomonas aeruginosa*，CRPA）对头孢他啶/阿维巴坦的敏感率为74%，治疗时建议单一用药。建议动态监测DTR-铜绿假单孢菌对头孢他啶/阿维巴坦的敏感性，以指导腹腔感染的治疗决策。

3. 对头孢他啶/阿维巴坦耐药的DTR-铜绿假单胞菌 可考虑使用妥布霉素（若敏感）联用头孢他啶/阿维巴坦。若妥布霉素也不敏感，可换作多黏菌素与头孢他啶/阿维巴坦联用，作为最后的治疗方案。

（五）碳青霉烯类耐药的鲍曼不动杆菌（CRAB）

碳青霉烯类耐药的鲍曼不动杆菌（carbapenem-resistant *Acinetobacter baumannii*，CRAB），同时也会对其他大多数抗菌药物耐药，导致治疗CRAB的药物选择十分有限。鲍曼不动杆菌对碳青霉烯类药物的耐药机制主要是产碳青霉烯酶，主要是OXA-23、OXA-24、OXA-51、OXA-58和OXA-143，也可以携带丝氨酸碳青霉烯酶（KPC）和金属β-内酰胺酶。

针对CRAB腹腔感染治疗首选高剂量氨苄西林/舒巴坦（每天总剂量18～27g，相当于6～9g舒巴坦）与至少1种其他抗菌药物联合使用。多项研究已通过体外试验、动物模型和临床数据证实了舒巴坦对鲍曼不动杆菌的独特活性。即便CRAB分离株对氨苄西林/舒巴坦不敏感时，高剂量氨苄西林/舒巴坦仍然是一种有效的治疗选择。可联用的抗菌药物包括：多黏菌素、米诺环素或替加环素。磷霉素、利福平、碳青霉烯类药物以及奥马环素不建议作为CRAB治疗的组成部分。

其他可用的联合治疗方案包括：多黏菌素与至少1种其他抗菌药物联合使用；高剂量米诺环素（700mg负荷剂量，然后每12小时350mg）与至少1种其他抗菌药物联合使用；高剂量替加环素（首剂给药200mg静脉滴注，之后100mg每12小时1次静脉滴注）与至少1种其他抗菌药物联合使用。当CRAB菌株对米诺环素和替加环素耐药或患者无法耐受的情况下，可考虑使用依拉环素，但支持使用依拉环素的临床数据有限。

（六）其他腹腔感染致病菌

其他的腹腔感染致病菌包括：肠球菌属、葡萄球菌属、厌氧菌、念珠菌属等，腹腔感染的病原治疗药物选择（表7-2）。

表7-2 腹腔感染病原治疗的药物选择

病原	宜选药物
肠杆菌目细菌ESBL阴性	可选：第二、三、四代头孢菌素、喹诺酮类等其他敏感抗菌药物
肠杆菌目细菌ESBL阳性	首选：美罗培南、亚胺培南/西司他丁或厄他培南 可选：头孢哌酮-舒巴坦、哌拉西林/他唑巴坦、氨基糖苷类[1]、喹诺酮类
诱导高产AmpC酶的低风险肠杆菌目细菌	根据药敏结果选择敏感抗菌药物
诱导高产AmpC酶的中高风险肠杆菌目细菌	头孢吡肟MIC≤2mg/L时，建议选择头孢吡肟治疗 头孢吡肟MIC≥4mg/L时，提示可能合并ESBL，推荐使用碳青霉烯类药物治疗
厄他培南耐药，但美罗培南和亚胺培南敏感，且不产碳青霉烯酶的CRE	首选：美罗培南（高剂量并延长输注时间）[2]

续表

病原	宜选药物
厄他培南、美罗培南和亚胺培南均耐药，但碳青霉烯酶检测阴性或未做[3]	首选：头孢他啶/阿维巴坦[4] 可选：替加环素（高剂量）[5]、依拉环素、多黏菌素[6] 有金属β－内酰胺酶感染风险的，首选头孢他啶－阿维巴坦联合氨曲南[7]
产KPC的CRE 产OXA-48-like的CRE	首选：头孢他啶/阿维巴坦[4] 可选：替加环素（高剂量）[5]、依拉环素、多黏菌素[6]
产金属β－内酰胺酶的CRE	首选：头孢他啶/阿维巴坦联合氨曲南[7] 可选：替加环素（高剂量）[5]、依拉环素、多黏菌素[6]
MDR-铜绿假单胞菌	①对头孢他啶、头孢吡肟、哌拉西林/他唑巴坦、氨曲南等传统的非碳青霉烯β－内酰胺类药物和碳青霉烯类药物均敏感时，应选择前者 ②对碳青霉烯类药物不敏感但对传统的β－内酰胺类药物敏感，建议使用传统β－内酰胺类药物（大剂量并延长输注时间） ③重度腹腔感染或感染源控制效果不佳的患者，当MDR-铜绿假单胞菌对碳青霉烯类药物耐药但对传统的β－内酰胺类药物敏感，可使用头孢他啶－阿维巴坦[4]
DTR-铜绿假单胞菌	首选：头孢他啶/阿维巴坦[4]
MDR-鲍曼不动杆菌	可选：舒巴坦[8]、氨苄西林/舒巴坦[8]、头孢哌酮/舒巴坦、亚胺培南/西司他丁、美罗培南、氨基糖苷类[1]、环丙沙星、左氧氟沙星、头孢他啶、头孢吡肟、哌拉西林/他唑巴坦、替加环素[5]、依拉环素、米诺环素、多黏菌素[6]
CRAB	首选：氨苄西林/舒巴坦（高剂量）[9] 联用：替加环素[5]、多黏菌素[6]、米诺环素 可选：多黏菌素[6]与至少1种其他抗菌药物联合使用；高剂量米诺环素[10]与至少1种其他抗菌药物联合使用；高剂量替加环素[5]与至少1种其他抗菌药物联合使用
粪肠球菌	可选：氨苄西林、万古霉素、替考拉宁
屎肠球菌	可选：万古霉素、替考拉宁
VRE	可选：利奈唑胺、达托霉素
MRSA	可选：万古霉素、替考拉宁、利奈唑胺、达托霉素
厌氧菌	可选：硝基咪唑类药物（甲硝唑、奥硝唑、磷酸左奥硝唑酯二钠等）、克林霉素
念珠菌属	白念珠菌：可选氟康唑、棘白菌素类 非白念珠菌：可选棘白菌素类

注：1. 氨基糖苷类仅做联合用药选择。2. 美罗培南高剂量并延长输注时间：2g每8小时1次并延长静脉滴注时间至4小时。3. CRE高流行区域（以病区为单位，检出率≥25%）或应临床医生治疗需求或严重腹腔感染患者分离株，在药物敏感试验的同时应进行碳青霉烯酶检测，包括表型和基因型检测方法；根据流行病学报道，少数菌株携带碳青霉烯酶基因但却对美罗培南敏感，此类情况下不建议使用美罗培南。4. 头孢他啶/阿维巴坦对厌氧菌的活性低或无活性。5. 替加环素一般推荐两药或三药联合，高剂量替加环素治疗方案：首剂给药200mg静脉滴注，之后100mg每12小时1次静脉滴注。6. 多黏菌素不推荐单独应用。7. 头孢他啶/阿维巴坦联合氨曲南，应同时给药。8. 舒巴坦及其复方制剂通常与其他抗菌药物联用。9. 高剂量氨苄西林/舒巴坦治疗方案：每天总剂量18～27g，相当于6～9g舒巴坦。10. 高剂量米诺环素治疗方案：700mg负荷剂量，然后每12小时350mg。

（李家扬　任建安）

参 考 文 献

［1］WU X，WU J，WANG P，et al. Diagnosis and Management of Intraabdominal Infection：Guidelines by the Chinese Society of Surgical Infection and Intensive Care and the Chinese College of Gastrointestinal Fistula Surgeons［J］. Clin Infect Dis. 2020，71（Suppl 4）：S337–S362.

［2］BONOMO RA，CHOW AW，EDWARDS MS，et al. 2024 Clinical Practice Guideline Update by the Infectious Diseases Society of America on Complicated Intra–abdominal Infections：Risk Assessment，Diagnostic Imaging，and Microbiological Evaluation in Adults，Children，and Pregnant People［J］. Clin Infect Dis，2024，79（supplement–3）：S81–S87.

［3］HUSTON JM，BARIE PS，DELLINGER EP，et al. The Surgical Infection Society Guidelines on the Management of Intra–Abdominal Infection：2024 Update［J］. Surg Infect（Larchmt），2024，25（6）：419–435.10.1089/sur.2024.137

［4］SOLOMKIN JS，MAZUSKI JE，BRADLEY JS，et al. Diagnosis and management of complicated intra–abdominal infection in adults and children：guidelines by the Surgical Infection Society and the Infectious Diseases Society of America［published correction appears in Clin Infect Dis. 2010，50（12）：1695. Dosage error in article text］［J］. Clin Infect Dis. 2010，50（2）：133–164.

［5］MAZUSKI JE，TESSIER JM，MAY AK，et al. The Surgical Infection Society Revised Guidelines on the Management of Intra–Abdominal Infection［J］. Surg Infect（Larchmt），2017，18（1）：1–76.

［6］TAMMA PD，AITKEN SL，BONOMO RA，MATHERS AJ，VAN DUIN D，CLANCY CJ. Infectious Diseases Society of America 2023 Guidance on the Treatment of Antimicrobial Resistant Gram–Negative Infections［J］. Clin Infect Dis，2023.

［7］PAUL M，CARRARA E，RETAMAR P，et al. European Society of Clinical Microbiology and Infectious Diseases（ESCMID）guidelines for the treatment of infections caused by multidrug–resistant Gram–negative bacilli（endorsed by European society of intensive care medicine）［J］. Clin Microbiol Infect，2022，28（4）：521–547.

［8］ZENG M，XIA J，ZONG Z，et al. Guidelines for the diagnosis，treatment，prevention and control of infections caused by carbapenem–resistant gram–negative bacilli［J］. J Microbiol Immunol Infect，2023，56（4）：653–671.

第三节　抗感染药物的剂量与给药方式

一、抗感染药物的剂量

正确使用抗感染药物是治疗腹腔感染的关键环节之一。合理的抗感染药物剂量不仅能够有效治疗感染，还能减少不良反应及耐药性的发生，进而更好地维护个体的健康。

特殊人群的抗感染药物剂量是一个复杂的问题，需全面考虑药物因素影响，并根据患者的病理生理变化进行动态调整，此外，还需要进行治疗药物监测（therapeutic drug monitoring，TDM）以协助医师精准调整抗感染药物的剂量方案。

1. 急性肾损伤患者　肾功能迅速变化可能导致抗感染药物浓度大幅波动。特别是当患者使用治疗窗口较狭窄、对肾功能有潜在影响的抗感染药物时，应特别关注血药浓度的监测。条件允许时，针对患有急性肾损伤并发感染的患者，建议在进行治疗药物浓度监测的基础上使用抗感染药物，并随时根据监测结果调整药物剂量。

2. 急性肝功能损伤患者　肝功能受损可能影响机体对抗感染药物的药代动力学。建议根据药代动力学/药效学（PK/PD）的指导，结合肝脏摄取率和肝功能受损的程度来调整抗菌药物的使用方法和剂量。根据Child-Pugh分级，肝功能损伤程度分为轻度、中度和重度。对于伴多器官功能障碍的危重患者，应在评估肝功能的同时进行治疗药物监测。

3. 连续性肾脏替代治疗患者　连续性肾脏替代治疗（continuous renal replacement therapy，CRRT）的主要方式包括持续静脉-静脉血液滤过（continuous veno-venous hemofiltration，CVVH）、持续静脉-静脉血液透析（continuous veno-venous hemodialysis，CVVHD）和持续静脉-静脉血液透析滤过（continuous veno-venous hemodiafiltration，CVVHDF）。腹腔感染患者进行CRRT时，影响抗感染药物清除的因素涉及药物因素、患者自身因素以及CRRT相关因素等多个方面。在调整药物剂量时，需要综合考虑抗感染药物的PK/PD特性，同时结合患者的脏器功能状况、疾病严重程度，以及CRRT相关因素进行全面评估。制订个体化的药物给药方案仍需基于治疗药物的监测，在不能即时监测血药浓度的情况下，可以利用残余肾功能与CRRT清除率进行推算从而调整药物剂量方案。

4. 低蛋白血症患者　低蛋白血症主要影响高蛋白结合率药物在机体内的药代动力学。对于高蛋白结合率药物，在治疗危重患者时，除了明确致病菌和药敏情况外，还应进行治疗药物监测，并结合白蛋白水平检查，根据监测结果调整抗菌药物的剂量、频次和输注时间。

5. 肥胖患者　肥胖会引发机体相关的病理生理变化，直接影响药物的分布和清除速率，主要表现为药物的表观分布容积、药时曲线下面积、消除半衰期和总清除率等相关参数的改变。应充分考虑肥胖患者的生理特征，并结合抗感染药物的PK/PD特性，通过合理的剂量调整以达到最佳的治疗药物范围。

二、抗感染药物的给药方式

腹腔感染的治疗离不开正确的抗感染药物给药方式。医生应根据患者的具体情况选择合适的给药方式，以确保抗菌药物能够迅速、有效地达到感染灶，并最大程度地减少不良反应和耐药性的发生。从而更好地维护患者的健康。

以下是腹腔感染正常人群及特殊人群的抗感染药物剂量推荐与给药方式，具体的治疗方案应由医生根据患者的具体情况而定。

肾功能不全患者的抗感染药物（抗菌药物）剂量与给药方式（表7-3）；CRRT期间患者的抗感染药物（抗菌药物）剂量（表7-4）；肝功能不全、肥胖、低蛋白血症患者的抗感染药物剂量（表7-5）。

表7-3 抗菌药物的标准剂量和肾功能不全患者的抗菌药物剂量及给药方式

抗菌药物	标准剂量	肾功能不全患者CrCl水平（ml/min）		
		50～90	10～50	＜10
氨基糖苷类				
阿米卡星	7.5mg/kg，q12h	7.5mg/kg，q12h	7.5mg/（kg·d）	7.5mg/kg，q48h
庆大霉素	1.7～2.0mg/kg，q8h	1.7～2.0mg/kg，q8h	1.7～2.0mg/kg，q12～24h	1.7～2.0mg/kg，q48h
奈替米星	1.7～2.0mg/kg，q8h	1.7～2.0mg/kg，q8h	1.7～2.0mg/kg，q12～24h	1.7～2.0mg/kg，q48h
碳青霉烯类（静脉）				
亚胺培南	500mg，q6h	250–500mg，q6～8h	250mg，q8～12h	125～250mg，q12h
美罗培南	1g，q8h	1g，q8h	CrCl为25～50：1g，q12h CrCl为10～25：0.5g，q12h	0.5g，q24h
亚胺培南/西司他丁	1～2g，q6～8h	CrCl为41～70：0.25～0.75g，q6～8h	CrCl为21～40：0.25～0.5g，q6～12h CrCl为6～20：0.25～0.5g，q12h	无资料
厄他培南	1g，q24h	1g，q24h	CrCl≤30：0.5g，q24h	无资料
头孢菌素类（静脉）				
头孢替坦	1～2g，q12h	1～2g，q12h	1～2g，q24h	1～2g，q48h
头孢西丁	2g，q8h	2g，q8h	2g，q8～12h	2g，q24～48h
头孢呋辛	0.75～1.5g，q8h	0.75～1.5g，q8h	0.75～1.5g，q8～12h	0.75～1.5g，q24～48h
头孢唑林	0.5～1g，q6～8h	0.5～1.0g，q6～8h	CrCl为11～34：0.5g，q12h	0.5～1g，q24h
头孢吡肟	2g，q8h	CrCl＞60：2g，q8～12h	CrCl为30～60：2g，q12h	2g，q24h
头孢噻肟	2g，q8h	2g，q8～12h	2g，q12～24h	2g，q24h
头孢唑肟	2g，q8h	2g，q8～12h	2g，q12～24h	2g，q24h

续表

抗菌药物	标准剂量	肾功能不全患者CrCl水平（ml/min）		
		50～90	10～50	＜10
头孢他啶	2g，q8h	2g，q8～12h	2g，q12～24h	2g，q24～48h
头孢曲松	1～2g，q12～24h	1～2g，q12～24h	1～2g，q12～24h	1～2g，q12～24h
头孢他啶/阿维巴坦	2.5g，q8h	2.5g，q8h	CrCl为31～50：1.25g，q8h CrCl为16～30：0.94g，q12h CrCl为10～15：0.94g，q24h	CrCl为6～10：0.94g，q24h；0.94g，q48h CrCl≤5：0.94g，q48h
哌拉西林/他唑巴坦	3.375g，q6h	CrCl＞40：3.375g，q6h	CrCl为20～40：2.25g，q6h CrCl＜20：2.25g，q8h	无资料
头孢洛扎/他唑巴坦	1.5g，q8h	1.5g，q8h	CrCl为30～50：750mg，q8h； CrCl为15～30：375mg，q8h	CrCl＜15：750mg×1，后150mg，q8h（透析日透后给药）
头孢洛林	600mg，q12h（输注时间＞1h）	600mg，q12h	CrCl为30～50：400mg，q12h CrCl为15～30：300mg，q12h	CrCl＜15：200mg，q12h（透析日透后给药）
头孢吡普	500mg，q8h		CrCl为30～50：500mg，q12h CrCl为10～30：250mg，q12h	250mg，q24h
单环类（静脉）				
氨曲南	2g，q8h	2g，q8h	1～1.5g，q8h	500mg，q8h
青霉素类（静脉）/β－内酰胺酶抑制剂合剂				
氨苄西林/舒巴坦	3g，q6h	3g，q6h	3g，q8～12h	3g，q24h
哌拉西林/他唑巴坦（非抗假单胞菌剂量）	3.375g，q6h（输注时间＞30min）	CrCl＞40：3.375g，q6h	CrCl为20～40：2.25g，q6h CrCl＜20：2.25mg，q8h	2.25g，q8h

续表

抗菌药物	标准剂量	肾功能不全患者CrCl水平（ml/min）		
		50～90	10～50	＜10
哌拉西林/他唑巴坦（抗假单胞菌剂量）	4.5g，q6h（输注时间＞30min）	CrCl＞40：4.5g，q6h	CrCl为20～40：3.375g，q6h CrCl＜20：2.25mg，q6h	2.25g，q6h
喹诺酮类（静脉）				
环丙沙星	400mg，q12h	400mg，q12h	400mg，q24h	400mg，q24h
莫西沙星	400mg，q12h	400mg，q12h	400mg，q12h	400mg，q12h
阿米卡星	7.5mg/kg，q12h	7.5mg/kg，q12h	7.5mg/kg，q24h	7.5mg/kg，q48h
糖肽类、脂肽类（静脉）				
达托霉素	4～10mg/（kg·d）	4～6mg/（kg·d）	CrCl为30～49：4～6mg（kg·d） CrCl＜30：6mg/kg，q48h	无资料
替考拉宁	负荷剂量：12mg/kg，q12h×3 维持剂量：12mg/kg/d	12mg/（kg·d）	12mg/kg，q48h	12mg/kg，q72h
万古霉素	1g，q12h	15～30mg/kg，q12h	15mg/kg，q24～96h	7.5mg/kg，q48～72h
去甲万古霉素	0.8g，q12h	15～24mg/kg，q12h	12mg/kg，q24～96h	6mg/kg，q48～72h
大环内酯类				
阿奇霉（静脉或口服）	250～500mg，q24h	250～500mg，q24h	250～500mg，q24h	250～500mg，q24h
克拉霉素（非缓释剂型）（口服）	500mg，q12h	500mg，q12h	500mg，q12～24h	500mg，q24h
其他类抗菌药物				
硝基咪唑类	7.5mg/kg，q6h	7.5mg/kg，q6h	7.5mg/kg，q6h	7.5mg/kg，q12h

续表

抗菌药物	标准剂量	肾功能不全患者CrCl水平（ml/min）		
		50～90	10～50	＜10
噁唑烷酮类				
利奈唑胺（静脉或口服）	600mg，q12h	600mg，q12h	600mg，q12h	600mg，q12h
特地唑胺（静脉或口服）	200mg，q24h	200mg，q24h	200mg，q24h	200mg，q24h
多黏菌素类				
多黏菌素B	负荷剂量：5mg/kg 维持剂量：2.5mg/kg，q12h	负荷剂量：5mg/kg 维持剂量：2.5mg/kg，q12h	负荷剂量：5mg/kg 维持剂量：2.5mg/kg，q12h	负荷剂量：5mg/kg 维持剂量：2.5mg/kg，q12h
多黏菌素E	负荷剂量：4×（患者体重kg，采用理想体重或实际体重中较低者）12h后开始维持剂量	CrCl≥90：180mg，q12h CrCl为80～90：170mg，q12h CrCl为70～80：137.5mg，q12h CrCl为50～60：122.5mg，q12h；	CrCl为40～50：110mg，q12h CrCl为30～40：97.5mg，q12h CrCl为20～30：87.5mg，q12h CrCl为10～20：80mg，q12h	CrCl为5～10：72.5mg，q12h CrCl＜5：65mg，q12h
甘氨酰环素类（静脉）				
替加环素	负荷剂量：100mg 维持剂量：50mg，q12h	负荷剂量：100mg 维持剂量：50mg，q12h	负荷剂量：100mg 维持剂量：50mg，q12h	负荷剂量：100mg 维持剂量：50mg，q12h
抗真菌药				
氟康唑（静脉或口服）	负荷剂量：400mg 维持剂量：200mg，q24h	100～400mg，q24h	50～200mg，q24h	50～200mg，q24h

续表

抗菌药物	标准剂量	肾功能不全患者CrCl水平（ml/min）		
		50～90	10～50	＜10
伏立康唑	负荷剂量：6mg/kg，q12h×2 维持剂量：4mg/kg，q12h	负荷剂量：6mg/kg，q12h×2 维持剂量：4mg/kg，q12h	CrCl＜50时，因环糊精载体蓄积，应用口服制剂或停用	无资料
伊曲康唑（静脉）	200mg，q12h	200mg，q12h	CrCl＜30时，因环糊精载体蓄积禁用静脉伊曲康唑	无资料
伊曲康唑（口服液）	100～200mg，q12h	100～200mg，q12h	100～200mg，q12h	50～100mg，q12h
卡泊芬净	负荷剂量：70mg 维持剂量：50mg，q24h	50mg，q24h	负荷剂量：70mg 维持剂量：50mg，q24h	负荷剂量：70mg 维持剂量：50mg，q24h
米卡芬净	100～150mg/d	100～150mg/d	100～150mg/d	100～150mg/d
两性霉素B脂质体	3～5mg/（kg·d）	3～5mg/（kg·d）	3～5mg/（kg·d）	无资料

表7-4　CRRT期间患者的抗菌药物剂量

抗菌药物	CVVH*	CVVHD*	CVVHDF*
头孢他啶	重症感染或病原菌MIC较高时，负荷剂量2g，维持剂量2g，q8h延长输注	无资料	重症感染或病原菌MIC较高时，负荷剂量2g，维持剂量3g，q24h持续输注
头孢吡肟	参考肾功能正常患者剂量给药：重症感染或病原菌MIC较高或接受较高CRRT治疗剂量时，建议给予2g，q8h延长输注4h或持续输注		
头孢曲松	无资料	无资料	无资料
哌拉西林/他唑巴坦	CRRT治疗剂量为20～40ml/(kg·h)时，建议3.375g，q6h	无资料	CRRT治疗剂量为3.0～3.5L/h时，建议4.5g，q8h
头孢哌酮/舒巴坦	参考肾功能正常患者剂量给药：重症感染或病原菌MIC较高时，建议根据舒巴坦剂量计算，给予舒巴坦≥1g，q8h		
亚胺培南	参考肾功能正常患者剂量给药：对于MIC≤2mg/L的病原菌感染，建议0.5g，q6h；对于MIC 4～16mg/L的病原菌感染，建议1.0g，q6h		
美罗培南	参考肾功能正常患者剂量给药：对于MIC为8mg/L的病原菌感染，建议2g，q8h，必要时持续输注或延长输注3h给药，或3～6g，q24h持续输注		
阿米卡星	推荐给予较高的负荷剂量，并延长给药间隔，同时结合血药浓度监测进行剂量调整，维持C_{max}/MIC在8～10		
环丙沙星	400mg，q8h	200mg，q8h	400mg，q8h
左氧氟沙星	CRRT治疗剂量为25ml/（kg·h）或30ml/（kg·h）时，建议500～750mg，q24h		无资料
莫西沙星	无资料		
万古霉素	负荷剂量20mg/kg，维持剂量500mg，q8h	无资料	负荷剂量20mg/kg，维持剂量500mg，q12h
替考拉宁	CRRT时建议给予负荷剂量10～12mg/kg，q12h（连续2d），第3天起给予10～12mg/kg，q72h。对于非复杂抗甲氧西林金黄色葡萄球菌感染，推荐目标C_{min}为15～30mg/L；对于严重和/或复杂性抗甲氧西林金黄色葡萄球菌感染（如心内膜炎、骨髓炎），推荐目标C_{min}为20～40mg/L。推荐根据血药浓度监测结果调整剂量		
达托霉素	CRRT治疗剂量≤25ml/（kg·h）时，建议给药剂量为6～8mg/kg，q24h，CRRT治疗剂量在30～35ml/（kg·h）下，建议给药剂量为8～10mg/kg，q24h		
利奈唑胺	无需调整剂量，建议行血药浓度监测，维持稳态C_{min} 2～8mg/L		
替加环素	无需调整剂量		
多黏菌素B	原则上不需要调整剂量，推荐常规进行血药浓度监测，使多黏菌素B的$C_{ss,\ avg}$达到2～4mg/L或$AUC_{ss,\ avg}$达到50～100mg/（h·L）		
硫酸黏菌素	无资料		
氟康唑	治疗剂量为2L/h时，建议给予200～400mg，q24h	治疗剂量为2L/h和4L/h时，建议分别给予400～800mg，q24h和600mg，q12h	治疗剂量为2～3L/h时，如病原菌MIC≤8mg/L，建议给予400～800mg，q24h，如病原菌MIC为8～16mg，建议给予800mg，q24h

续表

抗菌药物	CVVH*	CVVHD*	CVVHDF*
伏立康唑	无需调整剂量，建议优先选择口服制剂		
艾沙康唑	无需调整剂量		
卡泊芬净	无需调整剂量		
米卡芬净	无需调整剂量		
两性霉素B脂质体	无需调整剂量		

CVVH：连续性静脉-静脉血液滤过。CVVHD：持续静脉-静脉血液透析。CVVHDF：持续静脉-静脉血液透析滤过。

表7-5　肥胖、低蛋白血症、肝功能不全患者的抗菌药物剂量

抗菌药物	肝功能不全患者	肥胖患者	低蛋白血症患者
头孢唑林	0.5～1g，q6～8h	无资料	0.5～1g，q6～8h
头孢吡肟	2g，q8h	重症感染：2.0g，q8h	2g，q8h
头孢噻肟	严重肝病时减量慎用	无资料	2g，q8h
头孢他啶	2g，q8h	重症感染：2.0g，q8h	2g，q8h
头孢曲松	严重肝病时减量慎用	无资料	负荷剂量：2g 维持剂量：增加给药次数（如1g，q8h）
哌拉西林/他唑巴坦	严重肝病时减量慎用	4.5g，q6h 或采用持续静脉滴注的给药方式（如4.5g，q8h 滴注时间＞4h）	3.375g，q6h
头孢他啶/阿维巴坦	2.5g，q8h	2.5g，q8h	2.5g，q8h
美罗培南	严重肝病时减量慎用	1g，q8h，需考虑延长输注时间（如3h）	1g，q8h
亚胺培南/西司他丁	无资料	无资料	无资料
厄他培南	1g，q24h	1g，q24h	负荷剂量：2g 维持剂量：增加给药次数（如1g，q12h）
氨曲南	严重肝病时减量慎用	重症感染：2g，q6～8h	负荷剂量：2g，q8h×3 维持剂量：增加给药次数（如1g，q6h）
环丙沙星	400mg，q12h	重症感染：400mg，q8h	400mg，q12h
莫西沙星	400mg，q12h	400mg，q12h	400mg，q12h
阿米卡星	7.5mg/kg，q12h	按$ABW_{0.4}$计算药物剂量，进行TDM	7.5mg/kg，q12h
克林霉素	轻度：按原治疗量应用； 重度：需要监测肝功能	无资料	无资料

续表

抗菌药物	肝功能不全患者	肥胖患者	低蛋白血症患者
替加环素	重度：初始100mg 维持100mg，q12h	负荷剂量：200mg 维持剂量：100mg，q12h（可能增加毒性）	负荷剂量：200mg 维持剂量：100mg，q24h
万古霉素	1g，q12h	负荷剂量：20～25mg/kg（按TBW计算，但不能＞3.0g） 维持剂量：基于肾功能进行调整，不超过4.5mg/d；进行TDM	负荷剂量：20～30mg/kg 维持剂量：增加剂量（如1g，q12h）；或持续滴注（如3g，q24h）；监测谷浓度在15～25mg/L
去甲万古霉素	0.8g，q12h	无资料	无资料
替考拉宁	负荷剂量：12mg/kg，q12h×3 维持剂量：12mg/（kg·d）	无资料	负荷剂量：6mg/kg，q12h×3 维持剂量：3～6mg/kg，q12h；监测谷浓度＞15mg/L
利奈唑胺	600mg，q12h	负荷剂量：600mg 维持剂量：1200mg，24h持续输注	600mg，q12h
达托霉素	轻中度：4～10mg/kg/d 重度：无资料	10～12mg/kg，q24h（按$ABW_{0.4}$计算药物剂量）	负荷剂量：6～8mg/kg 维持剂量：6mg/kg，q24h
多黏菌素	严重肝功能受损患者禁用	按IBW计算药物剂量，剂量不得＞360mg/d	负荷剂量：5mg/kg 维持剂量：2.5mg/kg，q12h
甲硝唑	轻度：7.5mg/kg，q6h，监测不良反应 重度：减少50%的剂量	7.5mg/kg，q6h（最高剂量不超过1g）	7.5mg/kg，q6h
氟康唑	无资料	无资料	负荷剂量：400mg 维持剂量：200mg，q24h
伏立康唑	轻度：负荷量不变，维持剂量减半	不按TBW计算药物剂量，而按ABW计算药物剂量	负荷剂量：6mg/kg，q12h×2 维持剂量：4mg/kg，q12h
卡泊芬净	轻度：负荷剂量：6mg/kg，q12h×2 维持剂量：4mg/kg，q12h 中度：负荷加量不变，维持剂量为35mg，q24h	无资料	负荷剂量：6mg/kg，q12h×2 维持剂量：4mg/kg，q12h
米卡芬净	严重肝病时减量慎用	无资料	100～150mg/d
两性霉素B脂质体	避免应用	建议按LBW计算药物剂量	3～5mg/kg/d

注：TBW示患者实际体重。$ABW_{0.4}$示调整体重，且校正因子为0.4。IBW示理想体重。LBW示瘦体重。肝损伤程度分级依据Child-Pugh分级。

（田　赛）

参考文献

中国医药教育协会感染疾病专业委员会. 抗菌药物药代动力学/药效学理论临床应用专家共识［J］. 中华结核和呼吸杂志，2018，41（6）：409-446.

第四节　抗菌药物药动学 / 药效学和治疗药物监测

一、抗菌药物的药动学

药动学（pharmacokinetics，PK）是应用动力学原理研究和以数学模式定量描述药物通过各种途径进入机体后在体内浓度随时间的变化过程，以阐述药物吸收（absorption）、分布（distribution）、代谢（metabolism）及排泄（elimination）的规律，可简称ADME。抗菌药物的主要PK参数如下。

1.药时曲线下面积（area under the curve，AUC） 血药-时间曲线对时间轴所包围的面积，反映药物进入血液循环的相对量，是评价药物吸收程度的重要指标。

2.血药峰浓度（peak concentration，C_{max}） 经血管外途径给药后，药物吸收进入血液循环过程中达到的最大浓度，即血药-时间曲线的最高点所对应的浓度，反映药物疗效、药物毒性水平的指标。

3.达峰时间（peak time，T_{max}） 经血管外途径给药后，药物吸收进入血液循环过程中达到的最大浓度所需的时间，即血药-时间曲线的最高点所对应的时间，反映药物的吸收速度。

4.表观分布容积（apparent volume of distribution，Vd）或Vd与相对生物利用度（bioavailability，F）的比值（Vd/F） 当药物在血浆和组织分布达到动态平衡时，体内药物以血药浓度在体内分布时所需的体积，反映了药物分布的广窄。

5.清除率（clearance，CL）或CL与F的比值（CL /F） 机体清除器官在单位时间内可清除多少表观分布容积内的药物，反映了机体的清除能力。

6.消除半衰期（terminal half time，$t_{1/2}$） 药物浓度下降一半所需要的时间，反映药物在体内清除速度。

二、抗菌药物的药效学

药效学（pharmacodynamics，PD）主要研究药物对病原体的作用，反映抗菌药物的抗微生物疗效和临床疗效。主要以体外试验确定抗菌药物对病原体的抑制或杀灭的效果。抗菌药物的主要PD指标有最低抑菌浓度（minimum inhibitory concentration，MIC）、联合抑菌指数（fractional inhibitory concentration index，FICI）、最低杀菌浓度（minimum bactericidal concentration，MBC）、防耐药突变浓度（mutant prevention concentration，MPC）、耐药突变选择窗（mutant selection window，MSW）等。其他PD指标如下。

1.抗生素后效应（post-antibiotic effect，PAE） 指细菌短暂暴露于一定浓度的抗菌药物后去除抗菌药物，细菌恢复生长仍然持续受到抑制的效应，可比较在恢复对数生长期与空白药物对照组细菌数量增加10倍所需的时间差来定量衡量。对于革兰阳性菌，几乎所有抗菌药物都有一定的PAE；对于革兰阴性菌，干扰蛋白和核酸合成的抗菌药物都有较长的PAE，这些药物有喹诺酮类、氨基糖苷类、四环素类、氯霉素类及利福平等。抗真菌药物引起的类似效应可称为抗真菌后效应（post-antifungal effect，PAFE）。

2.时间-杀菌曲线（time-kill curve） 反映抗菌药物的抗菌活性特点，若静态杀菌曲线随着浓度增加向坐标原点靠近，提示抗菌活性随浓度增加而增强，属于浓度依赖抗菌药物；若杀菌曲线随着浓度增加逐渐趋向某特定位置，提示抗菌活性增加与浓度增加不成正比，具有饱和性，属于时间依赖性抗菌药物。动态时间杀菌曲线试验需要特定的模型装置，操作复杂，不易常规进行，因此通过有限的数据进行建模和模拟，可以对联合用药的不同方案进行杀菌效果预测，从而选择最优的方案提供给临床。

（3）药敏折点　评价病原菌对抗菌药物是否敏感及敏感程度，药敏折点制订包括流行病学界值、药动学/药效学（PK/PD）界值点和临床界值点。

三、抗菌药物的药动学/药效学指数及靶值

将抗菌药物-暴露-疗效三者囊括后综合分析对于临床用药才具有指导性，PK/PD指数就是将药物浓度及暴露量与PD指标（如MIC）相结合的定量指标，反映抗菌药物在特定剂量或给药方案下血液或组织浓度抑菌或杀菌效应-时间过程。抗菌药物的PK及PD相关性（图7-1）。

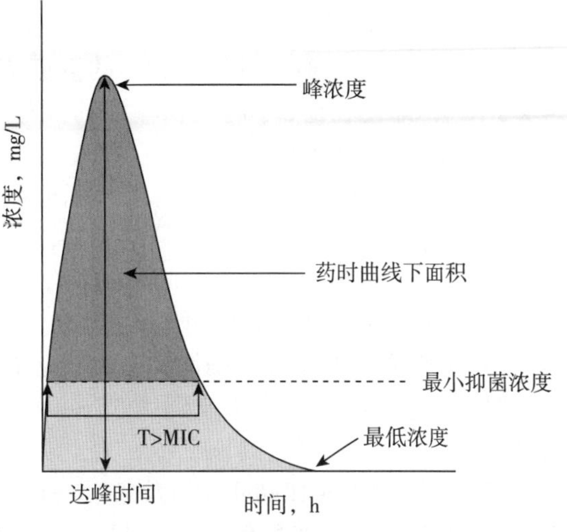

图7-1　抗菌药物PK及PD相关性

（一）抗菌药物分类概述

不同类型的抗菌药物PK /PD指数不同，大致可分为以下3类。

1. 时间依赖性抗菌药物（短PAE）　青霉素类、头孢菌素类、氨曲南、碳青霉烯类、部分大环内酯类、复方磺胺甲噁唑、克林霉素类：PK/PD指数主要为%T＞MIC或f%T＞MIC（f：游离药物分数），推荐将日剂量多次给药和（或）延长给药时间可增高%T＞MIC，从而提高临床疗效。

2. 时间依赖性抗菌药物（长PAE）　糖肽类、四环素类、阿奇霉素、唑类：PK/PD指数主要为$AUC_{0\sim24}$/MIC（$fAUC_{0\sim24}$/MIC）。

3. 浓度依赖性抗菌药物　氨基糖苷类、氟喹诺酮类、多黏菌素类、硝基咪唑类：PK/PD指数主要为C_{max}/MIC（fC_{max}/MIC）或$AUC_{0\sim24}$/MIC（$fAUC_{0\sim24}$/MIC），有的抗菌药物以C_{max}/MIC为主，有的则以AUC_{0-24}/MIC为主，提高此类抗菌药物疗效的策略主要是提高血药C_{max}，一般推荐日剂量单次给药方案，但对于治疗窗较窄的药物需注意不能使药物浓度超过最低毒性剂量。

（二）用于腹腔感染治疗的抗菌药物分类

相对于健康人群，感染患者的PK/PD特性存在差异，根据国内外针对腹腔感染治疗指南推荐的抗菌药物，文中列举了相关抗菌药物在腹腔感染或者腹部手术患者中PK及PK/PD特征，最理想的指标是药物在感染部位的PK/PD达到靶值，例如哌拉西林/他唑巴坦、替卡西林/克拉维酸、头孢他啶、美罗培南、甲硝唑、青霉素等在腹腔组织体液中穿透率较高，其在腹水中的药物浓度/血药浓度可大于等于50%，但是实际临床中实施组织中药物浓度监测的可行性较低。需注意的是，病情的严重程度、肝肾功能、营养状态等多种因

素同样影响着药物的PK/PD，尤其重症感染、感染性休克患者的PK/PD难以达到靶值。因此，推荐从PK/PD角度优化临床给药方案，不同类型的抗菌药物优化思路不同。国内外指南中推荐可用于腹腔感染（IAI）治疗的抗菌药物主要为以下4类。

1. β-内酰胺类 时间依赖性抗菌药物（短PAE），PK/PD指数主要为%T＞MIC，推荐将日剂量多次给药和（或）延长给药时间。DALI 研究表明在SOFA评分≥9的重症感染患者，与间歇输注相比，延长β-内酰胺类药物输注时间可显著提高临床治愈率（73.3% vs 35.0%；P=0.030）和降低死亡风险（73.3% vs 25.0% P=0.025）。还有其他系列的研究，如BLING-Ⅰ、Ⅱ、Ⅲ、BLISS研究。

（1）头孢菌素类 如头孢他啶，通常推荐用药方案2.0g，i.v，q8h～q12h，对于重症IAI患者，则需每8小时一次给药以提高疗效。

（2）含酶抑制剂的复方制剂 如头孢他啶/阿维巴坦，2023年研究发现头孢他啶阿维巴坦，通过连续输注可使83.9%的重症感染患者实现了期望的PK/PD目标（100%fT＞4×MIC），即使在比2小时延长输注的推荐剂量还低的剂量下也达到了目标，最终67.6%的患者达到了临床治愈。

（3）碳青霉烯类 如美罗培南，标准剂量为：1.0g，i.v，q8h，对于特殊人群（如肥胖）在维持标准剂量的基础上可延长输注时间（如3小时），对于耐碳青霉烯肠杆菌科细菌（carbapenem-resistant enterobacterales，CRE）感染的患者可提高给药剂量至2.0g，并延长输注时间。另有研究表明可通过予以一个较高的负荷剂量后维持给药以提高fT＞MIC，某研究对严重脓毒症或感染性休克的患者进行建模模拟，发现常规给药（1000mg，q8h）3小时内超过60%的患者不能到达fT＞4μg/ml＞40的靶值，而以500mg负荷剂量+1500mg q8h 方案给药时，可达到该靶值，在此方案基础上用药频率改为每6小时一次时，有2/3的患者可达到fT＞4μg/ml=100及fT＞8μg/ml=100的目标。

2. 喹诺酮类 浓度依赖性抗菌药物，PK/PD指数为C_{max}/MIC或AUC_{0-24}/MIC，推荐将日剂量一次性给药。因此多数喹诺酮类为每天1次频率给药，有研究结果证实莫西沙星（400mg i.v qd）治疗复杂性腹腔感染可获得满意的临床疗效。但环丙沙星因消除半衰期短且不良反应有浓度依赖性，故其用于IAI的推荐剂量为：200～400mg，q8h～q12h，重症感染且体型肥胖者建议用药方案：400mg，q8h。

3. 四环素类 时间依赖性抗菌药物（长PAE），PK/PD指数主要为$AUC_{0\sim24}$/MIC，推荐将日剂量分2次给药。可用于治疗IAI的四环素类抗菌药物有依拉环素、替加环素。替加环素的PK/PD靶值为AUC_{0-24}/MIC≥6.96，指南中推荐使用标准剂量：100mg负荷剂量+50mg i.v q12h维持剂量。依拉环素的推荐剂量为：1mg/kg，q12h，静脉输注持续时间约60分钟，用于cIAI时推荐疗程4～14天。

4. 硝基咪唑类 浓度依赖性抗菌药物，一般推荐一日一次给药。国内批准上市的Ⅰ类创新药注射用磷酸左奥硝唑酯二钠，是左奥硝唑的前体药物，清除半衰期长（约12小时），抗菌活性与左奥硝唑相当，而其化学结构优化不仅使pH更接近人体，静脉炎发生率更低，还实现了一天仅需一次的给药方案，相比一天两次给药，一日一次给药方案可提高血药峰浓度，增强杀菌效果，且可降低药物蓄积。但是甲硝唑与其他浓度依赖性药物存在差异，其清除半衰期短（约为8小时），蛋白结合率低，PAE相对较短，故用于IAI治疗的标准剂量为：0.5g，i.v，q8h，对于肥胖人群则推荐提高给药频率，即给药方案为：7.5mg/kg，q6h（最高剂量不超过1g）。

抗菌药物在腹腔感染（IAI）或腹部手术患者的PK参数及PK/PD指数如下（表7-6）。

表7-6　抗菌药物在IAI或腹部手术患者的PK参数及PK/PD指数

参数 抗菌 药物	给药剂量、给药间隔、途径	暴露量AUC（μg·h/ml）	血药峰浓度 C_{max}（mg/L）	达峰时间 T_{max}（h）	表观分布容积Vd（L）	清除率CL（L/h）	消除半衰期 $t_{1/2}$（h）	PK/PD指数及靶值	疗效（%）	腹腔渗出液的药物暴露量AUC（μg·h/ml）	腹腔渗出液的药物峰浓度 C_{max}（mg/L）
头孢他啶	1.0g i.v（负荷剂量）+4.5g，q24h，CI（维持剂量）	1131（505～2230）（24hr，d2）；1098（581～2233）（24hr，d4）	47.1（21.1～92.9）（C_{mean}，d2）；45.1（24.2～93.1）（C_{mean}，d4）	-	-	4.1（1.4～8.9）（d2）；4.2（1.6～7.7）（d4）	-	*f*T＞4×MIC：≥60%	75%	522（132～838）（d2）；637（420～940）（d4）	21.7（5.5～34.9）（d2）；26.6（17.5～39.2）（d4）（C_{mean}）
	1.5g，i.v，q8h	1062（505～1950）（24hr，d2）；1166（644～1496）（24hr，d4）	88.7（58.3～124.8）（d2）；104.4（94.6～127.8）（d4）	-	0.279（0.146～0.443）（ss，d2）；0.240（0.153～0.339（ss，d4）（L/kg）	5.1（2.3～8.9）（d2）；4.0（2.0～7.0）（d4）	4.2（1.3-12.3）（d2）；3.0（1.3-3.9）（d4）	*f*T＞4×MIC：≥60%	67%	316（204～445）（d2）；346（73～728）（d4）	15.9（10.3～20.0）（d2）；24.7（5.4～52.2）（d4）（C1h）
头孢吡肟（腹部手术，预防）	1.0g，q8h，i.v	158.1 ± 36.7（0-∞，sd）	96.0 ± 19.0（sd）	0.5（sd）	total 17.2（sd）	total 23.7（sd）	-	%*f*T＞MIC：70%	-	141.6 ± 30.9（0-∞，sd）	55.3 ± 11.7（sd）

续表

参数 抗菌药物	给药剂量、给药间隔、途径	暴露量AUC（μg·h/ml）	血药峰浓度 C_{max}（mg/L）	达峰时间 T_{max}（h）	表观分布容积Vd（L）	清除率CL（L/h）	消除半衰期 $t_{1/2}$（h）	PK/PD指数及靶值	疗效（%）	腹腔渗出液的药物暴露量AUC（μg·h/ml）	腹腔渗出液的药物峰浓度 C_{max}（mg/L）
氨曲南/阿维巴坦	500/137mg i.v 30min（负荷剂量）+1500mg/410mg q6h i.v（维持剂量）	235.2（60.6%CV）/40.4（74.0%CV）（6hr，ss）	62.5（146.9%CV）/11.6（164.5%CV）	2.9（0.5～3.5）[1]/2.9（0.5～3.8）[1]	20.3（16.9%CV）/26.0（22.0%CV）（Vss）	6.4（35.4%CV）/10.1（42.6%CV）	2.3 ± 1.06/1.8 ± 0.59	氨曲南：fT＞MIC：≥60% 阿维巴坦：≥50% fT＞CT（2.5mg/L）	62.5（95% CI 35.4–84.8）（MITT）；66.7（95% CI 34.9–90.1）（mMITT）	–	–
	500/167mg i.v 30min（负荷剂量）+1500mg/500mg q6h i.v（维持剂量）或500/167mg i.v（负荷剂量）+1500/500mg i.v 3h（加载剂量）+750mg/250mg q6h i.v（维持剂量）；	234.7（54.6%CV）/47.5（49.2%CV）（6hr，ss）	55.4（42.6%CV）/12.1（61.2%CV）	2.4（2.0～3.0）[1]/2.8（2.0～3.8）[1]	19.6（31.8%CV）/23.7（29.7%CV）（Vss）	6.4（35.5%CV）/10.5（41.4%CV）	2.8 ± 2.05/2.2 ± 1.85		55.6（95% CI 30.8–78.5）（MITT）；54.5（95% CI 23.4–83.3）（mMITT）	–	–
哌拉西林/他唑巴坦	4.0g/0.5g i.v q8h	288.5 ± 71.25/36.3 ± 9.55（0–∞，ss）	218.7 ± 48.9/27.8 ± 9.1（ss）	–	21.00 ± 4.18/22.47 ± 8.27（ss）	14.75 ± 3.93/14.78 ± 4.39（ss）	1.07 ± 0.22/1.00 ± 0.27	%T＞MIC：≥50%	–	–	–
头孢哌酮钠/舒巴坦（部分肝肾功能不全）	2.0g/1.0g q12h i.v	1，062 ± 372/217 ± 105（12hr，ss）	238 ± 61/78 ± 30（ss）	–	14.4 ± 4.1/15.4 ± 5.7（ss）	34 ± 10/94 ± 47（ss）	4.9 ± 1.7/2.5 ± 0.5（ss）	%fT＞MIC：60% ~ 70%	–	–	–

续表

参数 抗菌药物	给药剂量、给药间隔、途径	暴露量AUC（μg·h/ml）	血药峰浓度C_{max}（mg/L）	达峰时间T_{max}（h）	表观分布容积Vd（L）	清除率CL（L/h）	消除半衰期$t_{1/2}$（h）	PK/PD指数及靶值	疗效（%）	腹腔渗出液的药物暴露量AUC（μg·h/ml）	腹腔渗出液的药物峰浓度C_{max}（mg/L）
亚胺培南（术后患者预防感染，联合/西司他丁钠）	500mg/500mg i.v q8h	59.0 ± 15.7（0–∞，sd）	40.5 ± 13.8（sd）	–	–	9.42	–	T＞MIC：45% ～100%	–	41.0 ± 6.13（sd）	20.6 ± 3.33（0–∞，sd）
美罗培南	1g q8h i.v	57.5 ± 20.12（0–∞，ss）	47.58 ± 17.59（ss）	–	26.68 ± 6.88	18.92 ± 4.32	1.04 ± 0.19	%T＞MIC：40%–50%	10/12	–	–
左奥硝唑	0.5g q12h i.v	176.59 ± 29.22（12h）	24.01 ± 5.37（ss）	–	45.90 ± 7.44（Vss）	2.90 ± 0.47（CLss）	11.03 ± 1.34	C_{max}/MIC：≥8～10	14/14	–	–
莫西沙星（腹腔脓肿患者）	400mg qd i.v	29.6（18.1～47.9）（sd）	4.7（3.05～7.17）（sd）	1.0（1.0～2.0）[1]（sd）	–	–	6.36（4.01～9.92）（sd）	AUC_{0-24}/MIC：≥125 或C_{max}/MIC90：8–10	–	脓肿引流液21.7（3.05～42.2）	脓肿引流液1.9（0.42～4.97）
替加环素	100mg i.v（负荷剂量）+50mg q12h i.v（维持剂量）	3.16（46%CV）（12hr，ss）	0.794（60%CV）（ss）	–	–	18.3（37%CV）	–	AUC_{0-24}/MIC：≥6.96 或$fAUC_{0-24}$/MIC：＞2.05	–	–	–
依拉环素	1mg/kg q12h i.v输注1h	4.61 ± 3.33（12hr，ss）	1.39 ± 1.83（ss）	–	1.25 ± 0.718（L/kg）	3.89 ± 1.54（ml/min/kg）	4.7 ± 0.93	–	86.8%（micro ITT）	–	–

注：C_{mean}=平均血药物浓度，CT=阈值浓度。
Sd=单次给药后，ss=多次给药后的稳态。
Vss=稳态时的表观分布容积，CLss=稳态时的清除率。
CV=变异度。
6hr=AUC_{0-6h}，12hr=AUC_{0-12h}，24 hr=AUC_{0-24h}，0-∞=$AUC_{0-\infty}$。
d2=第2天，d4=第4天。
ITT=intent-to-treat，MITT=modified ITT（MITT），micro ITT=microbiological ITT，mMITT=microbiologically MITT。
1表示中位值（最小值-最大值）。
-表示无数据。

四、抗菌药物治疗药物监测

上述抗菌药物PK/PD指数是临床用药的“靶”，抗菌药物治疗药物监测（therapeutic drug monitoring，TDM）则是实现目标的“箭”。通过各种手段测定患者生物样本如血样等中药物暴露、药理标志物或药效指标，利用定量药理模型，以药物治疗窗为基准，实现个体化药物治疗，由于耐多药病原体所致感染日益严重，以“患者为中心”定制抗菌疗法的需求至关重要。对于已在临床上广泛使用的抗菌药物，TDM有助于提高PK/PD的达标率。以抗菌药物实施TDM指征为导向，以下概括了IAI患者实施TDM患者类型、监测时机及目标治疗浓度及范围。

1. 推荐TDM的IAI患者

（1）危重患者 β-内酰胺类、糖肽类、氨基糖苷类、利奈唑胺和/或伏立康唑、替加环素等。

（2）肥胖患者 2021年《外科常见腹腔感染多学科诊治专家共识》中建议肥胖患者使用阿米卡星或万古霉素治疗时进行TDM。

（3）应用肾损害药物的患者及肾功能不全、肝功能不全患者 肾功能不全患者进行万古霉素 TDM。重度肝损患者实施替加环素TDM。

（4）非上述特殊类型患者 《热病：桑福德抗微生物治疗指南》（第53版）指出，推荐氨基糖苷类药物在TDM下指导用药；推荐进行泊沙康唑、伏立康唑患者TDM。

2. TDM的监测指标及目标范围 一般建议根据抗菌药物的PK/PD指标类型及靶值选择监测的指标及目标范围。《中国万古霉素治疗药物监测指南（2020更新版）》推荐监测万古霉素血药谷浓度或AUC_{0-24}，对于普通感染的成人患者，推荐目标谷浓度维持在10~15mg/L（强推荐，低质量证据），对于严重耐甲氧西林金黄色葡萄球菌（methicillin-resistant *Staphylococcus aureus*，MRSA）感染的成人患者，建议目标谷浓度维持在 10~20mg/L（弱推荐，低质量证据）。

3. TDM的监测时机 峰谷浓度血标本采集一般在达稳态药物浓度时。但在TDM临床工作中，不可能像临床试验一样通过采集那么多的时间点（一般为13个以上）的样本数据来获得AUC，推荐优化采样计划——有限采样策略（limited sampling strategy，LSS），使用最有“信息量”的浓度-时间点（通常为1~3个采样时间点）来描述药物的PK，该策略相对容易实施，并可准确估计药物的暴露量。部分抗菌药物的TDM时间点和治疗窗见表（表7-7）。药物的最佳采样时间点可在“有限采样”研究中通过PK模型和MonteCarlo模拟估计或计算确定，然后可以使用这些时间点预测AUC_{0-24}，这种方法对那些PK/PD指数以

AUC_{0-24}/MIC为靶值的抗菌药物是有益的。

表7-7　部分抗菌药物的TDM时间点和治疗窗

药物	TDM时间点	治疗窗
β-内酰胺类	谷浓度：下一次给药前或下一次给药前30分钟 采样应在治疗开始后24～48小时	100%fT>MIC
氨基糖苷类	谷浓度：至少2剂维持剂量后，第3剂维持剂前0.5小时采血 峰浓度：第3剂维持剂静滴（静滴时间为30分钟）完成后30分钟采血	AUC：80～120mg·h/L $C_{max}/MIC\geqslant 8\sim10$ Cmin： 阿米卡星<2.5mg/L 庆大霉素/妥布霉素<0.5mg/L
氟喹诺酮类	峰浓度：输注结束后30分钟内	$C_{max}/MIC\geqslant 8\sim12$
万古霉素	达到稳态浓度后，在下一次给药前0.5小时内 肾功能正常的患者，建议第3天（首次给药48小时后）开始进行万古霉素TDM 肾功能不全的患者，推荐首次给约72小时后开展万古霉素TDM 若初始TDM后调整了患者的给药剂量，推荐在剂量调整后给药4～5剂时重复进行TDM 对于入住ICU、接受血管活性药物治疗、接受肾脏替代治疗或严重感染患者，推荐至少每周监测1次	对于普通感染的成人患者，推荐目标谷浓度维持在10～15mg/L 对于严重MRSA感染的成人患者，建议目标谷浓度维持在10～20mg/L 对于新生儿/儿童患者，推荐谷浓度维持在5～15mg/L

（林晶晶　张　菁）

参考文献

[1] 中国医药教育协会感染疾病专业委员会. 抗菌药物药代动力学/药效学理论临床应用专家共识[J]. 中华结核和呼吸杂志，2018，41（6）：409-446.

[2] CORNELY，O.A..Pharmacokinetics and safety of aztreonam/avibactam for the treatment of complicated intra-abdominal infections in hospitalized adults：results from the REJUVENATE study [J]. J Antimicrob Chemother，2020，75（3）：p. 618-627.

[3] HIGUCHI，K..Peritoneal pharmacokinetics of cefepime in laparotomy patients with inflammatory bowel disease，and dosage considerations for surgical intra-abdominal infections based on pharmacodynamic assessment [J]. J Infect Chemother，2008，14（2）：p. 110-116.

[4] ABDUL-AZIZ，M.H..Is prolonged infusion of piperacillin/tazobactam and meropenem in critically ill patients associated with improved pharmacokinetic/pharmacodynamic and patient outcomes? An observation from the Defining Antibiotic Levels in Intensive care unit patients（DALI）cohort [J]. The Journal of Antimicrobial Chemotherapy，2016，71（1）：p. 196-207.

[5] FRESAN，D..Pharmacokinetics/pharmacodynamics and therapeutic drug monitoring of ceftazidime/avibactam administered by continuous infusion in patients with MDR Gram-negative bacterial infections [J]. J Antimicrob Chemother，2023，78（3）：p. 678-683.

[6] 何礼贤，永红，陆权，等.国家抗微生物治疗指南[M]. 北京：人民卫生出版社，2023.

［7］中国药理学会治疗药物监测研究专业委员会，中国药学会循证药学专业委员会.治疗药物监测指南的制订指南［J］.中国循证医学杂志，2021，21（2）：p. 125-132.

［8］GATTI M，PEAF. The expert clinical pharmacological advice program for tailoring on real-time antimicrobial therapies with emerging TDM candidates in special populations：how the ugly duckling turned into a swan［J］. Expert Rev Clin Pharmacol，2023，16（11）：1035-1051.

［9］GIBERT DN，CHAMBERS HF，SAAG MS，et al. The Sanford Guide To Antimicrobial Therapy 2022［M］. Antimicrobial Therapy，2022.

［10］ABDUL-AZIZ M H，BRADY K，COTTA M O，et al. Therapeutic drug monitoring of antibiotics：defining the therapeutic range［J］. Therapeutic Drug Monitoring，2022，44（1）：19-31.

第五节　抗感染药物治疗的疗程与疗效评估

一、抗感染药物治疗的疗程

腹腔感染是一系列腹腔感染性疾病的统称，其具体类型、严重程度各不相同，因此，抗感染药物疗程的选择不可一概而论。针对不同的腹腔感染类型，抗菌药物的疗程应结合腹腔感染的分类分级、是否及时有效地控制感染源、是否形成迁徙病灶、是否并发脓毒症、初始经验性抗菌药物治疗方案是否恰当且有效等因素多方面综合考量制订。

病原微生物抗感染药物的暴露与耐药性的发生发展息息相关，在取得治疗效果之余应有意识地避免抗生素的滥用。因此，在感染源控制疗效确切的前提下，短疗程是腹腔感染患者抗感染药物治疗的趋势。一旦明确病原微生物及其药物敏感性，应立即考虑抗感染药物的降级，即停止联合用药方案中不必要的抗感染药物的使用或者改用针对性的窄谱抗感染药物。

短疗程是一个相对概念，旨在达到治疗效果的同时减少抗感染药物不良事件的发生。随着近年来相关研究的不断深入，循证医学证据的积累，对于以阑尾炎、胆囊炎、憩室炎为主的轻中度社区获得性腹腔感染，目前普遍认为4天的短疗程抗感染药物治疗相比标准疗程治疗可减少感染相关并发症发生。而对于感染源控制后的合并脓毒症的严重腹腔感染患者，抗感染疗程一般为7～10天。需要注意的是，对于合并脓毒症或脓毒性休克的患者，应每天进行抗感染药物治疗的疗效评估，判断能否将抗生素降级。在细菌耐药性问题日益严重的当下，缩短抗感染疗程、减少抗菌药物的暴露将有助于控制细菌耐药性。

当然，由于患者之间免疫状态的差异性，短疗程抗感染药物治疗并非适用于所有腹腔感染，其适应人群仍有待更多研究确定。一旦形成迁徙病灶，应遵循相应指南或专家共识制订个体化疗程。

若出现感染源未予控制或控制失败的情况，抗感染药物治疗的终点需在患者症状和体征缓解的前提下进行综合判断。通常可在患者体温正常、白细胞计数正常、肠道功能恢复后停用抗感染药物。一些特异性实验室指标，如降钙素原的动态监测也可用于指导停药。降钙素原持续高水平表达预示感染持续，病死率升高，反之则表示感染得到有效控制。依靠降钙素原水平指导抗感染药物的使用可明显缩短疗程，并且不会增加不良预后。

二、抗感染药物治疗的疗效评估

为保障用药效果和安全性、辅助临床治疗决策，抗感染药物治疗期间与治疗后的疗效评估十分重要。一般而言，在抗感染药物治疗启动后就应开始对其进行持续临床疗效的评估，疗效评估的时间点依据具体的疾病类型决定。腹腔感染抗感染药物治疗的疗效评估包括临床疗效和微生物学疗效两个方面，需综合考虑所治疗特定疾病的临床特征和微生物学特点。在某些情况下，根据感染疾病和致病微生物的特征，也可仅对其中某一个方面进行评估。贯穿全疗程的的疗效评估可以有效指导抗感染药物的选用，从而更好地执行抗感染药物的“降阶梯”策略。

（一）临床疗效

临床疗效的评估是基于比较患者抗感染药物治疗前后的临床症状、体征、炎症指标的改善程度和器官功能的恢复情况进行的，是对于患者治疗效果的最终判断。

对于临床疗效的判定结果具体如下。

1. 临床治愈 患者在抗感染药物治疗结束后临床症状、体征均已消失，实验室检查和影像学等非微生物学指标均已恢复正常，可视为临床治愈。实际的临床工作中，治疗结束后仍可能存在一些异常临床症状、体征或非微生物学指标。若可解释为基础疾病或感染后状态，而非活动期的感染，也可认为临床治愈。

2. 临床无效 临床无效是指患者在接受抗感染药物治疗结束后临床症状、体征不完全消失或恶化，或者出现了所患疾病新的症状或体征。

（二）微生物学疗效

微生物学疗效的评估是指基于微生物培养结果对患者微生物学转归情况的分析和判断，最重要的是评估对致病微生物的清除效果。评估过程中应特别注意所分离出的细菌样本是否为该腹腔感染疾病的致病菌，避免误判。

对微生物清除的评估结果具体如下。

1. 清除 经抗微生物感染药物治疗后来自原感染部位的标本未培养出原先培养分离出的致病菌。在某些情况下，随着症状体征的消失，像脓液等可培养的标本无法获取，或者获取标本的方法对与康复期的患者侵袭性过强，可结合临床症状的变化，推断致病菌的清除情况。对于已康复的患者，可视作致病菌假定清除。

2. 未清除 经抗微生物感染药物治疗后来自原感染部位的新鲜标本仍然培养出原先培养分离出的致病菌。

3. 部分清除 来自原感染部位的标本分离出多种致病菌，经抗微生物感染药物治疗后仅有其中一种或几种被清除。

当抗感染药物治疗疗效评估为临床无效和（或）致病菌未清除、部分清除时，应积极寻找原因，根据药敏检测等检查结果及时调整治疗方案，避免抗感染药物治疗的失败。

（王家杰 任建安）

第六节 抗感染药物治疗失败的原因与对策

目前关于抗感染药物治疗失败（antimicrobial treatment failure，ATF）的定义尚无共识，治疗失败的诊断主要基于客观的临床指标以及管床医生的主观决策。研究报道严重腹腔感染患者的ATF发生率高达35%，ATF不仅延长了抗感染药物治疗持续时间和住院时长，还加重了患者的经济负担，导致额外的抗感染药物治疗，再次手术，死亡率增加等问题。为了有效地解决ATF问题，必须全面地了解治疗失败的原因和机制，常见原因可分为微生物、药物、患者三个方面因素。

一、微生物学因素

1. 微生物耐药性 耐药性的产生属于一种自然的微生物进化现象，抗感染药物的滥用通过给肠道菌群施加选择压力加速了这一过程。亲代的耐药性既可以通过垂直转移方式传播给子代，又可以通过水平基因转移方式在微生物间传播。多重耐药菌，尤其是碳青霉烯耐药革兰阴性杆菌的出现使得临床上最后手段的抗感染药物失效，增加了腹腔感染治疗失败的风险。碳青霉烯耐药最主要的机制就是产生碳青霉烯酶，包括A类、B类、D类多种酶型，由于不同种类的抗感染药物在体外对产生不同酶型的病原菌具有不同的抗菌活性，因此快速检测临床标本是否产酶及具体酶型，可为临床医生精准用药提供参考。通过快速药敏试验如胶体金免疫层析法，可以在病原体鉴定结果出来之前先行获知酶型结果，进而根据酶型选择合适的治疗药物，这一先判断出致病菌的耐药酶型，并依此来指导目标治疗的策略，称为“先酶后菌”。临床研究表明，这是精准医学应用在严重腹腔感染领域中的成功案例。

2. 体外敏感但体内耐药 在医疗工作中，临床医生习惯使用药敏试验报告来指导目标治疗，但是药敏试验是在体外进行，没有考虑到体内因素以及个体间的差异性，因此并不总能准确预测体内的治疗效果。一般来说，体外耐药通常预示治疗失败，但是体外敏感却不代表治疗成功，例如，肺炎克雷伯菌在体外对复方新诺明敏感，但体内通常无效。因此药敏结果只能作为临床抗感染治疗的参考，如果完全依赖药敏数据，容易导致治疗失败。

3. 未区分定植菌和感染菌 定植（colonization）与感染（infection）的区别在于定植不引起组织损伤，宿主无明显的临床症状和体征，一般不需抗感染治疗；感染是病原菌入侵机体生长繁殖引起的局部或全身的炎症反应并对机体造成损害，需要积极的抗感染治疗。定植菌在机体抵抗力低下时可发展为感染，但并不是真正的感染菌，且更难清除。腹腔感染患者在去定植后，感染症状依然存在。因此不应浪费宝贵的医疗资源去治疗定植菌，而应治疗真正的感染菌。

二、药物因素

1. 抗感染药物未能有效覆盖致病菌 腹腔感染的抗感染治疗应覆盖常见的需氧/兼性厌氧肠杆菌科细菌以及厌氧菌，尤其是脆弱拟杆菌。目前推荐的医院获得性腹腔感染的用药方案包括单一用药和联合用药。单一用药以碳青霉烯类药物为主，具有抗菌谱广和抗菌活性强等优点，可以同时覆盖革兰阴性菌、革兰阳性菌和厌氧菌等。联合用药如第三代头孢菌素联合硝基咪唑类，三代头孢菌素对革兰阴性菌具有较好的抗菌活性，而硝基咪唑类可以覆盖大多数厌氧菌，二者联用可以避免遗漏。如果抗感染药物的抗菌谱覆盖面不全，往往预示了后续的治疗失败。

2. 药物浓度不达标 为了确保药物的临床疗效，除了选择恰当的抗感染药物外，还要保证药物浓度达到有效水平。若给药剂量不足或给药间隔过长，则会导致血药和组织药物浓度不达标，不能完全发挥抗感染作用。但是在临床的实际工作中，很少有与剂量不足相关的问题，因为大多数的抗感染药物如β-内酰胺类、替加环素、糖肽类属于时间依赖性药物。此外，浓度依赖性药物如氨基糖苷类具有较明显的抗生素后效应可以降低因剂量不足而造成的治疗失败风险。建议有条件的医疗机构开展治疗药物浓度监测（therapeutic drug monitoring，TDM），基于TDM结果，制订适合患者的个体化治疗方案，确保疗效最大化。

3. 药物相互作用（drug-drug interaction） 患者同时或先后使用两种及以上药物时，药物之间产生的药代动力学和药效学改变，包括协同、相加、无关、拮抗四种作用。合理的联合用药可产生协同或相加作用，增强疗效并降低不良反应；反之，不合理的联合用药可产生拮抗作用，增加治疗失败率。例如，Ⅰ类繁殖期杀菌药（如青霉素）与Ⅲ类速效抑菌药（如四环素类）联用时可产生拮抗作用，因为后者迅速抑制细菌生长使其处于静止状态，干扰前者的杀菌活性。腹腔感染的联合用药不是简单的将几种药物排列组合，而应考虑到每种药物的作用特点、药代动力学和药效学特点、配伍禁忌等，对患者可能的获益和风险进行评估，只有当利大于弊时，才考虑联合用药。

三、患者因素

除了微生物因素和药物因素外，患者自身的病理生理状态和免疫反应也可影响药物的治疗效果。

1. 老年患者 与青壮年患者相比，老年患者基础疾病多，抵抗力下降，入住ICU的比例更高，并且更可能患有医院获得性腹腔感染，此种类型腹腔感染的病原菌具有更强的耐药性，以上因素均可增加治疗失败率。

2. 机体免疫功能不全 免疫功能不全的患者并发腹腔感染时往往缺乏典型的体征和临床表现，可能会延误诊断，导致患者不能第一时间得到有效治疗。这通常归因于腹膜腔的区域免疫功能受损。此类患者的真菌检出率较高，约占1/3，因为机体免疫功能低下时对机会性感染极为敏感，而广谱抗生素的使用又可导致菌群失调，促进真菌大量繁殖。因此不应将此类患者腹腔中分离出的真菌视为污染菌，而应积极地进行抗真菌治疗。针对免疫功能不全患者的腹腔感染，在感染源控制和抗感染药物治疗的基础上，加强免疫调控可促进患者的康复。

四、其他因素

1.诊断错误 由于感染性疾病的表现具有多样性，同时非感染性疾病如系统性红斑狼疮和恶性肿瘤等可出现与感染相似的表现，临床上容易将非感染性疾病误诊为感染性疾病而进行抗感染治疗。如果恰当的初始经验性治疗失败，需考虑腹腔外感染源和非感染性炎症的可能性。对感染性疾病的准确诊断需要多学科的协作，并结合患者的临床表现、实验室检查和影像学检查等。

2.感染源控制不充分 需要强调的是抗感染药物虽然在腹腔感染的治疗中具有重要作用，但仍属于感染源控制的辅助手段，任何一种抗感染药物都不能取代引流等外科处理。腹腔脓肿若没有切开引流，仅凭药物治疗，即使最优的抗感染药物方案也难以实现预期的效果。在感染源控制48小时内发生的早期治疗失败多是由于感染源控制不当，而非抗感染治疗不当，不需常规更改抗感染治疗方案。相比之下，感染源控制48小时后发生的晚期治疗失败可能会因为长期的抗菌治疗而筛选出高耐药菌群，在可行的情况下考虑使用替代药物调整抗感染治疗方案。

综上，当发生抗感染药物治疗失败时，重要的是对患者进行重新评估，分析失败的可能原因，而不是盲目地更换或添加额外的抗感染药物。充分的评估需兼顾到“人、药、菌”三个方面，根据实际情况择优地选取有效、安全、应用方便的抗感染药物，从而改善腹腔感染患者的预后与转归，降低病残、病死率。

（周志涛　任建安）

参考文献

[1] 任建安. 严重腹腔感染的外科救援策略与技术[J]. 中华胃肠外科杂志，2023，26（9）：813-817.

[2] CUNHA，B.A. Antibiotic Essentials [M]. Jaypee Brothers Medical Publishers Pvt. Limited，2015.

[3] WILSON，S.E.，S.M. FINEGOLD，R.A. WILLIAMS. Intra-Abdominal Infection [M]. McGraw-Hill，1982.

[4] CUNHA BA，ORTEGA AM. Antibiotic failure [J]. Med Clin North Am，1995，79（3）：663-672.

第七节　抗感染药物在特殊人群中的应用

1.免疫缺陷患者　免疫功能缺陷患者包括长期或大量使用糖皮质激素或免疫抑制剂患者、接受移植手术患者、艾滋病患者等，免疫功能明显抑制，机体对腹腔感染病原体的抵御能力下降，腹腔感染发生率高。免疫缺陷患者往往缺乏典型体征，导致延误诊治，死亡率更高。腹腔感染患者中消化道穿孔、腹部手术、肠道黏膜屏障破坏、全胃肠外营养等因素，使得腹腔感染病原体更多样化，多重耐药菌、结核、真菌尤其是白念珠菌感染几率大大提高。

免疫缺陷合并腹腔感染的患者，抗菌药物使用原则和免疫正常患者类似，但由于多重耐药菌、真菌感染比例增高，经验性抗感染时往往会更积极，覆盖面更广，常需要联合抗感染治疗。

2. 肝功能损伤患者　腹腔感染尤其肝胆系统感染患者常合并肝功能异常，许多抗感染药物经肝脏生物转化，肝功能损伤时可发生多种病理改变导致药物排泄、蛋白结合率等发生变化。

肝功能损伤时，根据药物代谢途径可将抗菌药物分为以下4种情况（表7-8）：①主要经肝脏清除或代谢并有毒性反应：肝功能异常时抗菌药物清除及代谢减少，并可导致毒性反应，应避免使用。②主要由肝脏清除但无明显毒性反应：这类药物在肝功能损害时清除明显减少，但无明显毒性反应，可谨慎使用或减少剂量，应用过程中监测肝功能变化。③同时经肝肾途径清除：肝功能异常时抗菌药物清除减少，如同时有肾功能不全，会导致血药浓度更高，严重肝病尤其是合并肾功能不全时，需减量使用。④主要由肾脏排泄：肝功能异常时不需调整剂量。

表7-8　肝功能损害患者腹腔感染常用抗菌药物使用推荐

	腹腔感染常用抗菌药物
肝功能异常时避免使用	四环素类，利福平，磺胺类，两性霉素B
肝功能异常时减量使用	头孢曲松，头孢哌酮，克林霉素，培氟沙星，甲硝唑，替硝唑，异烟肼，氟胞嘧啶
严重肝病时减量慎用	哌拉西林，美洛西林，羧苄西林，阿洛西林，头孢噻肟，氧氟沙星，氟罗沙星，红霉素，伊曲康唑，伏立康唑，卡泊芬净
肝功能异常时无需调整剂量	青霉素，头孢他啶，左氧氟沙星，环丙沙星，诺氟沙星，多黏菌素，氨基糖苷类，万古霉素，去甲万古霉素

3. 肾功能损伤患者　泌尿道感染、腹腔感染合并脓毒血症常导致肾功能损伤，主要经肾脏排泄的抗菌药物可在体内积聚，血药浓度升高，同时也会对抗菌药物的吸收、体内分布、代谢造成影响。有些抗菌药物本身具有肾毒性，更容易产生不良反应。

在治疗腹腔感染合并肾功能损伤的患者时，需评估肾功能损伤的程度（常通过肌酐清除率来判断）、抗菌药物本身肾毒性大小、抗菌药物药代动力学特性和半衰期、透析可清除抗菌药物的程度等，可分为以下5种情况（表7-9）。

表7-9　肾功能损伤患者腹腔感染常用抗菌药物使用推荐

	腹腔感染常用抗菌药物
无需调整剂量	头孢哌酮，莫西沙星，阿奇霉素，多西环素，米诺环素，克林霉素，利奈唑胺，伏立康唑，伊曲康唑口服液，卡泊芬净，利福喷汀
轻中度肾功能损伤时无需调整剂量，重度肾功能损伤时减量	头孢曲松，哌拉西林，哌拉西林/他唑巴坦，美洛西林，阿莫西林/克拉维酸，氨苄西林/舒巴坦，环丙沙星，甲硝唑，乙胺丁醇，利福平，吡嗪酰胺，利福布汀
轻中重肾功能损伤时均需减量	替卡西林，替卡西林/克拉维酸，羧苄西林，头孢呋辛，头孢噻肟，头孢他啶，头孢唑肟，头孢吡肟，头孢西丁，拉氧头孢氨曲南，亚胺培南，美罗培南，厄他培南，左氧氟沙星，磺胺甲噁唑，甲氧苄啶，氟康唑
避免使用，确有指征时监测血药浓度，或根据肌酐清除率调整剂量	氨基糖苷类，万古霉素，去甲万古霉素，替考拉宁，氟胞嘧啶，伊曲康唑注射液，伏立康唑注射液
不宜使用	四环素，呋喃妥因

文献报道，在感染最初48小时内提供足够的抗菌治疗是感染性疾病转归的一个重要决定因素，因此，在这一时间窗内不必要的减量可能导致抗感染临床失败增加。如应用β-内酰胺类和β-内酰胺/β-内酰胺酶抑制剂复方制剂、碳青霉烯类等治疗安全界值较宽的抗生素，在最初48小时内给予标准剂量，如果肾功能损害持续，随后降低剂量，风险获益比可降至最低；而对于治疗指数窄的抗菌药物，如氨基糖苷类、万古霉素和多黏菌素类，延迟肾脏调整会带来不可接受的治疗相关毒性风险，应及时根据肌酐清除率进行调整。肾功能损伤时给药方案的调整可参考下表（表7-10）。

表7-10　肾功能损伤患者腹腔感染常用抗感染药物剂量调整

抗菌药物	正常治疗剂量	肾功能损伤（Ccr ml/min）剂量调整		
	Ccr＞90ml/min	50～90	10～50	＜10
哌拉西林	3～4g q4～6h	q4～6h	q6～8h	q8h
氨苄西林/舒巴坦	3g q6h	q6h	q8～12h	qd
哌拉西林/他唑巴坦	4.5g q8h	4.5g q8h	2.25h q6h	2.25g q8h
替卡西林/克拉维酸	3.1g q4h	3.1g q4h	2g q4～8h	2g q12h
头孢呋辛	1.5g q8h	q8h	q8～12h	qd
头孢噻肟	2g q8h	q8～12h	q12～24h	qd
头孢他啶	2g q8h	q8～12h	q24～48h	q48h
头孢吡肟	2g q8h	q8h	q12～24h	1g qd
头孢西丁	2g q8h	q8h	q8～12h	q24～48h
头孢美唑	2g q6～12h	1～2g q12h	1～2g q18～24h	1～2g q48h
氨曲南	2g q8h	100%	50%～75%	25%
拉氧头孢	1～2g q8h	q8～12h	q12～24h	q24～48h
亚胺培南	0.5h q6～8h	0.25～0.5h q6～8h	0.25h q6～12h	0.125～0.25g q12h
美罗培南	1g q8h	q8h	q12h	0.5g qd
厄他培南	1g qd	qd	0.5g qd	0.5g qd
庆大霉素	5.1mg/kg qd	60%～90% q8～12h	30%～70% q12h	20%～30% q24～48h
阿米卡星	15mg/kg qd	60%～90% q12h	30%～70% q12～18h	20%～30% q24～48h
奈替米星	6.5mg/kg qd	50%～90% q8～12h	20%～60% q12h	10%～20% q24～48h
左氧氟沙星	0.5g qd	100%	首剂0.5g，0.25 q24～48h	首剂0.5g 0.25g q48h
万古霉素	1g q12h	q12h	q24～96h	q4～7d
替考拉宁	6mg/kg qd	qd	q48h	q72h
甲硝唑	7.5mg/kg q6h	100%	100%	50%
两性霉素	0.4～1mg/kg qd	qd	qd	q24～48h

4．老年患者　与年轻人相比，老年人腹腔感染临床表现不典型、易延误治疗、且治疗窗较窄，老年患者往往基础疾病多、各脏器功能及免疫功能减退，肾脏排泄能力下降，使得老年患者腹腔感染的围手术期处理更具挑战性。研究表明腹腔感染病死率随患者年龄增加而增加，高龄是被认为是复杂性腹腔感染患者死亡的独立危险因素。

老年患者腹腔感染应用抗菌药物时应注意：①避免使用毒性大的抗菌药物，如万古霉素、氨基糖苷类、两性霉素B等，如确有指征应用，需要调整给药方案，或者进行血药浓度监测。②减量使用毒性低的β－内酰胺类，如青霉素类、头孢菌素类以及不典型β－内酰胺类抗生素。这里抗菌药物大多主要由肾脏排泄，老年患者的药物清除减少，血半衰期延长，使用常规剂量可能会导致血药浓度升高而产生毒性反应。因此老年患者尤其是高龄患者应用此类药物时应按轻度肾功能不全情况减量给药（正常治疗量的1/2–2/3）。③选用杀菌剂，疗程需充足。

5. 新生儿患者　复杂性腹腔感染在早产儿中有很高发病率和死亡率，因患儿不能主动配合体格检查和辅助检查，造成早期诊断困难、感染容易扩散、病情严重复杂。新生儿患者具有独特的病理生理特点，抗菌药物在体内的生物转化过程、细胞外液量、蛋白结合率和肾脏的发育情况等每日均可发生变化，从而影响抗菌药物的吸收、分布、代谢和排泄。

新生儿腹腔感染最常见的是新生儿坏死性小肠结肠炎，是一种以早产儿肠坏死为特征的疾病，在出生体重和胎龄最低的婴儿中，发病率可能高达22%。经验性的抗生素治疗包括厌氧菌和革兰阴性菌，美国外科感染学会（surgical infection society，SIS）和美国传染病学会（infectious diseases society of America，IDSA）推荐使用氨苄西林与庆大霉素和甲硝唑联用，氨苄西林与头孢噻肟联用，以及甲硝唑或美罗培南联用。一项针对33周以下复杂性腹腔感染婴儿的前瞻性、开放、多中心、随机临床试验，随机分为3组抗感染治疗：氨苄西林、庆大霉素和甲硝唑（组1）；氨苄西林、庆大霉素、克林霉素（组2）；哌拉西林－他唑巴坦＋庆大霉素组（组3），三种方案之间无显著差异。其他的荟萃分析也证实，对于抗菌药物的种类、给药途径或治疗持续时间缺乏足够的证据。

新生儿患者腹腔感染应用抗菌药物时应注意：①应用毒性低且主要由肾脏排泄的β－内酰胺类抗生素如青霉素、头孢菌素等，宜延长给药间期，因为药物在新生儿体内的分布容积和新生儿的体表面积更大，且由于肾脏发育尚不成熟，药物半衰期更长。②新生儿肝肾排泄功能均不足，毒性大的抗菌药物如万古霉素、氨基糖苷类、磺胺类、多黏菌素类等应尽量避免使用，如确有指征应用时，需监测血药浓度，个体化给药。③可影响新生儿生长发育的如四环素类、氟喹诺酮类药物禁用。④不宜肌内注射给药。⑤抗菌药物在新生儿药代动力学随日龄增长而变化，因此，抗菌治疗需按照日龄变化而调整药物剂量和频次（表7–11）。

表7–11　新生儿患者腹腔感染部分抗感染药物剂量mg/（kg·d）

抗菌药物	体重＜2kg		体重＞2kg	
	年龄0～7天	年龄8～28天	年龄0～7天	年龄8～28天
哌拉西林/他唑巴坦	50 q12h	100 q12h	100 q8h	100 q8h
替卡西林/克拉维酸	75 q2h	75 q8h	75 q8h	75 q6h
头孢呋辛	50 q12h	50 q8h	50 q8h	50 q8h
头孢曲松	25 qd	50 qd	25 qd	50 qd
头孢噻肟	50 q12h	50 q8h	50 q12h	50 q8h
头孢他啶	50 q12h	50 q8h	50 q12h	50 q8h
头孢吡肟	30 q12h	30 q12h	30 q12h	30 q12h

续表

抗菌药物	体重＜2kg		体重＞2kg	
	年龄0～7天	年龄8～28天	年龄0～7天	年龄8～28天
头孢西丁			20 q12h	
氨曲南	30 q12h	30 q8h	30 q8h	30 q6h
亚胺培南			25 q12h	25 q8h
美罗培南	20 q12h	20 q8h	20 q12h	20 q8h
阿米卡星	7.5 q18～24h	7.5 q12h	10 q12h	10 q8h
庆大霉素/妥布霉素	2.5 q18～24h	2.5 q12h	2.5 q12h	2.5 q12h
利奈唑胺	10 q12h	10 q8h	10 q8h	10 q8h
万古霉素	12.5 q12h	15 q12h	18 q12h	22 q12h
甲硝唑	7.5 qd	7.5 q12h	7.5 q12h	15 q12h

6. 妊娠期患者 妊娠期间患者免疫力较为低下，而黄体酮、皮质醇水平升高，导致感染率增高，腹腔感染除了常见病原体外，真菌感染也较多见。妊娠导致药物分布体积增加、肾血流量和肾小球滤过增加以及血浆蛋白浓度降低，与非妊娠女性相比，抗菌药物水平下降5%～10%。

妊娠期患者腹腔感染应用抗菌药物时应注意：①妊娠期间肝脏负荷增加，雌激素水平增高易导致胆汁淤积，经肝胆系统排泄的抗菌药物排出减慢，易引起肝损，尤其是肝胆系统感染中更为显著，具有肝毒性的抗菌药物应避免使用。②妊娠期间血流增速，肾血流量增加，肾小球滤过率和肌酐清除率均增加，使得主要通过肾脏排泄的抗菌药物清除加快，血药浓度降低，因此妊娠期间抗菌药物的剂量应略高于常用量。③妊娠期患者应用抗菌药物时，药物通过胎盘屏障转运到胎儿循环，因胎儿肾脏未发育完全，大部分药物再通过胎盘返回到母体排出体外，因此妊娠期患者应用抗菌药物除了考虑药物对母体的影响，也要考虑到胎儿的安全。磺胺类、四环素类、利福平等有致畸或明显毒性的药物应禁用或避免使用，氨基糖苷类、糖肽类（万古霉素、去甲万古霉素）、喹诺酮类、异烟肼、氟胞嘧啶等药物在妊娠全过程也应避免使用，确有指征时，需充分权衡利弊后决定是否采用。妊娠期间腹腔感染首选β-内酰胺类，克林霉素和磷霉素也可酌情选用。参照美国食品药品管理局（FDA）的分类，妊娠期间腹腔感染常用抗菌药物的应用推荐如下（表7-12）。

表7-12 腹腔感染常用抗感染药物在妊娠期应用时的危险性分类

FDA分类	腹腔感染常用抗菌药物
A.在孕妇汇总研究证实无危险性	
B.动物中研究无危险性，但人类研究资料不充分，或对动物有毒性，但人类研究无危险性	青霉素类，青霉素+β-内酰胺酶抑制剂，头孢菌素类，氨曲南，美罗培南，厄他培南，多尼培南，克林霉素，磷霉素，达托霉素，两性霉素B，甲硝唑，利福布汀
C.动物研究显示毒性，人类研究资料不充分，但用药时可能患者的受益大于危险性	亚胺培南，氟喹诺酮类，万古霉素，利奈唑胺，多黏菌素B，多黏菌素E，氟康唑，伊曲康唑，氟胞嘧啶，卡泊芬净，异烟肼，利福平，吡嗪酰胺，替硝唑

续表

FDA分类	腹腔感染常用抗菌药物
D.已证实对人类有危险性，但仍可能受益多	氨基糖苷类，四环素类，替加环素，伏立康唑
X.对人类致畸，危险性大于受益	

7. 哺乳期患者　哺乳期患者应用抗菌药物时需考虑两个因素：一是药物在乳汁中的含量；二是药物可由乳儿胃肠道吸收的量。多数情况下母乳中药物总含量不多，较少超过哺乳期患者每日药量的1%，不同抗菌药物分泌到乳汁中的量相差很大，脂溶性和弱碱性抗菌药物的乳汁浓度较高，如氟喹诺酮类、大环内脂类、四环素类等，青霉素类、头孢菌素类等β-内酰胺类和氨基糖苷类在乳汁中含量低。无论乳汁中药物浓度如何，均可能对乳儿造成不良反应，如氨基糖苷类可导致乳儿听力减退、青霉素类可导致过敏反应等。如果药物容易自胃肠道吸收，则乳儿摄入量增多，可能造成乳儿肠道菌群失调、骨髓抑制、过敏反应等不良反应。

哺乳期患者在腹腔感染时，应根据抗菌药物对患者和乳儿的影响权衡利弊后应用，应避免选用氨基糖苷类、喹诺酮类、四环素类等，目前多数主张用药期间应暂停哺乳。青霉素类和头孢菌素类在乳汁中浓度虽低，但有引起乳儿过敏反应的可能，因此给药期间也应暂停哺乳。

（俞云松）

参考文献

［1］HASIBEDER W，HALABI M. Candida peritonitis［J］. Minerva Anestesiol，2014，80（4）：470-481.

［2］汪复.感染性疾病与抗微生物治疗［M］.上海：复旦大学出版社，2008.

［3］戴维·吉尔伯特.热病：桑福德抗微生物治疗指南（新译第53版）［M］.范洪伟，译.北京：中国协和医科大学出版社，2023.

［4］CRASS RL，RODVOLD KA，MUELLER BA，et al. Renal Dosing of Antibiotics：Are We Jumping the Gun?［J］.Clin Infect Dis，2019，68（9）：1596-1602.

［5］BERLIN A，JOHANNING JM. Intraabdominal Infections in Older Adults［J］.Clin Geriatr Med，2016，32（3）：493-507.

［6］FARMER D，TESSIER JM，SANDERS JM，et al. Age and Its Impact on Outcomes with Intra-Abdominal Infection［J］. Surg Infect（Larchmt），2017，18（2）：77-82.

［7］RAUH JL，LEHANE AJ，SIEREN LM，et al. Neonatal complicated intraabdominal infection［J］. Curr Opin Infect Dis，2023，36（5）：414-419.

［8］GILL EM，JUNG K，QVIST N，et al. Antibiotics in the medical and surgical treatment of necrotizing enterocolitis A systematic review［J］. BMC Pediatr，2022，22（1）：66.

［9］DON à D，GASTALDI A，BARBIERI E，et al. Empirical Antimicrobial Therapy of Neonates with Necrotizing Enterocolitis：A Systematic Review［J］.Am J Perinatol，2023，40（6）：646-656.

［10］FALLON WF JR，NEWMAN JS，FALLON GL，et al. The surgical management of intra-abdominal inflammatory conditions during pregnancy［J］.Surg Clin North Am，1995，75（1）：15-31.

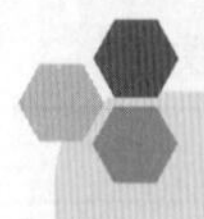

第八章　腹腔感染血流动力学管理

腹腔感染病因多样，进展迅速，常伴有血流动力学不稳定，严重者会引起脓毒症休克，危重患者即使转入ICU治疗，死亡率依然高达10%，因此，重症腹腔感染的血流动力学管理十分重要。

第一节　腹腔感染血流动力学管理目标

一、腹腔感染导致脓毒症、脓毒性休克的血流动力学特征

脓毒症、脓毒性休克的病理生理学特征为循环分布不均所致的灌注异常及组织细胞代谢障碍。脓毒症状态下宿主对感染反应失调，免疫活化失衡，大量炎症介质释放。血管内皮作为脓毒症的主要受累靶点，极易发生功能障碍，血管通透性增加（组织水肿）、血容量相对或绝对不足（前负荷降低）、弥漫性血管舒张（后负荷下降）、凝血异常激活及微血栓形成。同时，心肌抑制性分子的释放以及心肌细胞的损伤可导致心功能障碍（心肌收缩力减低），肾素血管紧张素系统的激活、Frank-Starling机制代偿可通过增加心率来维持所需的心输出量（cardiac output，CO）和平均动脉压（mean arterial pressure，MAP）。上述机制交互作用，共同影响脓毒症、脓毒性休克状态下的血流动力学。腹腔感染较其他部位感染（肺部、皮肤软组织、血流等）导致的脓毒症、脓毒性休克，在血流动力学方面有以下特点。

1. 腹内压升高需要更高的灌注压　各种原因引起的腹腔感染，例如肠道炎症、梗阻、穿孔、坏死及腹膜炎等，均可导致大量体液在肠腔/腹膜腔积聚，一方面使前负荷降低，另一方面使腹内压增高，甚至发生腹腔间室综合征（abdominal compartment syndrome，ACS）。腹腔内脏器官的灌注与腹内压显著相关，MAP与腹内压的差值决定了腹腔灌注压（abdominal perfusion pressure，APP）。有研究表明，APP≥60mmHg是更为合适的复苏目标，此时目标MAP可能需要高于65mmHg。故在腹腔感染所致的脓毒症、脓毒性休克的血流动力学管理过程中，需注意动态监测腹内压、计算APP，个体化设定更为合适的MAP目标。

2. 腹内压升高对血流动力学的影响　腹腔感染时，腹内压的升高导致下腔静脉回流障碍、回心血量减少，可降低前负荷，加重低血压，此时中心静脉压（central venous pressure，CVP）却可能高于正常，影响容量判断。此外，较高的腹内压使膈肌上抬，影响心脏舒张及收缩，进一步降低CO，加重低血压。因此，这类患者在液体复苏和应用血管活性药物时，需同时考虑高腹内压对循环的影响，避免进一步升高腹内压导致恶性循环，同时积极寻求降低腹内压的方法。

二、腹腔感染导致的脓毒症、脓毒性休克血流动力学管理目标

腹腔感染引起的脓毒症、脓毒性休克的血流动力学管理目标是通过改善血流动力学异常，恢复组织器官灌注，优化氧供，纠正代谢紊乱。基于此目标，需实现有效的MAP以保证组织灌注，且需根据腹内压个性化调整，或以腹腔灌注压为具体目标，从而恢复组织灌注、优化氧代谢。治疗过程中，我们需动态监测评估大循环、微循环及器官灌注指标。

1. 大循环指标 大循环指标主要包括灌注压力指标、流量与容量指标、氧供与氧耗指标，如平均动脉压、腹腔灌注压、中心静脉压、心输出量、下腔静脉变异度、中心静脉血氧饱和度、混合静脉血氧饱和度，中心静脉-动脉二氧化碳分压差等（表8-1）。

2. 微循环及器官灌注指标 微循环及器官灌注指标主要有乳酸、乳酸清除率、毛细血管再充盈时间、经皮氧分压、意识精神状态、尿量、血肌酐、皮肤花斑评分、外周灌注指数等（表8-1）。

表8-1 血流动力学监测指标

大循环指标			微循环及器官灌注指标		
MAP	舒张压+1/3脉压差	≥65mmHg	乳酸	总体组织器官灌注	<2mmol/L或2小时↓≥20%
APP	MAP-IAP	≥60mmHg	意识	脑灌注	转清
CO	每搏量×心率	3.5~5.5L/min	尿量	肾脏及腹腔灌注	>0.5mL/（kg·h）
CVP	上腔静脉入右心房处的压力	8~12mmHg	CRT	皮肤灌注	≤3秒
IVC变异度	容量状态与液体反应性	≤50%	皮肤花斑评分	皮肤灌注	评分下降
$ScvO_2/SvO_2$	中心/混合静脉血氧饱和度	≥70%/65%	外周灌注指数	外周小动脉灌注	>1.4
$Pcv\text{-}aCO_2$	中心静脉-动脉二氧化碳分压差	≤6mmHg	经皮氧分压	皮肤灌注	≥40mmHg

注：MAP：平均动脉压。APP：腹腔灌注压。IAP：腹内压。CO：心输出量。CVP：中心静脉压。CRT：毛细血管再充盈时间。IVC：下腔静脉。$ScvO_2/SvO_2$：中心/混合静脉血氧饱和度。$Pcv\text{-}aCO_2$：中心静脉-动脉二氧化碳分压差。

腹腔感染时腹内压升高会放大心肺交互作用，因此在评估液体反应性时，下腔静脉变异度的评估价值受限，需谨慎解读，且脉压变异率（pulse pressure variation，PPV）、每搏变异率（sroke volume variation，SVV）等基于心肺交互的指标判断阈值需适当增高。脉搏指示连续心输出量（pulse indicator continuous cardiac output，PiCCO）监测与腹内压关系不大，故在伴有腹高压的患者中，PiCCO是评估血流动力学较为可靠的方式。

近年来，随着床旁监测手段的丰富，更多微创或无创的监测手段使得治疗过程中对于血流动力学的评估更为准确和全面。床旁超声可以通过测量左室流出道直径（left ventricular outflow tract，LVOT）及速度时间积分（velocity time integral，VTI）来评估CO，同时也可对脏器灌注及液体积聚情况进行评估，实时、无创、可重复性高，在腹腔感染患者的监测及治疗中极具潜力。

脓毒症、脓毒性休克血流动力学管理目标与监测在休克复苏的不同阶段重点有所不同。在休克治疗的早期阶段，我们更需要关注MAP的达标情况、乳酸的变化情况，动态评估容量反应性，及时调整液体量及血管活性药物的应用策略；在休克治疗的后期阶段，我们在评估组织细胞灌注水平的同时，更加关注水肿、静脉淤血等液体过负荷表现，优化容量管控。因此，结合患者的实际病理生理状况，个性化设定管理目标，并根据血流动力学情况动态调整治疗方案，是治疗腹腔感染所致脓毒症、脓毒性休克的方向。

（韩　艺）

参考文献

［1］SARTELLI M. Complicated intra-abdominal infections worldwide：the definitive data of the CIAOW Study［J］. World J Emerg Surg，2014，9：37.

［2］SARTELLI M，BASSETTI M，LOECHES I. M. Abdominal sepsis-a multidisciplinary approach［M］. Switzer land：Cham Springer，2018.

［3］EVANS L. Surviving sepsis campaign：international guidelines for management of sepsis and septic shock 2021［J］. Intensive Care Med，2021，47：1181.

［4］CECCONI M. Sepsis and septic shock［J］. Lancet，2018，392：75.

［5］ASFAR P. High versus low bloodpressure target in patients with septic shock［J］. N Engl J Med，2014，370：1583.

［6］中国腹腔重症协作组. 重症患者腹内高压监测与管理专家共识（2020版）［J］. 中华消化外科杂志，2020，19：1030.

［7］SARTELLI M. WSES guidelines for management of intra-abdominal infections［J］. World J Emerg Surg，2013，8：3.

［8］MOK G. Macrocirculatory and microcirculatory endpoints in sepsis resuscitation［J］. J Intensive Care Med，2022，36：1385.

［9］MALBRAIN M. Continuous intra-abdominal pressure：is it ready for prime time?［J］.Intensive Care Med，2022，48：1501.

第二节　腹腔感染液体管理策略

腹腔感染患者器官衰竭评分（sequential organ failure assessment，SOFA）增加≥2分，即需要评估是否存在脓毒症、脓毒性休克，一旦诊断，需立即干预。在SOFA评分所需项目难以获得时，可选用快速SOFA（quick SOFA，qSOFA）评分作为筛查工具，观察患者是否存在：意识状态改变、收缩压≤100mmHg或呼吸频率≥22次/分，其中两项指标符合即可疑似诊断。研究表明qSOFA对早期诊断特异性较好，敏感性一般，可结合国家预警评分（NEWS）综合评估。

2021年战胜脓毒症运动（surviving sepsis campaign，SSC）指南建议：脓毒症识别1小时内开始集束化治疗，包括：①检测乳酸，若高于2mmol/L，需重复检测；②应用抗菌药物前留取血培养；③留取培养后立即应用抗菌药物；④低血压或乳酸≥4mmol/L者立即启动晶体液30ml/kg快速输注开始液体复苏；⑤液体复苏期间或复苏后仍存在低血压，应用血管活性药物使MAP≥65mmHg。

液体管理在脓毒症、脓毒性休克的治疗中十分重要，管理原则需在迅速满足患者血流动力学需求的同时，避免液体过负荷带来的继发损伤。2015年液体管理的“4D”概念被提出，即复苏液的选择（drug）、剂量（dosing）、使用时间（duration）及降阶梯（de-escalation），重点关注复苏液体的性质以及复苏开始与结束的时间；2018年“ROSE”策略，同样贯穿这一思想，将液体管理分为4个阶段：复苏（resuscitation）、优化（optimization）、稳定（stabilization）和去复苏（evacuation），不同阶段的目标与治疗重点不同。

一、复苏液的选择

液体治疗是脓毒性休克治疗的基石，腹腔感染导致的休克也不例外，复苏液首选等张晶体液（包括林格液、生理盐水等）。生理盐水含氯量高，大量输注与高氯血症及酸中毒相关，且增加30天主要不良肾脏事件风险，故2021年SSC指南建议使用平衡盐溶液作为首选复苏液体。选择何种林格液，需根据患者内环境、肝肾功能及乳酸情况进一步判断（表8-2）。

表8-2　细胞外液与各晶体液成分特征对比

	渗透压	钠	钾	氯	镁	钙	碳酸氢根	特征
细胞外液	310	142	5	117	1	3	23～27	-
生理盐水	310	154	-	154	-	-	-	易高钠/氯，缺乏其他电解质
林格液	311	147	4	155.5	-	4.5	-	仍有高氯风险，缺乏镁
乳酸林格液	273	130	4	109	-	3	28/乳酸	渗透压偏低，乳酸增加肝肾代谢负担
醋酸林格液	308	142	5	98	2	-	27/醋酸	易低钙/氯，但醋酸代谢快速优于乳酸

注：渗透压单位mOsm/L；离子浓度单位mmol/L。

腹腔感染合并腹高压风险时，胶体对于降低腹高压风险有益，合并低蛋白血症的患者，可选用白蛋白作为液体复苏成分，维持胶体渗透压，有助于减少液体向组织及第三间隙渗漏，减少晶体液需要量，提高复苏成功率。对于接受大量晶体液复苏的患者，指南建议可使用白蛋白，因其价格相对昂贵，目前尚无使用比例的推荐，实践过程中需个体化实施。血浆是临床常见的天然胶体，因来源受限，虽不在液体复苏中常规应用，但需要补充凝血因子时可根据适应证使用。由于人工胶体（羟乙基淀粉和明胶）对肾功能、凝血等方面的不利影响，目前临床一般不做推荐。

二、腹腔感染的复苏策略

对于腹腔感染所致的脓毒症、脓毒症休克，相对保守的液体复苏策略可减轻腹腔液体积聚、降低腹高压风险。临床证据显示，围手术期腹腔感染患者液体复苏及治疗药物所致的液体超负荷与不良预后相关，限制性液体管理策略可减少肾脏、肺及凝血功能损伤，减少切口感染、术后并发症及住院时间，改善患者预后。2021年SSC指南建议，对于脓毒症且伴有低血压或乳酸≥4mmol/L者，在复苏前3小时给于30ml/kg体重的晶体液充分扩容，旨在迅速恢复血容量、改善MAP及组织灌注。液体复苏过程中应动态监测血流动力学指标，不同阶段应用相应的液体复苏策略（表8-3），避免持续的液体正平衡。

表8-3 液体复苏策略

阶段	特点与复苏策略	关注指标
复苏	时间：数分钟 重点：早期足量 复苏策略：初始30ml/kg晶体液快速输注后由体反应性指标指导后续液体输注 液体平衡：正平衡	提示需要液体复苏的指标： MAP＜65mmHg 乳酸≥4mmol/L CI＜2.5L/（min·m^2） GEDVI＜640ml/m^2 PPV＞13%～15%或SVV＞10% cIVC＞50%或dIVC＞18% PLR/EEO阳性 其他液体反应性指标阳性
优化	时间：数小时到数天 重点：器官功能支持、组织灌注优化 复苏策略：在液体反应性及液体风险指标指导下行液体输注 液体平衡：平衡	提示液体复苏需停止的指标： MAP/APP＞65/60mmHg 乳酸＜2mmol/L CI＞2.5L/（min·m^2） GEDVI 640-800ml/m^2 PPV＜13%～15%或SVV＜10% IVC变异度/PLR/EEO阴性 其他液体反应性指标阴性 IAP升高（＜15mmHg）
稳定	时间：数天 重点：器官灌注与功能稳态的维持 复苏策略：保守性液体输注，维持性液体输注 液体平衡：平衡→负平衡	提示需开始液体清除的指标： MAP/APP＞65/60mmHg GEDVI＞800/m^2 液体反应性指标阴性 EVLWI＞10～12ml/kg PVPI＞3且氧合指数＜150 IAP升高（＞12～15mmHg）
去复苏	时间：数天到数周 重点：器官功能恢复及液体清除 复苏策略：晚期目标导向性液体清除 液体平衡：负平衡	提示液体清除需停止的指标： MAP/APP＜55/50mmHg 乳酸＞2.5mmol/L 液体反应性指标转阳 $SvO_2/ScvO_2$＜65%/70%

注：CI：心指数。GEDVI：全心舒张末期容积指数。PPV：脉压变异率。SVV：每搏变异率。cIVC：下腔静脉塌陷指数。dIVC：下腔静脉扩张指数。PLR：被动抬腿试验。EEO：呼气末阻断试验。APP：腹腔灌注压。IAP：腹内压。EVLWI：血管外肺水指数。PVPI：肺血管通透性指数。$SvO_2/ScvO_2$：混合/中心静脉血氧饱和度。

（一）复苏阶段

腹腔感染引起的脓毒症休克早期，炎症与内环境紊乱导致强烈的血管舒张，机体迅速进入循环“衰退”阶段，短时间内可危及生命。全身血管阻力降低的同时，可合并肾素-

血管紧张素系统激活所致的循环高动力状态，亦可因脓毒症心肌抑制而呈低心排表现。该阶段由于有效循环容量绝对不足，为尽快恢复组织灌注、纠正致命的循环衰竭，早期充分的液体复苏是主要的治疗策略。

目前指南推荐复苏的同时评估液体反应性。识别休克后的第一次液体快速输注往往可以使CO升高，根据Frank-Starling定律，一定范围内回心血量增加可使心脏前负荷增加、每搏输出量增加，然而后续的液体是否持续增加CO，需评估液体反应性（图8-1）。

液体反应性指心脏对前负荷增加做出的反应、增加每搏输出量或CO的能力。液体反应性的存在要求左右心室功能均处于Frank-Starling曲线上升段，同时液体输注所增加的张力性容量使体循环平均充盈压的升高大于CVP的升高，静脉回流的压力梯度增大，前负荷增加。液体复苏使CO增加超过10%～15%，视为存在液体反应性。监测液体反应性可减少液体输注量、降低急性肾损伤风险，改善患者预后。

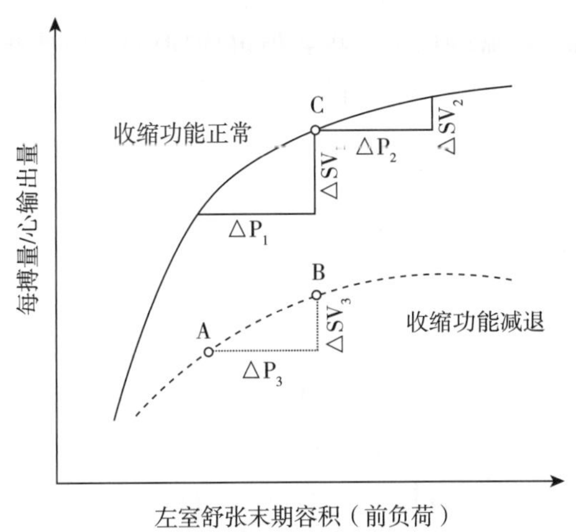

图8-1 Frank-Starling曲线与液体反应性

注：ΔP_1、ΔSV_1：心肌收缩功能正常，处于曲线上升段，前负荷增加可显著提升每搏量。ΔP_2、ΔSV_2：进一步增加前负荷，处于曲线平台段，前负荷增加对每搏量提升不明显。ΔP_3、ΔSV_3：心肌收缩功能减退，处于曲线上升段，前负荷增加虽可提升每搏量，但作用较弱。补液可使每搏量由A点上升至B点，此时改善心肌收缩力可使每搏量由B点上升至C点。

评估液体反应性的静态指标包括CVP、肺动脉楔压、心脏舒张末期容积等，能部分反应前负荷状况，腹腔感染引起腹高压状态时，其评估价值需谨慎解读。评估液体反应性的动态指标基于心脏前负荷的变化，兼顾心肺交互，监测容量对CO的影响，决定容量管理的方向。目前常用的动态评估容量反应性的指标如下。

1. 迷你补液试验 在1分钟左右快速输注50～100ml液体，CO增加＞10%提示液体反应性存在。该试验是对传统补液试验的改进，可进一步减少评估时间及输注液体量。需注意，此试验宜在早期快速补液的基础上单次进行，反复评估亦会增加液体积聚风险。

2. 呼气末阻断试验 呼气末阻断试验（end-expiratory occlusion，EEO）是在呼末阻断机械通气15～30秒，若CO增加≥5%视为存在液体反应性。机械通气时胸腔内压周期性升高，增加静脉回流阻力，降低右心前负荷；呼气末行呼气保持时，胸腔压力维持在呼气末正压水平，右心前负荷达峰，观察CO是否因前负荷增加而改变。该方案需要实时监测

CO，受腹腔压力影响较小，操作简便，临床应用有较大潜力。

3. 脉压变异率与每搏变异率

$$PPV=\frac{PP_{max}-PP_{min}}{PP_{mean}}\times 100\%$$

$$SVV=\frac{SV_{max}-SV_{min}}{SV_{mean}}\times 100\%$$

脉压变异率（pulse pressure variation，PPV）＞13%～15%或每搏变异率（stroke volume variation，SVV）＞10%被认为存在液体反应性。控制模式下机械通气的患者，吸气时胸腔内压升高、肺部血液受压迅速流入左室，增加左室前负荷，观察脉压或心搏量的变化程度，可评估液体反应性。PPV与SVV的比值（PPV/SVV）称为动态动脉弹性（dynamic arterial elastance，Ea_{dyn}），动态描绘动脉压力与血流的关系。Ea_{dyn}较高的低血压患者，增加CO可有效提升血压；Ea_{dyn}较低的情况，扩容虽可增加CO，但血压不能有效提升，此时更需要血管活性药物的应用。腹腔感染合并腹高压的患者应用此方法时，判断阈值需根据腹内压水平适当调整。

4. 下腔静脉塌陷/扩张指数

$$cIVC=\frac{IVC_{max}-IVC_{min}}{IVC_{max}}\times 100\%$$

$$dIVC=\frac{IVC_{max}-IVC_{min}}{IVC_{min}}\times 100\%$$

超声测量距右房入口2cm处下腔静脉宽度，利用呼吸对下腔静脉直径的影响评估液体反应性。自主呼吸患者下腔静脉直径 ≤2.1cm伴下腔静脉塌陷指数（collapsibility index of IVC，cIVC）＞50%；机械通气患者下腔静脉扩张指数（distensibility index of IVC，dIVC）＞18%提示存在液体反应性。对于合并腹高压的患者，下腔静脉可能受压变窄，须谨慎解读该指标。

5. 被动抬腿试验 实施被动抬腿试验（passive leg raising，PLR）时患者双下肢血液快速回流至心脏（增加300～400ml回心血量），可逆性增加前负荷，CO增加≥10%视为存在液体反应性。试验期间须对CO进行实时监测，如脉搏轮廓分析、经食道或经胸超声。此为自身补液试验，容量严重不足情况下可能出现假阴性结果；腹高压时下腔静脉受压，下肢血液回流受限，须谨慎解读该指标。

（二）优化阶段

经过快速的液体复苏，机体在数小时内经历缺血和再灌注两次打击，处于休克不稳定阶段，液体复苏的目标转向器官功能支持及组织灌注优化，需关注灌注压及CO两方面，在改善大循环的同时改善微循环灌注。

评估组织灌注可通过尿量、毛细血管再充盈时间（capillary refill time，CRT）、皮肤花斑评分、舌下微循环、乳酸等指标。CRT多于6～8小时内恢复，舌下微循环及乳酸可能需要24小时以上才可恢复正常，临床需结合多个指标的变化，合理评估灌注水平。

血管活性药物可提高MAP，改善组织灌注压，同时增加了区域性血管收缩降低器官灌注的风险，故血管活性药物应用的同时要平衡风险及获益。CO亦是决定组织灌注的关键因素，可使用多种技术进行动态监测，超声心动图及PiCCO是较好的选择。CO没有固定的最佳值，CO增加不等于微循环及组织灌注改善，临床应用中需根据组织灌注、器官功能指标进行优化调整。

容量优化阶段需要在液体复苏及液体过负荷之间寻求平衡，明确何时停止液体复苏。液体反应性评估在此阶段更为重要，当液体反应性转阴时，应及时停止复苏。此外，须注意容量过负荷风险，如肺水肿及腹内压升高时，亦需要及时停止复苏，避免进入“液体积累—器官功能障碍—继续补液”的恶性循环。

（三）稳定阶段

经过较为积极的液体复苏，初次打击数日后循环进入稳定阶段，此时已无休克表现，关注重点转向器官灌注与功能稳态的维持，液体管理需较为保守。该阶段除非存在额外的液体损失情况，则无需液体复苏，只需根据生理需要量及丢失量给予维持性液体，总体保持容量平衡。临床治疗中，须注意隐匿的非复苏液体过量，如治疗药物、静脉通路维持、营养制剂等。

（四）去复苏阶段

经历缺血和再灌注的两次打击后，经过积极治疗，部分患者循环状况会进一步恢复，自发性排除多余液体，进入负平衡状态。但也有部分患者仍处于液体“无流动”状态，需进行干预使其进入去复苏阶段。本阶段血流动力学支持的目标从优化组织灌注转变为目标导向性液体清除及保守的液体管理，在提供器官功能支持的同时减少并发症。该阶段可通过利尿剂或肾脏替代治疗达到液体负平衡，逐步撤除血管活性药物。临床操作过程中需控制撤药速度、评估器官灌注，避免对器官功能造成再次打击。目前最佳的撤除策略、撤除过程中的监测指标及耐受性评估还未取得一致性意见，有待更多的临床证据和研究结果。

腹腔感染患者自确诊为脓毒症、脓毒性休克到痊愈，期间的液体管理随病理生理学特征和血流动力学状态不断变化，需要临床医生动态监测，综合考虑腹内压、腹腔灌注压等变量，及时调整治疗方案和液体管理策略，对病情充分评估，制订个体化复苏目标，实施精准治疗。

（韩　艺）

参考文献

［1］DE BACKER D. A plea for personalization of the hemodynamic management of septic shock［J］. Crit Care，2022，26：372.

［2］MONNET X. How I personalize fluid therapy in septic shock?［J］. Crit Care，2023，27：123.

［3］中华医学会急诊医学分会. 脓毒症液体治疗急诊专家共识［J］. 中华急诊医学杂志，2018，27：30.

［4］MALBRAIN M. Principles of fluid management and stewardship in septic shock：it is time to consider the four D′s and the four phases of fluid therapy［J］. Ann Intensive Care，2018，8：66.

［5］MALBRAIN M. Everything you need to know about deresuscitation［J］. Intensive Care Med，2022，48：1781.

［6］LADZINSKI A.T. Rational fluid resuscitation in sepsis for the hospitalist：a narrative review［J］. Mayo

Clin Proc，2021，96：2464.

［7］DE BACKER D. How can assessing hemodynamics help to assess volume status?［J］. Intensive Care Med，2022，48：1482.

［8］MONGE M. Predicting vasopressor needs using dynamic parameters［J］. Intensive Care Med，2017，43：1841.

［9］ZAMPIERI F.G. Fluid therapy for critically ill adults with sepsis：a review［J］. JAMA，2023，329：1967.

第三节 血管升压药物

一、概述

血管升压药物与正性肌力药物常共同用于危重症患者的救治，不同的是，血管升压药物是通过产生血管收缩的药理学效应以增加动脉血压的一类药物，其主要作用是通过增加动脉血管舒缩张力来改善平均动脉压（mean arterial pressure，MAP），以达到改善组织灌注的效果，可表示为：

MAP＝心输出量 × 总外周阻力

注：心输出量（cardiac output，CO）。

正性肌力药物则更多的效应在于对CO的直接影响，但有些药物同时具备正性肌力与血管升压的特性。对于血管升压药而言，通常依据其对肾上腺素能或其他受体的作用来进行分类。需要注意的是，在应用血管升压药物前应首先完成以下内容的评估。

（1）必须在充分的液体复苏的前提下，再应用血管升压药物以改善CO并优化外周灌注。

（2）绝大多数血管升压药存在剂量－反应关系，但剂量－反应关系取决于剂量和患者个体反应的差异以及疾病等多重因素。

（3）血管升压药的剂量通常从初始低剂量开始尝试，根据机体反应性逐渐增加。

（4）血管升压药的输注多需要通过中心静脉通路。使用外周血管通路输注血管升压药物易发生药物外渗导致局部组织坏死。

二、肾上腺素能类血管升压药

肾上腺素能受体是遍布人体的G蛋白偶联受体，与心血管系统关系最密切的受体包括α受体和β受体。其中，突触后α_1受体和少量的α_2受体通过直接刺激血管平滑肌引起血管收缩。β受体中的β_1受体主要在心肌中表达，激活后产生直接作用于心肌的变力和变时效应，且不会显著影响血管直径；β_2受体则负责平滑肌松弛，可引起支气管扩张和血管扩张。

肾上腺素能血管升压药包括内源性儿茶酚胺，如去甲肾上腺素、肾上腺素、多巴胺，以及合成类儿茶酚胺，如苯肾上腺素和间羟胺等。

（一）去甲肾上腺素

去甲肾上腺素作为内源性儿茶酚胺和神经递质，可直接激动α_1受体，同时也具有一定的β_1和β_2受体激动作用。总体效应而言，它可产生显著的血管收缩作用，但对心率的影响较小，因为它的β受体激动效应可因血管收缩所致的后负荷增加引起的反射性心动过缓所抵消。不同剂量下，去甲肾上腺素产生的总体效果有所不同：低剂量时，去甲肾上腺素通过刺激β_1受体对心肌收缩力有明显影响，并通过激活α_1受体产生血管收缩作用，导致全身血压升高，伴或不伴轻微心动过速；高剂量时，血管收缩主要是α_1受体的激动，但需注意CO的变化性，当后负荷较大伴随反射性心动过缓时反而会导致CO的降低。外源性去甲肾上腺素的半衰期为1.5分钟。

目前国际指南推荐将去甲肾上腺素作为感染性休克的首选血管升压药。与多巴胺相比，去甲肾上腺素具有较低的死亡率和较低的心律失常风险，而肾上腺素更容易导致心动过速。

去甲肾上腺素在创伤所致的失血性休克引起的严重低血压中也有治疗作用，除了全身效应外，静脉收缩（尤其是脏器）有助于将更多的血管容量转移到动脉循环中。此外，去甲肾上腺素可用于特利升压素不适用的情况如Ⅰ型肝肾综合征和急性脑损伤，以达到理想脑灌注。去甲肾上腺素还可用于治疗和预防蛛网膜下腔出血后的血管痉挛。

在心源性休克中，去甲肾上腺素可以帮助维持MAP并提高舒张压，从而增加冠状动脉血流。与肾上腺素相比，去甲肾上腺素较少发生心动过速、高乳酸血症、心律失常等不良反应。应用去甲肾上腺素的死亡率低于多巴胺。

（二）肾上腺素

肾上腺素的药理作用范围比其直接前体去甲肾上腺素更广泛，且β_1和β_2受体比α_1受体优先激活。在较低剂量下，它主要产生非选择性β受体激动作用，具有正性肌力作用，增加心输出量，但因血管平滑肌中的β_2和α_1刺激作用发生相互抵消，故而对血管张力的影响较小。然而，这种直接变力性和变时性的作用会增加心肌的氧耗，具有加重心脏缺血和诱发恶性心律失常的风险。在高剂量时，肾上腺素的作用以α受体激动效应占优势，从而导致血管收缩。外源性肾上腺素的半衰期为2～3分钟。

目前在心脏骤停复苏的国际指南中推荐使用肾上腺素，主要由于肾上腺素具有α肾上腺素能作用。对于感染性休克而言，如果单用去甲肾上腺素不足以达到目标MAP，肾上腺素仍然是感染性休克的合适二线药物。但需要注意，肾上腺素可能会导致高乳酸血症，与不良反应无关，但在使用血清乳酸作为复苏目标时，会增加治疗效果评估的难度和复杂性。

对于过敏性休克的治疗，肌内或静脉注射肾上腺素仍是首选，因其可收缩血管，且β_2受体的激活可促进支气管的扩张。

（三）多巴胺

多巴胺是去甲肾上腺素的直接前体，与其他内源性儿茶酚胺不同，它不仅是α和β肾上腺素能受体激动剂，也是多巴胺受体的有效激活剂。多巴胺受体也是一类G蛋白偶联受体，可分为D_1型和D_2型，而多巴胺是两者的非选择性激动剂。对于心肌组织，多巴胺受体的激活会产生一定程度的变力性和变时性，但相较于肾上腺素受体作用更弱。在血管而言，总体效应是血管扩张，尤其是在肾、肠系膜和内脏循环中。多巴胺静脉注射下半衰期约2分钟。

多巴胺对各类型受体的生理作用大多为剂量依赖性。小剂量多巴胺时［$<3\mu g/(kg\cdot min)$］，主要发挥多巴胺能效应，以非选择性的方式激活多巴胺能受体，导致血管张力降低，可反

射性引起心输出量轻度增加。此外，在肾脏中起到利尿钠激素的作用，减少近曲小管的钠重吸收，增加水的排泄。在中等剂量时［＜10μg/（kg·min）］，多巴胺可激活 β_1受体，导致对心肌的正性肌力和变时作用，往往伴随心率增加；在大剂量多巴胺时［＜10μg/（kg·min）］，更倾向于血管收缩作用，通过刺激 α 受体激活引起血管收缩并伴全身血管阻力升高。在更高剂量下［＜20μg/（kg·min）］，多巴胺的作用几乎与去甲肾上腺素近乎相同。

目前多巴胺在重症中的应用受到一定限制。一方面，在感染性休克中，由于死亡率和诱发快速心律失常的发生率较高，多巴胺已被去甲肾上腺素所取代，仅限于心动过缓和心律失常风险低的人群使用；另一方面，多巴胺的血浆浓度变化较大，尤其在危重症患者中，其清除率难以用输注率来反映或预测，这增加了药物使用的难度。

（四）苯肾上腺素

苯肾上腺素为合成的选择性 α_1受体激动剂，因此不具有 β 受体活性，即主要表现对血管的收缩作用，从而引起后负荷增加，这可导致无对抗性反射性心动过缓和心输出量减少。苯肾上腺索可用于快速纠正突然发作的低血压或伴发的心动过速，亦可应用于主动脉狭窄和肥厚性梗阻性心肌病，因其可以降低左心室流出道梯度。但需注意的是，有研究表明在美国去甲肾上腺素短缺期间，随着苯肾上腺素应用的增加，死亡率也有所上升。

（五）间羟胺

间羟胺主要通过 α 受体激动效应发挥血管收缩作用，同时，间羟胺也具有刺激去甲肾上腺素释放的作用。在重症监护下，大剂量给药可用于逆转或预防气管插管期间的低血压。间羟胺的优势在于患者相对稳定状态下，如急诊室内，在建立中心静脉通路之前通过外周静脉给药。

三、非肾上腺素能血管升压药

儿茶酚胺可能增加心肌氧耗，诱发快速心律失常，因此，非肾上腺素能化合物引起了关注。然而，目前尚不清楚它们是否会改善总体死亡率。

（一）血管升压素

血管升压素是一种内源性应激激素，在血清渗透压升高、低血容量和低血压时由垂体后叶释放。血管升压素受体激活后可使肌肉、皮肤和内脏血管（V_{1a}受体）产生血管收缩的效果；对于肺和冠脉循环中的血管表现为扩张；并通过V_2受体产生水潴留作用；促进促肾上腺皮质激素（adreno corticotropic hormone，ACTH）从垂体前叶的释放（V_{1b}受体）。

在感染性休克中，血管升压素可作为对儿茶酚胺治疗无效的低血压的二线药物或用于减少去甲肾上腺素的剂量。在一项大样本量的随机对照研究中，血管升压素降低了休克患者的死亡率。早期给药可以降低肾脏替代治疗的使用需求并对去甲肾上腺素具有维持作用。

（二）特利加压素

特利加压素是一种合成的前体药物，为升压素类似物，作用持续时间较长，对V_{1a}受体选择性更大。

在消化道静脉曲张出血中，特利加压素被用作辅助治疗药物，相比于血管升压素更为有效，可以达到一定的止血效果。对于感染性休克的治疗，一项meta分析纳入6项研究，共512例患者，将加压素或特利加压素与安慰剂或支持治疗比较。在使用加压素或特利加压素的患者中，短期死亡率并无显著降低（40.2% vs 42.9%，*RR* 0.91，95%CI 0.79～1.05），但是，使用加压素或特利加压素的患者需要的去甲肾上腺素更少。另一项随机试验在409例感染性休克患者中比较了加压素与去甲肾上腺素。结果发现，尽管加压素没有降低死亡率或减少无肾衰竭天数，但可能减少了需要肾脏替代治疗的肾衰竭发生率（25% vs 35%）。

（三）血管紧张素Ⅱ

肾素–血管紧张素–醛固酮系统是低血压反应中常被激活的保护性反应之一。血管紧张素Ⅱ的血管活性主要通过AT_1受体介导，引起血管张力增加、醛固酮分泌、水钠潴留，以及释放血管升压素，此外，在凝血和促炎反应中也有一定作用。

在分布性休克中，外源性血管紧张素Ⅱ除了能使高剂量的血管升压素早期改善MAP外，对血管升压素剂量还具有维持作用，且无明显不良反应。然而，这仍需要更多的证据来充分了解其对重要临床结果的影响。

四、不良反应

和任何其他治疗一样，在使用血管升压药治疗时也必须密切监测不良反应的发生情况，包括组织灌注不足、快速性心律失常和心肌梗死。过度的血管收缩会损害外周血液循环，特别是微循环，以皮肤和四肢末端为著。需要注意的事，末肢循环灌注不足的情况通常逐渐发展而来，很少会发生突然的动脉闭塞。如果怀疑出现外周循环灌注不足，则应对患者进行全面评估是否给与了适当的液体复苏，是否达到了MAP的目标，以及是否存在过度的血管收缩，并注意判断是否同时存在心源性休克。

血管升压药导致的快速性心律失常，主要是由于外周血管阻力变化和心肌兴奋性的综合改变所致。一般认为通过β_1受体刺激直接作用于心肌的药物更容易发生这种情况，如多巴胺的快速性心律失常发生率24.1%相较于去甲肾上腺素的发生率12.4%更高。不过，在应用血管升压药期间如出现心律失常，应首先筛查潜在的可能原因，而不是首先归因于血管升压药治疗。除了治疗心脏电生理相关的异常疾病之外，应时刻注意评估液体负荷情况和电解质状态，并考虑改用较不容易引起心律失常的α受体选择性药物或血管升压素。

另外应注意的是，血管升压药物引起的血流动力学改变会增加心肌氧耗，尤其是在有心动过速或本身存在心脏相关基础疾病的危重患者中，增加心肌氧耗可能会诱发心肌损伤甚至心肌梗死。

容易被忽视的是β_1受体激活也可以降低机体对胰岛素的敏感性，在应激状态下更容易发生高血糖，而高血糖已被证实与不良预后有关。因此，在应用期间，也应注意对于血糖的监测的控制。

血管升压药物的局部外渗会使血管过度收缩而导致组织坏死。因此，绝大部分的血管活性药物都应该通过中心静脉给药以降低组织坏死的风险。当意外出现药物的外渗，局部皮下注射酚妥拉明可能有助于逆转过度的血管收缩，同时应该寻求整形手术的帮助。

（吴 婕）

参考文献

[1] KHANNA A, ENGLISH SW, WANG XS, et al. Angiotensin II for the Treatment of Vasodilatory Shock [J].

N Engl J Med，2017，377（5）：419-430.

[2] POLITO A，PARISINI E，RICCI Z，PICARDO S，ANNANE D. Vasopressin for treatment of vasodilatory shock：an ESICM systematic review and meta-analysis [J]. Intensive Care Med，2012，38（1）：9-19.

[3] RUSSELL JA，WALLEY KR，SINGER J，et al. Vasopressin versus norepinephrine infusion in patients with septic shock [J]. N Engl J Med，2008，358（9）：877-887.

[4] HOLLENBERG SM. Vasoactive drugs in circulatory shock [J]. Am J Respir Crit Care Med，2011，183（7）：847-855.

[5] GAMPER G，HAVEL C，ARRICH J，et al. Vasopressors for hypotensive shock [J]. Cochrane Database Syst Rev，2016，2（2）：CD003709.

[6] DE BACKER D，BISTON P，DEVRIENDT J，et al. SOAP Ⅱ Investigators. Comparison of dopamine and norepinephrine in the treatment of shock [J]. N Engl J Med，2010，362（9）：779-789.

[7] BANGASH MN，KONG ML，PEARSE RM. Use of inotropes and vasopressor agents in critically ill patients [J]. Br J Pharmacol，2012，165（7）：2015-2033.

[8] 平斯凯，泰布尔，文森特.血流动力学监测 [M].陈德昌，刘娇，译.上海：上海科学技术出版社，2021.

第四节　正性肌力药物

一、概述

大多数感染性休克患者出现心肌功能障碍时，收缩功能下降是一个最为突出的特征。对于充分补液和血管加压药治疗后，平均动脉压仍较低的这类患者可使用心脏彩超评估是否持续存在组织灌注改变和心室收缩功能降低。对确定合并心输出量减少的患者，需要尝试使用正性肌力治疗。

严重感染时应用正性肌力药物主要有两个目的：①对于心肌收缩力减退导致心输出量降低的患者，通过使用正性肌力药物改善其心脏泵功能；②应用正性肌力药物实现超常水平的氧输送。现有正性肌力药物很多，作用机制不尽相同，主要分为两类，一类是作用心肌表面的肾上腺素能受体，另一类是在心肌细胞内发挥作用。

二、肾上腺素能正性肌力药

肾上腺素能受体主要分为α_1、α_2、β_1、β_2和多巴胺受体。肾上腺素能药物激活α_1和β_1受体会产生不同程度的变力效应，当激活β_1受体时，变力性效应最为显著。

（一）肾上腺素与去甲肾上腺素

肾上腺素能够激活α、β_1和β_2受体。α受体活化可导致动静脉血管收缩，促进血液回流，使心脏前负荷增加。肾上腺素虽可以增加动脉收缩压，但其缩血管效应会因β_2受体激活后的舒血管效应而减弱。β_1受体激活可增加心率和心肌收缩力，使心输出量增加。

去甲肾上腺素属于生理性递质，由肾上腺素能神经在神经节后释放，可兴奋α和β_1受体，但对β_2受体的作用较弱。α受体激活会导致动静脉血管收缩，引起收缩压、舒张压以及心脏充盈压增加。同时，去甲肾上腺素还可通过降低外周静脉容量以提升体循环平均充盈压和静脉回流压力梯度，从而引起静脉回心血量增加，以此增加心脏前负荷。β_1受体激活可通过正性肌力作用而增加每搏输出量，但其变时性效应常会被血管收缩时压力感受器的兴奋效应所抵消。因此，去甲肾上腺素大多表现为心率降低或不变，以及心输出量不变。另外，去甲肾上腺素可以提高舒张压来增强心肌细胞的代谢，进而扩张冠脉并增加冠脉血流量。

尽管肾上腺素和去甲肾上腺素能可激活β_1肾上腺素能受体，但由于具有强效α受体激动作用，故在严重低血压时多作为缩血管药物使用。有研究显示，肾上腺素和去甲肾上腺素可以显著增加脓毒症患者的心输出量。当达到相同的MAP目标时，去甲肾上腺素和多巴胺增加心输出量的效应相同。但不同的是，去甲肾上腺素主要是通过提升体循环平均充盈压，增加心脏前负荷，进而提高心输出量。而肾上腺素通常是被作为强效的正性肌力药物在脓毒症中应用。

（二）多巴胺

多巴胺是去甲肾上腺素和肾上腺素的前体物质。不同浓度的多巴胺对肾上腺素能受体的活化效应不同，并且在转化为去甲肾上腺素后对心血管系统产生多种效应。小剂量时可激活肾脏、肠、脑和冠状动脉的多巴胺受体以舒张血管，但不明显影响动脉血压。中等剂量多巴胺以激活β_1受体为主，可增强心肌收缩力并加快心率，每搏输出量虽增加但动脉张力仅轻微改变，因此体现在血压上多表现为收缩压升高而舒张压不变。大剂量的多巴胺以激活血管的α_1受体为主，表现为动静脉血管收缩，此时多巴胺D_1受体介导的血管舒张效应被抵消，从而表现为动脉血压、静脉回流以及心脏充盈压的增加。更高剂量多巴胺的血流动力学效应则与去甲肾上腺素相似。

（三）多巴酚丁胺

多巴酚丁胺是一种合成的儿茶酚胺，具有混合的β肾上腺素受体效应，对β_2受体的亲和力较高。临床上常用的多巴酚丁胺是一种消旋合剂，包括能激活α肾上腺素能受体和能激活β_1和β_2受体的两种成分。激活α_1和β_1受体可以产生心脏变力性和变时性效应。多巴酚丁胺激活α_1受体导致血管收缩的同时还会激活β_2受体引起血管舒张。因此，总体上多巴酚丁胺并不会导致明显的舒张或收缩血管效应。

对于需要通过增加心肌收缩力来增加心输出量的患者，多巴酚丁胺是临床最常用的β肾上腺素受体激动剂。多巴酚丁胺的剂量范围为5～25μg/（kg·min）。对于急性心力衰竭患者，多巴酚丁胺在0～15μg/（kg·min）范围内能够增加心输出量和心率并降低肺动脉楔压。对于心源性休克患者，多巴酚丁胺也可以在降低肺动脉楔压的同时增加心输出量。

目前认为，对于合并心功能抑制的感染性休克患者，多巴酚丁胺能够通过激活β_1受体增加每搏输出量和心率，而激活β_2受体则会导致血管舒张，因此，有报道显示脓毒症患者使用多巴酚丁胺时表现为心输出量增加而全身血管阻力降低。对于此类患者，使用多巴酚丁胺来改善心脏功能的同时，需联合使用缩血管药物。多巴酚丁胺的另一个优势在于可降低心脏充盈压，必要时可以通过补液进一步增加心输出量。在相同的肺动脉压及右心室舒张末容积前提下，相较于多巴胺，多巴酚丁胺能导致左右心室的充盈压更低，且能增加右心室的射血分数。因此，在感染性休克患者需使用正性肌力药物时，首选多巴酚丁胺而非多巴胺。

因此，在心源性休克中，组织灌注不良通常提示心输出量较低，因此多巴酚丁胺通常是必要的。然而，感染性休克患者在使用多巴酚丁胺前应先评估左心功能。然而，由于脓毒症时 β_1 肾上腺素能通路发生改变，这可能是由于血管活性药物、心肌抑制程度、β 肾上腺素能受体减少等因素导致患者对多巴酚丁胺的反应性不同所致。这导致不同研究之间的结果存在差异。但总体而言，对多巴酚丁胺治疗反应性差可能是感染性休克患者预后欠佳的标志。同其他治疗药物一样，多巴酚丁胺也会产生相关不良反应，如心肌缺血、心律失常等，所以在应用时，尤其是对初始治疗反应性差的患者，必须监测评估其改善心输出量的有效性。

（四）异丙肾上腺素

异丙肾上腺素是一种合成的强效 β 肾上腺素能受体激动剂，与多巴酚丁胺不同，它具有显著的正性频率作用。该药对 β_2 肾上腺素受体的亲和力较高，会引起血管扩张和平均血压下降，而激活 β_1 受体会导致每搏输出量增加、收缩压升高。其中每搏输出量的增加与心率增快会导致心输出量增加，但由此引起的心肌氧消耗不能通过冠状动脉血流的增加来代偿，所以可能会导致心肌缺血，特别是对冠心病患者。由于异丙肾上腺素会导致心肌缺血和低血压，所以在患者没有心动过缓的情况下，不再推荐其作为正性肌力药使用。

三、非肾上腺素能正性肌力药

一些药物可通过非肾上腺素能机制产生正性肌力作用，常见药物如下。

（一）磷酸二酯酶抑制剂

尽管儿茶酚胺类药物是伴有心输出量降低的重症患者的主要治疗药物，但也可能会诱发心动过速、心律失常、心肌氧耗增加、血管过度收缩或长时间应用后 β 受体反应性下降等问题。因此，有学者提议使用其他的正性肌力药物如磷酸二酯酶抑制剂（米力农、依诺昔酮）来治疗心肌功能障碍。这类合成药物能抑制催化 cAMP（cyclic adenosine monophosphate）的磷酸二酯酶Ⅲ，增加细胞内cAMP水平，引起血管平滑肌松弛，使动脉和静脉血管舒张，且比多巴酚丁胺的作用效果更强。对于心脏而言，磷酸二酶抑制剂的正性肌力作用与多巴酚丁胺相似，在快速输注时会引起心率加快，增加心输出量。此外，细胞内cAMP水平升高可以促进肌质网对 Ca^{2+} 的重吸收，因而有助于心室舒张。β 肾上腺素能受体激动剂也可通过增加cAMP的生成发挥其作用，因此磷酸二酯酶抑制剂能够增强其肾上腺素能效应，成为二者具有协同作用的药理学基础。有研究报道，心力衰竭患者联合使用多巴酚丁胺和依诺昔酮也具有增加心输出量的协同效应。

（二）钙增敏剂

Ca^{2+} 增敏剂增加了肌钙蛋白对 Ca^{2+} 的敏感性，从而使心肌收缩的力量和持续时间都得到提升，代表药物为左西孟旦。左西孟旦相对于传统正性肌力药物的优势在于它在增强心肌收缩力的同时不会增加 Ca^{2+} 内流进入细胞质，所以就降低了离子浓度改变导致心律失常的风险。磷酸二酯酶Ⅲ抑制剂在某种程度上也能加强 Ca^{2+} 增敏剂的正性肌力效应。此外 Ca^{2+} 增敏剂还能激活ATP依赖型钾通道引起血管舒张。因此，在使用左西孟旦时需注意预防患者可能会出现低血压。

目前已有研究证实，对于急性心力衰竭患者，应用左西孟旦可产生诸多血流动力学获益，如心输出量增加和肺动脉楔压降低。有研究结果显示，与多巴酚丁胺相比，左西孟旦能更有效地改善伴有低心输出量心力衰竭患者的血流动力学状态。与多巴酚丁胺不同的是，对于正在使用β受体阻滞剂的患者，左西孟旦也能改善其心脏功能。

左西孟旦在脓毒性休克中显示出早期作为正性肌力药物的前景，但随机对照试验显示没有任何益处，并且室上性快速心律失常等发生率增加；然而，该研究纳入标准未考虑针对存在心室功能障碍的患者，因此结果可能忽略了左西孟旦在这些患者中的潜在益处。

总的来说，大部分正性肌力药物是通过增加心肌细胞胞质中的cAMP浓度，以增加Ca^{2+}浓度从而增强心肌收缩力，如儿茶酚胺类药物（包括外源性儿茶酚胺与合成类药物）是通过β_1肾上腺素能受体以增加cAMP生成，而磷酸二酯酶抑制剂通过抑制cAMP降解以提高其胞质内浓度。如前文所述，血管升压药物与正性肌力药物在某种程度上并非完全分割，对于有β_1肾上腺素能受体激动作用的血管升压药物，也是较强的正性肌力药物，比如多巴酚丁胺、多巴胺和肾上腺素。但是，对于感染患者，由于心肌β_1肾上腺素能受体的反应性、数量、功能的下调，可能会引起药物效果的差异，在治疗效果上存在个体差异性，出现治疗效果欠佳的问题，因此持续的心脏功能评估与外周血管阻力的评价在重症感染的患者中是极为必要的。相应的，正性肌力药物在增强心肌收缩力同时也会影响外周血管血流调节，有必要监测重要器官的灌注水平和功能。

（吴 婕）

参考文献

[1] HOLLENBERG S M. Vasoactive drugs in circulatory shock[J]. Am J Respir Crit Care Med, 2011, 183(7): 847-855.

[2] AL-HESAYEN A, AZEVEDO E R, NEWTON G E, et al. The effects of dobutamine on cardiac sympathetic activity in patients with congestive heart failure[J]. J Am Coll Cardiol, 2002, 39(8): 1269-1274.

[3] LANDONI G, LOMIVOROTOV V V, ALVARO G, et al. Levosimendan for Hemodynamic Support after Cardiac Surgery[J]. N Engl J Med, 2017, 376(21): 2021-2031.

[4] GARCIA-ALVAREZ R, ARBOLEDA-SALAZAR R. Vasopressin in Sepsis and Other Shock States: State of the Art[J]. J Pers Med, 2023, 13(11).

[5] GARCIA B, ZARBOCK A, BELLOMO R, et al. The alternative renin-angiotensin system in critically ill patients: pathophysiology and therapeutic implications[J]. Crit Care, 2023, 27(1): 453.

[6] SAKR Y, REINHART K, VINCENT J L, et al. Does dopamine administration in shock influence outcome? Results of the Sepsis Occurrence in Acutely Ill Patients(SOAP) Study[J]. Crit Care Med, 2006, 34(3): 589-597.

[7] EVANS L, RHODES A, ALHAZZANI W, et al. Surviving Sepsis Campaign: International Guidelines for Management of Sepsis and Septic Shock 2021[J]. Crit Care Med, 2021, 49(11): e1063-e1143.

[8] HIEMSTRA B, KOSTER G, WETTERSLEV J, et al. Dopamine in critically ill patients with cardiac dysfunction: A systematic review with meta-analysis and trial sequential analysis[J]. Acta Anaesthesiol Scand, 2019, 63(4): 424-437.

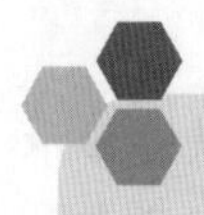

第九章 腹腔感染的器官功能支持

第一节 呼吸功能支持

腹腔感染往往病因复杂，病情严重，病程迁延，其救治是一项多学科参与的系统性工程，呼吸功能支持系其中重要的一个环节。

一、呼吸功能支持的重要性

1. 腹腔感染患者呼吸功能的改变 腹腔感染患者炎症介质的大量释放、腹腔压力的升高、腹部原发疾病导致消化吸收功能障碍、各种引流管路的存在、长期卧床制动以及镇痛镇静药物的使用等都会不同程度影响到呼吸系统的顺应性、心脏泵功能和血管外肺水以及毛细血管的通透性，影响到患者咳嗽反射和痰液清除的效果，增加胃液返流和发生吸入性肺炎的机会，引起肺部感染并发症加重呼吸衰竭，甚至引起急性呼吸窘迫综合征（acute respiratory distress syndrome，ARDS）。

2. 呼吸功能对腹腔感染的影响 呼吸功能不全、低氧血症会加重腹腔感染患者胃肠道黏膜的缺血缺氧，消化道的运动功能、消化吸收功能和黏膜屏障及免疫屏障功能进一步受损，形成呼吸衰竭—胃肠道功能障碍的恶性循环。卧床制动和镇痛镇静药物不但影响呼吸功能，也抑制胃肠道的运动和消化吸收功能，不利于患者的治疗和康复。

腹腔灌注压力是平均动脉压与腹腔内压力的差值，是胃肠道循环灌注的动力。呼吸功能不全、低氧血症和行机械通气的腹腔感染患者肺动脉压力会升高，影响右心功能，进而升高腹腔内压力，导致腹腔灌注压力降低，胃肠道功能受到抑制，胃肠功能障碍加重。

二、呼吸功能状态的评估和监测

呼吸功能状态的评估和监测是做好呼吸功能支持的前提。呼吸功能支持是一个过程，需要在动态的呼吸功能评估监测保障下才能顺利实施。规范的呼吸功能状态评估对评估腹腔感染患者的基础呼吸功能状态、鉴别分析呼吸困难的原因、判断呼吸功能障碍的严重程度、指导机械通气患者的撤机均具有重要意义。

1. 呼吸频率和呼吸幅度 呼吸频率是最基本的呼吸功能状态评估指标，正常范围是12～20次/分。超过20次/分为呼吸过快，在发热、感染、低氧血症、疼痛、贫血、心力衰竭等原因时多见。呼吸频率低于12次/分为呼吸过缓，常见于使用镇痛镇静药物、中枢神经系统病变和严重的呼吸性碱中毒等情况。

呼吸浅快常见于肥胖、腹腔高压、呼吸肌无力以及肺炎、肺水肿、胸腔积液或积气等多种原因导致的肺部疾病；呼吸深快常见于激烈运动和过度紧张等情况。

2. 血气分析指标评估　血气分析是指对血中的酸碱度、氧分压、二氧化碳分压等多个参数进行检测，目的是了解患者的氧气供应和酸碱平衡状况以评估患者肺部功能状态和评价呼吸支持治疗效果。血液可采自动脉血和静脉血，动脉血气分析在临床上最为常用，可以反映经过肺循环后的动脉血氧合状态；中心静脉血（或混合静脉血）气分析可以反映体循环末端的静脉血氧合状态，二者结合起来可以综合反映患者氧代谢的状态。

血气分析可以直接检测血中的氧分压（PaO_2）、二氧化碳分压（$PaCO_2$）以及血液酸碱度（pH），然后根据上述三个测定值进一步计算衍生出其他多个指标，如 HCO_3^-、实际碳酸氢盐（AB）、标准碳酸氢盐（SB）、二氧化碳总量（TCO_2）、动脉血氧饱和度（SaO_2）、碱剩余（BE）、缓冲碱（BB）等指标。

血气分析临床应用广泛，可用于呼吸功能衰竭类型的判定、通气和换气呼吸功能以及酸碱平衡紊乱的评估。在海平面水平、静息状态、呼吸空气时，如动脉血 $PaO_2 < 60mmHg$，$PaCO_2$ 降低或正常，诊断为Ⅰ型呼吸衰竭，多见于肺炎、ARDS、弥漫性肺间质化等肺换气功能障碍性疾病；如动脉血 $PaO_2 < 60mmHg$，同时伴有 $PaCO_2 \geqslant 50mmHg$，则诊断为Ⅱ型呼吸衰竭，多见于慢性阻塞性肺疾病（COPD）、呼吸肌功能降低等肺通气功能不全性疾病。

3. 肺功能指标评估　肺功能检查是了解肺脏呼吸功能最直接的无创性检查技术。腹腔感染患者通过肺功能检查可以明确通气功能障碍的类型和严重程度，有助于评估手术安全风险、术后心肺合并症风险、呼吸机撤机成功机会、呼吸功能障碍的治疗效果及预后等。

通气功能障碍分为阻塞性通气功能障碍、限制性通气功能障碍、混合性通气功能障碍三种，阻塞性通气功能障碍的特点是以一秒率（$FEV_1/FVC\%$）降低为主，限制性通气功能障碍则以肺活量（VC）减少为主。腹腔感染患者对肺功能的影响多以横膈上抬和毛细血管渗漏等原因导致的限制性通气功能障碍多见。

传统的肺功能检查需要在肺功能检查室由专职人员完成，对场地、设备、检查人员的资质要求高，也要求受检患者具备较好的活动能力和配合能力。腹腔感染患者由于病情重和活动不便等原因往往不能接受传统肺功能检查，床旁便携式肺功能检查成为有效的补充。便携式肺功能检查仪器设备小，操作简单，质控便利，方便床边检查，可以自动出具图文报告，部分设备还具有呼吸训练的治疗作用和个体化数据存储和分析功能，对检查人员的技术和资质要求相对较低，可以对腹腔感染患者肺功能的连续监测和治疗效果的进行动态比较。获得准确的床旁肺功能检查数据需要患者的良好合作，连续性动态评估更有价值。

4. 呼吸力学评估　呼吸力学是以压力、容积和流速等物理学指标对呼吸运动进行研究的科学，有多种衍生参数，如呼吸系统顺应性（compliance，C）、气道阻力（airway resistance，R）、呼吸功（work of breathing，WOB）、气道闭合压（0.1s 口腔闭合压，简称 $P_{0.1}$）等，还可以描记出压力-时间、流量-时间、容积-时间以及流量-容积环和压力-容积环等多种曲线。呼吸力学图形及监测数据可以辅助临床医师快速评估呼吸系统的力学功能，找到呼吸困难的病因并做出处理，也能量化呼吸困难的严重程度并动态观察疾病走向和治疗效果。

气道阻力的单位是 $cmH_2O/(L \cdot s)$，正常成人气道阻力数值在 $1 \sim 3cmH_2O/(L \cdot s)$，人

工气道患者气道阻力在5～7cmH_2O/（L·s）。人工气道或患者气道的阻塞、狭窄、扭曲、水肿等情况都会引起气道阻力增高导致患者呼吸困难。顺应性分为静态顺应性（static compliance，Cst）和动态顺应性（dynamic compliance，Cdyn）。静态顺应性是指在呼吸周期中，气流暂时阻断时测得的顺应性，在健康成人大约为100ml/cmH_2O，机械通气时静态顺应性则会下降至60ml/cmH_2O左右。动态顺应性是指在呼吸周期中，气流未阻断时测得的顺应性，较静态顺应性测定简单、方便，但其大小容易受气流阻力的影响。胸壁疾病、胸膜腔疾病和肺实质性疾病都会引起呼吸系统顺应性的改变。腹腔感染患者呼吸功能障碍多是由于毛细血管渗漏综合征、胸壁水肿、腹腔高压等原因导致的限制性通气功能障碍，在呼吸力学参数上主要影响呼吸系统顺应性下降的改变。

5. 呼吸系统超声评估 现代超声诊断技术的发展为呼吸系统功能评估提供方便快捷、安全无创且可重复的床边检测方法，很多肺部病变如肺水肿、肺实变、胸腔积液或积气等都会呈现特征性超声影像。

急重症床旁肺脏超声检查流程（bedside lung ultrasound in emergency，BLUE）可用于急性呼吸衰竭或低氧血症患者的病因评估，通过观察特定区域的超声征象来判断有无存在肺部疾患。多指标整合以及流程化动态分析可以协助医生快速精准找到呼吸困难的病因、实施诊断策略和处理方法并评估临床疗效。

超声检测也用于膈肌功能的评估，B型超声主要用来确定膈肌的深浅和方向，M型超声主要用来测定膈肌的活动改变，包括膈肌运动的方式、速度、频率和膈肌厚度的变化等。

三、气道管理和肺康复

1. 气道管理 腹腔感染患者由于使用镇痛镇静药物、卧床制动、营养不良，加上合并ARDS时多受到液体负平衡调控导致痰液黏稠不易咳出和引流；危重患者建立人工气道后影响对吸入气体加温、加湿的功能等诸多因素影响到咳嗽效果。保持痰液适度稀薄和有效的咳嗽反射对预防肺部感染加重十分重要。

卧床、消化道运动功能下降、腹腔高压、进食体位、管饲喂养的方式和喂养量过多等会引起消化液返流增加；腹腔感染患者有效咳嗽减弱以及人工气道的气囊管理不善、气管切开患者声门下压力减低、严重营养不良以及既往脑卒中、脑外伤和帕金森等基础性疾病都可以引起患者的吞咽功能障碍，需要做好吸入性肺炎的预防。

气道管理包括患者气道管理和人工气道管理。患者气道管理主要是气道的通畅管理，预防和早期识别气道梗阻；人工气道管理除通畅管理之外，还要注意管路选择的再判断、管路的位置管理和气囊压力管理。

人工气道管路的选择应该是在人工气道建立的时候进行判断，但是在某些情况下需要更换人工气道管路，比如急诊抢救时或者经验不足的医生可能会选择容易插管成功的型号偏小的人工气道，气道阻力的明显升高对老年人和心肺功能不全的患者影响会很大；有些特殊肥胖的患者应用普通管位置太浅容易脱管，可能需要更换为加长型的气切套管。

保持通畅是管路最基本的要求。如果人工气道的管路出现阻塞，患者会表现为呼吸费力、烦躁不安、心率增快、吸气三凹征、末梢氧饱和度下降，听诊双肺呼吸音对称性减弱，呼吸机显示气道阻力增加，吸痰管难以顺利进入等。医护人员必需懂得管路阻塞的表现并积极进行处理，做好大气道梗阻的预防工作，包括良好的气道湿化管理，规范有效的吸痰操作，认真的观察体检和对呼吸力学、呼吸机波形的密切监测等。

人工气道置入太浅容易导致气管插管脱管，置入太深容易随着呼吸运动导管尖端损伤隆突或者进入单侧支气管导致单肺通气。最理想的插管尖端位置应该在主气道隆突3～5cm。在正常体型的成人，经口插管男性22～24cm，女性21～23cm，以门齿对应的刻度线为准；经鼻插管一般是在经口插管的基础上加2～3cm。管路位置的管理可以通过认真细致的体格检查、X线、呼吸机波形分析或者气管镜检查所发现或者证实。

人工气道的气囊具有固定导管、密闭气道和预防误吸的作用。气囊上方分泌物是下呼吸道感染重要的病原微生物来源，应使用带有气囊上吸引管的人工气道，定期清除气囊上滞留物，尤其是在气囊放气前。需要使用气囊测压表来规范测量气囊压力，维持在25～30cmH_2O之间，即气囊压力表的绿色区间；气囊压力需要每4小时1次的监测，不需要定时放气减压。

2. 肺康复 肺部并发症在腹腔感染患者最为常见，也是胃肠外科医生公认的最棘手的并发症。围绕“湿、翻、拍、咳、扩、吹、动”这七个字实施肺脏保护几乎适用于所有的腹腔感染患者，简单易行，适于推广。

“湿”包括全身水化和气道局部湿化，防止痰液过于黏稠；“翻”是指体位翻转和变化以有利引流和减少受压；“拍”是为了松动分泌物和气道壁的黏附；“咳”是指可以清除分泌物的有效咳嗽。在湿化和引流基础上结合拍背和有效的咳嗽，可以更充分清除痰液。体位引流加排痰即为胸腔物理治疗，可以帮助患者改善氧合和呼吸困难，减少抗生素应用，缩短机械通气时间，减轻医疗负担。

“扩”是指肺部扩张治疗，适合已经发生肺塌陷的患者和有肺塌陷高风险因素的患者以及慢性阻塞性肺疾病患者的围术期治疗。胸部和上腹部手术、腹腔高压、肌肉无力、营养不良以及高颈髓损伤等各种内外科疾病、长时间卧床制动等都是肺塌陷的高风险因素。肺部扩张治疗可以通过呼吸机、呼吸球囊、呼吸训练器以及深吸气摒气等方法实现，但禁用于肺大疱和没有引流的气胸患者，防止气胸和气胸加重。

“吹”指的是形成呼气末正压防止呼气末肺泡塌陷，促进氧合，可以通过呼吸机、呼吸训练器、甚至不用任何工具，只通过缩唇动作实现。“缩唇呼吸”也称为“噘嘴呼吸”，是指用鼻子深吸入较多的空气后从缩小的唇部缓慢持续吹出去，可以配合走路动作一起完成。“缩唇呼吸”不需要任何器具，简单易学，便于普及。

“动”是指适合患者个体化的早期活动和功能锻炼。从上下肢运动到躯干肌运动和呼吸肌运动，从床上运动到床边运动和床下运动，从被动运动到主动运动，运动强度、运动频率和运动效果都应该动态评估和调整。起立床、低频神经肌肉电刺激、弹力带、呼吸训练器都是适合腹腔感染患者的运动辅助器具。

四、呼吸支持模式的选择和应用

腹腔感染合并呼吸功能障碍时常需要呼吸支持治疗，呼吸支持类型的选择、呼吸机模式和参数的设置、呼吸机报警处理和患者管理等很多因素都会影响治疗效果，应用不当可造成医源性损害，产生呼吸机相关性肺损伤（ventilator associated lung injury，VALI）、呼吸机相关的膈肌功能障碍（ventilator-induced diaphragmatic dysfunction，VIDD）和自主呼吸肺损伤。

1. 传统氧疗（traditional oxygen therapy） 包括鼻导管吸氧和普通面罩吸氧，适用于心肺功能较好的患者以提高氧输送治疗，几乎没有使用禁忌证，但支持力度低，吸入氧浓度不稳定，同时要注意避免长时间的高浓度吸氧，防止氧中毒；有COPD合并Ⅱ型呼吸衰竭的腹腔感染患者注意吸入氧浓度尽量保持在35%以下，防止呼吸中枢抑制。

2. 经鼻高流量氧疗（high-flow nasal cannula oxygen therapy，HFNC） HFNC是一种通过高流量鼻塞持续为患者提供可以调控并相对恒定吸氧浓度（21%～100%）、温度（31～37 ℃）和湿度的高流量（8～80 L/min）吸入气体的治疗方式。HFNC比普通氧疗改善氧合的效果更好，操作简单并且无创，还可以提供一定的呼吸末正压，不影响患者经口进食和讲话，安全可靠，患者依从性较好。

HFNC已在临床上广泛应用于轻中度Ⅰ型呼吸衰竭（$100mmHg \leqslant PaO_2/FiO_2 < 300mmHg$）、轻度呼吸窘迫（呼吸频率＞24次/分）、轻度通气功能障碍（$pH \geqslant 7.3$）以及对传统氧疗或无创正压通气不耐受或有禁忌证的患者。与传统氧疗相比，HFNC虽然可以降低再次插管低风险患者的拔管后再插管率，但不能降低腹部外科手术患者的再插管率。

需要注意的是HFNC需要患者有相对较好的自主呼吸和气道自洁能力，不能因为舒适度好而延误人工气道的建立和有创通气的实施从而影响治疗效果。

3. 无创正压通气（non-invasive positive pressure ventilation，NIPPV） 是呼吸机通过鼻罩、口鼻罩、全面罩或头罩等非侵入方式与患者相连进行的正压通气。

虽然NIPPV不需要建立有创人工气道，避免了人工气道相关并发症，可能降低呼吸机相关性肺炎的发生率，但是与有创机械通气比较，NIPPV死腔大，密闭性差，同步触发要求高，对患者不能使用镇静药物，对患者的配合程度要求高，难以清除气道分泌物，有误吸的风险和面部压力性损伤风险，幽闭恐惧症等。NIPPV缺乏完整的监测，对呼吸支持的效果难以保证。

NIPPV临床常用的模式有持续气道正压（continuous positive airway pressure，CPAP）和双水平气道正压（bi-phasic positive airway pressure，BIPAP）两种。CPAP是指在患者自主呼吸条件下，在整个呼吸周期中，呼吸机持续给予同一水平的正压支持，需要患者完成全部的呼吸运动；BIPAP是时间切换-压力控制的机械通气模式，可分别调节吸气相气道正压（inspiratory positive airway pressure，IPAP）和呼气相气道正压（expiratory positive airway pressure，EPAP）。通常情况下，提高CPAP和EPAP水平，有助于改善缺氧和维持上呼吸道开放；增加IPAP与EPAP的差值可增加通气容积，有助于改善肺泡通气，增加CO_2排出，减少患者吸气做功。

NIPPV主要适用于呼吸衰竭的早期和慢性呼吸衰竭，也可用于有创-无创通气序贯治疗和辅助撤机。在心跳呼吸骤停、意识障碍、血流动力学不稳定、有呕吐高风险、严重上消化道出血等情况下禁忌无创机械通气，需要立即建立人工气道予以有创机械通气。在上呼吸道梗阻、气道分泌物多、未经引流的气胸或纵隔气肿、近期上腹部手术后（尤其是需要严格胃肠减压者）、严重肥胖、面部创伤或畸形、患者不配合的情况下需要谨慎使用NIPPV。NIPPV应用1～2小时病情不能改善需要及时转为有创机械通气。

腹腔感染患者在临床实践中要尽量避免无创通气防止因胃肠道胀气加重腹腔内压力。

4. 有创通气（invasive positive pressure ventilation，IPPV） 是通过建立人工气道的

方式（经口或经鼻气管插管、气管切开）与患者相连进行的正压通气。

与NIPPV相比，IPPV由于有人工气道气囊的封闭，可以更加方便吸除气道分泌物并进行多指标全面监测，可以有效预防吸入性肺炎的发生。IPPV可以提供可靠的呼吸功能支持，不影响镇静药物的使用，多用于危重患者和紧急状态的急救。

IPPV通气模式可以简单分成容量预置型通气和压力预置型通气，几乎所有的通气模式都是在这两类模式基础上衍生出来的。

容量预置型通气常见模式有容量控制通气（volume control ventilation，VCV）、辅助控制通气（assist-control ventilation，ACV）和同步间歇指令通气（synchronized intermittent mandatory ventilation，SIMV），预置变量是潮气量/分钟通气量，监测参数是气道压力，其优点是恒定的潮气量可以保障肺泡通气，缺点是气道压力由呼吸机设置条件、患者自身呼吸系统的顺应性以及人机协调等多种因素决定，容易产生VALI。

压力预置型通气常见模式有压力控制通气（pressure controlled ventilation，PCV）、压力支持通气（pressure support ventilation，PSV）和气道压力释放通气（airway pressure relief ventilation，APRV），预置变量是吸气压力，监测参数是通气量，其优点是气道压力恒定，有利于防止VALI，人机同步性好，患者更加舒适，缺点是潮气量受到气道阻力和呼吸系统顺应性的限制是不恒定的，可能导致通气不足或过度通气。

没有哪一种通气模式可以适用于所有的患者和疾病，临床应用时既要保障通气和氧合效果又要减少呼吸机相关并发症的发生。在患者自主呼吸逐渐恢复时要及时从控制呼吸过渡到辅助呼吸或自主呼吸，要加强对呼吸机撤离的评估争取尽快撤机。

常用的呼吸机设置参数有潮气量（TV）、呼吸频率（RR）、吸气时间/吸呼比、吸气流速、触发灵敏度、吸入氧浓度（FiO_2）、呼气末正压（PEEP）以及报警设置等。呼吸机参数需要随着病情的变化和血气分析的结果动态调整。

腹腔感染患者合并ARDS时小潮气量肺保护通气策略（4～6ml/kg体重潮气量设置，较高的RR和PEEP设置，限制平台压力在30cmH_2O以下）是预防VALI的重要保障。俯卧位通气是ARDS患者重要的治疗策略，但是会加重腹腔压力，在腹腔感染患者中要谨慎应用。

呼吸功能监测和支持技术是所有重症患者管理的最关键环节，可以为发现并控制腹腔感染患者的感染源创造时机和条件。做好呼吸功能评估、预防和肺保护技术的实施是减少围术期肺部并发症和降低病死率的重要保障。

（刘玉琪）

参考文献

[1] 刘玉琪.腹腔感染患者肺脏保护的管理策略[J].中华胃肠外科杂志，2020，23（11）：1032-1035.

[2] 刘玉琪.重症康复评定[M].厦门：厦门大学出版社，2023.

[3] 中华医学会.常规肺功能检查基层指南（2018年）[J].中华全科医师杂志，2019，18（06）：511-518.

[4] 中华医学会呼吸病学分会肺功能学组.便携式肺功能仪原理、质控及临床应用的中国专家共识[J].中华结核和呼吸杂志，2022，45（10）：970-979.

[5] 王小亭，刘大为，于凯江，等.中国重症超声专家共识[J].临床荟萃，2017，32(5)：369-383.

[6] 中华医学会呼吸病学分会呼吸治疗学组.人工气道气囊的管理专家共识(草案)[J].中华结核和呼吸杂志，2014，37(11)：816-819.

[7] 中华医学会呼吸病学分会呼吸危重症医学学组.成人经鼻高流量湿化氧疗临床规范应用专家共识[J].中华结核和呼吸杂志，2019，42(2)：83-83.

[8] 秦英智.机械通气患者应持续监测呼吸肌力[J].中华危重病急救医学，2023，35(5)：449-452.

[9] BELLANI G，PHAM T，LAFFEY JG. Missed or delayed diagnosis of ARDS：a common and serious problem[J]. Intensive Care Med，2020，46(6)：1180-1183.

[10] YUQIANG YANG，XURI SUN，ZHIZHAO JIANG，et al. A crosssectional survey of perioperative lung protection in gastrointestinal surgery in Mainland China[J].World Journal of Surgical Infection，2022，1(1)：21-29.

[11] 中国医师协会急诊医师分会.无创正压通气急诊临床实践专家共识(2018)[J].中华急诊医学杂志，2019，28(1)：14-24.

[12] 刘大为.重症医学[M].北京：人民卫生出版社，2017.

第二节　连续性肾脏替代治疗

尽管近年来抗感染药物和器官功能支持手段取得了巨大的进展，但是严重腹腔感染引起多器官功能障碍综合征的发生率和病死率依然很高。因此，临床上必须提高重视，在严重腹腔感染发生时及早进行干预，防止MODS的发生、发展。早在20世纪80年代，临床医生就开始将连续性肾脏替代治疗（continuous renal replacement therapy，CRRT）应用于急性肾功能损伤（acute kidney injury，AKI），随着血液净化技术的发展，CRRT在治疗严重腹腔感染和MODS的应用也越来越多，已经成为了治疗严重腹腔感染、MODS的一大利器。

一、严重腹腔感染与多器官功能障碍综合征

严重腹腔感染诱发MODS的根本机制是腹腔感染诱发机体失控的全身炎性反应综合征（systemic inflammatory response syndrome，SIRS）和凝血系统功能异常。严重腹腔感染发生时，胃肠道的血运最先被“牺牲”，胃肠道黏膜屏障破坏，肠道菌群大量生长、异位，细菌和毒素入血并导致血管内皮细胞损伤、血管通透性增加，大量含蛋白的液体渗出至血管外，引起有效血容量不足、器官组织明显水肿；细菌和毒素诱导产生大量炎性介质，如肿瘤坏死因子（tumor necrosis factor，TNF）、转化生长因子β（transforming growth factor β，TGF-β）、白介素-6、白介素-8、巨噬细胞迁移抑制因子等各种促炎细胞因子和介质等并进一步诱发“炎性瀑布反应”，导致血管扩张、血液瘀滞；严重腹腔感染诱发的组织损伤使得内皮型一氧化氮合成酶活性下降，导致一氧化氮介导的血管舒张因子减少，引起器官局部微循环失调；严重腹腔感染激活凝血与纤溶系统，血液处于高凝状，加上血管内皮细胞损伤、血容量不足、血流瘀滞，微血栓大量形成。上述机制互相作用，并形成恶性循环，导致器官灌注不足，进而引起器官功能障碍。

二、严重腹腔感染与急性肾功能损伤

严重腹腔感染相关急性肾功能损伤（severe intra-abdominal infection induced acute kidney injury，SIAI-AKI）是严重腹腔感染引起MODS中最常见的并发症之一。除上述MODS发生的机制可导致SIAI-AKI外，腹腔高压、机械通气和肾毒性药物的使用也是导致AKI的常见原因。严重腹腔感染引起的腹腔高压（intra-abdominal hypertension，IAH）压迫下腔静脉和肝静脉，大量液体瘀滞在下腔静脉系统，回心血量减少，使得心脏前负荷降低；同时高达80%的腹腔内压力向胸腔传导，压迫心脏和主动脉，导致心脏顺应性下降、舒张受限，心脏后负荷增大。IAH压迫肾动脉导致肾脏灌注减少，研究表明，当肾静脉压高至30mmHg时，GFR从26ml/min显著降低至8ml/min，同时血清醛固酮水平和血浆肾素活性显著增加。严重腹腔感染患者常合并肺外源性急性呼吸窘迫综合征（acute respiratory distress syndrome，ARDS）需要进行机械通气，正压机械通气的“心肺交互作用”也会降低左心和右心前负荷、增加右心后负荷。以上机制共同作用、相互叠加，进一步导致心输出量减少、肾脏灌注下降。加上腹腔感染治疗过程中使用的抗生素（如万古霉素、阿米卡星等）、造影剂（如碘海醇）、呋塞米等相关治疗和检查药品都可能存在一定肾毒性，可能引起或加重SIAI-AKI。此外，氧化应激、代谢重组、线粒体功能异常也是SIAI-AKI的可能原因。

三、CRRT在严重腹腔感染、MODS治疗中的作用。

MODS发病机制的最关键基础是细菌或毒素引起的机体细胞和体液免疫系统过度活化，导致炎症失衡，此时大量炎症介质和细胞因子通过各种机制引起SIRS和MODS，因此降低炎症因子对机体的损害是治疗严重腹腔感染、降低MODS发生率的重要环节之一。CRRT是将患者的血液引出体外并通过净化装置，清除血液某些代谢产物及致病物质，从而达到净化血液、治疗疾病的目的。CRRT可通过弥散、对流和吸附等作用非特异性清除体内过多的炎症因子和内毒素，抑制免疫炎症级联反应，缓解全身炎性反应，调整机体免疫状态；通过直接清除白细胞，改善抗原呈递能力，调节细胞凋亡；改善血管内皮细胞的通透性，提高血管张力，改善患者血流动力学；替代肾脏功能、维持内环境酸碱和水电解质平衡，调节循环血容量，减轻组织水肿，改善供氧和器官功能。因此CRRT可以作为严重腹腔感染的辅助治疗方法，减轻SIRS，降低MODS的发生率，改善病情。

1. CRRT适应证

（1）肾脏疾病　肾功能不全合并严重酸碱及电解质平衡紊乱（如严重酸中毒、严重高钾血症）、血流动力学不稳定（如液体过负荷导致的心源性休克、急性心力衰竭）、尿毒症脑病、脑水肿等。

（2）非肾脏疾病　脓毒症或脓毒症休克、MODS、ARDS、急性重症胰腺炎、急性中毒、心肺体外循环支持、挤压综合征、肝性脑病、肿瘤溶解综合征、热射病等。

2. CRRT禁忌证　作为抢救危重患者的重要生命支持技术，CRRT无绝对禁忌证，相对禁忌证包括：无法建立CRRT通路；穿刺部位感染；难以纠正的低血压；晚期肿瘤终末期等。

3. CRRT 的治疗时机　传统的CRRT治疗时机主要包括：①当肾功能不全患者出现严重电解质紊乱或酸碱失衡、出现危及生命的容量过负荷（如急性心力衰竭）时，应立即进行CRRT。②当肾功能不全患者在治疗所需的容量处理及代谢需求超过肾脏代偿能力，应考虑进行CRRT。③当重症患者合并AKI进入KIDGO 2期时可考虑进行CRRT。④当心脏术后合并容量过负荷患者，可考虑CRRT进行早期干预。上述治疗时机主要涉及AKI及心功能不全，目前关于严重腹腔感染、SIAI-AKI的CRRT治疗启动时机尚未有明确的指征。有学者认为，在严重腹腔感染出现液体超负荷且对利尿剂反应变差时即应开始启动CRRT，但若当患者出现严重电解质紊乱、严重酸中毒及危及生命的容量过负荷等情况才启动，势必会错过最佳的治疗时机而影响患者的治疗及预后。随着研究的深入，越来越多的文献推荐在严重腹腔感染早期即应进行CRRT，能有效降低循环中炎性因子和内毒素水平，通过"去峰效应"有效抑制炎症级联放大，防治 MODS，降低病死率，同时通过液体调控、减轻内脏水肿可以降低腹腔内压力。另外在KDIGO 3期甚至3期以上的肾损伤，此时炎症介质对肾脏已经产生了严重损害，CRRT可能无法逆转器官功能损害。但也有研究表明，早期启动CRRT虽然可以缩短CRRT持续时间，但对ICU住院时间、CRRT脱离率、病死率等均无影响，因此尚不能确定最佳的CRRT启动时机。目前主流观点认为：当严重腹腔感染出现一个器官功能不全（如心、肾、肺或肝）即应启动CRRT，临床上甚至可以在预判某一器官即将出现衰竭就可以进行CRRT治疗，也有专家认为在严重腹腔感染合并KDIGO 1、2期是进行CRRT治疗的合适时机。

4. CRRT的治疗模式 CRRT治疗严重腹腔感染、SIAI-AKI常见的模式有：连续性静脉-静脉血液透析（continuous veno-venous hemo-diafiltration，CVVHD）、连续性静脉-静脉血液滤过（continuous veno-venous hemofiltration，CVVH）、连续性静脉-静脉血液透析滤过（continuous veno-venous hemodiafiltration，CVVHDF）、高容量血液滤过（high volume hemofiltration，HVHF）、高容量血液透析（high volume hemodialysis，HVHD）、配对血浆滤过吸附（couple plasma filtration adsorption，CPFA）等，血浆置换（plasma exchange，PE）和血液灌流近年来也越来越多地被用于严重腹腔感染的治疗。

由于炎症介质主要是中、大分子，CVVHD被认为疗效不佳，很少应用于严重腹腔感染和SIAI-AKI的治疗，但HVHD结合了对流和弥散，弥补CVVHD对中分子物质的清除不足，对炎症介质、补体、细胞因子等中、大分子溶质具有显著清除作用，适合于高分解代谢的严重腹腔感染患者。CPFA结合血液滤过和血浆吸附功能，可同时清除中、大分子炎症介质，尤其对内毒素和 TNF-α 的清除率高，理论上是治疗严重腹腔感染和SIAI-AKI的理想模式，但目前对比常规治疗显示没有统计学差异，因此临床上尚未大规模使用，随着吸附树脂技术的进一步成熟，未来CPFA有望成为治疗严重腹腔感染和SIAI-AKI的主流模式。近年来也有PE、分子吸附再循环系统、血液灌流在脓毒症治疗的报道，具有一定改善预后的作用。

CVVH由于具有相对稳定的血流动力学效应、较强的炎症因子清除能力、持续的液体调控作用，能够显著降低腹腔内压力，从而控制SIRS、改善器官功能。因此大量文献推荐使用CVVH作为预防和治疗严重腹腔感染、SIAI-AKI和腹腔间室综合征。CVVHDF是集血液透析与血液滤过优点的方法，在通过弥散原理清除小分子物质基础上采用高通透性的透析滤过膜，通过对流的方法增强对大、中分子物质的清除能力，能够大范围清除血液内的致病物质，另外还可增加患者的排尿量，缓解AKI，降低不良反应发生率，值得临床进一步应用与推广。

5. CRRT的治疗剂量 目前关于CRRT在严重腹腔感染、SIAI-AKI的治疗剂量仍有较大争议，早期认为HVHF能更快、更好地清除炎症介质和内毒素，具有有较高的存活率，但两项大型随机对照试验ATN和RENAL却指出置换液量35ml/（kg·h）相比于20ml/（kg·h）

与预后并无相关性，HVHF也未能显示任何获益。高治疗剂量可能会带来很多不良后果如低血压、低体温、营养丢失、感染等，同时抗生素清除增加影响抗感染效果。因此目前CVVH治疗剂量推荐选择在20～35ml/（kg·h），使用前稀释模式时可适当增加5%～10%。

6. CRRT的抗凝选择　正确的抗凝药物选择及剂量调整是保证CRRT顺利进行并避免出凝血异常的关键，同时可减少CRRT治疗过程中血液活化所诱发的炎症反应，提高CRRT的生物相容性，保障CRRT的安全性、有效性和连续性。目前临床上常用的抗凝剂主要有普通肝素钠、低分子肝素钠、阿加曲班、枸橼酸钠和甲磺酸萘莫司他，极特殊情况下也可选择无抗凝方案。

当患者没有活动性出血性疾病或出血风险小，血小板计数、APTT、D-二聚体基本正常者，推荐选择普通肝素钠、低分子肝素钠作为抗凝药物，普通肝素钠的剂量需要在CRRT过程中动态监测APTT（维持在60～80s）进行调整，必要时使用鱼精蛋白进行中和防止出血的发生，但需警惕肝素相关性血小板减少症（heparin-induced thrombocytopenia，HIT）的发生；低分子肝素钠主要经肾脏代谢，因此在SIAI-AKI的CRRT治疗过程中可能存在蓄积及出血风险，并且目前尚缺乏有效拮抗剂，抗凝过程需要监测的Xa因子活性在很多单位仍未开展，因此低分子肝素钠在CRRT的治疗中应用相对较少。阿加曲班是近年来用于高危出血患者CRRT的抗凝剂，治疗剂量范围较大，且CRRT对其清除有限，因此不需频繁调整剂量，但有研究发现阿加曲班治疗后可增强体内纤溶酶原激活物的活性，APTT明显延长，纤维蛋白原有所下降，导致出血的发生。

对于存在明确的活动性出血性疾病或明显的出血倾向，推荐选择枸橼酸钠和甲磺酸萘莫司他作为抗凝药物。但若当严重腹腔感染合并严重休克、ARDS或严重缺氧导致三羧酸循环的有氧代谢途径受损，且可能合并肝功能衰竭、乳酸酸中毒，不推荐使用枸橼酸钠作为抗凝选择。对于轻中度出血风险患者、重度出血风险及活动性出血患者、肝衰竭、重度ARDS、严重碱中毒患者，可选择甲磺酸萘莫司他。

7.CRRT的停止时机　如果不再存在需要CRRT治疗的情况，则必须考虑过渡到间断血液净化或停止CRRT，主要指征包括：在不改变CRRT处方或剂量情况下肌酐自发性下降和充足的自主尿量，其中自主尿量＞400ml/d（不使用利尿剂）或＞2300ml/d（使用利尿剂）是CRRT中止的良好指标。当然，还需结合其他临床指标来决定，如器官功能衰竭好转、血流动力稳定、液体过负荷得以纠正等。

（尤德源　施恩明）

参考文献

［1］MOHMAND H，GOLDFARB S. Renal dysfunction associated with intra-abdominal hypertension and the abdominal compartment syndrome［J］. Journal of the American Society of Nephrology，2021，22（4）：615-621.

［2］HARRIS PL，UMBERGER RA. Long-term Renal Outcomes in Adults With Sepsis-Induced Acute Kidney Injury：A Systematic Review［J］.Dimensions of critical care nursing，2020，39（5）：259-268.

［3］MONTOMOLI J，DONATI A，INCE C. Acute Kidney Injury and Fluid Resuscitation in Septic Patients：Are We Protecting the Kidney?［J］. Nephron，2019，143（3）：170-173.

[4] CHRISTENSEN M, CRAFT J. The cardio-respiratory effects of intra-abdominal hypertension: Considerations for critical care nursing practice [J] .Intensive & critical care nursing, 2018, 44: 53-58.

[5] MEANEY CJ, HYNICKA LM, TSOUKLERIS MG. Vancomycin-associated nephrotoxicity in adult medicine patients: incidence, outcomes, and risk factors [J] .Pharmacotherapy, 2014, 34 (7): 653-661.

[6] CAIRONI P, TOGNONI G, MASSON S. et al. Albumin replacement in patients with severe sepsis or septic shock [J] .The New England journal of medicine, 2014, 370 (15): 1412-1421.

[7] PROWLE JR, KIRWAN CJ, BELLOMO R. Fluid management for the prevention and attenuation of acute kidney injury [J] . Nat Rev Nephrol, 2014, 10 (1): 37-47.

[8] 周瑞祥，翁方中，戴伟，等. 严重脓毒症早期应用连续性血液净化的时机及其器官保护作用：一项随机双盲对照研究 [J] . 中华危重病急救医学，2016，28 (3)：241-245.

[9] 周景霞，尤丕聪，刘春涛，等. 探讨急性肾损伤分期的KDIGO标准在选择连续性血液净化治疗介入时机中的指导意义 [J] . 中华危重病急救医学，2013，25 (07)：420-423.

[10] HONORE PM, JACOBS R, HENDRICKX I.et al. Prevention and treatment of sepsis-induced acute kidney injury: an update [J] . Ann Intensive Care, 2015, 5 (1): 51-61.

[11] XU J, CUI Y, TIAN X. Early Continuous Veno-Venous Hemofiltration Is Effective in Decreasing Intra-Abdominal Pressure and Serum Interleukin-8 Level in Severe Acute Pancreatitis Patients with Abdominal Compartment Syndrome [J] . Blood Purif, 2017, 44 (4): 276-282.

[12] SHINODA, T. Anticoagulation in acute blood purification for acute renal failure in critical care. [J] . Contrib Nephrol, 2010, 166: 119-125.

[13] JUNG JY, YOO KD, KANG E., et al. Korean Society of Nephrology 2021 Clinical Practice Guideline for Optimal Hemodialysis Treatment [J] . Kidney Res Clin Pract, 2021, 40 (Suppl 1): S1-S37.

[14] 梅长林，丁峰. 抗凝技术在危重症肾脏替代治疗应用的中国专家共识（2023年版）[J] . 中华肾脏病杂志，2023，39 (2)：155-164.

[15] HANAFUSA N. Application of Continuous Renal Replacement Therapy: What Should We Consider Based on Existing Evidence? [J] . Blood Purif, 2015, 40 (4): 312-319.

第三节　体外膜氧合的应用

腹腔感染患者临床预后与疾病的严重程度、器官功能障碍和衰竭有关。腹腔感染患者常见的器官功能障碍包括脓毒症、脓毒性休克、急性呼吸窘迫综合征（ARDS）、胃肠道功能障碍等。复杂腹部感染患者的总体死亡率为1%～3%，但入住ICU的腹腔感染患者的病死率高达25.7%。尤其是难治性脓毒性休克（refractory septic shock），病死率高达30%，合并休克的腹腔感染比无休克患者病死率增加5倍。

难治性脓毒性休克是指即使充分液体复苏，仍存在低血压、多脏器功能衰竭，需要大剂量血管活性药物维持［去甲肾上腺素≥0.5μg/（kg·min）或等效升压药物］的脓毒性休克，其死亡率约为50%；若需要的血管活性药物剂量为去甲肾上腺素≥1.0μg/（kg·min）或等效升压药物，则死亡率超过80%。腹腔感染合并ARDS发生率14.3%～30%，病死率达30%～50%，医院获得性感染、高急性生理学与慢性健康状况Ⅱ（acute physiology and chronic health evaluation Ⅱ，APACHE Ⅱ）评分、合并休克、高体重指数是发生ARDS的高危因素。

体外膜氧合（extracorporeal membrane oxygenation，ECMO）是腹腔感染合并难治性脓毒性休克和重度ARDS的一项生命支持技术，可分为静脉-动脉体外膜氧合（veno-arterial extracorporeal membrane oxygenation，VA-ECMO）、静脉-静脉体外膜氧合（veno-venous extracorporeal membrane oxygenation，VV-ECMO）和VAV-ECMO复合模式。VA-ECMO可以通过心肺支持对急性循环衰竭患者进行支持，VV-ECMO主要是对常规治疗无效的急性呼吸衰竭进行支持，复合模式常常用于VA-ECMO合并左室膨胀、VV-ECMO患者出现脓毒症心肌病导致的循环功能障碍时。

一、VA-ECMO在腹腔感染合并难治性休克的应用指征和管理

VA-ECMO是心源性休克的循环支持手段，也可以作为合并难治性脓毒性休克的复杂性腹腔内感染患者的循环支持，从而为腹腔脓毒症原发病的治疗争取时间。但脓毒症患者存在难治性感染性休克是否可以从VA-ECMO支持中获益、受益的目标人群及在临床决策中的启动时机仍存在争议。对难治性血管麻痹而维持正常至高心输出量的高动力感染性休克患者，VA-ECMO难以纠正高循环动力状态的氧供需失衡，不能改善临床预后。在目前的临床证据下临床研究显示早期应用VA-ECMO可以改善感染性休克心肌抑制患者的预后。2020年一项临床回顾性多中心队列研究纳入来自5个ECMO中心的82例接受VA-ECMO治疗的感染性休克患者，心功能障碍明显［平均心指数1.5 L/（min·m^2），平均左心射血分数17%］。如果心脏指数（CI）降低［CI＜2.5L/（min·m^2）］，与低全身血管阻力不匹配，从而导致重要的全身灌注障碍的脓毒性心肌病患者，应考虑VA-ECMO支持，心源性休克患者心功能水平的进一步下降［CI＜1.8 L/（min·m^2）］是VA-ECMO 的指征，但缺乏随机对照临床研究证据。感染性休克的VA-ECMO体外支持应仅限于高容量 ECMO中心，以期减少并发症，改善临床预后。

实施VA-ECMO辅助之前，还需要考虑患者是否合并存在临床禁忌证，可分为绝对禁忌证和相对禁忌证。合并存在机体其他器官严重不可逆性功能衰竭（如严重缺氧性脑损伤、恶性肿瘤远处转移或全身播散）；自身心脏功能损伤不可恢复，且不适合行心脏移植或接受长期VAD辅助治疗；主动脉瓣关闭不全（重度）；合并存在主动脉夹层动脉瘤；非目击下的心脏骤停一般不考虑。相对禁忌证包括合并存在严重凝血功能障碍或抗凝禁忌（如严重肝脏疾病）；双侧股动脉严重狭窄（可考虑入手术室，经胸插管ECMO辅助）；高龄（年龄＞75岁）和活动性出血等。

外周VA-ECMO最为常见的置管方式是股静脉-股动脉方式，血流从股静脉引出回到股动脉。VA-ECMO血流通过离心泵和膜肺，氧合的血液通过股动脉回主动脉远端逆向血流直接灌注到循环中，在主动脉内存在压力平衡界面，其上为左心室射血供应，其下为ECMO氧合血供应。因此通过VA-ECMO的氧输送主要决定因素是VA-ECMO的血流速度和心输出量，最终机体动脉氧分压和氧供是患者自身心肺功能和ECMO支持的共同结果。ECMO的逆向血流会增加左心室的后负荷，在患者心功能急剧下降时导致左心膨胀，心功能恢复困难，甚至由于左心血流停滞导致心内血栓形成。临床可以通过有创血流动力学监测和超声评估，监测左心活动和脉压差，如果出现平流或者左心膨胀，采用药物、容量管理尽可能避免左心膨胀，可以通过主动脉内球囊反搏（intra-aortic balloon pump，IABP）、Impella、左心房穿孔等降低左心后负荷，改善左心室膨胀，合理地使用这些机械辅助装

置，可以和VA-ECMO优势互补，获得更好的血流动力学效果，纠正患者的氧供需失衡，改善器官功能。

外周VA-ECMO可能导致差异性低氧，也称为“南北综合征”。往往出现左心室有一定的心输出量，肺功能衰竭恶化失去功能，左心室射血几乎没有得到肺的氧合，未氧合的血液导致半身缺氧，使得头和右侧上肢静脉氧饱和度下降。因此在股动脉插管VA-ECMO患者中不同区域的动脉含氧量存在差异，最佳监测部位是右手桡动脉。在心肌收缩力差的患者中，来自VA-ECMO逆行的血液流向主动脉弓，可将充分氧合的血液输送到主动脉根部保证冠脉灌注和脑灌注，但有左心室膨胀的风险。随着患者心肌功能部分恢复，上半身有相当高比例的血液来自自身肺循环。如果患者肺功能较差，未充分氧合的血液供应上半身，表现为差异性发绀，即上半身由于接受氧合不充分的血液，颜面部出现发绀，同时伴有大脑和心肌缺氧，下半身接受氧合充分的血液，下肢红润温暖，这种现象又被称为“Harlequin综合征”或“南北综合征”，也称为差异性低氧。治疗策略包括治疗改善肺功能，提高通气支持条件（FiO_2，PEEP），或者改变置管方式，如将股动脉插管改为腋动脉或颈动脉插管可更好地改善主动脉根部氧供，或改为VAV-ECMO模式（股静脉引血，泵回的氧合血经过Y型管分流后分别到股动脉和颈内静脉，分别进行循环支持和肺功能支持）。

VA-ECMO患者的撤离需要原发病控制，循环改善，患者心脏功能开始恢复，临床表现为动脉波形增大、血压升高等，可逐渐降低ECMO血流量，同时应维持$DO_2/VO_2>3\sim4$，即$SvO_2>70\%$。当连续评估心脏功能恢复满意时，可进入撤机试验阶段。如撤机试验满意则可以拔除ECMO插管。

二、VV-ECMO在腹腔感染合并急性呼吸衰竭的应用指征和管理

VV-ECMO的常见疾病包括重度ARDS、严重哮喘持续状态、严重支气管胸膜瘘、弥漫性肺泡内出血、肺移植前后支持、其他严重可逆性急性呼吸衰竭等。严重腹腔感染合并重度ARDS也是VV-ECMO呼吸支持的适应证之一。VV-ECMO应用于ARDS的主要目标是纠正低氧和呼吸性酸中毒以及避免机械通气相关性肺损伤，呼吸机治疗的参数可在ECMO支持下，积极治疗原发病，采用肺保护策略等待肺功能恢复。急性呼吸衰竭ECMO支持的指征，即使在优化机械通气设置，吸入氧浓度超过80%、潮气量6ml/kg、PEEP大于$10cmH_2O$、平台压低于$32cmH_2O$时，仍出现难以维持的低氧血症或高碳酸血症（$PaO_2/FiO_2<50mmHg$超过3小时；$PaO_2/FiO_2<80mmHg$超过6小时；或动脉血$pH<7.25$，$PaCO_2>60mmHg$超过6小时），考虑进行VV-ECMO辅助支持治疗。

VV-ECMO置管部位以股静脉-颈内静脉外周置管为首选。VV-ECMO呼吸机设置的原则是肺保护性通气，维持肺泡合适的开放状态，在安全的驱动压和平台压水平内限制潮气量，尽可能降低呼吸频率和吸入氧浓度，避免进一步加重肺损伤。俯卧位通气可以改善通气的均匀性，减少和重新分配与机械通气相关性肺损伤相关的压力，从而降低右心室负荷，但是腹腔感染或腹部手术后患者是否可安全进行俯卧位通气，需要仔细评估和进行合理的护理管理。

成人ECMO呼吸支持的撤离过程是循序渐进的，当患者的呼吸功能能够完成机体60%~80%气体交换的需求时，可考虑撤离ECMO辅助。VV-ECMO治疗的过程中，ECMO的撤离基于对患者病情的评估和筛查，依次通过筛查和自主氧合试验（spontaneous oxygenation trial，SOT）后，即可拔管撤离VV-ECMO。

三、腹腔感染的ECMO患者的精细化管理和并发症防治

ECMO患者需要进行系统的精细化管理，主要包括原发病、器官功能支持、和ECMO相关管理。

原发病的控制和治疗是患者病情改善的前提，包括合理的抗生素的应用、感染灶干预如手术或介入治疗、全身支持治疗等。ECMO患者的管理涉及呼吸、循环、神经系统多系统多模态的评估，容量状态评估、心肺功能维护、呼吸循环支持，营养支持、早期康复、凝血功能评估和抗凝，及撤离方案等细节的优化。ECMO支持依赖于流经膜肺的充足血流量，进行循环呼吸支持和改善全身氧供氧需失衡。在ECMO初始阶段往往需要密切监测血流动力学和评估容量状态，容量不足时及时液体复苏补充容量，调整ECMO的设置如血流量和气流量，使ECMO能更好的提供有效支持；待循环改善氧供需平衡后及时调整设置和相关治疗策略。肠内营养是营养的首选途径，推荐使用幽门后喂养管，患者需采取俯卧位或者变换体位时，需要固定好鼻肠管，避免脱出。患者突然出现腹胀或乳酸增加可能是肠缺血的早期信号，是预后不良的标志。

ECMO患者需要常规评估凝血功能和进行抗凝治疗，肝素是最常使用的抗凝药物，使部分凝血活酶时间（APTT）达到40～55秒的目标值。用于监测凝血功能的指标很多，包括APTT、活化凝血时间以及抗凝血因子X，其中APTT是常用的评估指标。如果患者出现出血并发症，在ECMO流速足够的情况下暂停抗凝是安全的，活动性出血可暂停肝素6小时至24小时。VV-ECMO流量较大，抗凝可暂停较长时间。在VA-ECMO，长时间不抗凝可能增加患者血栓栓塞风险。如果由于ECMO血流速低、心脏停搏或既往肺栓塞史而预期可能会出现血栓栓塞，可适当增加抗凝。在ECMO期间需要持续监测凝血相关指标、观察ECMO管路内有无血栓或纤维蛋白形成。

ECMO患者并发症繁多且发生率较高，需要根据具体原因进行防控，减少并发症，改善患者预后。常见并发症包括ECMO设备与耗材相关并发症如血栓形成、溶血、血浆渗漏、空气栓塞、氧合器失功能等，ECMO导管相关并发症包括下肢缺血、血栓形成、插管移位，血栓形成等，患者相关并发症包括出血、感染、血栓、神经功能障碍等器官衰竭。ECMO患者需要进行每日检查单（checklist）评估，警惕并发症并预见相关可能出现的并发症，及时进行处理，如定期评估膜肺功能，避免膜肺凝血等原因导致膜肺突然失功能威胁患者生命。密切关注患者导管相关性感染等并发症，警惕患者凝血功能障碍和手术操作导致出血并发症等。

（刘松桥）

参考文献

［1］VINCENT JL，SAKR Y，SINGERM，et al. Prevalence and outcomes of infection among patients in intensive care units in 2017［J］. JAMA，2020，323（15）：1478-1487.

［2］LENA M NAPOLITANO. Intra-abdominal Infections［J］. Semin Respir Crit Care Med，2022，43（1）：10-27.

[3] NANDHABALAN P，IOANNOU N，MEADOWS C，et al. Refractory septic shock：our pragmatic approach [J]. Crit Care，2018，22（1）：215.

[4] BLOT S，ANTONELLI M，ARVANITI K，et al. Epidemiology of intra-abdominal infection and sepsis in critically ill patients："AbSeS"，a multinational observational cohort study and ESICM Trials Group Project [J]. Intensive Care Med，2019，45（12）：1703-1717.

[5] NABZDYK CS，COUTURE EJ，SHELTON K，et al. Sepsis induced cardiomyopathy：Pathophysiology and use of mechanical circulatory support for refractory shock [J]. J Crit Care，2019，54：228-234.

[6] LAVIENRAJ PREMRAJ，ALASTAIR BROWN，JOHN F FRASER，et al. Oxygenation During Venoarterial Extracorporeal Membrane Oxygenation：Physiology，Current Evidence，and a Pragmatic Approach to Oxygen Titration [J]. Crit Care Med，2024，1,52（4）：637-648.

[7] 闫圣涛，张国强. 体外膜肺氧合——成人难治性脓毒症休克治疗的利器 [J]. 中华急诊医学杂志，2022，31（2）：140-144.

[8] HIROKI IRIYAMA，TOSHIKAZU ABE，SHIGEKI KUSHIMOTO，et al. Risk modifiers of acute respiratory distress syndrome in patients with non-pulmonary sepsis：a retrospective analysis of the FORECAST study [J]. J Intensive Care，2020，8：7.

[9] IRIYAMA H，ABE T，KUSHIMOTO S，et al. Risk modifiers of acute respiratory distress syndrome in patients with non-pulmonary sepsis：a retrospective analysis of the FORECAST study [J]. J Intensive Care，2020，8：7.

[10] MA Y，ZHU C，MA X，et al. Risk factors of acute respiratory distress syndrome in sepsis caused by intra-abdominal infections：A retrospective study [J]. Surgery，2024，20：S0039-6060（24）00045-X.

[11] NESSELER N，LAUNEY Y，ISSLAME S，et al. Is extracorporeal membrane oxygenation for severe acute respiratory distress syndrome related to intra-abdominal sepsis beneficial? [J]. Intensive Care Med，2015，41（5）：943-945.

第四节　人工肝

腹腔感染是脓毒症的第二大原因，并发脓毒症、脓毒性休克的严重腹腔感染病死率远高于非严重腹腔感染。

脓毒症时细胞因子风暴引起血管和组织的通透性增加、激活凝血系统和血小板，诱导微血栓形成，阻碍微循环等，如不及时阻断可导致全身多个脏器出现炎症反应及功能损害、衰竭，甚至死亡。

人工肝血液净化系统（artificial liver blood purification system），简称人工肝，是快速清除细胞因子，阻断细胞因子风暴的有效方法，是基于肝衰竭的病理生理和代谢紊乱特点而设计的、由单一功能替代发展为集多功能于一体的模式。国内常用的是李氏非生物人工肝，简称李氏人工肝（Li′s artificial liver system，Li-ALS）。Li-ALS历经多代发展，目前已更新至Li-ALS 3.0系统，实现了合成、代谢、解毒、平衡等各种功能。

随着对其作用机制、疗效的深入研究，因其可清除炎症介质、恢复机体免疫稳态，从而减轻炎症反应对机体的损伤，而且还可以起到改善体内代谢紊乱、精准容量管理、支持肝肾功能等多方面的综合作用，人工肝血液净化系统也被应用于救治由细胞因子风暴（cytokine storm，CS）发展而来的细胞因子风暴综合征（cytokine storm syndrome，CSS）。

一、人工肝的功能

Li-ALS 3.0系统以小剂量血浆置换为基础，通过对置换过程中分离的血浆进行血浆吸附（阴离子树脂、活性炭等）、血浆滤过多次循环，补充少量新鲜血浆及白蛋白，同时全面清除血浆中各种毒素物质，从而发挥合成、解毒代谢和平衡的功能。

1. 合成功能 通过血浆分离法选择性地从循环血液中除去病理血浆或血浆中的某些大分子致病物质，同时补充白蛋白和凝血因子等有益物质，提高机体胶体渗透压、物质转运载体水平，改善凝血因子。

2. 解毒代谢功能 通过血浆吸附、血液/血浆滤过分别清除炎性介质、胆红素、血氨、芳香族氨基酸、内毒素等多种有害物质。

3. 平衡功能 通过血液/血浆滤过保持水电解质酸碱平衡。

二、人工肝治疗的适应证和相对禁忌证

适应证为同时具有以下2项的患者。

（1）具有脏器功能急性损害、障碍表现者。

（2）血液中细胞因子IL-6水平升高超过5倍的正常值上限，或每日上升速度超过1倍的正常值上限，伴或不伴有其他细胞因子如IL-1、IL-2、IL-4、IL-10、TNF-α、IFN-γ等升高。

相对禁忌证为：严重活动性出血者；不能控制的严重血流动力学不稳定者（平均动脉压＜65mmHg）；对治疗过程中所用耗材或血制品、药物等严重过敏出现休克未能纠正者。

在危重症患者抢救中，可根据病情治疗需要，经患者或其家属充分知情同意，一部分患者仍可通过选择相对安全的治疗模式进行治疗。

三、人工肝治疗模式的选择

CSS是腹腔感染重症化的主要原因，在CSS中免疫细胞被激活，产生大量的细胞因子，引起瀑布式反应。虽然细胞因子分子量多为50000道尔顿以下的中小分子物质，但不同的人工肝治疗模式的选择对于细胞因子清除的效果不同，临床上可根据基础疾病是否合并肝、肾功能衰竭，以及是否需要清除原发疾病致病因子采用不同治疗模式。随着人工肝技术的不断发展，目前Li-ALS 3.0人工肝治疗模式得到广泛应用。

四、人工肝治疗的抗凝方案

有效的抗凝治疗是人工肝有效治疗的保障。根据个体化原则，抗凝方案包括常规应用、限量应用、局部应用（仅针对肝素）以及无抗凝等。

抗凝药物使用时应进行以下评估：治疗前、后患者出凝血状态评估、治疗中患者出凝血观察及监测。抗凝药物应根据患者体质量、药物代谢途径及出凝血状态等因素合理选用，术中常控制活化部分凝血活酶时间（activated partial thromboplastin time，APTT）参数为1.5～3倍正常值上限或激活全血凝血时间（activated coagulation time，ACT）150～200s；当APTT＞3倍的正常值上限或ACT＞200s，或治疗结束前30分钟可停止抗凝药物继续应用。抗凝过程中，如出现活动性出血、抗凝药物过敏、体外凝血等影响治疗时，应根据病情及

时调整抗凝药物，甚至停止人工肝血液净化治疗。

1. 评估治疗前出凝血状态

（1）是否存在活动性出血情况，常见出血部位有皮肤黏膜、消化道、泌尿生殖道、呼吸道出血，以及隐匿部位包括肝脾破裂出血、颅内出血等。治疗前需完善以下检查：尿常规、大便潜血、血红蛋白、血小板、凝血功能，有条件的医院可进行血栓弹力图、抗凝血酶Ⅲ活性、蛋白C与蛋白S检测。

（2）是否存在抗凝剂的使用禁忌：抗凝药物及其拮抗剂是否有严重过敏等。

（3）选择抗凝剂种类：根据病情及医院药物选择不同的抗凝药物。

（4）确定抗凝剂剂量：根据患者临床症状、体质量、药物代谢途径及出凝血检查等选用合适的药物剂量。

2. 监测治疗中凝血状态 及时调整抗凝药物。

（1）评估患者出血情况：监测血红蛋白、血小板、出凝血功能等。

（2）评估体外管路凝血情况：每30分钟或根据人工肝治疗仪压力报警判断，及时行体外管路、分离器凝血评分，观察分离器后血浆颜色等（体外分离膜凝血评级：0级为无凝血或数条纤维凝血；I级为分离膜＜10%纤维凝血；Ⅱ级为分离膜10%～50%纤维凝血；Ⅲ级为分离膜＞50%纤维凝血或体外管道静脉壶可见明显凝血块）。

3. 术后及次日观察出凝血情况 术后注意观察人工肝深静脉置管处渗血及局部血肿或其他部位出血等，拔管前超声评估置管处静脉血栓形成情况，避免血栓脱落，造成栓塞。

4. 人工肝治疗常用抗凝药物及使用方法 人工肝血液净化系统治疗常用抗凝药物及使用方法（表9-1）。

表9-1 人工肝血液净化系统治疗常用抗凝药物及使用方法

抗凝药物	适合人群	首剂量	维持量	拮抗给药
肝素	无明显出血，未发生血栓、显著脂质或骨质代谢异常者（如ATⅢ活性＜50%，可选用其他抗凝剂）	15～60U/kg	7.5～30U/（kg·h）	肝素总量的1/2-全量的鱼精蛋白
低分子肝素	无明显出血，未发生血栓、显著脂质或骨质代谢异常者（如ATⅢ活性＜50%，可选用其他抗凝剂）	60～80U/kg或1支	0或治疗时长＞4h，根据凝血监测，必要时进行追加	1/3～1/2量的鱼精蛋白
阿加曲班	非肝衰竭患者	250μg/kg	30～60μg/（kg·h）	如出血可用人血纤维蛋白或凝血酶原或新鲜冰冻血浆输注
	肝衰竭患者	血栓弹力图R及CI值正常者：65μg/kg；血栓弹力图R及CI值示低凝状态伴PT＞50s者：0～40μg/kg	血栓弹力图R及CI值正常者：15～30μg/（kg·h）；血栓弹力图R及CI值示低凝状态伴PT＞50s者：0～9μg/（kg·h）	

续表

抗凝药物	适合人群	首剂量	维持量	拮抗给药
甲磺酸萘莫司他	高风险出血患者	0.2～0.8mg/kg	0.02～0.08mg/（kg·h）	凝血酶原或新鲜冰冻血浆输注
4%枸橼酸钠*	高风险出血患者，*无严重低氧血症（PaO_2＜60mmHg）；或难以纠正的低血压，（如大剂量升压药物应用后BP＜80/40mmHg）	100～320ml/h［枸橼酸钠泵速（ml/h）=1.3～1.6倍×血流速（ml/min）］	-	10%葡萄糖酸钙（保持膜后游离钙离子浓度在0.25～0.4mmol/L时，体内游离钙浓度1.00～1.20mmol/L）

注："-"，无相关数据。高出血风险者，指满足以下情况之一者：①外科手术后3天内；②有明显出血者；③PT≥50s；④APTT≥3ULN；⑤PLT＜50×10^9/L；⑥血栓弹力图R值与CI值示低凝状态。

（1）肝素　①体外管路预冲：生理盐水500ml加入肝素2500U预冲体外管路。②首剂给药：从管路的动脉端（引出端）给予首剂肝素15～60U/kg，一般不超过2500U（20mg）。③维持给药：7.5～30U/（kg·h）维持给药，控制APTT为1.5～3倍正常值上限内或ACT为150～200s。④拮抗给药：根据人工肝治疗模式不同，术毕时给予肝素总量的1/2-全量的鱼精蛋白中和（鱼精蛋白一般不超过100mg）。

（2）低分子肝素　①体外管路预冲同肝素抗凝方案。②首剂给药：60～80U/kg给药（常不超过单支量）或单支给药；有条件可根据出凝血时间调整给药量，使其控制在抗Xa 0.3～0.5U/ml。③拮抗给药：根据人工肝治疗模式不同，治疗结束给予肝素总量的1/3～1/2量的鱼精蛋白中和。

（3）阿加曲班　①体外管路预冲：生理盐水500 ml加入阿加曲班2mg预冲体外管路。②首剂给药：肝衰竭患者40～65μg/kg，非肝衰竭患者250μg/kg。③维持给药：肝衰竭患者9～30μg/（kg·h）维持给药，非肝衰竭患者30～60μg/（kg·h），并控制APTT为1.5～3倍正常值上限或ACT为150～200 s。④拮抗给药：输注新鲜血浆或凝血酶原复合物。

（4）甲磺酸萘莫司他　①体外管路预冲：生理盐水500ml加入甲磺酸萘莫司他20mg预冲体外管路。②首剂给药：从管路的动脉端（引出端）给予首剂甲磺酸萘莫司他0.2～0.8mg/kg。③维持给药：0.02～0.08mg/（kg·h）维持给药，控制APTT为1.5～3倍正常值上限或ACT为150～200s。④拮抗给药：输注新鲜血浆或凝血酶原复合物。

（5）枸橼酸钠　①使用枸橼酸钠浓度为4%，枸橼酸钠泵速（ml/h）=（1.3～1.6）倍×血流速（ml/min），由动脉端输入；10%葡萄糖酸钙泵速（ml/h）=7.7%×血流速（mL/min），由膜后静脉端输入。②治疗30分钟监测体内、体外游离钙离子浓度，治疗结束后检测体内游离钙离子浓度，全程关注低钙表现，保持膜后游离钙离子浓度在0.25～0.4mmol/L时，体外循环抗凝效果最佳，体内游离钙浓度1.00～1.20mmol/L为安全。

（6）无抗凝　高出血风险者，是指满足以下情况之一者，尽量避免抗凝：①外科手术后3天内；②有明显出血者；③凝血酶原时间≥50s；④APTT≥正常3倍；⑤血小板计数＜50×10^9/L；⑥血栓弹力图R值与CI值示低凝状态。

五、人工肝治疗的常见并发症及处理

1. 出血 若人工肝治疗的患者本身存在凝血功能障碍，予药物抗凝时，部分患者可出现深静脉置管处、消化道、颅内出血等并发症。术中若出现出血情况，先中断治疗，给予相应处理。若治疗间歇期出现出血情况，则根据不同部位及出血量，酌情联合多学科治疗。

（1）置管处出血 临床表现为深静脉置管处渗血、皮下出血或血肿，严重者可危及生命。原因可能有深静脉置管时损伤小动脉或静脉，留置导管滑脱或破损等。一旦发现出血立即进行压迫止血，在循环稳定的情况下积极寻找出血部位，必要时可请血管外科会诊，给予血管介入治疗。治疗结束后拔除导管时，应特别注意压迫位点、手法以及压迫时间，避免拔管后出血。

（2）消化道出血 临床表现为呕血、血便、黑便，严重者可出现烦躁、口渴、皮肤苍白、湿冷、脉细速甚至血压下降、休克等症状。对出血倾向明显或大便潜血试验阳性的患者，术中抗凝应减少抗凝药物用量。一旦出现消化道大出血，应正确评估出血量，及时扩容、药物止血、内镜下止血等治疗，必要时可输血。

（3）颅内出血 为最严重的出血性并发症，易出现脑疝，须及时处理。

2. 体外循环管路凝血 人工肝治疗时若抗凝药物用量不足，容易出现体外循环管路凝血和深静脉留置导管内凝血。治疗过程中，若出现跨膜压急剧上升，随之动脉压也逐步升高，血浆分离器、滤器或灌流器中观察到血凝块形成，需考虑出现体外循环管路凝血。首先应采取等渗盐水进行冲洗，或加大抗凝药物维持剂量，继续观察各测压值的变化。若压力检测仍超过警戒线，则需更换体外循环管路。治疗结束后，为防止深静脉留置导管内凝血，要足量使用抗凝药物封管，并在治疗间歇期定期进行管路维护。

3. 深静脉血栓 患者出现置管处软组织肿胀疼痛时，应及时行深静脉B超检查，确定有无血栓形成。如发现血栓，应择机拔除导管，并密切观察有无血栓脱落造成组织器官栓塞的情况，酌情使用抗凝药物。

4. 低血压 为减少低血压风险，治疗期间给予心电监护，密切观察血压、心率变化，并根据患者基础情况，给予下述预防措施。

（1）低蛋白血症患者，在治疗前或术中输血浆、白蛋白或其他胶体溶液，维持患者血浆渗透压。

（2）严重贫血患者，在治疗前应输注红细胞纠正贫血。

（3）药物或血浆过敏者，预防性抗过敏治疗。

（4）纠正酸碱失衡、水电解质紊乱。

（5）治疗心律失常。

应急处理：一旦出现头晕、出汗等不适，心电监护提示血压下降，应暂停血浆分离，若考虑容量性因素，则快速输注晶体液以补充血容量，经补液治疗后血压仍无改善者，联合使用血管活性药物；若考虑心源性因素，则立即予以血管活性药物或纠正心律失常药物。

5. 继发感染

（1）与深静脉留置导管相关的感染　深静脉置管患者若出现发热，要警惕导管相关感染，及时进行血培养，必要时拔除留置管行导管分段培养。在获得培养结果报告前可经验性使用抗菌药物。

（2）血液制品生物安全　人工肝治疗模式中血浆置换需要大量的异体血浆，需要重视血液制品生物安全，注意血源病毒学检测结果的监测。

6. 过敏反应　治疗过程中的使用药物、血浆或代血浆制品，均有可能造成过敏表现，如头面部麻木瘙痒、风团样皮疹、恶心呕吐甚至心脏骤停等。若出现过敏表现，应立即停用可疑药物或血浆应用，尽快抗过敏治疗，根据过敏轻重程度选择口服或静脉用药。

六、人工肝治疗结束的指征

治疗后符合以下情况的患者可考虑结束人工肝血液净化治疗：体表温度＜38℃持续3天及以上；疾病严重程度评分下降至目标值：SOFA评分＜2分，持续时间≥3天，且目标炎症因子（如IL-6）较治疗前下降1/4，或降低至2倍正常值上限范围内；或结合病情患者情况及以下实验室检查标准综合判断。①铁蛋白＜1.25倍正常值上限，持续时间≥3天；②乳酸脱氢酶＜250U/L，持续时间≥3天；③D二聚体＜1000μg/L，持续时间≥3天；④CRP＜50mg/L，持续时间≥3天。

（1）合并呼吸功能衰竭患者，需同时满足以下2项中任意一项：①呼吸状况改善（脱离有创机械通气状态且动脉血氧合指数≥150或不吸氧状态下氧饱和度＞93%）；②肺部影像学改善（肺部渗出性病灶较治疗前吸收＞30%）。

（2）合并循环衰竭患者，需同时满足以下2项：①停用血管活性药物；②血乳酸＜2mmol/L，持续时间≥3天。

（3）合并肝功能衰竭患者，需同时满足以下3项：①肝性脑病临床症状消失；②血清总胆红素水平下降至5ULN或较治疗前下降50%以上并持续时间≥3天；③凝血功能持续改善：PTA＞40%并持续时间≥3天。

人工肝血液净化系统在治疗CSS方面虽取得了一定进展，但仍面临诸多问题和挑战，包括治疗机制、治疗模式及分离膜选择，治疗适应证、治疗时机及结束标准及治疗前后监测指标需要更多证据进行探讨及完善。

（朱梦飞　张赛男）

参考文献

[1] MASSIMO SARTELLI, FEDERICO COCCOLINI, YORAM KLUGER, et al.WSES/GAIS/SIS-E/WSIS/AAST global clinical pathways for patients with intra-abdominal infections [J].World Journal of Emergency Surgery, 2021, 16 (1): 49.

[2] FAJGENBAUM D C, JUNE C H. Cytokine Storm [J]. The New England journal of medicine, 2020, 383 (23): 2255-2273.

[3] COLáS-ALGORA N, MUñOZ-PINILLOS P, CACHO-NAVAS C, et al. Simultaneous Targeting of

IL-1-Signaling and IL-6-Trans-Signaling Preserves Human Pulmonary Endothelial Barrier Function During a Cytokine Storm-Brief Report［J］. Arteriosclerosis，thrombosis，and vascular biology，2023，43（11）：2213-2222.

［4］JOSE R J，MANUEL A. COVID-19 cytokine storm：the interplay between inflammation and coagulation［J］. The Lancet Respiratory medicine，2020，8（6）：e46-e7.

［5］MROUEH A，FAKIH W，CARMONA A，et al. COVID-19 promotes endothelial dysfunction and thrombogenicity：role of proinflammatory cytokines/SGLT2 prooxidant pathway［J］. Journal of thrombosis and haemostasis：JTH，2023.

［6］GAO B，JEONG W I，TIAN Z. Liver：An organ with predominant innate immunity［J］. Hepatology（Baltimore，Md），2008，47（2）：729-736.

［7］DAI X，ZHANG Y，YU L，et al. Effect of artificial liver blood purification treatment on the survival of critical ill COVID-19 patients［J］. Artificial organs，2021，45（7）：762-769.

［8］国家感染性疾病临床医学研究中心传染病诊治国家重点实验室.人工肝血液净化系统应用于重型、危重型新型冠状病毒肺炎治疗的专家共识［J］.临床肝胆病杂志，2020，36（06）：1228-1229.

［9］李兰娟.李氏人工肝实战手册［M］.杭州：浙江大学出版社，2020.

［10］陈香美.现代慢性肾衰竭治疗学［M］.北京：北京科学技术出版社，2001.

［11］鄢建军，杨瑞，杜翔，等.改良连续静-静脉血液滤过中局部枸橼酸抗凝的应用［J］.护理学杂志，2006，21（7）：5-6.

［12］崔岩，魏丽丽，王祥花，等.实用血液净化护理手册［M］.北京：人民军医出版社，2012.

［13］邹鹏飞，屠明敏，戴霞红，等.小剂量阿加曲班与低分子肝素在李氏人工肝治疗中抗凝疗效及安全性比较［J］.中华临床感染病杂志，2019，12（3）：201-205.

［14］ZOU PENGFEI，TU MINGMIN，DAI XIAHONG，et al.Comparison of anticoagulation efficacy and safety between small dose argatroban and low molecular weight heparin applied in Li's artificial liver support system［J］. Chin J Clin Infect Dis，2019，12（3）：201-205.

［15］MA Y，CHEN F，LIU C，et al.A novel predictive score for citrate accumulation among patients receiving artifcial liver support system therapy with regional citrate anticoagulation［J］. Scientific Reports，2020，10（1）：12861.

第五节 其他支持治疗

辅助性脓毒症的治疗可以分为两个主要类别：限制全身炎症的有害作用的抗炎疗法，以及旨在消除残留感染的免疫辅助疗法。尽管在人体脓毒症中全身炎症和持续感染可能并存，但大多数针对全身炎症的辅助治疗都有免疫抑制的副作用，这可能进一步阻碍宿主对感染的免疫反应。但免疫辅助剂有可能加剧全身炎症，从而加重已经存在的器官衰竭。在这方面，近期文献强调了免疫抑制在脓毒症的病理生理机制中的作用，并越来越主张基于免疫的脓毒症辅助性治疗，而不是更常规的抗炎治疗。带着这些背景知识，我们将先讨论抗炎性脓毒症辅助治疗，然后再探讨潜在的免疫辅助治疗。

1. 抗炎治疗 现存的脓毒症指南指出使用氢化可的松治疗大量静脉输液和升压药输注难以逆转的感染性休克。氢化可的松的血流动力学效应可能是通过抑制炎症、降低血中的IL-6和IL-8水平和抑制一氧化氮合成来介导的，而不是任何直接的肾上腺效应。因此，如现存的感染指南中所主张的，使用低生理剂量的类固醇可能不需要根据肾上腺刺激测试的结果来指导。但众所周知氢化可的松在感染患者中有免疫抑制效应，这是通过抑制巨噬细胞的抗原呈递来介导的，可能解释了与类固醇使用相关的继发性感染的发病率增加。在腹腔内感染和（或）复杂的腹部手术的特定背景下，皮质类固醇是发展侵袭性念珠菌感染的危险因素。因此，在腹腔内感染的特定背景下，应谨慎使用皮质类固醇。总之，当使用皮质类固醇作为脓毒症的辅助治疗时，应将氢化可的松用于液体输注和升压药难以逆转的严重休克患者，然后尽快停用氢化可的松。

2. 免疫调节治疗

（1）免疫球蛋白　静脉注射免疫球蛋白治疗后可以改善脓毒症患者预后。特别是患有低丙种球蛋白症的患者，他们对静脉注射免疫球蛋白的反应可能更明显。在脓毒症中使用免疫球蛋白时，应在发病初期就开始进行静脉注射免疫球蛋白治疗，延迟使用会削弱其效果。

静脉注射免疫球蛋白具有多种潜在的免疫调节作用。它可以结合并中和细菌毒素，增强细菌的吞噬和清除，抑制炎症介质的释放，以及调节各种免疫细胞的功能。总之，静脉注射免疫球蛋白可以通过增强宿主的免疫应答和抑制过度的炎症反应来改善脓毒症的预后。

这一研究领域既是新颖的，也是充满希望的，因为目前已被批准在神经学和血液学中广泛使用，提供了个体化免疫辅助脓毒症治疗的现实可能性，且副作用极小。

（2）干扰素 - γ　干扰素 - γ 可能通过在抗原呈递细胞中诱导 HLA-Dr 表达来充当重症患者的免疫辅助剂，从而增强 T 淋巴细胞的活化，并增强吞噬细胞的杀菌活性。一个针对创伤患者的大型研究中，干扰素 - γ 并没有改变患者预后，但被发现可以减少腹内感染的发生率。为了增强这种表达，干扰素 - γ 已被选择性地应用于单核细胞 HLA-Dr表达缺陷的患者。尽管干扰素 - γ 在感染患者中增加 HLA-Dr 的表达，但这一作用效果并不明显，至少需要一周才能产生明显效果。需要进一步的研究确定最有可能从干扰素 - γ 辅助治疗中受益的患者。

（3）PD-1　脓毒症患者的淋巴细胞种群发生显著变化。在脓毒症中，淋巴细胞减少非常常见，淋巴细胞凋亡增加，T 细胞多样性减少，而淋巴细胞主要表达抑制性表面分子。这些抑制分子中包括PD-1及其相应的配体PD-L1和PD-L2，通过固有免疫淋巴细胞互相作用来调节适应性免疫激活。

在脓毒症患者中，CD4淋巴细胞表面的PD-1表达增加，单核细胞表面的PD-L1 表达也相应增加。此外，生存率和医院获得性感染的发生也与PD-1和PD-L1的表达有关。有趣的是，单核细胞的IL-10表达（一种抗炎和免疫抑制细胞因子）与单核细胞的PD-L1表达相关，而淋巴细胞的复制与CD4的 PD-1表达呈反相关。

鉴于这些发现，抗 PD-1 抗体已被提议作为脓毒症中的潜在免疫辅助剂。不幸的是，先前在脓毒症患者中激活 T 淋巴细胞的尝试都适得其反。尽管有支持性数据，但通过单克隆抗体直接激活 CD28 会导致健康志愿者出现大规模的全身炎症反应、多脏器衰竭和死亡。人类和实验室动物之间的种间差异可能是造成这一失败的原因。然而，这种经历在某种程度上减弱了人们对直接激活感染患者 T 细胞的免疫辅助治疗的热情。

（4）白细胞介素-7　鉴于脓毒症患者中淋巴细胞凋亡，以及淋巴细胞减少和T细胞多样性减少相关的不良结局，就存在一个免疫调节剂的潜在需求，该调节剂可以扩展T细胞种群和多样性。重组IL-7显然是这种免疫调节机制的候选者。T淋巴细胞的稳态是由共用γ链家族的细胞因子调节的，包括IL-2、IL-7和IL-15。尽管IL-2和IL-7都能扩展CD4淋巴细胞，但IL-2的低剂量优先扩展CD4FOXP3抑制性Treg细胞，而IL-7的低剂量则优先扩展CD4效应细胞。实际上，CD4细胞中的STAT5基因表达已被提议作为脓毒症中IL-7疗效的生物标志物。

当在动物脓毒症模型中比较IL-7和PD-1拮抗作用对脾淋巴细胞的效果时，IL-7扩展了活化CD4淋巴细胞的种群，而PD-1拮抗则增强了抗原呈递细胞中MHC分子的表达。因此，IL-7和PD-1拮抗抗体的效果在脓毒症中可能是互补的。重组IL-7在运用于骨髓移植后的淋巴细胞减少的患者时，优先扩展记忆T淋巴细胞。因此，IL-7或与PD-1 Ab结合为脓毒症免疫调节的辅助治疗提供了令人兴奋的前景。

目前，有研究显示在患有严重淋巴细胞减少症的脓毒症休克患者的重组IL-7耐受性良好，逆转了CD4和CD8 T细胞的减少。这提示了重组IL-7是通过恢复适应性免疫来治疗脓毒症患者的潜在新方法。

3. 小结　所有腹部感染患者都应按照国际指南中概述的标准医疗护理进行治疗。对于严重休克的患者，可以给予氢化可的松以减轻休克的严重程度。由于类固醇是侵袭性念珠菌病的一个风险因素，而腹部感染是主要问题，因此应最小化类固醇治疗的剂量和持续时间。

严重的低丙种球蛋白症是脓毒症死亡的风险因素，研究表明，静脉注射免疫球蛋白可降低死亡率；然而，对于那些明显低丙种球蛋白症的患者群体，这种益处可能会更大。血液净化作为感染患者的辅助治疗在何种情况下适用仍有待确定。目前正在研究新型的感染特异性免疫辅助疗法，随着时间的推移，这些疗法将改变感染的治疗和预后。

（吴　骎）

参考文献

[1] DUPONT G，DEMARET J，VENET F，et al. Comparative dose-responses of recombinant human IL-2 and IL-7 on STAT5 phosphorylation in CD4+FOXP3-cells versus regulatory T cells：a whole blood perspective [J]. Cytokine，2014，69（1）：146-149.

[2] DEMARET J，DUPONT G，VENET F，et al. STAT5 phosphorylation in T cell subsets from septic patients in response to recombinant human interleukin-7：a pilot study [J]. J Leukoc Biol，2015，97（4）：791-796.

[3] SHINDO Y，UNSINGER J，BURNHAM CA，et al. Interleukin-7 and antiprogrammed cell death 1 antibody have differing effects to reverse sepsis-induced immunosuppression [J]. Shock，2015，43（4）：334-343.

[4] PERALES MA，GOLDBERG JD，YUAN J，et al. Recombinant human interleukin-7（CYT107）promotes T-cell recovery after allogeneic stem cell transplantation [J]. Blood，2012，120（24）：4882-4891.

[5] VENET F, FILIPE-SANTOS O, LEPAPE A, et al. Decreased T-cell repertoire diversity in sepsis: a preliminary study [J]. Crit Care Med, 2013, 41 (1): 111-119.

[6] HUANG X, VENET F, WANG YL, et al. PD-1 expression by macrophages plays a pathologic role in altering microbial clearance and the innate inflammatory response to sepsis [J]. Proc Natl Acad Sci USA, 2009, 106 (15): 6303-6308.

[7] TOPALIAN SL, HODI FS, BRAHMER JR, et al. Safety, activity, and immune correlates of antiPD-1 antibody in cancer [J]. N Engl J Med, 2012, 366 (26): 2443-2454.

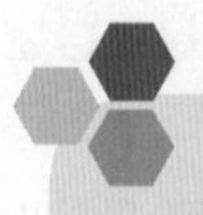

第十章 腹腔感染的营养治疗

第一节 营养风险筛查和营养评估

腹腔感染住院患者入院时营养不良发生率可高达30%，会导致手术并发症增加、住院时间延长和死亡率增加等不良临床结局，而对有营养风险的患者进行营养支持治疗可显著改善患者预后，减少手术并发症、缩短住院时间和减少医疗费用等。因此，在腹腔感染患者中如何早期识别并对这些患者进行干预就显得比较重要。腹腔感染患者入院时，在问诊和体格检查的同时建议行营养风险筛查，如果患者存在营养风险，应及时行营养评估，并记录在病历中；如果患者住院时间长，建议住院期间动态行营养风险筛查及营养评估，及时调整营养支持治疗策略。

目前，临床上有多种营养筛查工具和方法，但受多种因素影响，无适合所有患者的营养筛查工具。营养风险筛查一般包括四部分内容，包括患者目前的营养状况，如患者身高体重指数（body mass index，BMI）等；患者近期营养状态是否稳定，如有无3月内体重下降超过5%等；患者将来的营养状态是否会有恶化，如有无近期营养摄入减少等；患者所患疾病是否会进一步加重营养不良等。

2018年，多个肠外肠内营养学会共同制定并发布了营养不良诊断标准（global leadership initiative on malnutrition，GLIM），并推荐营养风险筛查2002（nutritional risk screening 2002，NRS2002），微型营养评定法简表（mini-nutritional assessment short-form，MNA-SF）和营养不良通用筛查工具（malnutrition universal screening tool score，MUST）等作为推荐的营养筛查方法。但目前没有特定的腹腔感染的营养筛查工具，部分研究认为对于合并重症的腹腔感染患者可使用NUTRIC评分（nutritional risk in critically ill），但没有得到广泛认同。其中，NRS 2002和MUST评分对死亡率的预测价值最强，而且它们在临床工作中相对容易和便捷计算，因此使用范围较广。尤其NRS2002，其识别营养风险的敏感性和特异性均较高，而且循证医学基础充足，因此多个指南或共识中均将其作为住院患者营养风险筛查的首选。MNA-SF在老年人群中对于识别营养不良具有良好的价值。

住院患者中营养风险筛查存在营养不良风险的应该进行营养评估。理论上的营养评估是从机体功能上对瘦体组织群的监测和评价，如肌肉、肝、肾、呼吸、心脏及免疫防御功能的评价，目前营养评估包括客观评价指标如膳食调查、体格测量、实验室检查、人体成分分析、体能测试等和主观评价如营养综合评估量表（scored PG-SGA）等多个指标评估患者患病后的身体情况及体重、食欲及胃肠道功能改变等。

其中体格测量中常包括身高、体重、理想体重、三头肌皮褶厚度、上臂肌周径等，实验室检查常包括白蛋白、前白蛋白、纤维连接蛋白及淋巴细胞计数等。

体重是从总体上反映机体营养状况，而且是营养评定中最简单、直接而又可靠的指标。在临床工作中，体重与营养不良之间的准确性常常受到大量输液、肥胖、水肿或体液潴留等影响，因此，有条件的单位可以应用人体成分分析仪（生物电阻抗的方法）测定机体组成变化来纠正。体重指数（body mass index，BMI）：BMI =体重（kg）/身高（m^2），是日常生活中简单评价肥胖及营养不良的可靠指标。其他人体测量学指标如三头肌皮褶厚度（triceps skinfold thickness，TSF）和上臂肌周径（arm muscle circumference，AMC）的动态测量有助于判断机体的营养状况。

白蛋白是主要由肝脏合成的蛋白质，在机体代谢及维持内稳态方面起着重要作用。也是评价营养不良最直观的指标，但其半衰期长，约为20天，仅在有明显的蛋白质热量摄入不足或营养不良持续时间较长时才有显著下降，也容易受到大量输液及体液潴留的影响。而前白蛋白（prealbumin，PA）也在肝脏合成，半衰期约为1.9天，因此其在判断蛋白质营养状况较白蛋白更为敏感。

营养不良常伴有患者的免疫功能降低，使机体对外源性致病因素的抵抗力下降，增加患者并发症和死亡率。因此免疫功能测定是内脏蛋白质含量的另一个重要指标。其中总淋巴细胞计数是反映免疫功能的简易指标之一，在细胞免疫功能低下或营养不良时，总淋巴细胞计数会下降。

营养支持治疗的主要目的是通过营养支持治疗保持或增加体质量，减少并发症，促进愈合。因此营养评价中有关蛋白质代谢评价较为重要，其动态评价指标有氮平衡、3-甲基组氨酸等，但目前我们对人体内的蛋白质代谢的过程仍缺乏足够的了解，目前，仅通过对上下游产物的测定作推断。随着蛋白质测定技术的发展，如稳定性同位素标记检测蛋白质的合成率等技术，可能有助于今后对营养的实时评估。

患者营养风险筛查及营养评估后，腹腔感染患者还需要对其胃肠道功能进行评估，评估患者是否能够实施及安全实施肠内营养支持治疗，目前临床工作中可使用急性胃肠损伤（AGI）评估量表评估胃肠道功能，有条件的科室亦可加用急性胃肠损伤超声（AGIUS）检查评分来辅助评估胃肠功能损伤情况。如果AGI评分越低，超声评估营养支持耐受情况越好，早期实施肠内营养的可能性及安全性越大。

（陈　军）

第二节　营养支持的一般原则

人体对营养物质的需求大致分为三个方面：水，蛋白质、脂类、碳水化合物等营养素；钠、钾、钙、磷等常量元素和铁等微量元素组成的无机盐电解质；以及各种维生素。其中水、无机盐电解质等在其他章节具体探讨，这里主要讨论营养不良及营养不良风险患者的蛋白质、脂类和碳水化合物等营养素和能量需求。

对于有条件的单位，应定期给与腹腔感染患者进行能量代谢测定来评估患者的能量需求，这样更为精准。也可以用估算法给与营养支持。因此，对于腹腔感染患者，我们建议初始给予20～25kcal/（kg・d）（1cal=4.18J）的能量给予营养支持，这种方法更为实用，也与实测值较为接近。但对于早期胃肠功能障碍，特别是有再喂养综合征发生风险的患者。如有：BMI＜16kg/m^2；近6个月内体重减轻超过原体重的15%；近10天内很少或没有营养摄入；入院时即出现了低磷、低钾及低镁血症等高危因素的患者，初始给予肠外营养的热卡量还要降低，可给予小于20kcal/（kg·d）的热卡量进行临床营养支持治疗，这样的治疗也会使患者临床获益。这部分患者根据病情变化情况，可在2~3天后逐渐加量至需求量的80%。一般腹腔感染患者处于高代谢状态，特别是患者如有发热时，能量消耗显著增加，一般体温每上升1℃，能量消耗增加10%~15%。

蛋白质不仅是组成人体的基本材料，也是体内合成各种生理功能物质的原料。正常体重70kg的男性，体内蛋白质含量11~12kg，每天更新的蛋白质为250~300g。每克蛋白质彻底分解可产生4kcal热量。蛋白质均由氨基酸构成，一部分人体需要的氨基酸来自于体内代谢合成，称为非必需氨基酸；不能在体内合成，必需从食物中补充的称为必需氨基酸，部分能够合成的称为条件必需氨基酸。正常成人蛋白质的平均需要量是0.8g/（kg·d）或60~70g/d。而腹腔感染时患者蛋白质合成和分解代谢均有增加，一般分解大于合成，尿氮的排出也相应增加，因此患者机体处于负氮平衡状态，表现为蛋白质的丢失。因此，在腹腔感染患者中，增加蛋白自的供给量，可以使患者获益，减少肌肉丢失，减轻炎症和免疫抑制。对于轻中度腹腔感染患者蛋白质建议给予量为1.5g/（kg·d），而对于重度患者而言，每日推荐的蛋白质的量为1.5~2.0g/（kg·d）。在给予氨基酸时，应定期检测患者尿素氮、肌酐等肾功能值，如果尿素氮显著上升，而肌酐下降或正常等分离现象，要注意此时患者外源性氨基酸补充过多，体内不能很好的利用，要适当减少氨基酸补给量。

脂肪可水解成脂肪酸和甘油，平时以甘油三酰形式存贮在脂肪细胞中，受到不同激素调节。每克脂肪可提供9kcal的热量，脂肪可作为能量替代部分的葡萄糖，减少高血糖的发生。腹腔感染患者应用脂肪乳剂时，应定期监测脂肪的廓清能力，如生化检测中观察甘油三酯水平，如果大于3mmol/L，应停用脂肪乳剂，否则可能出现脂肪过度综合征，可出现肺功能障碍、发热、背痛和网状内皮细胞功能受损等。

供能的碳水化合物单糖有葡萄糖、果糖、山梨醇等，其中葡萄糖是最佳的糖类，也是体内节省蛋白质的最佳替代能量物质，每克葡萄糖提供4kJ的热量。腹腔感染时，机体糖原分解、葡萄糖释放，血糖升高，其中肌糖原分解可产生乳酸。同时，脂肪及蛋白质分解也为糖异生提供了大量底物。另外，体内出现胰岛素抵抗现象，使葡萄糖利用下降，主要是由儿茶酚胺直接抑制胰岛素受体和胰岛 B 细胞的分泌引起。腹腔感染时产生的细胞因子如 IL-1可引起胰高血糖素分泌增加，产生高血糖。因此，腹腔感染患者血糖升高与疾病严重度相关，也增加继发感染的风险。

另外，对于需要肠外营养支持治疗的腹腔感染患者，推荐加用含有谷氨酰胺和鱼油的免疫营养制剂，研究发现可以降低患者病死率。对于重症腹腔感染患者，适量补充维生素亦有必要。如抗氧化的维生素C和维生素E的使用，部分研究发现亦可降低死亡率。对于短期使用肠外营养作为唯一能量供给的患者，常规补充现有的成品水溶性维生素及脂溶性维生素各一支即可维持正常机体需要，而对于长期不能得到营养补充的患者，还要特别注意补充维生素B族，预防韦尼克脑病的发生。

因此对于腹腔感染患者来说，如果存在营养不良风险或营养不良时，应尽早实施营养支持治疗，如果胃肠功能评估良好，肠内营养应尽量早期给予（24~72小时内），若存在急性胃肠障碍，应实施肠外营养支持治疗。若虽有胃肠功能障碍，但胃肠道仍有部分功能，只是短期内无法全量恢复肠内营养，早期可耐受的小剂量的滋养型肠内营养支持，同时联合肠外营养给予也会对患者产生良好的临床获益，如较少肠道菌群移位，减轻肠黏膜萎缩等。

（陈　军）

第三节　肠内营养

一、肠内营养适应证、禁忌证及启动时机

肠内营养（enteral nutrition，EN）是营养支持的一种途径，通过口服或者管饲等方式经胃肠道提供机体代谢需要的热量及各种营养素，是符合生理、安全有效的营养支持方式。EN适用于胃肠道功能正常或者存在部分功能但摄入的营养不能满足机体需要的患者，原则是“如果肠道有功能，就使用肠道”（if the gut function，use the gut）。

（一）适应证

EN能够经肠道补充热量、蛋白质、电解质、维生素、矿物质、微量元素和液体，主要取决于小肠吸收各种营养成分的功能。腹腔感染时机体分解代谢明显增加，营养不良风险增加，如果患者胃肠道有功能或有部分功能，但预计3天内不能完全经口摄食，营养支持应首选EN。

（二）禁忌证

严重血液动力学不稳定是营养支持的禁忌证，肠功能障碍是EN的主要禁忌证，包括：①急性肠衰竭、严重感染及术后肠麻痹导致的肠功能障碍；②完全性肠梗阻；③无法经肠道给予营养；④高流量的小肠瘘；⑤严重活动性胃肠道出血；⑥难治性呕吐或严重腹泻；⑦胃肠道缺血。

（三）启动时机

腹腔感染患者如果存在血流动力学不稳定及组织灌注未达到目标时，推迟EN时间。当患者血流动力学逐渐稳定后且胃肠道有功能，如果不能经口进食，尽早建立恰当的EN途径，24小时内给予早期EN，3～7天达到目标能量。

二、途径选择及输注方式

（一）途径选择

肠内营养液进入胃肠道的途径包括经口、经鼻胃管、经鼻肠管、经胃造口、经空肠造口等方式，消化道瘘时也可以经过瘘口输入至消化道更远端的肠管。EN途径不同，输注要求和注意事项也不尽相同，必须根据患者的具体情况而定。

1. 经胃喂养

（1）经口途径　腹腔感染患者胃肠道功能正常且能够正常经口进食，首选经口饮食。经口饮食能够刺激唾液分泌，发挥抗菌作用，优于管饲喂养，是人类正常的膳食营养补充途径。当经口进食不足或者机体营养物质需要量增加时，应考虑口服营养补充剂（oral nutritional supplements，ONS）。

（2）经鼻胃管途径　鼻胃管是EN输注的最常用途径。腹腔感染患者如果无法经口进食或者饮食联合ONS无法达到60%能量目标时，且预计短期（＜4周）之内能够恢复正常饮食，首选鼻胃管给予EN。

鼻胃管放置简便、易操作，选择直径较小、材质柔软的胃管进行置管，置管后X线明确喂养管头端的位置。但是长期放置鼻胃管会压迫鼻咽部，吞咽异物感明显，并发局部炎

症、溃疡、出血，同时喂养期间易发生反流、误吸风险高，仅适用短期营养支持的患者。

（3）经胃造口途径　经胃造口途径是最常用的长期置管技术之一，适用于各种原因导致的贲门以上进食障碍患者。腹腔感染合并重度颅脑外伤、脑卒中或严重吞咽困难，以及食管手术后出现吻合口瘘、食管癌并发穿孔或食管气管瘘等导致腹腔感染，预计管饲EN需要接受＞4周，推荐经胃造口途径。

根据放置方法不同，主要包括经皮内镜下胃造口术（percutaneous endoscopic gastrostomy，PEG）、经皮经X线下胃造口、外科手术胃造口。PEG属于微创手术，在胃镜引导下经皮穿刺置入胃造口，是胃造口途径的首选。如果存在胃大部分切除术后、胃扭转、间位结肠等原因导致内镜下无法置管，可以考虑经皮经X线下胃造口或者外科手术胃造口。如果预计上消化道大手术后需要较长时间EN时，可以在术中进行外科手术胃造口。

2. 经幽门后喂养　腹腔感染患者如果存在胃/十二指肠动力障碍、胃瘘、胃肠吻合口瘘等原因导致经胃喂养不耐受，或存在高误吸风险，建议经幽门后喂养，降低吸入性肺炎的风险，防止胃潴留和胃扩张，将营养液持续送入十二指肠远端、空肠（即越过Treitz韧带）或瘘口远端肠管。

（1）经鼻肠管途径　鼻肠管是将鼻饲管置入十二指肠远端或上段空肠，适用于危重症、昏迷、机械通气、急性胰腺炎、气管食管瘘等腹腔感染患者，也适用于腹部手术后胃排空障碍需要管饲营养的患者。

鼻肠管的常用置管方法有床旁盲置法、内镜引导下置管法、X线透视下置管法、电磁导航辅助置管法、超声引导下置管法及床边可视化内窥镜鼻肠管置管术等。除了内镜和透视下置管，其余方法置管后需要行腹部X线平片明确鼻肠管尖端位置。

（2）经空肠造口途径　空肠造口适用于腹腔感染合并食管狭窄、高误吸风险、食管胃吻合口瘘、胃肠吻合口瘘及胃排空障碍等患者需要长期EN支持，主要包括经皮内镜空肠造口（percutaneous endoscopic jejunostomy，PEJ）、外科手术空肠造口等，应根据患者不同的临床特征，选用适当的营养通路。

PEJ是在PEG的基础上经胃造口管放置J管进入空肠，主要适用于因肠梗阻、急性胰腺炎、消化道瘘等疾病存在胃十二指肠梗阻需要长期营养支持治疗的腹腔感染患者，必要时联合PEG即可以胃肠减压，又能进行EN治疗，作为经空肠造口途径的首选。

（二）输注方式

EN的输注方法有分次推注、间歇性滴注和连续性输注3种方式。如果EN浓度越高、温度越低、速度越快、一次性输注量越大，越容易引起腹胀、腹泻、胃潴留、反流、误吸、管路堵塞等并发症。EN不同通路途径，输注方式也不尽相同，而且与营养液的性质、剂量、喂养管的种类以及经胃/幽门后喂养有关，因此，应根据患者的具体情况选择合适的输注方式。

1. 分次推注　将配置好的营养液或商品型EN营养液用50ml注射器缓慢推注至喂养管内，推注速度一般不超过30ml/min，每次200～300ml，每日6～8次。每次喂养前后用需要用20～30ml温开水脉冲式冲管，防止管路堵塞。

该方法适用于腹腔感染时胃肠功能正常的经胃喂养患者，因为胃容量大，对容量及渗透压的耐受性较好。缺点是无法精确掌握推注的力度、速度以及推注时间，如果胃容量短时间内急剧增加，导致急性胃扩张，会出现恶心、呕吐、腹痛、腹胀等症状，严重时发生误吸引起吸入性肺炎发生，因此需要严格掌握喂养间隔、推注容量和手法。

2. 间歇性滴注　将配置好的营养液或商品型EN营养液经输液管和喂养管连接，通过营养液的自身重力作用缓慢滴注至胃肠道内，每次250～500ml，每日4～6次，每次喂养前后需要温水冲管。

此方法均适用于经胃喂养和经幽门后喂养。腹腔感染患者病情稳定、耐受良好且需要接受长期EN时推荐该输注方式。该喂养方法饮食节律类似正常，不增加胃肠道负担，简便易行，大多数患者耐受良好，有较多的自由活动时间。缺点是长时间重力作用下会导致滴入的营养液浓度不均匀，刺激肠蠕动，增加并发症的发生，因此滴注时可定时摇晃营养液使浓度保持均匀。

3. 连续性输注　将配置好的营养液或EN商品型营养液经输液管和喂养管连接，依靠重力作用滴注或经输注泵12～24小时持续输注。输注泵是目前临床上推荐的EN输注方式，能够控制营养液输注速度和剂量，适用于经胃和幽门后喂养，适用于腹腔感染危重症、糖尿病或血糖波动大、合并消化道瘘等。输注时遵循循序渐进的原则，从低浓度、低速度、低剂量开始，逐渐增加，使胃肠道逐步适应。如果患者耐受良好，3～4天可增加至目标能量。输注时应每4小时用20～30ml温开水脉冲式冲管一次。

EN实施需要遵循以下几个喂养原则。①温度：过热或者过冷的EN制剂均会刺激胃肠黏膜，过热易烫伤消化道黏膜，也会导致营养液变性，过冷则会引起肠黏膜血管收缩，导致腹痛、腹泻，影响营养成分的吸收。EN液一般采用的温度为37～40℃，EN粉则为40～42℃。②浓度：对于只有部分胃肠功能或者肠道吸收不良的患者，营养液应由低浓度，逐渐增加至可以耐受的浓度，否则会出现腹泻、腹痛等症状。通常，EN的起始浓度为8%～10%，逐步增加浓度并观察患者的耐受性，一般3～5天内达到维持浓度为20%～25%。③容量：由少到多，一般起始容量为500ml/d，逐日递增直至足量，维持容量2000～2500ml/d，最大容量为3000ml/d。④速度：由慢到快，起始速度为20～50ml/h，逐渐增加至100～125ml/h，12～24小时输注完毕。⑤清洁度：营养液现配现用，容器应清洁避免污染、变质，24小时内用完，保证容器和管路的清洁。⑥体位：应选择坐卧位，即抬高其床头30°～45°，利于营养液快速进入小肠，避免胃潴留，预防反流和误吸。

三、配方选择

EN制剂包括家庭自制（匀浆）膳食和商品化EN制剂。家庭自制膳食是由多种天然食物捣碎、搅拌制成的流质状态膳食，可管饲也可口服。商品化EN制剂是由工厂生产的无菌制剂，包括不同黏稠度的液体制剂或粉剂，在临床广泛应用，分为以下四类。

（一）聚合物制剂

聚合物制剂即整蛋白型制剂，是EN的标准制剂，营养全面，由大多完整营养素制成，适用于胃肠道功能正常的患者。聚合物制剂主要由整蛋白、低聚糖、麦芽糖糊精或淀粉、植物油、矿物质、维生素和微量元素组成，渗透压接近生理水平，肠道耐受性好，能量密度在0.5～2.0kcal/ml，适应患者的不同营养需要。一般EN起始阶段选择0.5～1.0kcal/ml，高能量需求且需限制液体的患者可选择1.5kcal/ml。

1. 碳水化合物　碳水化合物提供40%～60%的能量，是主要的能量来源。聚合物制剂中糖类的主要来源通常是麦芽糖糊精，水解迅速，比淀粉易溶解。有些制剂添加了少量蔗糖，可以改善口感，便于口服。

2. 脂肪 脂肪是一种等渗和高热卡密度的非蛋白能量成分，提供总热卡的25%～40%，主要包括玉米油、大豆油、葵花籽油和菜籽油等。这些植物油提供长链脂肪酸（long chain triglyceride，LCT），含有较丰富的必需脂肪酸，有助于降低渗透压，但是LCT分解慢，在肝脏内堆积过多会导致肝脏脂肪浸润，出现脂肪肝。中链脂肪酸（medium chain triglyceride，MCT）水解迅速，不在肝脏或组织中沉积，可以部分或全部代替脂肪，但不含必需脂肪酸。

3. 蛋白质 蛋白质提供总能量的15%～20%，以整蛋白为主要氮源，来源于天然形式的蛋白质或蛋白分离物，主要包括酪蛋白、牛奶蛋白、大豆蛋白，含量在30～80g/L。非蛋白热卡与含氮量之比在75～200∶1。由于蛋白质分子量较大，对制剂的渗透压影响较小，易于营养素的吸收。

4. 电解质和微量营养素 电解质、维生素和微量元素是人体必须营养素，参与机体代谢和功能，尽管机体不能合成，但足量的完全型EN制剂通常能满足机体对维生素、无机盐以及微量元素的要求。机体需求增加或特殊营养素额外丢失时需要及时补充。

5. 膳食纤维 膳食纤维是一种碳水化合物，在小肠不被消化吸收，可溶性膳食纤维在结肠可被微生物菌群部分或完全发酵，生成短链脂肪酸如乙酸、丙酸及丁酸等。膳食纤维有助于保护肠黏膜屏障、维持肠道菌群平衡、促进排便，还有益于调节能量代谢、改善血糖及血脂代谢，对维持机体代谢具有重要的作用。

膳食纤维的主要化学成分由纤维素、半纤维素、果胶、树胶和黏液、非多糖结构的木质素组成。膳食纤维从生理作用可分为可溶性（高发酵）和不溶性（低发酵）纤维。不溶性（吸水的）纤维富含纤维素和木质素，通过吸收带走水分而增加粪便体积，促进胃肠功能，防止便秘。可溶性纤维比如果胶和树胶可被结肠厌氧菌发酵成短链脂肪酸，滋养结肠，维持其结构和功能。

商品化EN制剂添加膳食纤维含天然来源纤维5g/L，富含几种膳食纤维，总量在5～15g/L。对于一般患者尤其是老年患者推荐常规使用含膳食纤维的EN配方，用于改善肠道功能。重症腹腔感染患者不建议常规预防性使用混合型膳食纤维类EN制剂以促进肠道蠕动或防止腹泻。腹腔感染患者如果持续腹泻，建议应用含膳食纤维的EN制剂。

（二）单聚体和低聚体制剂

通常指要素型配方，是以氨基酸、短肽类为氮源的基质单体物质，分为单聚体和低聚体制剂，几乎不需要消化即可被小肠完全吸收，均无乳糖及麸质，残渣极少。EN制剂营养素的分子颗粒大小与渗透压呈反比，氨基酸和小分子肽配方的渗透压高，耐受性相对差。

1. 单聚体制剂 即单体配方（氨基酸制剂），由游离氨基酸、葡萄糖、单糖、必需脂肪酸和少量MCT组成，还有矿物质、无机盐、维生素和必需脂肪酸，含钠量较低。单聚体制剂能量密度为1kcal/ml，氮浓度约7g/L，非蛋白热卡与含氮量之比为150∶1，主要用于腹腔感染时肠功能严重障碍、不能耐受整蛋白和短肽类EN制剂的患者。缺点是渗透压高500～900mOsm/L，口感差，通常管饲喂养，浓度过高或输注速度过快易导致腹泻。

2. 低聚体制剂 即低聚配方，以短肽为氮源的要素制剂，由蛋白水解的二肽和三肽以及一些游离氨基酸组成。糖类主要包括双糖和麦芽糖糊精，脂肪主要为LCT和MCT，也包含所有微量营养素，营养全面。与单聚体制剂相比，低聚体制剂短肽分子量较大，渗透压较低，更容易被小肠吸收，适用于危重症胃肠功能不全、消化道手术后吻合口瘘、胰腺炎胃肠功能障碍、克罗恩病或短肠综合征等腹腔感染患者。

（三）特殊剂型

根据不同疾病特征及其特殊营养需求选择针对特殊患者的专用制剂。目前EN制剂已有专门针对肝病、肾病、肺功能不全、糖尿病、肿瘤、心功能衰竭、胃肠功能障碍和严重的代谢应激状况如创伤和败血症等疾病设计的特殊剂型。

1. 肝病专用制剂 适用于肠道功能正常的肝功能衰竭和肝性脑病，含较高比例支链氨基酸（branched chain amino acid，BCAA）和较低比例芳香族氨基酸（aromatie amino acid，AAA）和蛋氨酸，有助于调整血浆中异常的氨基酸比例，增加BCAA/AAA比值。此外，制剂中MCT含量高，水解迅速，易于吸收。腹腔感染合并肝功能障碍时能量消耗增加，治疗上多需限制液体量，故该制剂热卡密度较高（＞1.2kcal/ml）。

2. 肾病专用制剂 腹腔感染伴急性肾功能衰竭时蛋白质分解代谢增强，处于高分解代谢状态。EN目的在于改善机体营养状态同时减少血浆尿素氮水平，减少体内毒素产物蓄积，维持水电解质和酸碱平衡。这种制剂限制蛋白质含量，减少电解质输入，尤其是钾和磷。血液透析的患者使用血透专用配方。病情稳定的患者推荐低蛋白配方、富含必需氨基酸和酮酸类似物。

3. 肺病专用制剂 腹腔感染患者伴肺功能不全、呼吸衰竭、呼吸机依赖、合并慢性阻塞性肺部疾病（COPD）时易出现二氧化碳潴留、氧气消耗增加。肺病制剂提高EN配方的脂肪/碳水化合物比例，二氧化碳生成减少，故可减少二氧化碳滞留。

4. 糖尿病专用制剂 除腹腔感染合并糖尿病之外，重度感染和脓毒症患者胰岛素分泌增加，但周围组织对胰岛素的敏感性降低，导致胰岛素抵抗，出现高血糖。此类制剂多使用木薯淀粉和蜡质谷物淀粉等缓释淀粉，以果糖等为碳水化合物来源，减慢葡萄糖的释放和吸收速度，避免血糖波动过大。同时适量添加膳食纤维，延缓胃排空，进入结肠后可分解为短链脂肪酸，提供部分能量。部分产品使用单不饱和脂肪酸代替部分多不饱和脂肪酸，有利于血糖控制和减轻高脂血症。

5. 肿瘤专用制剂 促炎细胞因子是引发肿瘤恶病质的主要原因，该制剂添加了含ω-3脂肪酸的鱼油，与细胞膜磷脂结合，抑制促炎细胞因子产生及其活性，调节免疫反应。如果肿瘤患者出现腹腔感染，营养不良发病率明显增高，可选择肿瘤专用制剂。

6. 高能量型制剂 高能量型制剂是在平衡型整蛋白EN的基础上增加了能量密度，约为1.5kcal/ml，主要适用于需要高蛋白、高能量、易消化脂肪，但液体量需要限制的腹腔感染患者，如严重创伤（尤其是大面积烧伤）、心功能不全、持续性腹膜透析等。高能量型制剂能够满足这些患者增加的能量需求和蛋白质需要量，减少分解代谢，促进合成代谢。

7. 免疫增强型制剂 免疫增强型制剂是在原有标准EN配方的基础上增加某些特殊营养物质，包括谷氨酰胺、精氨酸、ω-3不饱和脂肪酸、核苷酸、支链氨基酸和膳食纤维等，改善肠黏膜屏障，调节免疫炎症反应，促进蛋白质合成，增强机体抵抗力。此类制剂适用于严重感染、肿瘤等危重症。

（四）组件膳

组件膳配方以某种或某类营养素为主，对完全型EN进行补充或强化，实现个体化的营养支持。应用组件膳可以改变营养素的种类和剂量，适合患者的特殊需要。该类制剂主要包括蛋白质组件、脂肪组件、糖类组件、维生素组件和矿物质组件。

四、并发症的预防与管理

如果EN使用不当，出现一些并发症，给患者增加痛苦，延长治疗时间，影响营养支持效果，因此实施EN时需要密切监测，避免并发症的发生，以达到营养支持目标。

（一）机械性并发症

1. 置管不当 放置鼻胃管或者鼻肠管时，尤其是盲置法，误将喂养管置入气管、支气管内，严重可穿破肺组织及脏层胸膜，引起气胸、血气胸、脓胸等，如果发现不及时会出现肺部感染、肺功能不全，甚至危及生命。一旦发现喂养管误插，应立即拨出，密切观察患者的呼吸情况，及时处理并发症。因此，置管过程中必须严格遵守操作流程和原则，放置后明确导管是否在位。

2. 鼻、咽及食管损伤 长期放置喂养管尤其是粗而硬的喂养管，会压迫鼻、咽及食管壁，造成黏膜糜烂和坏死。因此，应选用直径较小、材质柔软的喂养管，置管时选择一侧较为宽大的鼻孔插入，遇到阻力需明确原因，长期营养支持可选择经胃、空肠造口。

3. 喂养管堵塞、移位和脱出 多见于喂养管细、营养液黏稠、匀浆残渣和药片磨碎不完全、冲洗不及时等。因此，EN实施之前宣教喂养原则非常重要，如果出现堵塞可采用多种方法疏通比如温水轻度压力冲洗和吸引交替以及应用胰酶和重碳酸钠盐，否则只能拔管。喂养管固定不牢固、患者神志不清或严重恶心呕吐都会导致喂养管脱出，所以置管后应牢固固定，加强护理和观察。

4. 误吸 常见于危重症、昏迷、胃排空障碍或老年患者等，误吸后营养液强烈刺激支气管黏膜，一旦发生吸入性肺炎，不及时治疗会导致肺部感染，严重者危及生命。为了减少误吸的风险，喂养时抬高床头，保持半卧位，注意输注速度，定期监测胃残留量，必要时联合促胃肠动力药。

（二）胃肠道并发症

1. 腹泻 腹泻是EN中最常见的并发症，发生率高达60%。腹泻的原因主要包括：①肠道吸收功能障碍；②缺乏乳糖酶或脂肪酶；③低蛋白血症；④营养液细菌污染或抗生素相关性腹泻；⑤应用高渗性营养液；⑥喂养不当。为预防腹泻的发生，应根据患者具体情况，选择合适的EN配方，乳糖不耐受患者选择无乳糖制剂，脂肪酶缺乏者补充胰酶。一旦发生腹泻首先需要查明原因，对症治疗，必要时调整EN制剂，腹泻严重者暂停EN。有时候腹泻并不是EN本身的原因，仅仅是喂养不当。

2. 恶心和呕吐 恶心和呕吐最常见的原因是胃排空延迟，其他原因包括营养液的口感和气味、营养液输注的速度过快、过量等。喂养时遵循喂养原则，逐步提高浓度、速度和容量，控制温度，保持半卧位，尽量减少对胃肠道的刺激。如果怀疑胃排空延迟，需减少镇静剂使用、改用低脂肪配方，必要时给予促胃肠动力药。

3. 腹胀和便秘 腹胀是由于营养素吸收不良、输注过快过量、营养液温度低等原因。除了注意喂养原则之外，更换易于小肠吸收的营养液制剂可改善症状。腹腔感染患者长期卧床、肠蠕动减慢，加之水分摄入减少或使用无膳食纤维营养液，导致粪便阻塞，会出现便秘。患者出现腹胀和便秘需要注意有无肠梗阻，应用不溶性的膳食纤维配方，或药物治疗软化大便、促进肠动力，可预防腹胀和便秘。

（三）代谢性并发症

主要包括水、电解质及糖代谢紊乱。水、电解质代谢紊乱与营养液喂养的溶质、剂量有关，以及与胃肠道并发症有关，表现为高张性脱水、低钾血症、高钾血症等，因此需要密切监测电解质。糖尿病或者糖耐量下降患者会出现高血糖或者低血糖，这些患者需要严密监测血糖变化。

此外，腹腔感染伴严重营养不良患者应用EN营养支持过程中可能会出现再喂养综合征，表现为低磷血症、低镁血症、低钾血症、维生素缺乏、体液潴留。因此，对于严重营养不良患者时，首先评估水电解质水平，及时纠正电解质失衡、恢复机体循环容量，开始EN时从低剂量逐步增加，密切监测水、电解质和代谢变化。

（四）感染并发症

营养液和喂养输注管道在配制过程中未严格按照无菌操作、营养液放置时间过长、输注管道不及时清洗都易造成营养液污染，导致肠炎、腹泻。因此，应严格遵守无菌操作原则，营养液室温放置最好不超过24小时，输液系统管道应严格进行灭菌，每日更换。

（张娟娟　汪志明）

参考文献

［1］中华医学会肠外肠内营养学分会. 中国成人患者肠外肠内营养临床应用指南（2023版）［J］. 中华医学杂志，2023，103（13）：946-974.

［2］COMPHER C，BINGHAM AL，MCCALL M，et al. Guidelines for the provision of nutrition support therapy in the adult critically ill patient：The American Society for Parenteral and Enteral Nutrition［J］. JPEN J Parenter Enteral Nutr，2022，46（1）：12-41.

［3］于健春. 临床营养学［M］. 北京：人民卫生出版社，2021.

［4］GOMES F，SCHUETZ P，BOUNOURE L，et al. ESPEN guidelines on nutritional support for polymorbid internal medicine patients［J］. Clin Nutr，2018，37（1）：336-353.

［5］MCCLAVE SA，TAYLOR BE，MARTINDALE RG，et al. Guidelines for the Provision and Assessment of Nutrition Support Therapy in the Adult Critically Ill Patient：Society of Critical Care Medicine（SCCM）and American Society for Parenteral and Enteral Nutrition（A.S.P.E.N.）［J］. JPEN J Parenter Enteral Nutr，2016，40（2）：159-211.

［6］李宁，于健春，蔡威. 临床肠外肠内营养支持治疗学［M］. 北京：中华医学电子音像出版社，2012.

［7］BOZZETTI F，ARENDS J，LUNDHOLM K，et al. ESPEN Guidelines on Parenteral Nutrition：non-surgical oncology［J］. Clin Nutr，2009，28（4）：445-454.

［8］蒋朱明. 临床诊疗指南：肠外肠内营养学分册（2008版）［M］. 北京：人民卫生出版社，2009.

第四节 肠外营养

一、适应证及启动时机

肠外营养（parenteral nutrition，PN）是指通过静脉输注氨基酸、葡萄糖、脂质、电解质、维生素和微量元素等营养成分的一种营养治疗方式。其适应证包括：①由于各种疾病导致无法进食或通过消化道吸收营养物质，如广泛小肠切除、小肠疾病、放射性肠炎、严重腹泻、顽固性呕吐等；②接受大剂量放、化疗的营养不良患者；③进行骨髓移植患者；④无法进行或不能耐受肠内营养的重症胰腺炎患者；⑤消化道功能障碍的严重营养不良患者；⑥营养不良的获得性免疫缺陷性疾病患者或存在并发症（如顽固性腹泻、并发其他感染、接受化疗等）的获得性免疫缺陷性疾病患者；⑦严重分解代谢状态下患者（如颅脑外伤、严重创伤、严重烧伤等），在5～7天内无法利用其胃肠道的。由于重症患者的个体差异大，如何确定PN的最佳启动时机是肠外营养领域争论和关注的热点，不同国际营养学会指南在PN启动的推荐意见上不完全一致。欧洲肠外肠内营养学会指南推荐，实施肠内营养2～3天后能量和蛋白质仍未达到目标量时，应在48小时内启动PN。美国肠外肠内营养学会指南认为，无论营养风险如何，EN提供的能量和蛋白质无法达到目标需要量的60%时，应在1周后启动PN。

二、输注方式

适合的静脉通路是PN支持发挥作用的重要保障，包括外周静脉和中心静脉两种，中心静脉导管包括经外周静脉置入中心静脉导管（PICC）、经皮穿刺中心静脉置管（如锁骨下静脉、颈内静脉、股静脉）和静脉输液港（永久性中心静脉导管）三种形式。经外周静脉PN支持的导管位于周围静脉，以上肢静脉首选，是全PN支持及部分PN支持的方式之一；经外周静脉PN支持能较快建立静脉通路和进行营养液输注。中心静脉通路是指经皮直接穿刺中心静脉的方法，可以快速输液以纠正容量不足，也能够输注高渗和非血管相容性药物，并可以避免多次静脉穿刺。PICC是经肘部贵要静脉、正中静脉或头静脉穿刺，将导管尾端送到上腔静脉的穿刺技术。与暂时性中心静脉置管比较，PICC穿刺并发症更少，成功率更高。静脉输液港又称植入式中心静脉导管系统，是一种可以完全植入体内的闭合静脉输液系统，既可以与暂时性中心静脉导管连接，也可与PICC相连。

《肠外营养安全输注专家共识》指出：①重症患者推荐连续输注。②使用外周静脉患者推荐间歇输注。③需要PN超过2周的患者，考虑周期性输注，而非连续性输注。

三、配方选择

选择PN配方时应考虑总能量需要量、液体量、非蛋白热卡、氨基酸需要量、电解质、维生素及微量元素、药理营养素、胰岛素、渗透压等因素。

1. 总能量需要量 临床常采用一些公式估算患者的总能量消耗（total energy expenditure，TEE），以指导制订热量目标。

（1）拇指法则 即成人每日热量目标为25～30kcal/kg。肥胖患者采用校正体重，透析患者采用干体重。校正体重=理想体重+0.4×（实际体重–理想体重）。理想体重（idealbody weight，IBW）有多种计算方式，国外推荐男性使用Devine公式，女性使用Robinson公式。

男性：IBW= 50+2.3×［身高（cm）/2.54–60］

女性：IBW= 48.67+1.65×［身高（cm）/2.54–60］

也可使用简易公式。

男性：IBW= 身高（cm）–105

女性：IBW= 身高（cm）–100

（2）Harris–Benedict（H–B）公式 估算静息状态下的基础能量消耗（basal energy expenditure，BEE）。

TEE=BEE×活动指数×应激指数

BEE（Harris–Benedict）公式。

男性：BEE（kcal/d）= 66.47+［13.75×实际体重（kg）］+［5.0×身高（cm）］–［6.765×年龄（a）］

女性：BEE（kcal/d）= 655.1+［9.56×实际体重（kg）］+［1.85×身高（cm）］–［4.67×年龄（a）］

2. 液体量 液体量应根据患者每日情况计算提供。综合评估患者心脏、肾脏功能，密切关注体重变化、出入量平衡（包括经口或经静脉补充的液体和尿量、其他途径液体丢失等情况）、ICU患者是否存在脱水、水肿或腔内液体积聚。总体上成人液体生理需要量1500～2000ml/d；成人每日需水量30～40ml/kg，儿童每日需水量50～100ml/d（表10–1）。正常情况下人体水的需要量可用多种方法计算。

表10–1 液体量计算方式

方法	水需要量（ml/kg）	方法	水需要量（ml/kg）
按年龄计算		按体重计算	
强体力活动年轻人	40	第一个10 kg	100
大多数成年人	35	第二个10 kg	50
老年人	30	额外的体重	20（≤50 a）
按摄入热量计算	1ml/kcal		15（>50 a）

3. 非蛋白热卡 在PN中，蛋白质一般不被用于能源物质考虑。为了节约蛋白质，必须供给足量的非蛋白热卡，非蛋白热卡由糖和脂肪提供，所提供热卡占总热卡的85%～90%。国内有部分学者及机构主张：氨基酸应主要用于提供蛋白合成的氮源，由非蛋白热卡（糖+脂肪）提供全部能量；但是临床上输注的氨基酸并不会全部用于蛋白质合成，部分氨基酸最终参与了机体的供能。蛋白（氨基酸）热卡可按约占总热卡的约15%配比。

（1）葡萄糖 生理条件下的首选供能物质，一般占非蛋白质热卡的50%～70%。1g葡萄糖可提供约4kcal能量，每日葡萄糖需要量：2～4g/（kg·d）。

（2）脂肪乳 占非蛋白热卡的30%～50%，占总热量15%～30%，脂肪乳补充量0.8～1.5g/（kg·d），每克脂肪完全氧化可供能9kcal，脂肪乳使用需监测血脂、脂肪廓清及肝肾功能。临床上根据病情，糖脂比可选择70：30、60：40、50：50。

4.氨基酸需要量 氨基酸的供给量应根据患者体重和临床情况而定，健康成人正常基础代谢状态下每日氨基酸需要量为0.8～1.0g/（kg·d），创伤、应激状态下需要量可增至1.2～1.5 g/（kg·d）。1g氨基酸可提供约4 kcal热量，1g氮相当于6.25g蛋白质。非蛋白热卡与氨基酸的比例一般为100～150（kcal）：1（g）。感染患者应增加氮量，降低非蛋白热卡（100：1），肾脏衰竭和氮质血症患者应降低氮量，增加非蛋白热卡（300～400：1）。临床常用平衡型氨基酸：复方氨基酸注射液（18AA-Ⅱ）、复方氨基酸注射液（18AA-Ⅲ）；肝硬化、肝功能异常等肝病患者，应选择支链氨基酸，如复方氨基酸注射液（20AA）10%安平、复方氨基酸注射液（17AA-H）绿甘安；肾炎、肾脏衰竭等肾功能不全患者，应选择必须氨基酸，如复方氨基酸（9R）5.33%（肾安）。

5.电解质

（1）NaCl 每日推荐量80～100mmol，4.5～6.0g NaCl。

（2）KCl 每日推荐量60～150mmol，4.5～11.2g KCl；KCl配伍浓度要求低于0.3%，即1000ml液体不超过3g KCl。

（3）Ca^{2+} 每日推荐量2.5～5mmol，加入10%葡萄糖酸钙10～20ml；

（4）Mg^{2+} 每日推荐量8～12mmol，加入25%$MgSO_4$ 8～12ml；

（5）P^{4-} 每日推荐量15～30mmol，约加入甘油磷酸钠或复方磷酸盐10ml。

6.维生素及微量元素 包括水溶性维生素（维生素C、维生素B、生物素等）、脂溶性维生素（维生素A、D、E、K等）；每日给予水溶性维生素、脂溶性维生素、多种微量元素复方制剂1支，可维持正常生理需要量。

7.药理营养素 鱼油脂肪乳剂不可单用，应与其他脂肪乳剂合用，推荐鱼油：脂肪乳剂为15：85，10%鱼油1～2ml/kg；丙氨酰谷氨酰胺（100ml，20%）推荐1.5～2ml/kg。需要注意的是药理营养素的使仍存在争议，临床使用需结合实际情况。

8.胰岛素 推荐使用胰岛素泵单独输注而不是随肠外营养液一同输注，不推荐血糖正常患者PN中常规补充胰岛素。如需在PN中加入胰岛素建议以10g葡萄糖：1u胰岛素的起始比例加入。住院患者营养支持的血糖控制目标为7.8～10mmol/L。

9.渗透压 经外周静脉输注PN建议渗透压＜900mmol/L；如PN超过10天和（或）输注高渗透压（≥900mmol/L）的患者，推荐经中心静脉途径输注，如CVC（锁骨下静脉、颈内静脉）、PICC（经外周静脉穿刺中心静脉置管）。

渗透压（mOsm/L）=［葡萄糖（g）×5+脂肪（g）×1.3-1.4+氨基酸（g）×10+丙氨酰谷氨酰胺（g）×5+电解质（钠、钾、钙、镁、磷制剂）（mEq）×1（mOsm/mEq）+微量元素×19（mOsm/支）］/总液量（L）

四、并发症的预防与管理

由于PN组成成分复杂、稳定性较差，在配置和使用过程中存在一定风险。PN并发症可分为以下几类。

1.代谢性并发症 如血糖异常、电解质失衡等。

预防与处理措施：需要定期监测患者血糖、血脂、电解质等水平，调整配方以满足患者需求。定期进行全面的临床和营养评估，个体化调整PN计划。

2. 感染性并发症　如导管相关性血流感染、脓毒症等。

预防与处理措施：操作人员应在置管穿刺、换药时严格执行无菌操作规范；对控制感染来说，置管穿刺的首选部位是锁骨下静脉。一般不主张预防性使用抗生素，必须按照导管使用期限定期更换导管，且新导管需更换穿刺部位。随着PN使用时间的延长，感染几率势必增加，尽可能恢复肠内营养是预防感染的重要举措。出现感染时，需拔出导管，行血培养及导管尖端微生物培养，同时局部进行湿热敷、外敷多磺酸黏多糖或透明质酸酶等。导管拔出后需平躺15分钟，不能立即起身。

3. 机械性并发症　静脉导管的扭曲或受压会导致静脉内血栓形成，而脂肪乳剂或某些药物的沉积则可能导致输液系统管腔堵塞。

（1）预防措施　选择合适的穿刺部位，选择合适的导管，避免堵塞或破损，根据渗透压选择输注方式等。保持静脉导管输液过程中的连续性，在停止使用中心静脉导管后导管口接用肝素帽进行封闭，定期向导管内注入少量肝素生理盐水。

（2）处理方法　发生导管相关血栓后，不推荐常规拔除导管，除非存在以下情况：治疗已不需要该导管；导管功能已丧失；导管位置异常；合并导管相关性血流感染。如果患者治疗仍需要该导管通路，可在抗凝治疗下继续保留并正常用于临床治疗。当合并抗凝禁忌证或在规范抗凝治疗下症状仍持续进展，则需要考虑拔管，但在临床实际中是否拔管，还需要评估治疗对导管的依赖程度，以及重新建立静脉通路的可行性。

（洪之武　周　波）

第五节　肠康复疗法

肠康复疗法（intestinal rehabilitation therapy）是通过药物、手术和营养方法促进剩余肠道功能最大化，从而使患者部分或完全脱离肠外营养的一系列治疗方法。在临床实践中，系统性地应用肠康复疗法可能是治疗危重患者急性胃肠损伤并改善患者预后的有效手段。

经典肠康复的概念最早被应用于短肠综合征的治疗，它是指通过饮食调整、药物治疗和外科手术，促进肠切除术后残余肠道的适应和康复，以满足机体消化和吸收营养物质的需要。肠康复疗法最早出现于上世纪中叶，报道了一例短肠综合征的患者，该患者行结肠中动脉开口以下的小肠完全切除术后只留下约46cm的空肠，在22年的随访中发现，该患者能够耐受调整后的饮食，每天服用多种微量元素，排便2～3次/天，每周注射维生素B_{12}，并能维持正常的社交生活。1966年，某研究表明，肠切除术后，肠黏膜吸收葡萄糖的能力代偿性升高，这为早期依赖肠外营养的患者日后过渡到肠内营养提供了理论依据。1994年，“未来的研究方向是通过饮食、药物和生长因子来提高肠道的吸收能力”被指出。1995年，提出以改善肠道适应性作为药物治疗的目标，使用生长激素、谷氨酰胺和改良饮食来提高残余肠管的吸收能力。这就是肠道康复的最初定义。

随着人们对肠功能和肠损伤认识的加深，肠道康复在临床实践中被赋予了更多新的含义，不再局限于治疗短肠综合征。广义上的肠道康复可适用于各种胃肠道功能受损的重症患者。

创伤和感染等危重症转为脓毒症的主要原因是肠屏障功能受损引起的肠道细菌移位。

肠功能障碍患者可能会导致肠道菌群失调、腹腔间室综合征、多器官功能障碍综合征，肠道炎症引起的组织水肿和肠系膜血管收缩会进一步加重肠道损伤，甚至导致非闭塞性肠系膜缺血，这些因素均与危重患者的不良预后有关。目前治疗胃肠功能障碍的方法主要依赖于对原发疾病的治疗，仍然缺乏维护消化道黏膜完整性的特异性疗法以及如何控制因黏膜完整性丧失而引发的一系列免疫紊乱反应。故而在危重患者中使用肠康复疗法十分重要，维持消化道环境的平衡，改善胃肠损伤或胃肠衰竭，关闭肠道的"引擎效应"。

肠康复疗法是一种现成可行的治疗策略，初衷是通过一系列有计划的治疗来提高剩余肠道的吸收能力，这一点在治疗短肠综合征时尤为明显。改善肠道吸收功能障碍可以提高营养疗法的效果，从而预防慢性危重病。此外，通过添加额外的营养因子、药物和维生素，维持肠屏障功能，防止肠道细菌移位，可以预防多器官功能障碍，从而降低死亡率和慢性危重病的发病率。在重症监护中，肠道康复可分为四个阶段：全肠外营养、肠外联合肠内营养、全肠内营养和经口饮食。

肠内营养是肠道康复的重点，喂养不耐受是其主要并发症。早期肠内营养（在入住重症监护室48小时内开始）已被纳入重症监护营养指南，可明显减轻肠道炎症反应，恢复肠绒毛形态并减少肠上皮细胞的凋亡。

此外，合理早期使用肠外营养也是必要的。早期肠外营养可防止肌肉萎缩和脂肪流失，在一定程度上能保护膈肌的结构和功能，而膈肌功能是决定能否成功脱离有创机械通气的主要因素。当并发肠壁炎性水肿、小肠广泛黏连或持续性肠麻痹的患者出现胃肠道功能障碍时，停止肠内营养并实施肠外营养是必要的。强行给予肠内营养，尤其是全肠内营养，可能会增加胃肠道负担，加重急性胃肠道损伤，引起肠穿孔和肠坏死等并发症。此时可使用肠外营养，配合生长抑素和胃肠道减压，这有助于减轻肠壁水肿，减少肠液分泌和肠内容物，降低腹内压，最终恢复消化道功能。

恢复全肠内营养一段时间后，不要急于恢复经口饮食，胃肠道可以耐受24 小时连续管饲肠内营养液，但可能无法耐受一次性完全经口饮食，应逐渐减少肠内营养，缓慢增加经口饮食，稳步恢复。即使允许经口饮食，也不是让患者随意进食，而是在营养师的指导下摄入全面的营养素和足够的能量与蛋白质，防止患者因偏食导致营养摄入不足或因贪食而加重急性胃肠损伤。

随着对消化道损伤和消化道衰竭的认识不断深入，肠康复的内涵也应不断丰富。近年来，精准营养的概念应运而生，其源于营养基因组理论，是指根据基因组学识别营养吸收能力的个体差异，并根据个体差异选择适合每个人的营养素，达到营养平衡。精准营养提供多维度的动态营养建议，即正确的时间对正确的人进行精确的营养干预以达到健康水平。精准营养与肠道康复的有机结合将带来更有针对性的治疗策略和更好的治疗效果。

除了传统的肠外营养和肠内营养，肠道微生态的管理也应纳入肠康复的概念中。肠道微生物群对肠道的功能非常重要，如肠内营养物质的发酵和吸收、免疫系统的建立以及促进肠道黏膜的生长和维护黏膜的完整性。肠道微生物群失衡会通过增加致病菌的数量、引发炎症免疫反应、减少有益菌群产物（如短链脂肪酸），从而增加脓毒症感染的风险。脓毒症的发生以及针对脓毒症的抗生素治疗会进一步恶化肠道菌群，导致内脏器官损伤加重。有针对性的菌群疗法，如益生菌、合生元制剂和选择性消化道净化，可降低脓毒症发生的风险，选择性消化道净化是一种控制细菌过度生长的预防措施，预防性补充合生元可防止脓毒症患者并发肠炎和呼吸机相关性肺炎。对肠道微环境进行有针对性的干预是未来肠康复疗法研究的一个重要方向。

（徐　力　任建安）

参考文献

LI S，LIU P，LIU Y，et al. Intestinal rehabilitation in critical illness［J］. World Journal of Surgical Infection，2022，1（1）.

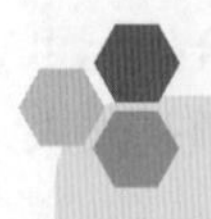

第十一章　阑尾炎

第一节　急性阑尾炎

急性阑尾炎是最常见的外科急症之一，推测7%～8%的人可能罹患急性阑尾炎。在北美和欧洲，急性阑尾炎的每年发病率大约为每10万人100例。英国和美国每年阑尾切除术手术量分别约为5万和30万例。作为最为常见的、治疗手段成熟的腹腔感染性疾病，仍有约1‰的病死率，在临床工作中不容轻视。

一、病因

急性阑尾炎发病的主要原因是阑尾腔的机械性梗阻。粪石或粪便堵塞是常见的因素，其次是淋巴增生，因黏膜下层淋巴组织过度生长可堵塞管腔，其他少见的原因包括异物、寄生虫、阑尾肿瘤或盲肠肿瘤（堵塞阑尾开口）等。由于堵塞，阑尾分泌的黏液不能排出，阑尾腔内压力升高导致腹痛；细菌不断繁殖和积聚，以致阑尾管壁感染、甚至缺血坏疽和穿孔。感染既是急性阑尾炎的结果也可是原发病因，即病毒或细菌直接导致阑尾感染。

实际上，急性阑尾炎的具体病因尚不确定，因为临床发现梗阻不一定导致感染。由于影像学检查的普遍应用，临床上有时会发现无腹痛的患者存在阑尾粪石。有些存在阑尾粪石的患者腹痛轻微，但未出现阑尾感染，抗生素治疗效果也不明显。

尽管没有明确的易感基因被证实，急性阑尾炎仍被认为具有遗传倾向，有研究表明，家庭成员有罹患阑尾炎者，其发生阑尾炎的概率是没有家族史的3倍。双胞胎研究也显示，30%的遗传因素与发生阑尾炎有关。

二、流行病学

中国学者统计的1990年至2019年204个国家和地区的数据显示，在全球范围内，2019年阑尾炎的年龄标准化患病率和发病率分别为8.7%和每10万人229.9例，从1990年到2019年分别增长了20.8%和20.5%。发病率的峰值为15～19岁组，每个年龄组性别无显著差异。美国2008年至2012年的数据显示，全国的急性阑尾炎和穿孔性阑尾炎的发病率分别为每10万人106例和29例，中位年龄为29岁，峰值年龄为10～19岁，男性略高于女性。研究还发现，社会经济状况与阑尾炎发病率相关，大学学历者低于高中学历，高收入者低于收入低收入者。众多的研究显示，急性阑尾炎夏季高发，提示发病可能与气温相关。

三、病理生理学

如前所述，急性阑尾炎的病理生理学主要源自阑尾开口的梗阻。当梗阻成为急性阑尾炎的病因之时，阑尾因腔内充满黏液而扩张增粗，继而细菌过度生长而发生感染。梗阻导致阑尾腔内压升高，造成小血管阻塞和淋巴淤滞，进一步发展可导致阑尾壁缺血和坏死。由于阑尾壁缺血程度不一，阑尾坏死可以是梗阻远端的全部坏疽，也可以是局灶性坏死，或坏死的局灶因阑尾腔内高压而穿孔。阑尾梗阻导致的腹痛程度往往与阑尾扩张的管径呈正相关。一旦发生穿孔，阑尾腔内压骤减，腹痛可突然减轻，然而由于脓液外溢，随即全身症状和局部腹膜刺激征加重。在感染早期，致病微生物主要是需氧菌，随后便是需氧菌和厌氧菌混合感染，常见的致病菌包括大肠埃希菌、消化链球菌、拟杆菌和假单胞菌等。

四、组织病理学

按组织病理学分类，急性阑尾炎主要分为急性腔内炎症、急性黏膜炎症、急性黏膜和黏膜下炎症、化脓性（蜂窝织炎性）阑尾炎、坏疽性阑尾炎和阑尾周围炎（表11-1）。

表现为急性腔内炎症、急性黏膜炎症和急性黏膜和黏膜下炎症的阑尾肉眼观大致正常，这种情况为阑尾炎前兆（precursor）或交界性（borderline）阑尾炎，也有称之为卡他性（catarrhal）阑尾炎，可认为是轻症或单纯性阑尾炎，也可能与腹痛无关，此类“阑尾炎”不应积极地手术治疗。

化脓性阑尾炎为阑尾全层或透壁感染，肉眼可见阑尾增粗和脓液渗出。

坏疽性阑尾炎和穿孔性阑尾炎实际上是同一病理类型，局灶的阑尾壁坏疽导致穿孔，而非单纯地阑尾腔内高压所致；穿孔性阑尾炎的阑尾壁可能比非穿孔的坏疽性阑尾炎坏疽范围小或无肉眼可见的坏疽，其原因是阑尾壁某处穿孔后阑尾腔内压降低，阑尾血运改善。阑尾化脓、坏疽会在穿孔之后出现局部的脓液刺激腹膜，导致局限性腹膜炎，少数病例脓液较多不能局限可导致弥漫性腹膜炎。

脓液积聚，被大网膜或邻近肠袢及系膜包裹，形成阑尾脓肿，阑尾脓肿并非独立的病理类型，导致脓肿的仍是化脓、坏疽或穿孔性阑尾炎。

阑尾周围炎也称作浆膜性阑尾炎，为阑尾浆膜层感染，未累及黏膜，管腔正常。常见原因是化脓性输卵管炎或盆腔炎（pelvic inflammatory disease，PID）累及阑尾，其他原因包括：憩室炎等其他腹腔感染、克罗恩病、结核等。若因误诊为阑尾周围炎而手术的患者，手术后并发症甚至病死率增加。因此，对于疑似阑尾炎要结合病史、查体和影像学检查排除其他腹盆腔疾病，避免不必要的阑尾切除术。对于诊断模糊而又有急性腹膜炎者，应腹腔镜仔细探查。

表11-1 急性阑尾炎的病理分类以及相应的大体和显微镜下表现

病理分类	大体表现	镜下表现
急性腔内炎症	无可见变化	仅腔内中性粒细胞积聚；无溃疡或透壁浸润
急性黏膜炎症	无可见变化	黏膜内中性粒细胞浸润和黏膜溃疡

续表

病理分类	大体表现	镜下表现
急性黏膜和黏膜下炎症	无可见变化	黏膜内和黏膜下中性粒细胞浸润和黏膜溃疡
化脓性阑尾炎（蜂窝织炎性阑尾炎）	可能大体表现不明显；浆膜灰暗；表面血管扩张充血；纤维脓性浆膜渗出；阑尾直径增粗（扩张）	黏膜、黏膜下和固有肌层中性粒细胞浸润；透壁炎症，广泛溃疡和壁内脓肿常见；血栓形成
坏疽性阑尾炎	阑尾壁易碎；紫色、绿色或黑色	透壁炎症伴有坏死区域；广泛黏膜溃疡
穿孔性阑尾炎	可见穿孔	穿孔；但镜下不总是可见
阑尾脓肿	查体发现包块或影像学检查发现脓肿；手术中发现脓肿	透壁炎症伴有脓液，有或无穿孔
阑尾周围炎	可能外观正常或浆膜暗淡、充血、显示渗出	浆膜和浆膜下炎症；浸润不超过外侧的固有肌层

五、临床分型

现代的诊断策略是为临床治疗服务的。首先是确诊或排除急性阑尾炎，然后将疑似阑尾进行临床分层，根据分层制订不同的治疗策略。国际上将急性阑尾炎分为复杂性阑尾炎和非复杂性阑尾炎（单纯性阑尾炎），非复杂性阑尾炎主要指化脓性阑尾炎（蜂窝织炎性阑尾炎）但没有腹膜炎，也包括急性腔内炎症、急性黏膜炎症和急性黏膜和黏膜下炎症等外观正常的“交界性阑尾炎”。复杂性阑尾炎包括坏疽性阑尾炎、穿孔性阑尾炎、阑尾脓肿、合并局限性或弥漫性腹膜炎、脓毒症。有些临床试验把有阑尾粪石的急性阑尾炎（即使未坏疽或穿孔）也排除在非复杂性阑尾炎之外，而避免非手术治疗。尽管急性阑尾炎都可手术治疗，根据分层诊治策略，非复杂性阑尾炎可首选抗生素治疗，复杂性阑尾炎应首选手术治疗。

六、诊断

（一）症状

突发急性腹痛是急性阑尾炎的首发和主要症状，多数患者表现为全腹部、脐周或上腹疼痛（内脏痛），数小时（24小时之内）转移至右下腹；少数患者腹痛无转移、或一开始即为右下腹痛（躯体痛）；腹痛程度不一，可因咳嗽、行走、震动（例如减速带征，敏感度和阴性预测值均＞90%）而加重。疼痛评分可作为主观症状的客观记录，以评估手术的必要性以及保守效果。大多数患者在腹痛之后出现厌食，半数患者可伴有恶心，少数患者伴有呕吐。多数患者可能有低热，如果高热提示感染加重甚至穿孔。其他非特异性症状包括疲乏、腹胀、便秘或腹泻。少数轻症的非复杂性阑尾炎可自行缓解。极少数进展迅猛，很快出现脓毒症，需要急症手术治疗。

（二）体格检查

急性阑尾炎发病早期体征可能不明显，作为最常见的急腹症，为避免漏诊，对于就诊较早，症状不典型的急性腹痛要仔细查体，检查右下腹是否有局限的压痛点，而非上腹痛仅做上腹部触诊。当阑尾渗出或化脓刺激腹膜，右下腹麦氏点可有明显的压痛

（McBurney's征）和反跳痛。在阑尾穿孔或合并腹膜炎时，整个右下腹明显压痛；少数弥漫性腹膜炎，可全腹压痛，右下腹最为明显；可有腹肌紧张、抵抗（肌卫），甚至拒按。若发展到阑尾脓肿，可于右下腹触及压痛性包块，但肥胖和脓肿位置较深者则无法触及。需要注意的是，阑尾比任何其他腹腔器官变异都要大，其在腹腔内的位置，取决于盲肠的位置和形态。除了罕见的内脏反位，高位、低位、腹膜后位阑尾并不少见，绝大多数无位置变异的阑尾也只是根部相对固定，体部和尖部可指向各个方向，且长度不一。因此，接近10%的急性阑尾炎的压痛点不在McBurney's点。

位于腰大肌和闭孔肌附近的炎症性阑尾可分别诱发出“腰大肌征”和“闭孔肌征”，尽管具有一定的特异度，但敏感率过低。Rovsing征（结肠充气试验）也是如此，且对于肥胖患者按压左下腹几乎不可能按压到左侧结肠。因此，这些体征的检查主要用于教学目的。

（三）实验室检查

没有特异性的实验室检查指标用于诊断急性阑尾炎。由于影像学检查在诊断中的决定性地位，以下相关指标主要用于评估阑尾感染严重程度。

1. WBC和CRP WBC和CRP大致与感染程度呈正比，CRP比WBC更为敏感。如果将WBC 10×10^9/L和CRP 10mg/L作为截断值（cut off value），低于这些数值的阴性预测值是很高的，可以初步排除急性阑尾炎。但是务必结合症状和体征，发病早期或免疫抑制也可能不高。如果将WBC 15×10^9/L和CRP 50mg/L作为截断值，高于这些数值的阳性预测值则是比较高的。但WBC和CRP明显升高也不能作为手术指征，要结合症状体征和影像学检查。无论非手术还是手术治疗，WBC和CRP也应动态复查，作为观察感染是否控制的依据之一。

2. PCT PCT临床上应用于鉴别细菌还是非细菌感染。少数急性阑尾炎系病毒感染所致，实际上是病毒感染肠道而累及阑尾，PCT不会升高，常见病毒包括腺病毒和巨细胞病毒。另外，由于没有细菌感染，亚急性和慢性阑尾炎PCT也不会升高。正常的PCT数值提示没有抗生素治疗的必要。相对WBC和CRP，PCT用于诊断急性阑尾炎并无特别优势，但可以预测复杂性阑尾炎，PCT＞0.5ng/ml者坏疽和穿孔性阑尾炎的可能性很大。

3. 胆红素 有研究显示，高胆红素血症与穿孔性阑尾炎有关，高胆红素血症者比胆红素正常者阑尾穿孔概率高出了3倍，其预测阑尾穿孔的特异性明显高于常规的WBC和CRP，但敏感度低于后者。其原因可能是阑尾穿孔后更多的细菌和毒素进入腹腔造成更严重的感染而损伤肝脏功能。另外，高胆红素血症也重症感染导致的门静脉炎的表现之一。

（四）影像学检查

在没有影像学检查之前，仅凭症状、查体和实验室检查，误诊率较高。2016年的一项研究回顾了英国95家医院和荷兰62家医院数千例阑尾切除术的病例，32.8%的英国患者实施了术前超声或CT检查，而荷兰为99.5%，英国的阴性阑尾切除术率为20.6%，而荷兰为3.2%。目前，影像学检查已普遍应用于疑似阑尾炎的诊断，尤其是拟手术治疗者。正常阑尾的直径一般不超过6mm，急性腹痛患者，若超声、CT或MRI影像显示阑尾外径超过6mm，即应考虑急性阑尾炎的可能性。

1. 超声（US） 由于患者肥胖、肠腔气体干扰和阑尾位置变异，以及操作者依赖的特点，超声诊断急性阑尾炎的敏感度明显低于特异度，可能导致漏诊。但医疗机构普遍拥有超声诊断仪，费用便宜，可作为疑似阑尾炎诊断首选。并且超声无电离辐射，尤其适合应用于儿童和孕期妇女。

急性阑尾炎的超声影像特征包括：发自盲肠的盲管样结构，不可压缩，管腔外径大于6mm，管腔内可见液体，若有粪石或粪便，可以清楚显示；局部压痛；腔外可见液体积聚、脂肪组织水肿、大网膜聚集、系膜淋巴结肿大。由于超声分辨率高，淋巴增生者可显示固有层增厚；穿孔者可见阑尾壁缺损，但诊断穿孔敏感度低。

有经验的急诊科医生可做床边超声检查，可以缩短检查时间，提高诊治效率。

2. CT　CT诊断急性阑尾炎敏感度和特异度通常超过95%，几乎成为诊断急性阑尾炎的金标准，国际上众多的急性阑尾炎非手术治疗的临床试验大多是以CT为诊断标准的。由于急性阑尾炎影像学诊断的首要指标是管腔外径大于6mm，因此对于疑似阑尾炎，应选择薄层扫描（层厚≤5mm），多层面重建可以直观显示阑尾的形态，必要时口服或静脉注射对比剂。除阑尾增粗之外，急性阑尾炎的CT影像还包括：管壁增厚、可被强化（非坏疽性阑尾炎），管腔内可见液体，或可见粪石，口服对比剂不能进入阑尾腔，腔外可见液体积聚，阑尾周围脂肪组织（系膜、网膜或后腹膜）CT值升高（fat stranding征），周边肠壁可增厚；坏疽的阑尾壁则因缺血不被强化；穿孔的阑尾壁可见到阑尾壁不连续，和（或）阑尾腔外气体，但CT评估阑尾坏疽和穿孔性的特异度明显高于敏感度；有时阑尾穿孔后粪石脱落盆腔，而阑尾因减压而不增粗或影像模糊（图11-1～11-4）。

CT扫描可以通过定位盲肠寻找到位置变异的阑尾，还可以鉴别其他导致右下腹痛的疾病：阑尾黏液性肿瘤、升结肠憩室炎、右侧输尿管结石、克罗恩病、右侧化脓性输卵管炎或卵巢肿瘤蒂扭转等。因此如果没有辐射禁忌可首选CT检查，在超声诊断含糊时也应追加CT扫描。

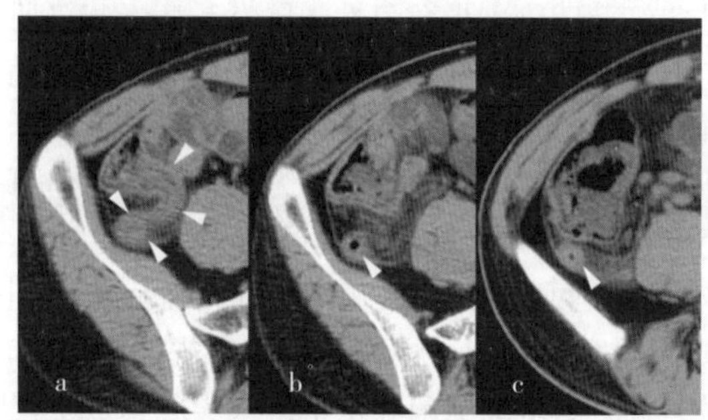

图11-1　CT显示阑尾增粗、壁厚、系膜（fat stranding征）

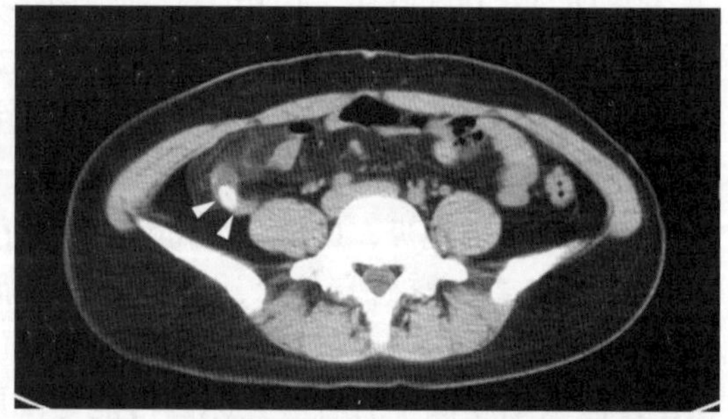

图11-2　CT显示阑尾增粗、腔内粪石和积液

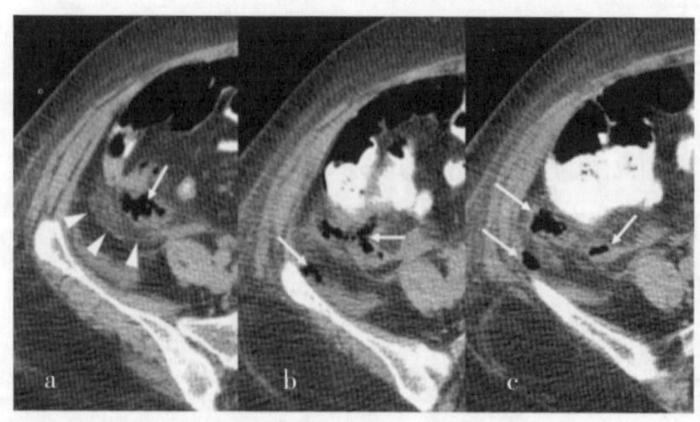

图11-3　CT显示阑尾增粗、积液、腔外气体，提示阑尾穿孔

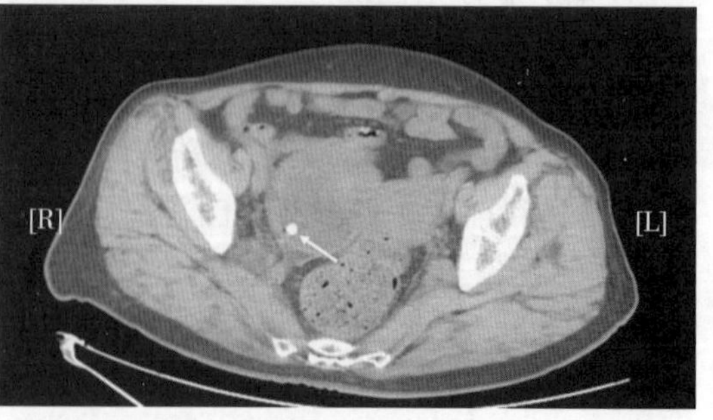

图11-4　CT显示盆腔脓肿和脱落的粪石，提示阑尾穿孔

3. MRI　MRI诊断急性阑尾炎也具有较高的准确度，其图像特点也类似于CT影像。但MRI扫描速度慢、金属限制、价格贵是其缺点，不推荐常规应用，但对于疑似急性阑尾炎而超声阴性的孕妇推荐MRI检查。

4. 内镜　在临床表现和影像学检查不典型、或需要排除大肠肿瘤或炎性肠病时，内镜可作为急性阑尾炎的诊断手段。其表现为阑尾口变形，阑尾开口及其周围黏膜充血、水肿、糜烂、颗粒状，或形成不规则浅溃疡，可有脓液溢出；阑尾脓肿还可见开口狭小、变形、偏位，局部或盲肠内侧壁可见压迫性内突。

（五）临床诊断评分系统

1986年Alvarado提出满分10分的急性阑尾炎诊断标准，阑尾炎的可能性与分值成正比，≥7分时阑尾炎的可能性比较大。Alvarado评分项包括症状、体征和WBC等，AAS和AIRS评分系统增加了更加敏感的CRP。SAS-US、SAS-CT和APSI评分又增加了影像学指标，不仅提高了诊断的准确度，更有助于鉴别复杂性阑尾炎与非复杂性阑尾炎。诊断评分系统可供缺乏阑尾炎诊治经验的医生使用。

（六）诊断性腹腔镜

诊断性腹腔镜也称作腹腔镜探查术。诊断性腹腔镜可应用于病因不明或含糊的急性腹痛、包括高度疑似复杂性阑尾炎的诊断。对于疼痛剧烈、腹腔感染严重，而临床表现不典型、影像学检查含糊的疑似阑尾炎，尤其中青年女性和老年人，腹腔镜探查术是有必要的，既有助于避免复杂性阑尾炎延误治疗，又有助于避免不必要的阴性阑尾切除术（通常是妇科疾病）或延误诊断。换言之，腹腔镜探查术可降低疑似阑尾炎的手术门槛，而避免阑尾感染加重或漏诊其他腹腔疾病。

七、鉴别诊断

在缺乏有效影像学检查手段的时代，大多数急性阑尾炎也可以通过临床表现和WBC做出正确诊断，但部分病例表现不典型而被延误诊断或误诊为其他疾病，或其他疾病表现类似阑尾炎而被误诊为急性阑尾炎，后者包括外科、妇科、内科甚至皮肤科疾病，在影像学检查广泛普及的现在误诊明显减少。即使暂时未找到病因的非特异性腹痛，正常或阴性的阑尾影像至少可以排除复杂性阑尾炎而避免阴性阑尾切除术。以下仅对部分可能产生诊断困扰的疾病进行介绍。

（一）升结肠憩室炎

结肠憩室炎多见于老年人。升结肠憩室炎可能表现与急性阑尾炎类似的症状和体征，CT或超声可以显示憩室及其周边的炎症反应，有时炎症严重可能累及阑尾，导致阑尾炎周围炎，但是阑尾本身的炎症表现会明显弱于憩室炎。

（二）右侧化脓性输卵管炎

盆腔炎（PID）是女性的上生殖道感染，通常从下生殖道上行感染，影响子宫、输卵管和卵巢。多见于青年女性，与性传播感染有关。右侧化脓性输卵管炎的症状可能与急性阑尾炎、尤其是盆位阑尾炎类似。妇科体检、超声或CT有助于诊断。有时PID可累及阑尾导致阑尾炎周围炎，而阑尾炎症的影像学表现往往与感染的严重程度不符。而有时急性阑尾炎可累及右侧输卵管，造成诊断困扰，如果感染严重，诊断性腹腔镜是最佳选择，根据术中情况实施手术。

（三）克罗恩病

单纯的阑尾克罗恩病罕见，在阑尾切除术中的发生率0.2%～0.55%，阑尾切除术也是其诊断和治疗的最佳手段。而现实中更多是回肠的克罗恩病、或者克罗恩病累及升结肠和阑尾被误诊为阑尾炎。克罗恩病的腹痛等症状通常早就出现，而在急性发作时而误诊为急性阑尾炎，因此，对于可疑的病例应详细询问病史。即使克罗恩病累及阑尾，在影像学上显示阑尾增粗、阑尾壁增厚，其回肠的异常表现更为突出。回肠克罗恩病的超声表现包括：节段性肠壁增厚，以黏膜下层增厚最显著，肠壁层次消失或紊乱，肠腔狭窄，肠管蠕动减弱或消失，多普勒显示肠壁充血。CT表现：末端回肠壁明显增厚和强化，肠系膜受累，肠系膜淋巴结肿大，肠周血管扩张，呈梳齿征（comb sign），还可能出现肠腔狭窄、溃疡、内瘘和炎性肿块等；高度疑似克罗恩病者推荐CT小肠成像（CTE）检查。

（四）过敏性紫癜

过敏性紫癜又称IgA血管炎，是一种复杂的免疫介导的血管炎，主要影响关节、肾脏、胃肠道、皮肤的小血管。部分患者腹痛症状早于皮疹或紫癜，并可伴有厌食、恶心、呕吐，易与急性阑尾炎混淆。但实验室检查无细菌感染表现。影像学检查可发现小肠壁厚水肿和腹水，类似肠系膜上静脉血栓形成或狼疮肠系膜血管炎的表现。随着时间发展，可出现紫癜、关节痛和血尿等典型表现。过敏性紫癜也并非完全的内科病，胃肠道受累严重也出现消化道大出血、肠套叠、肠穿孔和肠坏死等并发症。

（五）假性阑尾炎

假性阑尾炎（pseudoappendicitis）主要由小肠结肠炎耶尔森菌（*Yersinia enterocolitica*）感染胃肠道引起的急性耶尔森菌病（yersiniosis）引起，极少数由弯曲杆菌（*Campylobacter*）感染引起的。急性耶尔森菌病最常见的原因是食用了被小肠结肠炎耶尔森菌污染的生猪肉或未煮熟的猪肉，其次是饮用生牛乳。表现为右下腹痛、发热、呕吐、白细胞增多和轻度腹泻等症状，与阑尾炎的典型临床表现相似，多数症状轻微且自限，严重的病例可能表现为肠系膜淋巴结炎或末端回肠结肠炎。该病可通过大便培养或核酸检测确诊。影像学可出现末端回肠、升结肠水肿增厚和相应的肠系膜淋巴结肿大，阑尾作为升结肠的附属也可以受累呈现水肿增厚的表现，但其炎症程度与回肠和结肠是一致的。

（六）阑尾黏液性肿瘤

阑尾黏液性肿瘤既往称作阑尾囊肿。患者通常腹痛轻微或无腹痛，无发热。实验室感染性指标正常。影像学检查显示阑尾呈长管状、椭圆形、类圆形囊性肿物，囊壁菲薄，管径明显超过一般的急性阑尾炎。少数病例合并感染或发生穿孔，临床表现与阑尾炎类似。

八、治疗

（一）阑尾切除术

阑尾切除术是确定性治疗急性阑尾炎的金标准。阑尾切除术主要包括开放和腹腔镜手术两种途径。

1．开放阑尾炎切除术 尽管18世纪即有阑尾手术的零星报道，现代阑尾切除术的手术入路源自纽约罗斯福医院Charles McBurney于1894年发表的关于阑尾炎外科治疗的报告。

（1）切口 McBurney切口系垂直麦氏点（脐至髂前上棘的中外三分之一）做斜切口，钝性分离腹外斜肌、腹内斜肌、腹横筋膜，切开腹膜进入腹腔。其他切口可以认为是

McBurney切口的改良，比如横切口或沿Langer线切口（例如Lanz，Rockey-Davis或Elliot切口），目的是减少对腹壁肌肉的损伤以及充分暴露，因切口张力低，术后瘢痕小，后者更适合应用于儿童；如果阑尾位置变异，此类切口会增加手术难度。既往也有主张在最大压痛点处做切口的，现在可以根据术前影像学检查精确定位并设计切口。

（2）寻找阑尾　部分患者打开腹膜即可见阑尾；部分患者则因阑尾位置变异、切口暴露受限、大网膜包裹等原因，需要掌握一定技巧才能找到阑尾。由于盲肠三条结肠带汇合于阑尾根部，以两把镊子交替夹持升结肠和盲肠壁沿结肠带追寻阑尾根部是首选方法。其次是找到回肠末端沿回盲皱襞（Treves皱襞）追寻。以手指凭手感探寻在前两种方法未发现阑尾的情况下使用，注意勿将输卵管作为阑尾切除，更不要将髂动脉误以为是阑尾以血管钳提拉。

（3）切除步骤　同腹腔镜阑尾切除术，区别是前者应用缝线结扎阑尾动脉和阑尾根部，而后者应用能量器械和（或）一次性耗材。阑尾根部是否包埋（内翻）并无要求，盲肠受累炎症重者反倒不适合包埋。

（4）注意事项　开放阑尾切除术较腹腔镜阑尾切除术容易发生切口感染，为降低或避免切口感染，开腹后可应用双环切口保护套。为降低腹腔残余脓肿的风险，注意使用纱布将腹盆腔脓液擦拭干净。

2. 腹腔镜阑尾切除术　几乎所有的前瞻和回顾性的研究显示，腹腔镜阑尾切除术比开放阑尾切除术的切口美观，术后疼痛评分、切口感染等并发症明显降低，住院时间和恢复日常活动时间明显缩短。在复杂性阑尾炎、肥胖和阑尾位置变异的患者，腹腔镜手术更具优势。腹腔镜视野开阔，阑尾易于寻找，且可探查、并且应该主动探查腹腔其他区域，避免漏诊其他疾病。如果术中发现误诊，也可通过腹腔镜处理原发疾病。

（1）经典三孔阑尾切除术　于脐上以Veress针建立CO_2气腹后，10mm Trocar穿刺入腹（如果术前影像学测量阑尾直径超过10mm，脐部Trocar可直接选用12mm Trocar以方便标本取出），初步探查后，在腹腔镜监视下，分别于左下腹和脐与耻骨联合连线中点，穿刺置入2枚5mm Trocar。术中若需应用直径10mm或12mm器械，或需要应用纱条，右手主操作孔可直接或术中更换为10mm或12mm Trocar。如果阑尾不可见，可通过结肠带、Treves皱襞或分离包裹的大网膜找到阑尾。可应用超声刀、双极电凝、血管夹、缝线闭合或结扎阑尾动脉；阑尾系膜可减少切除，以便阑尾容易取出。阑尾应于根部切除，以避免遗留残株，可应用预制滑结的圈套器（如Endoloop™）或缝线、血管夹或切割吻合器（如Endo-GIA™）结扎或切除阑尾，后者需切除少许盲肠壁。对于根部或盲肠阑尾结合部穿孔的病例，可用可吸收线缝合盲肠壁（局部若有坏疽组织，需要剪除），或以切割吻合器闭合盲肠壁。除非腹腔弥漫脓液，一般无需冲洗腹腔。将阑尾置于标本袋经脐部切口取出，避免粪石遗落腹腔。即使穿孔性阑尾炎，通常也不需要放置引流管，或根据手术者经验或偏好而定。对于腹腔镜无法完成手术的复杂情况，可中转开腹。但对于经验丰富的医师而言，极少需要开腹。对于暴露或操作受限的病例，可增加助手和Trocar协助操作，可避免中转开腹。

（2）单孔阑尾切除术　单孔法腹腔镜技术的目的是为了减少创伤和更佳美容效果。研究显示，单孔比三孔阑尾切除术临床结局类似，但操作难度高、耗时长是其缺点。有经验的手术团队可选择合适的病例（如预计操作难度小的非复杂性阑尾炎）实施。但不应以微创和美观为理由无选择性地过于追求单孔手术。

（3）经阴道阑尾切除术　经自然腔道内镜手术（natural orifice transluminal endoscopic surgery，NOTES）是一种无切口的微创诊疗技术，阑尾的NOTES手术主要包括经阴道和经胃两种途径。经阴道阑尾切除术的最佳指征是阴式子宫切除术时附带阑尾切除术。子宫离体后，经阴道断端置入Trocar，导入腹腔镜，应用腹腔镜常规手术器械施行阑尾切除术，手术结束再闭合阴道断端。这种技术仅适用于合并慢性阑尾炎或某些阑尾良性病变。仅通过阴道手术，称作纯或完全经阴道阑尾切除术，可通过腹腔镜或内镜施行。杂交手术则是增加脐部Trocar作为腹腔镜观察孔。

（4）经胃阑尾切除术　随着内镜技术、器械和耗材的迅猛发展，使内镜手术范围不断扩大。内镜下切开胃前壁，经胃造口进入腹腔，应用热活检钳、结扎圈套器和息肉圈套器等器械切除阑尾，经口取出，然后夹闭或缝合胃部切口。也可增加脐部Trocar进行杂交手术。经阴道和经胃阑尾切除术应严格限制适应证，不应成为内镜医师炫技的手术。

3. 围手术期抗生素的使用　抗生素种类选择参考后述的“抗生素治疗”。

（1）术前应用抗生素　与其他手术一样，切口前60分钟应用抗生素可预防或降低手术部位感染的发生率，除非术前已经接受抗生素治疗且未过半衰期。

（2）术后应用抗生素　非复杂性阑尾炎，术后可不应用、仅应用一次或应用抗生素不超过24小时，并不增加术后手术部位感染的发生率。复杂性阑尾炎术后则可应用抗生素2~5天，一般不超过7天；或者监测体温、实验室感染指标以决定停用抗生素时机。若术中取样脓液细菌培养，仍要根据体温、感染指标以决定停用抗生素还是更换为敏感抗生素。

4. 手术后并发症　瑞典119060例阑尾切除术病例296例术后30天死亡，病死率0.15%，中位年龄79岁。17.9%死于阑尾炎本身，其中84%为穿孔性阑尾炎；45.8%死于心血管疾病；8.4%死于肺栓塞。研究结果提示高龄以及合并心血管疾病者手术风险较高；提示非穿孔性阑尾炎患者应谨慎决定手术并且医患充分沟通。

手术部位感染是阑尾切除术相对常见的并发症，尤其在穿孔性阑尾炎。手术部位感染包括浅部和深部的切口感染、腹腔感染。开放手术者切口感染率明显高于腹腔镜手术者；腹腔感染两者无明显差异，对于具有丰富经验的手术者，腹腔镜手术的腹腔感染率仍是降低的。腹腔感染的原因主要是脓液残余、粪石脱落，少数原因为粪瘘，主要源于阑尾根部穿孔的手术病例。

阑尾切除术后再发疑似阑尾炎症状要考虑阑尾残株炎可能。遗留残株多见于缺乏经验的青年医师，可能与术中阑尾根部暴露不全或辨别失误有关。阑尾切除术时应于阑尾与盲肠交界处结扎，如果应用切割吻合器要切除少许盲肠壁，以保证阑尾完全切除。阑尾残株炎的CT或超声影像可显示增粗、炎性的残株，以及可能存在的粪石；残株较短者则可能显示不清，可结合肠镜检查（如前所述），阑尾完全切除者盲肠内则无阑尾开口可见。

（二）内镜治疗

1. 内镜逆行性阑尾炎治疗　2010年，受内镜下治疗化脓性胆管炎的启发，内镜逆行性阑尾炎治疗（endoscopic retrograde appendicitis therapy，ERAT）应运而生。将肠镜插至盲肠，暴露阑尾开口，借助ERCP器械进行逆行造影，了解阑尾的走形、长度、宽度、是否有粪石，冲洗阑尾腔，应用球囊或网篮取石，最后在阑尾腔内留置引流管。ERAT效果立竿见影，适用于非复杂性阑尾炎的治疗，因此内镜医师必须通过临床和影像学资料对急性阑尾炎的病理类型做出比较准确的推测，以避免内镜治疗后仍需付诸手术。

2. 内镜下经盲肠阑尾切除术 2019年，内镜下经盲肠阑尾切除术（endoscopic transcecal appendectomy，ETA）见于个案报告。沿阑尾开口环周切开，内镜进入腹腔，切开阑尾系膜，将阑尾自肛门取出，金属夹联合尼龙绳缝合盲肠壁切口。该技术仅限于高水平内镜医师实施于少数特定的病例。

3. 内镜阑尾脓肿引流术 阑尾脓肿也可以采用ERAT进行阑尾腔内冲洗、减压、引流脓液，也可在阑尾开口周围最隆起或波动明显处采用针刀行开窗术将脓液引流至肠腔。

（三）抗生素治疗

早在抗生素发明之后，即有应用抗生素治疗急性阑尾炎的临床实践，并取得良好效果。1995年起国际上开展了多个具有重要影响力的多中心RCT研究，绝大多数研究对象是没有粪石的非复杂性阑尾炎，抗生素保守成功率70%～90%，并且并发症也明显低于阑尾切除术。甚至也有研究显示，对复杂性阑尾炎以及有粪石的急性阑尾炎，也具有较高的保守成功率。

出现脓毒症、合并明显腹膜炎、临床和影像学高度疑似坏疽或穿孔性阑尾炎、影像学提示阑尾根部粪石阻塞者，医生则应建议患者手术。对于非复杂性阑尾炎、严重合并症、克罗恩病患者、以及强烈保守意愿者，可给与抗生素治疗，经过1～2天的治疗无效，仍可实施手术。保守失败转手术是否增加穿孔率和并发症尚存在争议。多个研究显示手术延迟24～36小时并未增加并发症。国外近万例的病例回顾研究显示，穿孔性阑尾炎与非穿孔性阑尾炎从就诊到手术的时间并无差异，提示前者发病并非严格时间依赖性或者就诊前已经穿孔。保守治疗另一优势是适合特殊环境和群体，比如到外地差旅者、极地考察队员、所在船只上没有手术室的船员等。

阑尾感染的微生物主要是革兰阴性菌和厌氧菌，选择的抗菌药物应予以覆盖。临床试验和经验显示，应用第三代头孢菌素联合硝基咪唑类药物，或单用含酶抑制剂的β-内酰胺类抗生素都具有良好的保守治疗效果。静脉应用抗生素很少需要超过一周，在临床表现和感染相关检验指标明显缓解之后，可改口服抗菌药物巩固治疗。

保守治疗过程中（或术前）可以应用阿片或非甾体抗炎药止痛，止痛药的应用并不会导致延误病情，但医生应该动态观察疼痛之外的其他临床表现和实验室检查等。

选择保守治疗者应该被告知存在的潜在风险：保守失败、复发和遗留阑尾肿瘤。大多数研究显示复发率超过20%，若长期随访，复发率会更高；复发后假如再选择保守治疗，可能会频繁复发。

阑尾切除术后标本的肿瘤病理检出率约1%，包括神经内分泌肿瘤、黏液性肿瘤和腺癌等，甚至有盲肠癌被误诊为阑尾炎者。大量保守治疗的病例中，难免会有肿瘤被遗漏。

九、特殊患者阑尾炎的治疗

（一）婴幼儿

婴儿和低龄幼儿无法表达主诉，急性阑尾炎临床表现不典型，初次就诊常被误诊，穿孔率高，病死率比成年人明显升高。新生儿阑尾炎罕见，误诊和病死率更高。对于有厌食、腹胀、呕吐等消化道症状和发热的婴幼儿都应做超声检查，以免遗漏阑尾炎或其他腹部疾病。婴幼儿免疫系统尚不完全成熟，大网膜发育不健全，无法包裹阑尾，阑尾易穿孔，脓液不易局限，可造成弥漫性腹膜炎，以致感染性休克，因此婴幼儿一旦诊断急性阑尾炎甚至高度疑似，即应积极手术治疗，除非已形成阑尾脓肿或炎性包块，且全身情况稳定者。

大龄儿童的急性阑尾炎的治疗策略也可参考婴幼儿，对于非复杂性阑尾炎也可手术治疗，但其可提供明确的主观症状，其他临床表现与成年人无异，也可参考成人。

（二）高龄患者

如前所述，阑尾切除术后死亡病例多为高龄患者，近半数死于心血管并发症，少数死于感染本身、主要是穿孔性阑尾炎。因此，对于老年患者，穿孔或疑似穿孔性阑尾炎应积极手术；对于非复杂性阑尾炎、尤其是合并心血管疾病者，可首选抗生素治疗，观察12～36小时不缓解或加重再手术治疗。

（三）孕妇

急性阑尾炎是孕妇最常见的非产科急症，超声诊断敏感度较低，而MRI诊断准确度与CT类似，在超声无法扫见阑尾的情况下，可实施MRI检查。近年来，孕妇阑尾炎非手术治疗有增加的趋势，然而非手术治疗者和延误手术者胎儿流产率和早产率增加，因此即使非复杂性阑尾炎也应建议手术。对于诊断含糊而高度疑似急性阑尾炎者，即使有阴性阑尾切除术的可能，也应积极手术治疗，以降低孕妇和胎儿的风险。为降低切口感染率和术后早日恢复，推荐施行腹腔镜手术，研究显示孕妇腹腔镜阑尾切除术与开放手术对比，胎儿丢失率并无增加。由于中晚孕期子宫增大妨碍操作，首个Trocar穿刺点以高于宫底，另外两个Trocar选在病变同侧（右侧）。手术应有获得适当培训和高年资腹腔镜外科医生施行，以缩短手术时间和减少并发症。

（四）艾滋病患者、HIV感染者

一些研究显示，HIV感染或阳性者与一般人群相比，急性阑尾炎的发病率更高。HIV可通过机会性感染、抗逆转录病毒药物导致免疫重建炎症综合征直接影响阑尾。HIV感染者免疫功能低下，也容易发生其他腹部疾病导致急性腹痛；急性阑尾炎的临床表现也可不典型，主要体现在体温和WBC可能与感染程度不符，因此，急性腹痛的HIV感染者务必进行影像学检查提高诊断的诊断率，评估是否为复杂性阑尾炎。HIV感染者阑尾炎本身并发症、阑尾切除术后并发症等比一般人群明显增加，CD4 $< 200/mm^3$ 是重要的风险预测因子。如果患者得到良好的抗逆转录病毒治疗（ART）、CD4 $> 200/mm^3$，手术并发症发生率与普通人群并无差异。HIV感染者急性阑尾炎的风险主要来自穿孔性阑尾炎及穿孔性阑尾炎的延误手术。因此，应避免穿孔性阑尾炎的延误诊断与手术。对于非复杂性阑尾炎，尤其是CD4 $< 200/mm^3$ 者可先尝试抗生素治疗，以避免手术并发症，短期抗生素治疗无效应立即手术，以避免穿孔或发生更严重的并发症。对于坏疽或穿孔性阑尾炎，应尽早手术，以降低更严重的并发症和病死率。与普通人群一样，腹腔镜比开放手术有助于降低手术部位感染率。阑尾脓肿则应采取超声或CT引导下穿刺置管引流术，以避免手术并发症。为提高治愈率和降低感染并发症，保守治疗或围手术期抗生素应选择二线抗生素，重症感染可应用碳青霉烯类抗生素。

存在其他免疫抑制或潜在免疫抑制的急性阑尾炎患者，例如：进展期恶性肿瘤、白血病、器官移植的患者，应用糖皮质激素、化疗药物、环孢素、靶向药物和免疫药物的患者，可参考本节。

（李世宽）

第二节 阑尾脓肿

一、病因

阑尾脓肿（appendiceal abscess）也称作阑尾周围脓肿，占急性阑尾炎的2%～10%，既可认为是一种复杂性阑尾炎，也认为是急性阑尾炎的并发症，通常阑尾炎持续了5～10天之后，阑尾被大网膜、邻近的肠系膜、肠袢包裹而形成。其发生的原因主要包括：症状不典型、患者就诊过晚或医生延误诊断，急性阑尾炎保守未能成功（阑尾穿孔或抗生素治疗无效）。

二、临床表现

阑尾脓肿的临床表现与其他类型的急性阑尾炎无异，只是病史较长，查体可能于右下腹触及压痛性包块，也可因腹部肥胖等因素无法触及包块，而通过影像学检查诊断。

三、临床和影像学分类

临床上，阑尾脓肿包括典型的脓液积聚的阑尾脓肿和没有脓液或脓液稀少的阑尾炎性包块。在影像学上，前者阑尾周围脓液明显且便捷清晰；而后者主要表现为阑尾、大网膜、邻近组织形成的炎性包块，可能看不到液性成分，或少量脓液分散其中而无明显边界，若手术探查通常也是没有脓液或脓液很少。

四、治疗

（一）保守治疗

保守治疗是传统的和最常采用的治疗方式，主要措施是静脉注射广谱抗生素。在中国也有中西医结合治疗的经验，在应用抗生素的同时口服和（或）右下腹外敷中药。影像学显示脓肿明显时，在超声或CT引导下经皮穿刺置管引流，可迅速缓解症状并控制感染；若呈现炎性包块或肠管阻挡操作视野则无法或不宜穿刺。在感染控制3个月之后，可实施阑尾切除术，尽管可能只有1/4患者复发。文献报告显示，阑尾脓肿保守成功之后再手术的病例中阑尾和结肠肿瘤的检出率高于一般的阑尾切除术。因此，对于中老年患者，必要时在择期手术前进行肠镜筛查。

少数病例，保守治疗失败或出现小肠梗阻等并发症仍需手术治疗。还有部分患者保守治疗暂时成功，但频繁急性发作，或呈迁延不愈的亚急性炎症，仍需手术治疗，不必等待一个完全缓解的3个月期限。

（二）手术治疗

一旦诊断，立即手术是阑尾脓肿治疗的另一选项。由于粘连和炎症导致的解剖结构不清、邻近脏器质地脆弱，手术可能造成肠壁损伤而导致手术并发症增加，比如术后肠瘘；极少数情况，因技术原因或肉眼无法排除恶性肿瘤手术不得不升级成回盲部切除术或右半结肠术。暴露困难也可能造成阑尾留有残株，甚至手术只能引流脓液而寻不到阑尾。

然而手术治疗阑尾脓肿是急诊普外科医师应该掌握的重要技能。在保守失败时，手术治疗是必须接受的挑战。粪石脱落的穿孔性阑尾炎导致的脓肿，尽管经皮穿刺引流可以部分地控制感染，但不应被推荐，由于感染源持续存在，必须手术治疗。腹腔镜脓肿引流和阑尾切除术的技巧在于吸引器的钝性分离粘连和对解剖标志的辨认。实际上，脓液较多的病例往往手术难度不大，粘连易于分离；而炎性包块则粘连较为致密，应细致操作以避免损伤肠壁。对于与肠壁粘连致密难以分离的病例，可采取开放或腹腔镜黏膜下阑尾切除术的方法：阑尾的对系膜缘纵向切开阑尾浆肌层，沿黏膜下层分类，将黏膜层剥离，于根部结扎，仅切除阑尾黏膜，保留浆肌层及阑尾系膜。确实无法找到阑尾者，可仅做脓肿引流术，择期再评估阑尾切除术的可能性。

对于具有丰富手术经验和手术数量的急诊普外科医师而言，腹腔镜阑尾切除术也可作为阑尾脓肿治疗的首选方式，并发症并无增加，从而患者可更早回归正常生活和工作并节省医疗资源，这已被多个随机对照临床试验所证实。

（李世宽）

参考文献

[1] GUAN L，LIU Z，PAN G，et al. The global，regional，and national burden of appendicitis in 204 countries and territories，1990-2019：a systematic analysis from the Global Burden of Disease Study 2019 [J]. BMC Gastroenterol，2023，23（1）：44.

[2] GOLZ RA，FLUM DR，SANCHEZ SE，et al. Geographic association between incidence of acute appendicitis and socioeconomic status [J]. JAMA Surg，2020，155（4）：330-338.

[3] HOFFMANN JC，TRIMBORN CP，HOFFMANN M，et al. Classification of acute appendicitis（CAA）：treatment directed new classification based on imaging（ultrasound，computed tomography）and pathology [J]. Int J Colorectal Dis，2021，36（11）：2347-2360.

[4] CARR NJ. The pathology of acute appendicitis [J]. Ann Diagn Pathol，2000，4（1）：46-58.

[5] BHANGU A，SøREIDE K，DI SAVERIO S，et al. Acute appendicitis：modern understanding of pathogenesis，diagnosis，and management [J]. Lancet，2015，386（10000）：1278-1287.

[6] VAN ROSSEM CC，BOLMERS MD，SCHREINEMACHER MH，et al. Diagnosing acute appendicitis：surgery or imaging? [J]. Colorectal Dis，2016，18（12）：1129-1132.

[7] JASCHINSKI T，MOSCH C，EIKERMANN M，et al. Laparoscopic versus open appendectomy in patients with suspected appendicitis：a systematic review of meta-analyses of randomised controlled trials [J]. BMC Gastroenterol，2015，15：48.

[8] SALLINEN V，AKL EA，YOU JJ，et al. Meta-analysis of antibiotics versus appendicectomy for non-perforated acute appendicitis [J]. Br J Surg，2016，103（6）：656-667.

[9] MEIER J，STEVENS A，BHAT A，et al. Outcomes of nonoperative vs operative management of acute appendicitis in older adults in the US [J]. JAMA Surg，2023，158（6）：625-632.

[10] CODA COLLABORATIVE，DAVIDSON GH，FLUM DR，et al. Antibiotics versus appendectomy for acute appendicitis-longer-term outcomes [J]. N Engl J Med，2021，385（25）：2395-2397.

[11] MORIS D，PAULSON EK，Pappas TN. Diagnosis and management of acute appendicitis in adults：a review [J]. JAMA，2021，326（22）：2299-2311.

［12］DE WIJKERSLOOTH EML，BOERMA EG，VAN ROSSEM CC，et al. APPIC Study Group. 2 days versus 5 days of postoperative antibiotics for complex appendicitis：a pragmatic，open-label，multicentre，non-inferiority randomised trial［J］. Lancet，2023，401（10374）：366-376.

［13］李世宽. 急性阑尾炎诊治策略［J］. 中国实用外科杂志，2020，40（11）：1331-1335.

［14］ANDERSSON RE，PETZOLD MG. Nonsurgical treatment of appendiceal abscess or phlegmon：a systematic review and meta-analysis［J］. Ann Surg，2007，246（5）：741-748.

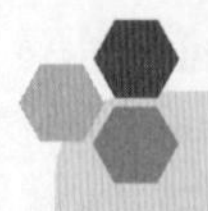

第十二章　急性胆道感染

急性胆道感染指胆道系统的急性细菌性感染，主要包括急性胆囊炎和急性胆管炎，常与胆石症并存，两者互为因果，胆石症也是胆道感染反复发作的最主要原因。急性胆道感染是最常见的急腹症之一，也是常见的腹腔感染，及时有效解除梗阻、去除病因，规范化应用抗菌药物，根据炎症严重程度及全身情况合理选择手术时机和手术方式是急性胆道感染的主要处理策略。如未及时有效治疗，感染加重会导致脓毒症、感染性休克、多器官功能衰竭，甚至危及生命。

第一节　急性胆囊炎

一、病因和发病机制

胆囊是储存胆汁的重要器官，其由一段狭长的胆囊管汇入胆管，调节胆汁通过胆管进入肠道。正是其有一段狭长的胆囊管特殊的解剖结构，胆囊结石易嵌顿在此，引起胆汁流出受阻，而结石对胆囊壁的损伤，致使黏膜发生炎症水肿，不同程度的损伤则导致胆囊出现不同程度的炎症表现。此类为急性结石性胆囊炎，占急性胆囊炎患者的80%～95%，胆囊结石的存在会导致胆囊炎症反复急性发作。而非结石性胆囊炎则主要见于严重创伤、重大手术后的危重患者，这类患者多伴有多器官功能障碍综合征，可由细菌感染或胆囊胆汁的浓缩引发胆囊黏膜发生炎症反应。

急性胆囊炎在病理改变初期，均有胆汁流出受阻的病理过程，随着胆囊管梗阻加重、胆汁在胆囊内的逐渐累积，使得胆囊体积逐渐增大，其表面张力明显增大，胆囊内压的升高使胆囊黏膜充血水肿，亦使囊内渗出增多。而胆囊浆膜层亦有大量纤维素渗出，可与周围器官形成纤维粘连。若胆囊颈的梗阻随着病情的演变而发生缓解，胆囊炎症则可得到缓解，急性炎症则可发展为慢性炎症，导致纤维结缔组织增生，胆囊萎缩，进一步发展成为无功能性胆囊。若梗阻无法解除，胆囊可因增高的囊内压和炎症导致的囊壁坏死而发生坏疽穿孔，流入腹腔的胆汁则导致更严重的腹腔胆汁性炎症。女性的急性胆囊炎发病率是男性的2～3倍，多见于中年人群，且好发于肥胖者。糖尿病、妊娠、艾滋病、慢性肝炎或肝硬化等都是急性胆囊炎的高危因素。

不同病因引起急性胆囊炎的发病机制不同。

1. 胆囊管梗阻　主要由结石导致的胆囊管阻塞引起。由于结石及高浓度的胆汁酸盐对胆囊黏膜的损伤，引起胆囊壁水肿，炎性渗出及炎症细胞浸润，发生炎症性改变，胆汁的引流不畅，可引起细菌感染的发生，进一步加重胆囊炎症。

2. 细菌感染　细菌主要来源于胆道的逆行感染进入胆囊，主要致病菌为革兰阴性菌（大肠埃希菌、链球菌、梭状芽胞杆菌、肺炎链球菌等）和厌氧菌。

3. 胆汁淤积　当机体经受严重创伤、烧伤、长期胃肠外营养、大手术等，胆汁可淤积于胆囊，刺激诱发急性胆囊炎。

二、临床表现

1. 症状　腹痛，初始位于上腹中部，是急性胆囊炎最为突出表现，多发生在进食油腻食物后。疼痛发作时多呈剧烈绞痛，可伴恶心及呕吐，疼痛可放射至右肩背部。待疼痛缓解后，多转移至右上腹部，此类多为结石引起的急性胆囊炎。而非结石性胆囊炎，如危重患者或大手术后的急性胆囊炎，无明显绞痛，多表现为上中腹部或右上腹的持续性疼痛。若病理因素未及时解除，胆囊炎症可加重，伴随畏寒、发热等症状。若胆囊壁发生坏死穿孔，大量胆汁进入腹腔，化学性刺激可引起严重的腹膜炎症，若伴发细菌的感染，可进一步引发全身性炎症反应，出现寒战高热等症状，甚至休克死亡。

2. 体征　急性面容，右上腹部压痛，肌肉紧张，墨菲征阳性，可触及肿大的胆囊。若胆囊坏死穿孔，胆汁进入腹腔后可引起强烈的化学性刺激，引发广泛的腹膜炎，可出现广泛的腹部肌紧张及压痛。

三、辅助检查

1. 实验室检查　血常规提示白细胞及中性粒细胞显著升高，白细胞计数一般为（10~15）$\times 10^9$/L，若出现胆囊坏死穿孔，白细胞可达20 $\times 10^9$/L以上。肝功能AST及ALT可有不同程度升高。当血清胆红素超过85umol/L，血清碱性磷酸酶升高，提示胆总管炎或胆总管结石，患者可伴有黄疸。生化指标若提示血清胰淀粉酶升高，不除外胆囊小结石排除过程中嵌顿于Oddi括约肌或引发Oddi括约肌炎症水肿，导致胰管阻塞引发急性胰腺炎。CRP、PCT等是反映急性炎症及细菌感染程度的良好指标，动态观察不仅能评估病情严重程度，也能评估药物治疗的效果及疾病转归。胆汁细菌和真菌培养是选择合适抗生素的重要依据，在细菌和真菌培养结果出来前，胆汁或血液NGS检测能协助抗生素的选择，提高抗生素疗效。

2. 超声检查　急性胆囊炎的首选检查方法。可见胆囊增大，胆囊壁增厚＞4mm，明显水肿时见“双边征”。对于结石性胆囊炎，可见胆囊内强回声团块并随体位变化而移动，后方伴有尾影，有时可见结石嵌顿于胆囊管。

3. CT　在急诊情况下，CT对X线诊断呈阳性的胆囊结石有良好的准确性，也可评估胆囊壁厚度、胆囊体积和张力、胆囊周围积液多少、胆囊结石嵌顿和胆管梗阻程度等。除此，还可查看腹部其他脏器是否存在病变，有助于急腹症腹腔病变的鉴别诊断，增强CT能较好地分析胆囊炎症程度及有无并发症、肝门部血管走行方式。

4. MRI及MRCP　在急性胆道感染和胆石症的诊断中有重要价值。急性胆囊炎时可见胆囊周围高信号、胆囊增大、胆囊壁增厚，可明确诊断胆囊结石的具体位置，是否合并胆总管结石。为胆囊切除术中是否需要切开探查胆总管提供重要的指导作用，也可在术前较好的评估胆管变异情况，降低胆囊切除术中胆管损伤的风险。

四、诊断

急性胆囊炎的诊断基于局部炎症、全身炎症、影像学检查三个方面。

A. 局部炎症表现：①墨菲征（+）；②右上腹包块、疼痛和（或）压痛。

B. 全身炎症表现：①发热；②CRP升高；③白细胞及中性粒细胞计数升高。

C. 影像学检查：急性胆囊炎的影像学表现。

疑似诊断：A1项+B1项。

确切诊断：A、B、C各1项。

五、鉴别诊断

1. 急性胃十二指肠穿孔 患者多有慢性十二指肠炎、胃炎病史。肠穿孔后含有食物、胃十二指肠液及胆汁等混合物流入腹腔，引起上腹突发剧烈刀割样疼痛，因混合物引起的化学性刺激腹膜炎及随后的腹腔感染，可导致患者病情急剧加重。患者可有面色苍白、肢端发冷等休克症状。查体腹肌高度紧张，可呈板状腹，中上腹或全腹明显压痛及反跳痛，肝浊音区减小或消失，移动性浊音可阳性。腹部立位X片可见膈下游离气体，呈新月形状。

2. 急性胰腺炎 患者发病前常有暴饮暴食、大量饮酒史。既往有胆石症、高脂血症、高钙血症等病史。腹痛剧烈，伴恶心呕吐，呕吐后腹痛无明显减轻。血尿淀粉酶、脂肪酶显著升高。腹部超声可见胰腺增大。CT提示胰腺弥漫性肿大，胰周液体渗出，如胰周出现质地不均、液化或者蜂窝状的低密度区，则可能出现坏死性胰腺炎。

3. 肝脓肿 患者多有糖尿病基础疾病。典型症状：寒战、高热、肝区疼痛。体温可高达40℃，伴恶心呕吐、全身乏力。右下胸及肝区叩痛。如脓肿位置靠近肝下缘包膜，右上腹肌明显紧张。若为巨大肝脓肿，则可使右季肋区饱满，可见局部隆起。CT提示肝内单发或多发低密度影，与周围正常组织边界不清。随着病情进展，边界可逐渐清楚。增强CT提示脓肿壁呈规则的环形强化。值得重视的是，急性胆囊炎也会导致肝脓肿。

4. 结肠肝曲癌 患者右上腹持续隐痛或有腹胀感，多伴有排便次数增多、腹泻、便秘、血便、脓液或黏液便。右上腹可触及活动性包块。若随着病情进展，肿瘤组织可阻塞结肠，引起肠梗阻症状。

5. 其他疾病 包括急性胃炎、右下肺炎、泌尿系结石、急性阑尾炎、心肌梗塞等。

六、急性胆囊炎的并发症

1. 胆囊坏疽穿孔 因结石或非结石因素导致的胆囊内压急剧增高，引起胆囊供血障碍，因长时间血供不足引发胆囊壁的缺血坏死，进而发生囊壁穿孔，大量胆汁可流入腹腔，引起严重的胆汁性腹膜炎。尤其在老年患者中，若超声检查发现结石嵌顿于胆囊颈，胆囊异常肿大，其发生胆囊穿孔的机率大大增加。若胆囊肝脏面囊壁炎症向肝脏蔓延，则会形成肝脓肿。若为慢性胆囊炎急性发作，胆囊被周围炎症组织包裹，其穿孔后可形成胆囊周围脓肿。

2. 胆囊内瘘 胆囊与十二指肠的解剖位置极为接近。特别在老年患者中，慢性胆囊炎可使胆囊与十二指肠被周围炎症组织包裹在一起。当慢性胆囊炎急性发作时，可出现胆囊坏疽穿孔，同时产生的炎症可使十二指肠肠壁坏死穿孔，因胆囊与十二指肠贯通，胆汁与结石可排入十二指肠内。患者胆囊炎症可自行缓解。但排入小肠的胆囊结石可能导致小肠机械性梗阻的发生。CT检查可发现肠道内高密度影。

七、急性胆囊炎的严重程度分级和患者全身状况评估

急性胆囊炎的严重程度可分为轻度、中度、重度三级，严重程度不同，治疗方法和预后也不同。

（一）轻度（Grade Ⅰ）急性胆囊炎

急性胆囊炎不伴有以下中度或重度急性胆囊炎的局部或全身炎症表现。

（二）中度（Grade Ⅱ）急性胆囊炎

急性胆囊炎伴有以下中的2项：①白细胞计数＞8×10^9/L；②右上腹触及压痛的肿块；③明显的局部炎症，包括坏疽性胆囊炎、胆囊周围脓肿、肝脓肿、胆汁性腹膜炎、气肿性胆囊炎等。

（三）重度（Grade Ⅲ）急性胆囊炎

急性胆囊炎伴有以下任意1项：①循环系统功能障碍［出现低血压，需要多巴胺≥5μg/（kg·min）或任意剂量去甲肾上腺素维持］。②神经系统功能障碍：意识障碍。③呼吸功能障碍：氧合指数＜300mmHg。④肾功能障碍：少尿，血肌酐＞176.8μmol/L。⑤肝功能不全：PT-INR＞1.5。⑥凝血功能障碍：PLT＜100×10^9/L。

当血肌酐＞176.8μmol/L、PT-INR＞1.5、PLT＜100×10^9/L时，需结合患者病史，排除肾功能不全、肝硬化、血液系统疾病后，才能正确分级。当急性胆囊炎患者合并慢性肾功能不全、肝硬化、凝血功能障碍时，建议多学科协作讨论，谨慎治疗。

此外，评估胆囊炎严重程度的同时，需要评估患者的全身状况和合并症，采用美国麻醉师协会（American society of anesthesiologists，ASA）的患者体质分级标准联合年龄校正Charlson合并症指数（Charlson comorbidity index，CCI）共同评估（表12-1）。

表12-1　年龄校正Charlson合并症指数

评分	合并症名称
1分	心肌梗死（有发作史，不单纯是心电图改变）、充血性心力衰竭、周围血管性疾病（包括主动脉瘤直径≥6cm）、脑血管病（轻度发作未留后遗症、短暂性脑缺血发作）、阿尔茨海默病、慢性肺部疾病、结缔组织病、消化系统溃疡性疾病、轻度肝脏病变（无门静脉高压和慢性肝炎）、糖尿病（无终末期器官功能损害）
2分	偏瘫、糖尿病导致终末期器官功能损害（视网膜病、神经病变、肾病、脆性糖尿病）、中度或重度肾脏疾病、任何肿瘤但无转移、白血病（急性、慢性）、淋巴瘤
3分	中度或重度肝病
6分	转移性实体瘤、艾滋病
年龄校正标准	≤40岁：+0分。41～50岁：+1分。51～60岁：+2分。61～70岁：+3分。71～80岁：+4分。＞81岁：+5分

八、治疗

急性胆囊炎的治疗包括非手术治疗及手术治疗。

1. 非手术治疗 患者禁饮食，纠正水、电解质、酸碱失衡，根据疼痛及发热情况予解痉、止痛等对症治疗。监测生命体征，判断病情是否紧急。如果病情紧急，应立刻开始初始治疗，包括呼吸和循环系统管理，评估各重要器官功能并及时针对性治疗器官功能障碍。及时有效的抗感染治疗。引起胆道系统感染的细菌以革兰阴性菌为主，主要为大肠埃希菌、肺炎克雷伯菌、铜绿假单胞菌、鲍曼不动杆菌。

目前，我国胆道感染病原谱有所变化，以肠杆菌科和肠球菌属为主要病原菌，革兰阳性菌、真菌检出率明显升高。2019年我国某医院检验科对胆道疾病患者胆汁中病原菌的分布和耐药情况进行分析，在收集的胆汁中共分离出1251株病原菌，革兰阳性菌占40.29%、革兰阴性菌占54.75%、真菌占4.96%。前6位病原菌及其占比依次为大肠埃希菌（19.90%）、屎肠球菌（16.55%）、粪肠球菌（8.79%）、肺炎克雷伯菌（8.31%）、铜绿假单胞菌（3.84%）、阴沟肠杆菌（3.52%）。检出的革兰阳性菌主要为肠球菌，肠球菌对氨苄西林和青霉素的耐药率分别为56.5%和66.2%。革兰阴性菌大肠埃希菌对广谱青霉素、四环素、头孢菌素和喹诺酮类抗菌药物耐药率均在60%以上。

临床医师可依据本院病原谱实际变化情况予以经验性用药，根据患者感染病情变化及时调整抗生素的使用。对于急症的老年患者，仔细询问患者既往病史，是否有心脑血管系统疾病及糖尿病等，应予以治疗，并做好随时急诊手术准备，以备病情变化。

急性胆囊炎的抗菌药物使用疗程：轻、中度急性胆囊炎患者抗菌药物治疗仅在术前或手术中使用，术后应用一般不超过24小时。重度急性胆囊炎抗菌药物需从治疗开始持续到控制感染（手术切除或胆囊穿刺、造瘘引流）后1周。

2. 手术治疗 急性胆囊炎的诊断一旦确立，则需要在上述非手术治疗的同时，做好急诊手术的准备，腹腔镜胆囊切除术是首选术式。目前指南建议不论炎症程度，只要符合上述相应标准（CCI和ASA分级），均可早期行腹腔镜胆囊切除术。

若患者就诊时间距离发病时间在72小时内，一般情况良好，手术风险低，应及早行手术切除胆囊。若就诊时间距离发病时间在3天以上或查体可触及右上腹局部肿块的中度急性胆囊炎或重度急性胆囊炎患者，在非手术治疗后患者病情无加重，则继续予患者非手术治疗，待胆囊周围炎症水肿消退，可择期行手术治疗。

发病时间不是决定手术时机的唯一因素，不论发病时间长短，如果患者经评估能够耐受手术，都应早期行胆囊切除术。目前的临床证据表明，出现症状后10天内仍可安全手术，但需要根据患者的全身情况、局部炎症程度综合判断。炎症程度会影响胆囊切除术的手术难度，仔细的手术难度评估和标准化的安全步骤是有效降低胆管损伤风险的重要技术。此外，需要根据医生经验和医院条件合理选择手术时机。

手术方式及手术时机需要根据炎症严重程度分级及患者全身状况综合评估。

（1）轻度急性胆囊炎 应充分评估手术风险并极早进行手术治疗，手术方式首选腹腔镜胆囊切除术，但如果CCI≥6和/或ASA分级≥Ⅲ级，先应保守治疗，全身情况改善后再判断是否适合手术治疗，必要时先行胆囊穿刺或造瘘引流胆汁。

（2）中度急性胆囊炎　手术风险为低风险者（CCI≤5和/或ASA分级≤Ⅱ级），在抗菌药物及全身支持治疗后及时行胆囊切除术。若手术风险高（CCI≥6和/或ASA分级≥Ⅲ级），应继续抗感染及全身支持治疗，待炎症控制及全身情况改善后及时胆囊穿刺或造瘘引流胆汁，以阻断病情进一步恶化，待1～3个月后择期手术。（3）重度急性胆囊炎：首先应该积极全身支持及抗感染治疗，改善全身器官功能不全状态，同时也积极评估和治疗合并症，待全身状况改善后，及时行胆囊穿刺引流术，胆囊减压是控制病情恶化的重要措施，需要在抗感染和全身支持治疗后及时实施。1～3个月后再次评估全身状态和胆囊炎症情况，符合手术条件者行胆囊切除术。重度急性胆囊炎患者在积极全身支持及抗感染治疗后，仅在满足以下情况下谨慎选择胆囊切除术（腹腔镜或开腹）。

A.CCI≤3和/或ASA分级≤Ⅱ级。

B.不存在威胁生命的器官功能障碍（威胁生命的器官功能障碍包括中枢神经系统损害、呼吸功能衰竭或肝功能损害）。

C.可逆转的器官功能障碍（包括预后良好的循环障碍和肾功能不全）。

D.就诊于有良好重症监护设施和能胜任复杂胆道外科手术的医疗单位。

多数中重度结石性急性胆囊炎患者经非手术治疗后病情可得到缓解，待胆囊炎症水肿得到明显缓解，再择期行胆囊切除术。非结石性胆囊炎患者病情较为复杂，若患者病情允许，早期手术可能使患者受益更多（包括胆囊穿刺引流术），因为非结石性胆囊炎病情晚期可能面临更多的并发症。若为胆道逆行或血液循环感染导致的急性胆囊炎，积极抗感染治疗，可达到治愈目的。

3.手术方式的选择　对于一般情况良好，基础疾病控制良好的患者，首选腹腔镜胆囊切除术。吲哚菁绿荧光腹腔镜技术能更好的辨认胆囊三角，降低胆总管损伤风险。对于患者一般情况差或不适合胆囊切除手术者，可以行保守治疗，如无明显好转，可行胆囊穿刺或造瘘引流胆汁降低胆囊内压，同时进行胆汁细菌培养和药物敏感检测。待患者一般情况好转，胆囊炎症缓解后根据实际病情决定是否手术切除胆囊。

胆囊引流的手术方式可分为经皮和经内镜两大类途径。经皮途径包括经皮肝穿刺胆囊引流、经皮肝穿刺胆囊抽吸。经内镜途径包括内镜超声引导下胆囊引流和内镜逆行胰胆管造影术（endoscopic retrograde cholangiopancreatography，ERCP）引导下内镜经乳头胆囊引流。经皮肝穿刺胆囊引流创伤小、不良反应发生率低，操作简单，适用范围广，是胆囊引流的首选方法。胆囊引流的胆汁及时行细菌培养鉴定及药物敏感检测，以指导抗感染方案的调整。

若患者腹部有既往手术史，根据既往手术具体情况可考虑腹腔镜探查，若无法建立气腹，腹腔粘连严重，则采取中转开腹手术。若患者胆囊萎缩，胆囊壁不规则增厚可疑占位，应术中送检快速冰冻病理检查，排除恶性病变，以决定下一步治疗方案。对于胆囊三角解剖困难、难以做到标准化的安全步骤、胆管损伤风险较高、手术时间长、患者全身情况不稳定时，可选择胆囊次全切除术，必要时应果断中转开腹手术。

行胆囊切除时，若出现以下情况，还应进行胆总管探查术：①术前病史及辅助检查提示胆管有梗阻及反复发作的胆管炎、胰腺炎。②术中探查发现胆管有病变，如胆管结石、狭窄、肿瘤等。③术中见胆囊管壁增厚，直径＞1cm，或发现胰头肿物。④术前辅助检查提示多发细小结石，术中结石可能经胆囊颈进入胆总管。

（汪国营　谢兴明）

第二节　急性胆管炎

一、病因和发病机制

胆管不同程度的梗阻合并感染导致急性胆管炎的发生。梗阻的主要因素为结石，也可见于肠道寄生虫、胆管肿瘤、胰头肿瘤、胆管良性狭窄（如胆肠吻合口狭窄、肝移植术后等）、硬化性胆管炎等所致的胆道梗阻。根据结石引起梗阻的部位可分为肝内胆管结石和肝外胆管结石。

肝内胆管结石多含有细菌，多见于肝左外叶和右后叶。肝内胆管结石引起的梗阻，可使胆管反复出现炎症，导致炎性狭窄，近端肝管严重扩张，其内结石不能排出并增大增多。结石、梗阻和感染三者互为因果，恶性循环，病程迁延不愈。随着梗阻的持续加重，其相应的肝段可出现萎缩及纤维化，最终可引起肝硬化。胆道的梗阻，使胆汁排出受阻，进而可引起肠道细菌逆行进入胆道引起感染。引起感染的最常见病原菌为大肠埃希菌，其次为铜绿假单胞菌、变形杆菌、厌氧菌等。当胆管梗阻持续存在，胆道内压也逐渐升高，胆道内大量繁殖的细菌及其产生的内毒素随胆汁一并反流进入肝血窦，出现全身感染，引起菌血症、脓毒症、全身炎症反应综合征、多器官功能障碍综合征，甚至死亡。肝管长期受结石、细菌及有害物质的损伤，也增加了肝内胆管癌变的机率。

肝外胆管引起的胆管炎，主要原因也来源于结石的阻塞，可分为原发性结石和继发性结石，继发性结石为肝内胆管结石或胆囊结石排入胆总管导致。结石阻塞于胆管，可引起胆道胆汁的严重淤积。结石、胆汁及细菌共同反复刺激胆管发生炎症反应，使胆管黏膜增厚，进一步加重胆道狭窄。细菌在胆道的大量繁殖，细菌及其产生的内毒素可反流入血，导致全身感染，严重时出现多器官功能衰竭引起患者死亡。

为了解除梗阻性黄疸而实施的经皮肝穿刺胆道引流术（percutaneous transhepatic cholangial drainage，PTCD）、ERCP及胆管支架或ENBD，这些操作和治疗本身也是导致胆管炎急性发作的重要因素。

二、临床表现

患者既往多有胆道结石病史。患者的临床症状因与胆管梗阻的程度及胆道感染的程度不同而各不相同，而且肝内外胆管梗阻的临床症状也不尽相同。

1. 肝内胆管炎　肝内胆管梗阻合并感染称为肝内胆管炎。患者胆管梗阻症状明显轻于肝外胆管炎。患者腹痛轻微，无明显黄疸，以高热寒战为主要症状。肝内胆管的梗阻，可引起相应区段肝肿大，体表投影区域有压痛及叩击痛。细菌在肝内胆管梗阻部位大量繁殖，释放的内毒素可引起肝脓肿，患者可表现出严重的高热寒战症状，肝区疼痛。若发展成重型肝内胆管炎，可出现感染性休克。

2. 肝外胆管梗阻合并感染　肝外胆管梗阻症状较肝内胆管梗阻明显严重。肝外胆管梗阻造成的胆道内压显著升高，合并胆道逆行的感染，患者常伴有恶性、呕吐等消化道症状。患者因胆管梗阻出现细菌和内毒素入血，使机体产生全身炎症反应，上腹部剧烈疼痛，寒战高热和黄疸，称为Charcot三联征。若梗阻持续存在，感染加重，将会进一步导致患者出现休克和神志改变，与患者早期出现的Charcot三联征统称Reynolds五联征，即是胆道感染疾病中最严重的类型——急性梗阻性化脓性胆管炎（acute obstructive suppurative cholangitis，AOSC）。患者出现血压降低，脉率达120～140次/分，呼吸浅快。阳性体征有剑突下压痛明显，肝区叩痛，可触及肿大的肝脏和胆囊。

三、辅助检查

1. 实验室检查　血常规提示白细胞及中性粒细胞显著升高。总胆红素、直接胆红素、间接胆红素、碱性磷酸酶明显升高，尿胆红素阳性。肝功能AST、ALT升高。寒战时血培养可检出细菌。CRP、PCT等急性炎症指标变化。胆汁培养，胆汁或血液NGS可检验出细菌。

2. 超声检查　相应梗阻以上肝外胆管及肝内胆管可见明显扩张，胆总管及肝内胆管可见结石影、肿瘤占位。特异度高但灵敏度较低，常用于胆管炎的初步检查，也同时评估胆囊病变。

3. CT　检查快捷方便，受干扰少，检查范围较大，能够快速对常见急腹症做出诊断。对胆管扩张检出率高，对胆道结石、胆道肿瘤、胰头肿瘤引起的胆道梗阻具体情况予以明确。对于存在上腹痛等表现的患者，建议首选CT检查。

4. MRI及MRCP　MRI能评估胆管扩张或狭窄的部位、结石大小和严重程度，MRCP能够清晰显示肝内外胆管全貌，能更好的显示胆道结石的位置及数量、胆道狭窄情况、胆道肿瘤。但由于检查相对费时，可作为CT检查的补充方法，用于CT检查不能明确诊断的患者，也有助于选择适宜的治疗方法。

四、诊断

根据病史、临床表现及辅助检查。患者既往多有胆道结石病史或胆道手术史。急性胆管炎发展迅速，及时诊断并评估严重程度是及时有效治疗的基础。胆管扩张说明存在胆道梗阻，胆道积气说明存在肠胆逆流、胆肠内瘘、Oddi括约肌功能障碍和胆道感染。发现肿瘤、结石、寄生虫等病因学证据，间接支持急性胆管炎的诊断。

诊断标准如下。

A.全身炎症：①发热，体温＞38℃和（或）寒战；②实验室检查：白细胞计数＜4×10^9/L或＞10×10^9/L，CRP≥1g/L。

B.胆汁淤积：①黄疸（总胆红素≥34.2μmol/L）；②实验室检查：碱性磷酸酶（U/L）＞1.5×正常值上限，γ谷氨酰转肽酶（U/L）＞1.5×正常值上限，AST（U/L）＞1.5×正常值上限。

C.影像学检查：①胆道扩张；②影像学发现病因（狭窄、结石、肿瘤、支架等）。

（1）疑似诊断：A1项+B或C1项。

（2）确切诊断：A、B、C各1项。

五、鉴别诊断

1. 胆道蛔虫病　特点是剧烈的腹痛与较轻的腹部体征不相称，即“症征不符”。其症状为剑突下钻顶样剧烈绞痛，呈阵发性，疼痛时大汗淋漓，可伴有恶心呕吐症状。腹痛也可突然缓解，也可反复发作。超声作为首选辅助检查，可见胆道内平行强回声光带。

2. 急性胆囊炎 患者发病前多有进食油腻食物史，右上腹呈持续性绞痛，可放射至右肩及背部，可有恶心呕吐症状。查体右上腹部压痛，肌肉紧张，墨菲征阳性，可触及肿大的胆囊。若胆囊坏死穿孔，胆汁进入腹腔后可引起强烈的化学性刺激，引发广泛的腹膜炎，可出现广泛的腹部肌肉紧张及压痛。

六、急性胆管炎的严重程度分级

急性胆管炎的严重程度可分为轻度、中度、重度三级，严重程度不同，治疗方法和预后也不同。病情轻者症状缓解迅速，重者可发展为脓毒症、感染性休克、多器官功能障碍综合征，需要及时有效的胆道减压控制病情进展。

（一）轻度急性胆管炎

达不到中度或重度急性胆管炎的分级标准。

（二）中度急性胆管炎

急性胆管炎伴有以下中的2项：①白细胞计数＞12×10^9/L或＜4×10^9/L。②高热≥39℃。③年龄≥75岁。④总胆红素≥85.5μmol/L。⑤低蛋白血症＜0.7×正常值下限。

（三）重度急性胆管炎

急性胆管炎伴有以下任意1项：①循环系统功能障碍（出现低血压，需要多巴胺≥5μg/（kg·min）或任意剂量去甲肾上腺素维持）。②神经系统功能障碍：意识障碍。③呼吸功能障碍：氧合指数＜300mmHg。④肾功能障碍：少尿，血肌酐＞176.8μmol/L。⑤肝功能不全：PT-INR＞1.5。⑥凝血功能障碍：PLT＜100×10^9/L。

七、治疗

急性胆管炎的治疗原则为解除梗阻，通畅引流。治疗方案包括抗感染治疗、对症支持治疗、针对梗阻原因的病因治疗，胆道引流时机取决于病情严重程度，要根据病情变化及时调整治疗策略。

1. 非手术治疗 患者腹痛症状一般较重，已不能正常饮食，常已处于脱水状态，血容量不足，酸碱失衡，电解质紊乱，应进行静脉支持治疗，补充血容量，维持血压稳定，根据生化结果调整钠、钾、钙、镁离子的补充，维持水电解质平衡。血容量的不足，也使微循环出现缺氧状态，适量使用碳酸氢钠注射液调节血浆PH值，维持酸碱平衡。

急性胆管炎抗菌治疗的主要目标是控制全身炎症反应，减少脓毒症的发生。引起感染的最常见病原菌为大肠埃希菌，可予三代头孢经验性治疗。合并基础疾病、高龄患者，可使用β-内酰胺酶抑制剂复合制剂或碳青霉烯类药物。对绝大多数轻度急性胆管炎，单纯的抗感染治疗已经能很好地改善患者炎症状态，不需要胆汁引流。若经抗感染治疗无效的患者，应积极进行胆汁引流。重度急性胆管炎，患者病情可能急速加重，需要在诊断明确1小时内使用抗菌药物，可给予第三、四代头孢类药物，如头孢吡肟等，同时联合硝基咪唑类药物；或直接使用β-内酰胺酶抑制剂复合制剂或碳青霉烯类或替加环素。有胆肠吻合史的患者，抗菌药物要覆盖厌氧菌。

对诊断为重度急性胆管炎的患者，需要持续监测生命体征，若病情恶化出现休克、呼吸衰竭时，应立即气管插管进行机械通气及升压治疗，并积极准备急诊胆汁引流、胆道减压。

目前胆道感染胆汁培养的细菌仍主要是大肠埃希菌，近年药敏检测发现耐碳青霉烯肠杆菌科细菌的检出率有增长趋势，在经验性抗生素用药的过程中应积极评估抗感染治疗疗效，追踪胆汁细菌培养和药敏检测结果，及时调整抗感染治疗方案。若胆汁细菌培养提示肠球菌，无论是粪肠球菌还是屎肠球菌，应首选万古霉素治疗，若为耐万古霉素的肠球菌，则建议使用利奈唑胺或达托霉素。

急性胆管炎的抗菌药停药指征：①体温正常72小时以上；②腹痛及腹部压痛、反跳痛等临床表现缓解或消失；③白细胞计数恢复正常；④降钙素原降至正常；⑤重度急性胆道感染患者，血流动力学指标及重要器官功能恢复正常。

2. 手术治疗　轻度急性胆管炎，经对症治疗及抗感染治疗后症状多可缓解，再积极处理引起胆管炎的病因。急性胆管炎病因多为结石及伴随的细菌感染引起。结石的位置也决定了手术治疗的方式。对于经非手术治疗病情平稳的胆管结石患者（特别是肝内胆管结石），可以根据病情采取经皮经肝胆道镜取石术（percutaneous transhepatic cholangioscopic lithotripsy，PTCSL）。肝外胆管结石可行腹腔镜下胆总管切开取石联合T管引流或一期缝合、ERCP联合内镜下十二指肠乳头括约肌切开取石。

PTCSL已被广大外科医师运用于胆管结石的治疗。笔者所在医院于2003年开始使用至今已20多年，为大量复杂的肝内外胆管结石和胆道狭窄的患者解除了痛苦。该手术方式创伤小，取石成功率高，对肝功能影响较小。该取石术以硬质胆道镜为主，在全身麻醉下借助B超引导使用PTC穿刺针经皮经肝穿刺进入目标胆管，置入亲水导丝，依次使用8F～16F筋膜扩张器沿导丝进行通道扩张并建立通道。硬质胆道镜进入管鞘到达结石所在区域胆管，观察结石位置、大小等具体情况，可使用网篮、取石钳取出小结石，而体积相对较大、嵌顿的结石则可使用气压弹道、钬激光或液电碎石后取出。若结石一次难以清除干净，则可以留置胆汁引流管，一个月后经窦道再次行硬质胆道镜取石术。

PTCSL有着低成本、易操作、取石成功率高、可反复取石、并发症少的优点。其手术适应证主要有：①多次开腹或腹腔镜手术后结石复发；②弥漫性肝胆管结石或合并胆总管结石；③高龄等不能耐受腹腔镜或开腹手术的肝胆管结石患者；④胃切除或胆肠吻合术后的肝胆管结石患者。

对于中重度急性胆管炎，在全身支持治疗和抗感染治疗的同时，应积极早期行胆管引流术，待全身炎症反应好转后继续针对原发病因处理。胆道引流的手术方式：内镜下胆道引流、PTCD。内镜下胆道引流较PTCD及外科引流有明显的优势，该技术有更低的胆瘘、出血风险，还可以同期处理胆管结石。内镜下胆道引流分为外引流和内引流。外引流主要通过内镜鼻胆管引流（endoscopic nasobiliary drainage，ENBD），将梗阻以上胆汁排出体外，而内引流则是经内镜胆管支架植入，引流胆汁入肠道。内镜胆管支架植入的胆汁内引流，更符合胆汁代谢的生理过程，但植入导管易阻塞，更换较为频繁。经内镜鼻胆管引流可对胆管进行冲洗，引流胆汁充分，但可损失大量电解质及引起消化不良症状，同时引流管可引起患者的鼻部及咽喉部不适感。中重度急性胆管炎经胆汁引流、抗感染等治疗病情平稳后，梗阻原因若为结石引起，经术前评估能耐受手术，可行腹腔镜下胆总管切开取石联合T管引流或一期缝合。若为胆道或胰头肿瘤引起梗阻，则具体讨论手术方式切除肿瘤重建胆道系统。

胆总管结石梗阻引起的急性胆管炎，可由ERCP和内镜下十二指肠乳头括约肌切开取石联合鼻胆管引流术，一次解除梗阻，但术后可发生出血、穿孔和急性胰腺炎等并发症，不建议在中重度急性胆管炎或有凝血功能障碍的患者中使用。对于无法行内镜下胆道引流、消化道狭窄或消化道改道患者，也可行PTCD。引流胆汁予细菌培养及药物敏感检测，指导后续抗感染治疗。

PTCD引起的疼痛、出血、胆瘘等风险高于内镜下胆道引流术，可作为次选和ERCP插管失败或无条件进行ERCP时的替代方法。但肝门部及其以上位置的胆道梗阻，首选PTCD。对于没有条件进行PTCD或ERCP、操作失败或存在禁忌证的患者，可考虑行其他方式的胆道引流术，如经皮胆囊造瘘或开腹胆道引流术。如患者全身情况允许，可进行腹腔镜下胆道引流术。无论是选择开腹或腹腔镜手术，应尽可能缩短手术时间，解除梗阻，或仅先放置T管引流，待二期手术解决胆道梗阻病因。肝内胆管结石合并胆管炎，在感染没有完全控制之前，不宜行肝切除术。

（汪国营　谢兴明）

参考文献

[1] 中华医学会外科学分会胆道外科学组. 急性胆道系统感染的诊断和治疗指南（2021版）[J]. 中华外科杂志，2021，59（06）：422-422.

[2] YOKOE M，HATA J，TAKADA T，et al. Tokyo Guidelines 2018：diagnostic criteria and severity grading of acute cholangitis（with videos）[J]. J Hepatobiliary Pancreat Sci，2018，25（1）：41-54.

[3] 史国星，杨菲，张云昌. 经皮肝胆囊穿刺置管引流术治疗创伤后中重度急性非结石性胆囊炎 [J]. 肝胆胰外科杂志，2022，34（03）：134-137.

[4] MINOL JP，DIMITROVA V，PETROV G，et al. The age-adjusted Charlson comorbidity index in minimally invasive mitral valve surgery [J]. Eur J Cardiothorac Surg，2019，56（6）：1124-1130.

[5] OKAMOTO K，SUZUKI K，TAKADA T，et al. Tokyo Guidelines 2018：flowchart for the management of acute cholecystitis [J]. J Hepatobiliary Pancreat Sci，2018，25（1）：55-72.

[6] 汪倩钰，李从荣，郭静，唐克文. 胆道疾病患者胆汁病原菌谱与耐药监测 [J]. 肝胆胰外科杂志，2019，31（07）：417-421.

[7] 董汉华，武齐齐，陈孝平. 急性胆道感染东京指南（2018版）更新解读 [J]. 临床外科杂志，2019，27（01）：5-9.

[8] PISANO M，ALLIEVI N，GURUSAMY K，et al. 2020 World Society of Emergency Surgery updated guidelines for the diagnosis and treatment of acute calculus cholecystitis [J]. World J Emerg Surg，2020，15（1）：61.

[9] CHENG X，CHENG P，XU P，et al. Safety and feasibility of prolonged versus early laparoscopic cholecystectomy for acute cholecystitis：a single-center retrospective study [J]. Surg Endosc，2021，35（5）：2297-2305.

[10] WU XD，TIAN X，LIU MM，et al. Meta-analysis comparing early versus delayed laparoscopic cholecystectomy for acute cholecystitis [J]. Br J Surg，2015，102（11）：1302-1313.

[11] 刘安重. 硬质胆道镜微创技术 [M]. 北京：人民卫生出版社，2022.

[12] YASEN A, FENG J, DAI TX, et al. Management of anastomotic biliary stricture through utilizing percutaneous transhepatic cholangioscopy [J] . Clinical Radiology, 2024, S0009-9260 (24) 00125-9.

[13] SOFI AA, NAWRAS A, ALARADI OH, et al. Does endoscopic sphincterotomy reduce the risk of post-endoscopic retrograde cholangiopancreatography pancreatitis after biliary stenting? A systematic review and meta-analysis [J] . Dig Endosc, 2016, 28 (4): 394-404.

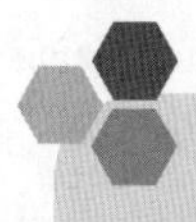

第十三章　急性胰腺炎

急性胰腺炎（acute pancreatitis，AP）是一种临床症状复杂多变的消化系统急腹症，其发病率呈逐年升高趋势，每10万人中有110～140例。在AP发病早期，临床医师通过监测患者生命体征、血气分析、生化指标等评估患者脏器功能。根据患者病情变化及时给予脏器支持治疗以降低患者早期死亡率。然而，随着病情发展，约20%的AP患者会出现胰腺实质和（或）胰周脂肪组织坏死，进展为坏死性胰腺炎（necrotizing pancreatitis，NP），其中30%的NP患者还可能合并腹腔感染，导致感染性胰腺坏死（infectious pancreatic necrosis，IPN）。IPN患者病情危重复杂，ICU住院时间长，严重并发症发生率、死亡率及医疗花费均显著提高，增加了医疗保健系统的负担。本章将介绍IPN的定义、发病机制、诊断、病原微生物学和治疗等方面展开，以期为临床医师预防IPN的发生，降低AP患者的IPN发生率，改善IPN患者的预后提供参考。

第一节　急性胰腺炎概论

一、定义

依据2021年中华医学会外科学分会胰腺学组的《中国急性胰腺炎诊治指南（2021）》和2012年亚特兰大修订版指南（revised Atlanta classification，RAC），符合以下三项中任意两项的消化道急腹症患者即可确诊AP：①上腹部持续性疼痛；②血清淀粉酶和（或）脂肪酶浓度至少高于正常上限值3倍；③腹部影像学检查（如腹部超声、增强CT、MRI）结果符合急性胰腺炎影像学改变。AP患者的典型临床症状是急性发作的持续性上腹部剧烈疼痛，向背部放射，伴有腹胀、恶心、呕吐，且呕吐后疼痛不缓解。体征按严重程度表现各异，轻症患者仅有腹部轻压痛，部分重症患者可出现腹膜刺激征（即压痛、反跳痛和肌紧张），偶见腰肋部皮下淤斑（Grey-Turner征）和脐周皮下淤斑征（Cullen征）。少数患者在发病早期可伴有心动过速、低血压、少尿等休克表现，严重脱水和老年患者还可出现精神状态改变。

二、病因

AP的病因复杂，临床上主要以胆源性、高甘油三酯血症性及酒精性为主。在我国，胆石症仍是急性胰腺炎的主要病因，其次为高甘油三酯血症及过量饮酒。其他较少见原因包括药物、内镜逆行胰胆管造影（endoscopic retrograde cholangiopancreatography，ERCP）、高钙血症、感染、遗传、自身免疫疾病和创伤等。不同病因引起的急性胰腺炎，其年龄、性别分布及疾病严重程度各不相同。高甘油三酯血症性及酒精性急性胰腺炎常发生于年轻男性患者，而老年患者以胆源性居多。

三、严重程度分级

依据是否出现器官功能衰竭或合并局部或全身并发症，将AP分为轻症急性胰腺炎（mild acute pancreatitis，MAP）、中度重症急性胰腺炎（moderately severe acute pancreatitis，MSAP）和重症急性胰腺炎（severe acute pancreatitis，SAP）。MAP主要表现为胰腺间质水肿，不伴有器官功能衰竭以及局部或全身并发症的发生，通常在1～2周内即可痊愈，死亡率低。与MAP不同的是，MSAP和SAP常进展为NP，其中MSAP可引起短暂的器官功能衰竭，持续时间＜48小时，伴有或不伴有局部或全身并发症。局部并发症通常包括胰腺周围液体积聚、胰腺假性囊肿形成、无菌性或感染性胰腺坏死；约20%的AP患者会出现以间歇性器官功能衰竭和疾病恶化为特征的全身性并发症。SAP的特征是持续性器官功能衰竭，持续时间＞48小时，若IPN患者出现感染性休克或持续性器官衰竭将进展为SAP。

临床上也根据胰腺损伤类型将AP分为水肿性胰腺炎和坏死性胰腺炎。水肿性胰腺炎即MAP，而坏死性胰腺炎即MSAP。NP以增强CT上胰腺实质可见高低不同的密度影，疾病早期多表现为胰腺实质无增强为特征。根据患者的胰腺坏死范围分为＜30%、30%～50%、＞50%。坏死性胰腺炎的特点是胰腺实质和（或）胰周组织的坏死，最常表现为累及胰腺实质和胰周组织或仅胰腺周围组织坏死，很少有坏死仅限于胰腺实质。因此，坏死性胰腺炎可分为胰腺实质坏死、胰腺实质及胰周坏死、单纯胰周坏死。胰腺实质的受累通常预示着患者的预后较差，其术后并发症发生率、死亡率均高于仅胰周坏死的患者。NP患者胰腺坏死组织中出现病原菌，即为IPN，若NP患者合并持续性器官衰竭将进展为SAP。

四、并发症

随着AP患者的胰腺局部炎症侵袭程度和范围的不断进展，胰腺炎释放出的大量炎症因子引起级联瀑布反应，可引起远处脏器的炎症损伤导致局部或全身并发症。主要全身并发症有全身炎症反应综合征（systemic inflammatory response syndrome，SIRS）、脓毒血症、多器官功能衰竭（multiple organ failure，MOF）、腹腔间室综合征（abdominal compartment syndrome，ACS）等。局部并发症多因胰腺和（或）胰周液体集聚、组织坏死引起。AP患者的早期（发病时长≤4周）并发症主要为急性胰周液体集聚和急性坏死物聚集（acute necrotic collection，ANC），后期并发症（发病时长＞4周）主要表现为胰腺假性囊肿（pancreatic pseudocyst，PP）和包裹性坏死（walled-off necrosis，WON），而AP患者的腹腔感染即为感染性胰腺坏死（IPN），是指急性坏死物积聚或包裹性坏死物继发感染（表13-1）。

表13-1 急性胰腺炎局部并发症的临床特点

局部并发症	临床特点
急性胰周液体集聚	胰周或胰腺远隔间隙液体积聚，并缺乏完整包膜，可单发或多发
急性坏死物积聚	表现为混合有液体和坏死物的积聚，坏死物包括胰腺实质或胰周组织
胰腺假性囊肿	有完整非上皮性包膜包裹的液体积聚
包裹性坏死	包含胰腺和（或）胰周坏死物且具有清晰界限炎性包膜的囊实性结构

上文中我们指出，约30%NP患者将进展为IPN，根据当前国内外指南，符合以下两项任意一项即可确诊IPN：①影像学检查可见胰腺坏死组织中出现“气泡征”，即胰腺坏死区域可见蜂窝织炎的形态特征；②细针穿刺抽吸（fine-needle aspiration，FNA）或其他手术操作获得胰腺坏死物的细菌或真菌培养阳性。但因FNA的假阳性率高达20%，且FNA属于有创介入操作技术，存在出血、外源性病原菌侵袭等风险，无益于缩短诊断时间及提高患者预后，对临床感染症状显著的患者无需进行FNA，仅在怀疑合并真菌感染或多重抗生素无法控制的感染中使用。

近年来有研究证实，宏基因组二代测序技术（metagenomic next-generation sequencing，mNGS）作为一种新型病原学诊断方法在IPN的早期病原学诊断方面显示出良好的应用前景，有望应用于指导临床抗菌药物的使用，并由此减少抗菌药物耐药现象的发生，从而减轻患者的经济负担、改善患者的预后。

（李　非　曹　锋）

第二节　发病机制与菌群

一、急性胰腺炎的发病机制

AP是一种病因复杂、多因素共同参与的病理生理过程，国内外的胰腺学者研究认为，AP的发生机制包括：①胰蛋白酶原异常激活；②钙超载和线粒体功能障碍；③自噬受损；④内质网应激；⑤外泌体的调控作用；⑥免疫细胞与免疫微环境。

其具体机制可能如下。当急性胰腺炎发生后，腺泡细胞内出现钙离子超载、氧化应激、细胞器功能障碍、胰蛋白酶原异常激活等多种病理反应，导致胰腺及其邻近组织出现炎症、水肿、出血、坏死等改变。这些病理改变引起巨噬细胞及中性粒细胞募集并释放大量炎症因子及细胞毒素，加重胰腺损伤并引起微循环障碍，最终导致胰腺或胰周坏死组织形成。当胰管受到损伤时则会加剧胰腺及周围组织的自我消化和细胞死亡，并导致局部积液。

二、感染性胰腺坏死的发病机制

胰腺坏死组织和胰周液体聚集物都可能引起微生物的定植感染，它们的感染途径可能为血源性、淋巴途径或者胃肠道。目前，肠道屏障的破坏被认为是感染性胰腺坏死细菌的主要来源，即在AP发病后，由于炎症扩散、微循环缺血等因素引起肠道黏膜缺血-再灌注损伤，肠道屏障的完整性被破坏，肠道通透性升高，肠道机会性致病菌可穿过受损的肠道屏障到达胰腺和体循环，导致感染性胰腺坏死、菌血症等感染并发症。细菌可能通过受损的肠黏膜屏障移位至胰腺和血液，导致胰腺坏死感染和败血症。

IPN多为混合型的感染，包含多种病原菌。迄今为止，细菌移位的确切来源仍不完全明确。研究指出，肠道菌群可通过以下方式进入胰腺：①口腔–胰管回流途径；②肠系膜静脉引流–门脉循环途径；③肠系膜淋巴引流途径。

对于AP和IPN发病机制的研究，有助于临床医师探索潜在、有效的治疗靶点。因此，不断深入研究AP发生发展过程中的炎性因子、信号通路以及不同发病机制间的相互关系，对AP的治疗具有重要指导意义，但是从基础研究中寻找治疗靶点再到临床应用还需要很长时间的探索。

三、急性胰腺炎的肠道菌群变化

（一）正常肠道菌群

肠道菌群（gut microbiota，GM）是栖息于人类胃肠道的微生物群，健康人体内约有1000多种菌群，由包含超过10^{14}个微生物细胞和超过500万的基因组成，胃肠道中最常见肠道菌群分别为厚壁菌门、拟杆菌门、变形菌门、放线菌门、梭杆菌门以及疣微菌门等。

（二）AP患者肠道菌群

与健康人群相比，AP患者的GM主要表现为益生菌群（罗氏菌属、瘤胃菌科、拟杆菌科等）丰度下降和机会性致病菌群（芽孢杆菌目、链球菌属、肠杆菌属等）增多。在多项临床研究中，健康人群和AP患者的GM组成差异显著，AP患者主要表现为拟杆菌门下降和变形菌门的升高，且机会性致病菌（如大肠志贺菌和肠球菌）的丰度与AP呈正相关，而健康人群中的正相关菌群为厚壁菌门。某研究在对不同严重程度的AP患者行16sRNA测序后发现，三组患者（MAP、MSAP和SAP）的肠道优势菌群分别为拟杆菌、大肠杆菌与贺菌和肠球菌，且SAP组患者肠道菌群中机会性致病菌显著增加，MAP患者中具有潜在诊断价值的菌种是大芬戈尔德菌霍氏真杆菌、毛螺菌科（*Finegoldia*，*Eubacterium hallii*和*Lach nospiraceae*），而MSAP患者中具有潜在诊断价值的菌种为*Eubacterium hallii*和厌氧球菌*Anaerococcus*属。在一项前瞻性多中心研究中，分析了MAP组（n=32）、SAP组（n=44）和健康组（n=32）患者的GM组成后发现，存在POF、IPN等并发症AP患者的GM组成改变高于无并发症的AP患者，与MAP组患者相比，SAP组患者的肠球菌相对丰度升高，双歧杆菌丰度下降，且AP患者肠杆菌科和肠球菌科的丰度水平与患者的炎症指标（血清IL-6和血浆内毒素水平）呈正相关（$P>0.05$），而双歧杆菌科丰度水平与血清IL-6呈显著负相关（$P<0.05$）。

四、感染性胰腺坏死的常见病原菌

目前研究表明，结肠是感染性胰腺坏死中肠内细菌的主要来源，而十二指肠更是其中的关键。细菌感染源于十二指肠微生物群组成的改变，调解性T细胞的全身免疫抑制削弱了十二指肠的抗菌黏膜防御，进而导致致病菌能够越过肠屏障并侵入胰腺坏死区，从而造成感染。

因早期NP患者的免疫抑制导致过度的全身炎症反应综合征增加了肠道黏膜的通透性、

且损伤肠道固有微生物，引起肠道菌群移位从而导致胰腺感染。在病原菌方面，IPN患者以革兰阴性菌为主，其中包括革兰阴性菌（大肠杆菌、变形杆菌、肺炎克雷伯菌等）、革兰阳性菌（金黄色葡萄球菌、粪链球菌、肠球菌等）、厌氧菌及真菌（常见白色念珠菌），肠源性细菌感染最常见。近年来，随着广谱抗菌药物的广泛使用、全胃肠外营养、长时间住院、留置静脉导管针以及各种侵入性操作的增加，在全世界范围内，坏死性胰腺炎合并多重耐药菌感染的比例正逐年升高，尤其是耐碳青霉烯肠杆菌感染和真菌感染，给IPN患者的治疗带来严峻的挑战。

（李　非　曹　锋）

第三节　感染性胰腺坏死的诊断流程

虽然多数IPN发生在疾病后期（≥4周），但有研究指出，约有18%的NP患者在起病前3周出现气泡征。临床上目前尚无早期、准确的识别和诊断IPN的相关实验室检查指标（PCT、IL-6、CRP和NLR等）、评分系统［如APCHE-Ⅱ评分（acute physiology and chronic health examination Ⅱ score）］、CT严重程度指数评分（CT severity index，CTSI）、BISAP评分和Ranson评分等。早期准确的诊断是IPN患者后续治疗的重要依据，发热、腹痛等症状对IPN诊断有较强的提示作用。部分感染严重患者可出现全身情况恶化，如肾功能不全、呼吸功能不全、凝血功能异常等，甚至循环不稳定。动态监测白细胞计数、CRP、IL-6、PCT等实验室指标有助于IPN的诊断及疗效判断。一项前瞻性的国际多中心研究提示PCT可以对IPN患者的总体预后进行早期和可靠的评估。影像学检查对感染范围的判断、严重程度评估以及后续治疗措施的选择有着至关重要的作用（图13-1）。

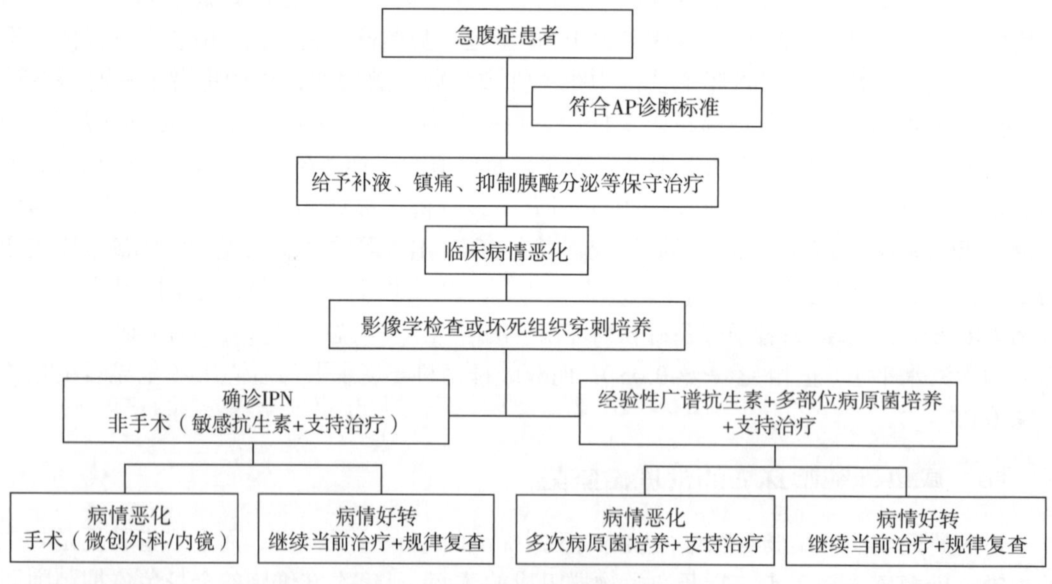

图13-1　感染性胰腺坏死诊疗流程

在临床实践中，临床医师对出现以下临床症状的NP患者应考虑存在IPN：①患者病情突然恶化、出现发热或反复高热（≥38.5℃），炎症指标（PCT、IL-6、CRP等）呈持续上升趋势；②腹痛腹胀加重或新出现的脓毒症；③持续或新发的器官衰竭。对NP患者出现器官功能不全、凝血功能异常、循环不稳定等情况时，需仔细观察患者的症状及体征，动态监测临床表现可为诊断提供线索和依据。

根据当前国内外指南，AP患者入院后给予补液、镇痛、抑制胰酶分泌、早期肠内营养等标准治疗措施，定期行实验室和影像学检查观察患者病情变化。若患者病情好转则继续当前治疗，若患者病情恶化，在多学科（胰腺外科、麻醉科、重症医学科、影像科等）团队（multidisciplinary team，MDT）会诊后，行个体化治疗措施。

（曹　锋　李　非）

第四节　急性胰腺炎相关感染的治疗

一、非手术治疗

感染性胰腺坏死（IPN）是急性胰腺炎最常见的腹腔内感染并发症，当临床发现明确证据证实或强烈怀疑胰腺坏死组织发生感染时，患者均应尽快接受抗感染治疗，1/3的患者仅经抗感染药物治疗即可免除后续接受有创干预。

在获得微生物学检验及药敏结果之前，抗生素的选择应至少覆盖IPN常见的致病菌，特别是肠源性感染菌。此外还应兼顾药物对血胰屏障的通透程度。目前常用的经验性抗生素包括以亚胺培南/西司他丁钠为代表的碳青霉烯类药物、以莫西沙星为代表的喹诺酮类药物、第三代或第四代头孢菌素及对抗厌氧菌感染的硝基咪唑类药物。此外，近年来肠球菌属感染在IPN中并不少见，应结合临床证据考虑使用万古霉素、利奈唑胺等抗生素。随着目前临床中多重耐药菌黏（multidrug resistant bacteria，MDRB）感染的增多，在经验性药物治疗效果不佳时，应及时根据微生物学检验结果对药物进行调整。当确定多重耐药菌感染时，可依据药敏结果选用替加环素、达托霉素、多黏菌素等高级别抗生素。

约有20%的IPN患者合并真菌感染（包括胰周真菌感染和真菌血症），是IPN患者死亡率增加的重要因素。国内外急性胰腺炎相关诊疗共识与指南均不建议预防性使用抗真菌药物，仅在获得明确微生物学证据后选用敏感抗真菌药。目前常用于IPN患者的抗真菌药物包括以氟康唑、伏立康唑为代表的三唑类和以米卡芬净、卡泊芬净为代表的棘白霉素类药物。

二、手术治疗

外科治疗IPN的历史最早可追溯至19世纪末。近30多年来，随着药物、手术技术、医疗器械的发展，大量临床研究提供的高质量循证医学证据，IPN的手术模式、策略与方式均获得了长足的改进与突破，患者的病死率也显著下降。

（一）IPN手术治疗时机

IPN手术治疗时机从20世纪80年代开始被广大外科医师探索，经过30余年的发展，由早年间较为激进的“早期清创”转变为目前的“延迟手术”，延期干预策略得到广泛认同。一项荟萃分析研究结果显示：以发病后3天、12～14天、30天为时间节点，在每个时间节点内，与早期清创组患者比较，延迟手术组患者有更好的治疗结局，并且延迟30天治疗的患者结局最好，这一结果与近年来多数指南所推荐的“发病后4周”的手术治疗时机基本吻合。延迟外科干预的出发点在于早期胰周病变以水肿渗出为主，集聚的液体和坏死物并未局限，范围不清晰，清创效果有限，且患者早期处于炎症高峰，手术带来的“打击”有加重病情的可能，且部分患者经抗生素治疗后即可好转，从而免于手术干预。

然而，AP病情复杂多变，部分IPN患者会在等待或延迟手术过程中出现脓毒症、多器官功能衰竭等危及生命的情况，严格遵循延迟手术原则可能会贻误治疗时机，导致患者病情加重甚至死亡。

IPN的实质为胰腺发生的外科感染，充分引流对控制感染具有重要意义。近年来，经皮置管引流（percutaneous catheter drainage，PCD）被认为是控制并治疗IPN的有效措施，其能够改善IPN患者状态，减少局部感染的炎症介质，是延迟手术治疗的重要手段。目前临床中多采用在CT或超声引导下，对感染的坏死或积液区进行穿刺置管，引流出感染性液体以缓解患者的中毒症状。应该注意的是，AP早期单纯无菌性的液体和坏死物集聚及可控的腹腔高压并不是患者接受引流的指征，2021年一项多中心RCT研究显示，早期行置管引流不能改善SAP患者的临床结局。综合目前证据，PCD的时机可较清创手术适当放宽，当患者存在持续的胰腺及其周围感染，或坏死组织及液体集聚压迫胰管、胆管引发的相应症状时可行PCD治疗。

随着手术技术的革新与微创技术的进展，微创IPN清创手术对机体带来的打击与伤害较传统开放式手术低。因此当患者经抗菌药物、全身支持治疗及引流仍无法控制感染时，不应持续拘泥于延迟手术原则。在患者全身条件可耐受手术前提下，视频辅助清创、内镜下清创引流等微创手段为行早期手术提供了技术条件；对于部分发病时间＜4周，且胰腺坏死组织已形成局限包裹的患者，可考虑行早期手术。

（二）IPN手术治疗策略

1.“step-up”策略 2010年荷兰胰腺炎工作组发表的PANTER研究结果中，将“step-up”在IPN手术治疗策略中提升至核心地位。“step-up”即为升阶梯（国内有学者翻译为创伤递进）策略，即对于需要接受手术治疗的IPN患者不直接进行开放式清创手术，而是由引流—微创清创—开放式清创逐渐递进。该策略与传统开放式清创术相比，能够显著降低患者的病死率、术后严重并发症的发生率，并且在长期随访后发现，接受“step-up”策略治疗的患者发生切口疝和胰腺内、外分泌功能不全的风险也显著降低。可见“step-up”策略的实施从根本上改变了IPN的诊疗模式，改善了患者的预后，已成为近年来主流的IPN治疗策略。

2. 直接手术策略 临床实践中，先行引流的患者并不都能有效改善症状，以固体坏死物为主或感染灶深在的组织引流效果有限，引流液少，患者中毒状态改善不明显，临床体征仍持续加重，炎症因子升高。研究显示，合并多器官功能衰竭、胰腺坏死组织面积较大和坏死组织异质性较高都是IPN患者行PCD引流治疗失败的原因。且部分患者感染坏死组织分布弥散，或位于肠系膜根部、十二指肠降部后方等深在部位，或缺乏安全的穿刺入路，从而难以实施引流。因此，严格遵循“step-up”策略可能导致部分患者贻误治疗时机。

对于经支持治疗后全身情况较好的患者，或者以固体性坏死为主难以行PCD或内镜下置管引流术的患者，或因器官遮挡无法建立穿刺通道的患者，国内部分团队通过广泛的临床实践，总结出了新的解决方案。如我国学者团队等提出的“one-step”策略、“step-jump”策略等，均认为当引流难以实施或引流失败风险较高时，在感染已经局限、患者机体条件能耐受时，可直接行清创手术，一方面可有效改善患者预后，另一方面减少了总的操作次数。

总的来看，由于IPN患者病情复杂多样，依据患者具体情况制订个体化的手术策略更具有可操作性，而无需拘泥于单一的手术策略。

（三）IPN手术治疗方式

以PANTER研究为代表的多个研究证实，微创手术在治疗IPN时具有较好的安全性和有效性，相较于传统开放式清创，微创手术以较低的创伤成本获得了更好的疗效，逐渐成为IPN处理中的首选方式。外科经腹或腹膜后微创操作主要使用腹腔镜，经消化道操作的清创主要使用胃镜或十二指肠镜。少部分经微创治疗效果不佳，或出现了严重并发症时，开放式清创手术仍能发挥重要作用。

1. IPN坏死组织的分布特征　了解IPN坏死组织的分布特征对手术方式、入路的选择具有重要价值。绝大部分IPN主要累及的是腹膜后间隙，该区域主要包含肾旁前间隙、肾旁后间隙及肾周间隙，又涉及系膜后平面、肾后平面、侧锥平面、联合筋膜平面、膀胱前间隙、骶前间隙这六个与筋膜平面相关联的部分。某研究总结了58 例腹膜后间隙有渗出的AP患者的液体分布情况，将AP后液体集聚划分为5级：Ⅰ级是液体局限于肾旁前间隙或系膜后平面，Ⅱ级是液体累及肾后平面或侧锥平面，Ⅲ级是液体累及联合筋膜平面，Ⅳ级是液体累及筋膜下平面，Ⅴ级是液体播散到肾旁后间隙，随着分级的增高，AP患者液体集聚的程度逐渐加重，该分级从侧面反映了AP局部并发症的严重程度。

国内部分单位对IPN结合其累计范围和适用的手术方式进行了归类。首都医科大学宣武医院将IPN分为四个区域。Ⅰ区：胰周区域，包括小网膜内、胰腺、横结肠与小肠系膜根部、脾周及左侧膈下区域。Ⅱa区：左侧结肠后区域，包括左结肠后间隙、左肾旁前后间隙及肾周间隙，但未累及盆腔。Ⅱb：左侧盆腔区域，包括直肠前后间隙。Ⅲ区：右侧结肠后区域，包括十二指肠后间隙、右侧结肠后间隙、右肾旁前后间隙及右肾周间隙。该分区的主要意义在于有助于手术入路的确定，即Ⅰ区及Ⅱa区多以正中入路或正中联合左侧腹膜后入路微创手术清创，Ⅱb区坏死组织采用左侧腹膜后入路，累及Ⅲ区时则需采用右侧腹膜后入路。还有医院将IPN分为四型：中央型 IPN（Ⅰ型IPN）、外周型 IPN（Ⅱ型IPN）、混合型 IPN（Ⅲ型 IPN）及孤立型 IPN（Ⅳ 型 IPN）。该分型方式认为，当坏死组织位于肾旁前间隙中部、中血管腹膜后腔室（包含腹主动脉及其分支、下腔静脉等脉管系统）及肠系膜根部上段，或毗邻胃十二指肠动脉供血的十二指肠、胰头（钩突）、胰颈、胆总管胰腺段及壁内段等区域时则形成孤立型IPN，此类患者往往微创手术治疗效果不佳，且易发生严重并发症，手术操作凶险，适合直接行开放式清创手术治疗。

IPN分区目前没有明确的标准，但依据胰周、腹膜后解剖间隙，胰腺外科医师应明确坏死物质累及的具体区域，从而选择合适的手术入路与方式，对于坏死物累及的重要血管和脏器，应在手术时加以注意，从而降低术后出血、消化道瘘等严重并发症的发生率。

2. IPN手术的操作原则　AP并发症手术的发展经历了近百年的探索，形成了目前以“充分引流，微创干预”为主，兼顾传统开放式手术并存的局面。微创干预成为了目前大多数IPN患者治疗时优先考虑的方案。无论是外科腹腔镜微创，还是经消化内镜微创，此类手术对患者造成的应激反应较小，对保护器官功能和实现快速康复有较好的应用价值。

IPN手术的操作原则应满足以下几点：①选择经消化道或腹膜后入路优先，尽量避免对腹膜腔内正常解剖结构的破坏，避免将原本局限于腹膜后的感染灶引入腹膜腔内。手术入路应尽可能减少对正常腹腔脏器的扰动。②引流方式优先选择内引流。多数研究证实，内引流可有效减低术后胰外瘘风险，同时避免切口疝，从而减少手术并发症的发生。③手术操作以引流坏死组织和液体为主，适度清创，不过度清除组织。IPN源于局部组织水肿、坏死后，在微生物作用下募集大量中性粒细胞、淋巴细胞使组织细胞穿孔、破碎、水解，大量坏死物液化而形成脓肿，此时手术清除该部分坏死组织可缓解感染症状。而部分尚处于炎症水肿阶段的组织虽被覆脓苔或坏死物沉渣，有些组织与消化道、血管形成粘连，术中难以辨别其界限，贸然清除会导致难以控制的出血或消化道瘘，加重病情。适度清除完全成熟、液化的坏死组织以促进患者康复，避免“除恶务尽”。④手术开始前，患者应进行充分的支持治疗，主要从以下两方面着手，一方面是进行目标导向性液体复苏，维持呼吸、循环系统稳定，改善患者内环境及器官功能，为引流及手术创造条件；另一方面是针对感染进行有效的抗微生物药物治疗，若药物治疗有效，则有可能避免手术。⑤微创手术作为首选，但不能拘泥于微创手术方式，开放式清创在一些情况下仍然具有价值。

3. 外科IPN手术的常见术式与其应用特征 外科IPN手术主要包括视频辅助腹膜后清创（video-assisted retroperitoneal debridement，VARD）、腹腔镜下胰腺坏死组织清除、经胃胰腺坏死组织清除（transgastric necrosectomy，TGN）和开放式胰腺坏死组织清除。

VARD是外科处理IPN重要的手术方式，也是清创能力较强、范围较为广泛的术式之一。VARD操作可应用肾镜、腹腔镜，在视频的引导下应用外科器械建立引流通道进行清创，其入路主要经腋中线、腋后线，术者于腹膜后间隙内完成胰腺坏死组织引流及清除。它的应用优势在于其操作不进入腹腔，以小切口在腹腔镜辅助下经原引流管窦道或开放一小隧道直达坏死组织病灶处进行清创，一方面可减少组织损伤以减轻手术打击，另一方面可减轻感染性坏死组织在腹腔播散而引起腹腔感染。

腹腔镜下胰腺坏死组织清除术通常通过打开胃结肠韧带进行，主要对胰周及结肠旁区域的坏死组织进行清创，对于局限于横结肠系膜根部的脓肿，也可通过结肠下区的无血管区进行，如结肠下入路联合或不联合囊/脓肿壁空肠 Roux-en-Y 吻合，该手术方式还被广泛应用于AP后胰腺假性囊肿的治疗。部分患者坏死组织位于胰周，也可经腹部正中做小切口，经网膜囊入路到达包裹性坏死所在区域，在腹腔镜辅助下进行清创引流（图13-2）。

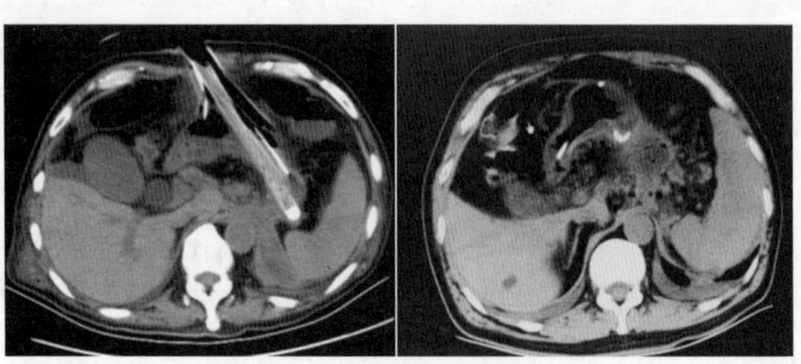

图13-2 IPN清创术后外引流（左，腹腔镜辅助清创）与内引流（右，腹腔镜TGN）

TGN是目前国内外广泛探索应用的一种特色鲜明的术式，其主要操作方式是在用能量器械切开胃前壁后，应用超声透过胃后壁定位IPN的包裹性坏死所在，经穿刺定位后，使用能量器械切开胃后壁和包裹性坏死的囊壁，吸尽液体，清除坏死组织后，将囊壁与胃后壁进行吻合，从而实现包裹性坏死的内引流。目前国内外多数TGN经腹腔镜开展。TGN最大的特色在于其综合了外科与内镜下IPN清创的优势，既具备外科清创范围广、清创能力强的优点，又具备了内镜下引流减少胰外瘘及避免切口并发症的优点。2020年，一项迄今最大宗的TGN治疗数据被报告，178例病例纳入研究的患者中，仅有2%的患者出现再次手术，死亡率2%，主要并发症包括腹腔内感染、出血和胰瘘。

开放式胰腺坏死组织清除术经历的历史最久，因其带来的创伤较大、并发症多，现多数情况已经不作为首选。然而，面对部分经微创治疗后仍存在持续的、危及生命的感染，开放式手术为救治患者仍提供了一种选择。开放式清创应注意的问题是，术前充分评估腹腔内血管、肠管与坏死区域的关系，明确是否存在肠道缺血与坏死，术中主要保护上述结构避免造成肠瘘和大出血。手术应本着针对引流和微创治疗效果不佳的区域进行适度引流清创，避免其他附加的有创操作（如同时行胆囊切除、肠管切除等），合理摆放引流管。目前学界普遍认同，若开放式手术不可避免，则应遵循损伤控制原则，尽可能优化手术流程以期患者获益。

4. 内镜下IPN的引流与清创 内镜IPN引流与清创多经消化道由胃镜、十二指肠镜进行，通常先行超声内镜引导下透壁穿刺引流术（endoscopic ultrasound-guided transmural drainage，ETD），ETD可较精确地的经消化道实现对包裹性坏死区域进行引流，通过放置双猪尾塑料支架、双蘑菇头金属支架或全覆膜自膨式金属支架连通脓腔与消化道，实现持续内引流。欧洲消化内镜学会建议，当对坏死物包裹行内镜下透壁引流后无效时，可继续进行内镜下清创手术（endoscopic transmural necrosectomy，ETN）。ETN可由传统内镜操作的异物钳、网篮等机械器械进行，也可由新型内镜动力器械进行，ETD与ETN可交替多次进行，以达到对坏死组织的充分清除。经消化道内镜IPN清创引流的优点显著，荷兰胰腺炎工作组的一项随机对照试验对比了经皮引流与ETD治疗胰腺坏死的疗效，结果显示内镜治疗在减少主要并发症或病死率方面并不优于经皮引流的方法，但其胰瘘发生率明显降低，住院时间缩短。长期随访也显示，内镜较外科治疗可减少后续再次干预的次数。然而，内镜清创的局限性在于其操作范围在与消化道关系紧密的IPN患者中，清创效率较低，且对医师技术和医用耗材要求较高。

经皮内镜清创（percutaneous endoscopic necrosectomy，PEN）是另一种应用内镜的清创手段。PEN操作主要是经皮建立操作通道，通过消化内镜提供视野并应用内镜相关器械对坏死组织进行引流清创，该方式作为ETD或ETN的补充，能够对经消化道内镜治疗难以达到的部位进行操作。国内医院单位均有报道，PEN可安全有效的实现对坏死组织的清除。IPN累及范围广泛且分布弥散的患者可选择ETD或ETN联合PEN治疗以获得更好的疗效。

5. IPN手术方式的选择 IPN患者病情多样，变化复杂，因此手术不能拘泥于固定的模式。对于需要接受有创干预的患者，应综合患者坏死物的分布特征、患者机体综合状态、医师的手术经验和技术水平、所在医疗机构的硬件条件等进行综合判断，为患者提供个性化的治疗方案。

（曹 锋 李 非）

第五节 急性胰腺炎与感染性胰腺坏死患者的远期随访

一、预防与随访

目前，全球AP发病率呈现上升趋势，其疾病的预防需要基层医院、综合医院及疾控中心医务人员的共同努力。其中，一级预防主要针对未患AP的普通人群，通过健康教育减少饮酒和吸烟，通过低脂饮食和体育锻炼促进超重和肥胖人群有效减重。一旦发现高脂血症和糖尿病，应定期进行体格检查，积极控制血糖和血脂水平。对合并胆道疾病患者应及时进行内镜或手术干预，以降低AP的发生率。二级预防主要包括AP的早期诊断和治疗，以防止病情加重，减少并发症的发生。三级预防主要是指AP确诊后定期检测胰腺内、外分泌功能，通过规范化的治疗促进胰腺功能的恢复。

同时，AP患者还需要制订详细的随访策略。有研究表明，AP患者1年内发生外分泌功能不全的概率为60.5%～85%，部分患者外分泌功能不全将持续6～18个月。此外，1/3的患者会出现胰腺内分泌功能不全。荟萃分析显示，约40%患者会在AP后出现糖尿病或糖尿病前驱表现。因此，AP患者康复后均需要进行规律的随访。其中，MAP患者出院后1、3、6个月门诊随访，MSAP和SAP需要随访1年以上；且SAP患者需要每6个月对胰腺内、外分泌功能进行评估，至少持续18个月。随着时间的推移，AP患者胰腺功能会趋于改善。而随访期间需要进行血常规、肝功能、血脂、血糖、血淀粉酶、粪便常规、腹部超声等检查，评估是否有全身并发症、局部并发症以及病因是否去除等。对于无并发症且已去除病因者不再进行随访，而高脂血症患者需要进行终身血脂监测。

IPN患者病情复杂多样。对于坏死面积小、感染程度较轻的患者，往往经药物治疗或单纯PCD引流即可痊愈。而胰腺坏死面积大、坏死组织累及范围广泛、感染程度较重的患者，术后多需持续引流，因此随访时应严密监测保留了外引流管患者的引流液的量和性质，依据影像学评估确定拔管时机。引流管口和手术切口处易并发切口疝等也应予以关注。此外，由于胰腺感染坏死面积大，应关注患者的胰腺内、外分泌功能。存在外分泌功能不全相关症状者予以胰酶替代治疗，内分泌功能不全患者宜定期检测患者血糖及糖化血红蛋白水平，必要时内分泌科进一步治疗。

应该注意的是，无论是否发生IPN，追查病因对合理诊疗与预防复发均有重要价值，在随访中应重视有效的对因治疗及生活方式的调整。

二、思考与展望

AP是一种临床常见的胰腺炎症性疾病，部分患者可进展为IPN，由于疾病治疗效果不佳，患者死亡率较高。近年来，随着循证学证据的积累及多项权威指南的更新，在液体复苏、抗生素及益生菌的应用、营养支持的时机及方式、局部和远期并发症治疗等方面都有了长足进步，对AP患者的治疗起到了重要的指导作用。但是，对于IPN介入治疗的最佳时机、最佳的液体复苏类型和输液速度以及AP的预防和随访策略尚缺乏强有力的临床研究证据。因此，未来迫切需要建立一个医院协作网络来进行大规模临床研究，更好地为改善

AP患者的疾病现状及远期生活质量提供更多高质量的循证医学证据。

（曹　锋　李　非）

参考文献

［1］BARON TODD H，DIMAIO CHRISTOPHER J，WANG ANDREW Y，et al. American Gastroenterological Association Clinical Practice Update：Management of Pancreatic Necrosis［J］. Gastroenterology，2020，158：67-75.e1.

［2］中华医学会外科学分会胰腺外科学组. 中国急性胰腺炎诊治指南（2021）［J］. 中华外科杂志，2021，59（7）：578-587.

［3］MEDEROS MICHAEL A，REBER HOWARD A，GIRGIS MARK D. Acute Pancreatitis：A Review［J］. JAMA，2021，325：382-390.

［4］TRIKUDANATHAN G，WOLBRINK D R J，VAN SANTVOORT H C，et al. Current Concepts in Severe Acute and Necrotizing Pancreatitis：An Evidence-Based Approach［J］. Gastroenterology，2019，156（7）：1994-2007.e1993.

［5］BANKS P A，BOLLEN T L，DERVENIS C，et al. Classification of acute pancreatitis--2012：revision of the Atlanta classification and definitions by international consensus［J］. Gut，2013，62（1）：102-111.

［6］HINES O J，PANDOL S J. Management of severe acute pancreatitis［J］. BMJ，2019，367：l6227.

［7］THOMAS R M，JOBIN C. Microbiota in pancreatic health and disease：the next frontier in microbiome research［J］. Nat Rev Gastroenterol Hepatol，2020，17（1）：53-64.

［8］VAN SANTVOORT H C，BESSELINK M G，BAKKER O J，et al. A step-up approach or open necrosectomy for necrotizing pancreatitis［J］. N Engl J Med，2010，362（16）：1491-1502.

［9］FROST F，KACPROWSKI T，R ü HLEMANN M，et al. Impaired Exocrine Pancreatic Function Associates With Changes in Intestinal Microbiota Composition and Diversity［J］. Gastroenterology，2019，156（4）：1010-1015.

［10］ZHU Y，HE C，LI X，et al. Gut microbiota dysbiosis worsens the severity of acute pancreatitis in patients and mice［J］. J Gastroenterol，2019，54（4）：347-358.

［11］FASSARELLA M，BLAAK E E，PENDERS J，et al. Gut microbiome stability and resilience：elucidating the response to perturbations in order to modulate gut health［J］. Gut，2021，70（3）：595-605.

［12］LI X，HE C，LI N，et al. The interplay between the gut microbiota and NLRP3 activation affects the severity of acute pancreatitis in mice［J］. Gut Microbes，2020，11（6）：1774-1789.

［13］VAN BRUNSCHOT S，VAN GRINSVEN J，VAN SANTVOORT H C，et al. Endoscopic or surgical step-up approach for infected necrotising pancreatitis：a multicentre randomised trial［J］. Lancet，2018，391（10115）：51-58.

［14］SIRIWARDENA AJITH K，JEGATHEESWARAN SANTHALINGAM，MASON JAMES M，et al. A procalcitonin-based algorithm to guide antibiotic use in patients with acute pancreatitis（PROCAP）：a single-centre，patient-blinded，randomised controlled trial［J］. Lancet Gastroenterol Hepatol，2022，7：913-921.

［15］VAN GRINSVEN JANNEKE，VAN BRUNSCHOT SANDRA，VAN BAAL MARK C，et al. Natural History of Gas Configurations and Encapsulation in Necrotic Collections During Necrotizing Pancreatitis［J］. J Gastrointest Surg，2018，22：1557-1564.

［16］曹锋，李昂，高崇崇，等. 感染性胰腺坏死分区与腹腔镜手术入路选择临床研究［J］.中国实

用外科杂志，2020，40（4）：457-460，464.

[17] 隋宇航，孙备. 感染性胰腺坏死分型的初探与外科干预策略的再思考 [J] . 中华外科杂志，2021，59（7）：601-607.

[18] TIMMERHUIS HESTER C，VAN DEN BERG FONS F，NOORDA PAULA C，et al. Overuse and Misuse of Antibiotics and the Clinical Consequence in Necrotizing Pancreatitis：An Observational Multicenter Study [J] . Ann Surg，2023，278：e812-e819.

[19] BOXHOORN LOTTE，VAN DIJK SVEN M，VAN GRINSVEN JANNEKE，et al. Immediate versus Postponed Intervention for Infected Necrotizing Pancreatitis [J] . N Engl J Med，2021，385：1372-1381.

[20] HONG DONGHUANG，WANG PENG，CHEN YINGJIE，et al. Detection of potential pathogen in pancreatic fluid aspiration with metagenomic next-generation sequencing in patients with suspected infected pancreatic necrosis [J] . Dig Liver Dis，2023，55：243-248.

[21] WOLBRINK DRJ，KOLWIJCK E，TEN OEVER J，et al. Management of infected pancreatic necrosis in the intensive care unit：a narrative review. Clin Microbiol Infect [J] . 2020，26（1）：18-25.

[22] DAS SL，SINGH PP，PHILLIPS AR，et al. Newly diagnosed diabetes mellitus after acute pancreatitis：a systematic review and meta-analysis [J] . Gut，2014，63：818-831.

[23] PETROV MS，YADAV D. Global epidemiology and holistic prevention of pancreatitis [J] . Nat Rev Gastroenterol Hepatol，2019，16：175-184.

[24] ZHENG Z，DING YX，QU YX，et al. A narrative review of acute pancreatitis and its diagnosis，pathogenetic mechanism，and management [J] . Ann Transl Med，2021，9：69.

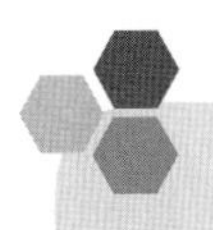

第十四章　消化道穿孔

消化道穿孔是外科急腹症之一，起病急、病情重、病程进展快，误诊率及病死率均较高。消化道的任何部位都可能穿孔，一旦发生穿孔，消化道内气体胃酸、胰液、胆汁等进入腹腔内，导致细菌毒素大量吸收，引发急性腹膜炎、休克等，如不及时治疗可能导致死亡等严重不良后果。因此，外科医师应掌握消化道穿孔的相关知识。

第一节　消化道穿孔的概述

一、消化道穿孔的定义与病因

消化道穿孔是指消化道内任何部位形成的孔洞。其中，胃肠道穿孔最为常见，它是指当肠壁全层受损时胃肠道内部内容物泄漏至腹腔的情况。非全层肠壁损伤也可能逐渐演变为全层损伤。

导致消化道穿孔的原因多种多样，包括肿瘤、异物或腐蚀性物质摄入、充气损伤、消化性溃疡、内源性食管疾病（如药物性食管炎、克罗恩病、嗜酸性食管炎），以及更罕见的自发性穿孔。这些原因均可导致胃肠道全层损伤和穿孔，通常是由器械操作、消化道溃疡或其他创伤引起的。胃肠道也可能发生自发性穿孔，这与炎症性变化或结缔组织病变，以及药物的影响导致组织变得薄弱有关。

多种病因都可导致发生胃肠道全层损伤及之后的穿孔，其中常见的原因包括：①器械操作等所致的医源性损伤，例如内镜检查、注入造影剂等操作。手术期间也可能会造成医源性的损失，比如食管裂孔疝修补术、甲状腺切除术、肺部手术和迷走神经切断术均有可能损伤到食管，造成食管穿孔。②创伤：外源性的穿透性损伤、吞食异物和经肛门插入的异物所致的穿孔在临床中也较常见。一般来说，吞食的异物通常很容易被排出，但有时一些会被卡住，取决于物体的性质和材质，导致穿孔；经肛门插入的异物可能会穿透直肠或结肠。③消化道溃疡。④肠梗阻、肠缺血：肠梗阻时，梗阻部位近端肠管内压力不断增加，超过肠道正常灌注压，易导致肠管缺血，随后发生坏死、穿孔，通常在梗阻近端发生穿孔。⑤肿瘤：胃肠道肿瘤可导致梗阻，进一步导致穿孔；肿瘤也可通过直接穿透肠壁或完全肠梗阻而引起穿孔。

还有一些比较少见的导致穿孔的因素。如自发性穿孔较少见，其病因可能是因炎性肠病、感染或结缔组织病等引起的肠壁组织薄弱。食管、胃或十二指肠的穿孔也可能与腐蚀性物质、血管炎或服用某些类型的药物有关。一些胃肠道吻合手术后也可能发生溃疡和穿孔，称为“吻合口溃疡”。

二、消化道穿孔的分类

按照穿孔的部位，消化道穿孔大致可分为上消化道穿孔和下消化道穿孔两类。按照穿孔的原因，可分为病理性穿孔（如良性或恶性消化道溃疡引起的穿孔）和损伤性穿孔（如胃镜、结肠镜检查、手术操作或外伤导致的胃肠道穿孔）。上消化道穿孔主要继发于消化性溃疡，常见于胃小弯（胃溃疡多发部位）及十二指肠球部（十二指肠溃疡多发部位）；下消化道穿孔则主要见于某些炎性肠病（如溃疡性结肠炎、克罗恩病等）。临床上，消化道穿孔多为上消化道溃疡穿孔。然而，无论何种原因导致的消化道穿孔，都可能导致胃肠内容物进入腹腔，引发化学性及细菌性腹膜炎，病情危急，甚至可能威胁生命。

三、消化道穿孔发生的危险因素

1. 器械/手术操作 胃肠道器械操作是医源性穿孔的主要原因。

例如，上消化道内镜操作（尤其是使用硬式内镜）、乙状结肠镜和结肠镜检查、胃肠道支架置入、内镜下硬化治疗、鼻胃管插入、食管扩张及各类外科手术等操作，均可能导致胃肠道的意外穿孔。

既往许多研究和专家们的经验表明：内镜操作越复杂，内镜相关的消化道穿孔率越高。相比于治疗性质的内镜操作，诊断性的内镜操作发生穿孔的几率可能更低。既往临床数据显示，硬式内镜操作的穿孔率为0.11%，而软式内镜操作的穿孔率为0.03%。医源性穿孔常伴有显著的消化道相关病变，如食管狭窄、重度食管炎、食管憩室等，这些病变均可增加穿孔风险。咽部的Killian三角区，由咽下缩肌和环咽肌围绕，是Zenker憩室的好发部位，也是器械操作中最易引发穿孔的食管区域。

食管或胃的正常解剖结构一旦遭到破坏，穿孔的发生率显著升高。例如，在Roux-en-Y胃旁路术后，进行鼻胃管插管时必须格外小心，以避免医源性穿孔。此外，许多其他操作也有可能导致穿孔并发症，包括在下胸部插入胸腔引流管、插入腹膜透析管、经皮胃造口术、腹腔穿刺术、诊断性腹腔灌洗、以及积液或脓肿的经皮引流等。因此，在实际临床操作中，进行相关有创操作时，应确保操作者熟悉相关的解剖知识，并在与家属充分沟通病情的基础上进行操作。为了尽可能减少并发症的发生，必要时应借助影像学等辅助手段。

手术引起的穿孔可发生在手术的各个环节中，包括在初始建立腹腔镜入路时、使用器械移动脏器或分离粘连时，甚至在术后关腹过程中。术中使用能量器械所导致的热损伤也可能引起穿孔。在消化道手术中，常需进行胃肠吻合操作，而术后吻合口破裂可被视为一种特殊形式的穿孔，易导致胃肠道漏。对于处于免疫抑制状态的患者，术后发生吻合口漏、伤口裂开、深部感染以及器官或腔室感染的风险较高。此外，患有糖尿病、肝硬化、或艾滋病病毒感染等内科疾病的患者，术后发生吻合口漏的风险也可能会增加。

2. 穿入伤或钝挫伤 在重度腹部外伤的情况下，可能发生钝性消化道穿孔。一般来说，胃肠道创伤性穿孔最常由穿透伤所致。急性情况下，这与腹内压力效应有关；在慢性情况下，慢性胃肠道挫伤也可能逐步进展为全层损伤。

3. 药物、其他摄入物、异物 药物或其他摄入物（如腐蚀性物质）以及异物（摄入的异物或医疗器械）均可导致胃肠道穿孔。手术植入的异物，如疝补片、支架和人造血管等，均有可能引发穿孔，继而可能形成脓肿和瘘管。相比移位的医疗植入物，外源性异物更常导致穿孔，例如，锐利物体（如牙签）、表面尖锐的食物（如鸡骨头、鱼骨）或胃石等。

阿司匹林和非甾体类抗炎药（nonsteroidal anti-inflammatory drugs，NSAIDs）的使用与结肠憩室所致的穿孔有关，其中最常见的相关药物是双氯芬酸和布洛芬。有些抗风湿药物（disease-modifying antirheumatic drugs，DMARDs）与肠道下段穿孔有关。糖皮质激素也会增加消化道穿孔的风险，尤其是当其与NSAIDs联用时，穿孔发生率会更高。此外，类固醇具有抑制炎症反应的作用，这可能导致穿孔发生时其症状被掩盖，从而延迟穿孔的检出。

4. 剧烈干呕、呕吐　剧烈干呕或呕吐可导致自发性食管破裂，称为Boerhaave综合征。呕吐或干呕时环咽肌未能松弛，导致下段食管内压力不断增加，从而引发破裂。

5. 疝、肠扭转、梗阻　腹壁疝、腹股沟疝、膈疝、内疝、食管旁疝以及胃肠道扭转（包括胃扭转、盲肠扭转和乙状结肠扭转）均可能引起穿孔。这些病变主要由于肠绞窄导致的肠壁缺血或压迫性坏死所致。此外，Roux-en-Y术后的输入袢梗阻也可能引发穿孔。

6. 炎性肠病　炎性肠病（inflammatory bowel disease，IBD）有缓慢穿孔的倾向，从而导致形成肠-肠瘘或肠外瘘。溃疡性结肠炎偶尔也会出现穿孔。既往已有研究证明，在结肠镜操作后，IBD患者的穿孔发生率会显著增加。

7. 阑尾炎　阑尾炎也可导致穿孔，若不治疗则可导致腹腔内感染、脓毒症、腹膜内脓肿，偶有致死风险。

8. 消化性溃疡病（peptic ulcer disease，PUD）　消化性溃疡病（PUD）是胃和十二指肠穿孔的最常见病因，但发生穿孔的PUD患者比例相对较少。即使在质子泵抑制剂出现后，PUD导致穿孔的发病率也无显著变化。

9. 肿瘤　肿瘤可通过直接侵袭坏死或梗阻而引发胃肠道穿孔。肿瘤相关的穿孔也可能在化疗后自发发生，或在肿瘤累及中空内脏器官壁时由放疗引起。恶性肿瘤患者可能因为治疗恶性梗阻而置入支架，从而导致食管或十二指肠穿孔的延迟发生。

10. 结缔组织病　结缔组织病、胶原血管病和血管炎患者可能发生小肠或结肠的自发性穿孔。伤寒、结核和血吸虫病可导致小肠穿孔，其中伤寒穿孔通常发生在单个部位，但也可在多个部位发生，且更常见于儿童、青少年或年轻成人。巨细胞病毒感染也可引发肠穿孔，尤其是在免疫抑制患者中。

（孙丽婷　姚宏伟）

第二节　上消化道穿孔的诊治

上消化道穿孔一般指各种病因导致的胃或十二指肠穿孔或破裂，胃肠内容物或消化液外溢至腹腔，进而引发化学性和感染性腹膜炎。穿孔早期主要表现为化学性腹膜炎，后期则以细菌性腹膜炎为主，严重情况下可能导致脓毒性休克甚至死亡。

在诊断上消化道穿孔时，主要的辅助检查包括血常规、CRP、腹部立位X线片、腹盆腔CT等，必要时也可行超声引导下穿刺。上消化道穿孔发生急且病情严重，应尽早进行鉴别诊断，并给予积极的外科治疗，包括腹腔镜手术、开放手术和内镜手术等，部分患者可采取保守治疗。

1. 上消化道穿孔的诊断要点 ①突发的上腹部持续性剧烈疼痛，并迅速波及全腹。②腹膜刺激征，甚至出现板状腹。③实验室检查：白细胞计数、中性粒细胞百分比、CRP和PCT升高等。④影像学表现：腹部立位X线片可见膈下新月形气体影；超声检查可通过间接征象提供穿孔依据；腹部CT检查在病因诊断和穿孔定位方面具有较高的灵敏度和特异度。⑤超声引导下诊断性腹腔穿刺，可抽出胃内容物或消化液。

2. 上消化道穿孔的治疗 上消化道穿孔诊断明确后应积极行外科治疗，手术适应证包括：饱食后穿孔、顽固性溃疡穿孔、伴有梗阻或出血、老年患者、怀疑有癌变、经积极保守治疗后症状和体征加重等。而对于诊断不明确、病情轻、一般情况好的患者，可先行非手术治疗并密切观察。穿孔时间超过72小时或因内科合并症难以耐受手术的患者也可选择非手术治疗。

（1）非手术治疗方法 ①禁食水，持续胃肠减压。②维持水、电解质、酸碱平衡，给予患者肠外营养。③应用抑酸类药物。④应用广谱抗菌药物。⑤密切监测患者症状及体征变化。如果保守治疗6至8小时后病情无好转甚至加重，应及时进行手术治疗。

（2）内镜治疗 对于在内镜检查中或术后24小时内发生的医源性消化道穿孔患者，可在内镜下进行金属钛夹闭合术，成功率较高。如果内镜治疗失败，应积极进行手术干预。

（3）手术治疗 包括腹腔镜或开腹穿孔修补术、胃大部切除术等。腹腔镜下穿孔修补术在术后疼痛、并发症发生率及住院时间方面较开放术式具有优势。对于病史长、反复发作、曾经有穿孔或出血病史、疑似癌变、伴出血和幽门狭窄等患者，推荐胃大部切除术。

（孙丽婷 姚宏伟）

第三节 下消化道穿孔的诊治

下消化道穿孔是由于各种病因导致空肠、回肠、结直肠穿孔或破裂，肠内容物或消化液外溢至腹腔，可导致感染性腹膜炎。临床表现为突发腹痛，但总体来说疼痛程度轻于上消化道穿孔，部分老年患者腹痛症状不明显。下消化道穿孔临床症状进展缓慢，辅助检查包括血常规、CRP、PCT、腹盆腔CT、腹部立位X线片等，必要时也可行超声引导下诊断性穿刺。下消化道穿孔应积极外科治疗，手术方式根据穿孔时间及腹腔污染情况进行个体化选择，可采用腹腔镜或开腹手术。

1. 下消化道穿孔的诊断 ①突发腹痛。②急性面容，仰卧拒按，腹式呼吸减弱，腹膜炎体征。③实验室检查：白细胞计数、中性粒细胞百分比、CRP、PCT升高，部分患者因穿孔部位出血，出现红细胞减少和血红蛋白降低。④影像学检查：腹部立位X线片见膈下新月形气体影，但显示率较低；腹盆腔CT检查对腹腔少量游离气体灵敏度高，可见新月形、带状、弧形或不规则形液性密度影，部分患者可见穿孔周围肠壁局限性不规则增厚；超声可通过间接征象提供穿孔依据；超声引导下诊断性腹腔穿刺抽出含有肠内容物的浑浊液体。

2. 下消化道穿孔的治疗 下消化道穿孔多致腹腔严重污染，可并发脓毒性休克，尽早手术是减少并发症和降低病死率的关键，应根据患者原发病及手术探查情况个体化选择手术方式：①单纯穿孔修补术：适用于穿孔小、穿孔时间小于8小时、腹腔污染轻、肠壁无缺血水肿的患者。②一期切除吻合术：适用于全身情况较好、穿孔时间短、腹腔污染轻、无脓毒性休克表现的小肠或右半结肠穿孔患者。③病变肠管一期切除、远端封闭、近端造瘘术：适用于腹腔污染重及肠管明显水肿、肠麻痹的降结肠、乙状结肠和直肠穿孔患者。④末端回肠预防性造瘘术：适用于一期切除的患者，如腹腔感染水肿较重，可加做末端回肠预防性造瘘，降低手术后吻合口瘘的发生率，缺点是需要二期手术还纳。⑤损伤肠管外置术：适用于腹腔污染严重、肠管缺血水肿、一般情况较差、需尽快结束手术的患者。术后根据情况将肠管旷置或扩大范围行结肠造瘘。

此外，腹腔镜手术视野开阔，探查过程中可以明确病变的部位和程度，协助手术切口位置的确定，但探查穿孔部位时，升、降结肠的腹膜后穿孔极易漏诊，应注意检查腹膜后有无血肿和气肿。

（孙丽婷　姚宏伟）

第四节　特定器官的穿孔

1. 食管　食管穿孔的大小差异较大，可能是活检或硬化治疗后的小穿孔，也可能是食管壁的大范围破裂。患者的主诉症状和体征也有显著差异，相关疼痛可以是突发的，也可能是隐匿的。最常见的症状是吞咽痛。不同部位的食管穿孔死亡率各异：胸段穿孔的死亡率最高，约为18%；其次是颈段穿孔；最后是胃食管连接部的穿孔。

目前，覆膜支架在食管穿孔中的应用越来越普遍，属于保守治疗的一种。通过内镜置入支架，支架覆盖穿孔部位，促进伤口愈合。然而，这项技术也存在一定的局限性，如支架相关的并发症，包括出血、与邻近结构形成瘘、损伤邻近结构等。此外，支架还可能发生位移，有研究显示其发生率高达30%以上。尽管如此，支架置入能够提供一个“窗口期”，使穿孔初步稳定和愈合；如果支架治疗失败，通常会转为开放手术修复。

尽管食管穿孔的保守治疗技术不断进步，但开放性手术仍然是主要的治疗手段。食管穿孔的外科治疗包括一期修复、修补加引流，以及在存在严重狭窄或肿瘤的情况下进行食管切除术和食管旷置。开放手术的修复方法取决于穿孔的部位，可能需要颈部切口和/或开胸术；对于下段食管穿孔，还可能需要上腹部切口。具体治疗方案应根据患者的具体情况进行判断和决定。

2. 胃和十二指肠　胃和十二指肠穿孔最常见的原因是消化性溃疡病（PUD）。涉及胃空肠吻合的手术，如胃部分切除术和减肥手术，也可能引发吻合口溃疡。胃和十二指肠穿孔通常需要进行开放性或腹腔镜修补术。针对PUD穿孔，最常见的手术方式是缝合溃疡，若溃疡发炎严重不易缝合时，可以考虑使用补片。随着经自然腔道内镜手术（natural orifice transluminal endoscopic surgery，NOTES）的发展，已经研发出几种内镜下胃穿孔闭合方法。需注意，无论采取开放性手术、腹腔镜手术还是NOTES进行局部控制或根治性溃疡手术时，都应对所有胃穿孔患者进行溃疡边缘组织活检，以排除胃癌。

3. 小肠　小肠穿孔可能与肠梗阻、急性肠系膜缺血或炎性肠病（IBD）有关，亦可能由创伤引起。在腹腔镜手术过程中，常难以明确发现小肠损伤。当腹腔镜操作后出现剧烈疼痛或脓毒症时，应立即评估是否发生小肠穿孔。小肠穿孔可以通过单层或双层缝合关闭。如果损伤导致小肠坏死、累及小肠周长超过一半、伴有休克和血流动力学不稳定，或已经存在较长时间并导致肠道显著硬化，则应进行小肠切除及一期吻合。对于因脓毒性休克导致血流动力学严重不稳定的回肠穿孔患者，可能需要先行末端式回肠造口术。

4. 阑尾 约30%的急性阑尾炎患者会出现穿孔。较年幼的儿童阑尾炎，其症状通常不典型或不明确，但穿孔后症状更为明显。

5. 结肠和直肠 结肠憩室病是常见病，约有50%的成年人受到影响，多为左侧疾病。而在亚洲，右半结肠穿孔最常见的原因是憩室炎。穿孔性憩室炎的治疗方法应根据个体情况选择。对于有包裹性穿孔或小脓肿的患者，大多可以采用非手术治疗，包括单纯抗生素治疗或联合经皮引流。如果憩室炎并发症较为严重，则需要考虑手术切除。

结肠镜操作越复杂，操作期间的穿孔率越高。据估计，治疗性结肠镜操作的穿孔率为1/1000，而结肠镜操作的总体穿孔率为1/1400。一项研究发现，直肠乙状结肠区最常发生穿孔，占53%；其次是盲肠，占24%。穿孔大多由钝性损伤引起，另有27%和18%的穿孔分别由息肉切除术和热烧伤引起。约25%的穿孔会在24小时后延迟发生。相比诊断性操作，息肉切除术更可能引发延迟性穿孔。对于结肠镜操作术后发生穿孔的患者，术前一般均接受了较好的肠道准备，如出现外科干预的指征，可以考虑进行一期吻合术。

结肠或直肠穿孔还有很多其他原因。NSAIDs与严重憩室穿孔有关，其中最常涉及的药物是双氯芬酸和布洛芬。糖皮质激素也与憩室穿孔有一定联系。此外，老年患者尤其容易因粪便嵌塞导致肠壁缺血性坏死，进而发生粪性穿孔。异物的摄入或插入也可能引起结直肠穿孔。甚至在直肠吻合术后，进行肛门直肠测压也可能诱发穿孔。

对于较小的结肠穿孔，通常采用腹腔镜下进行单纯缝合即可。但如果穿孔较大，且影响结肠壁的血流，则可能需要进行结肠切除术。对于因肿瘤引起的结肠穿孔患者，也应进行切除手术。在出现并发症的情况下，腹腔镜治疗是可行的，但与无并发症疾病相比，转为开放性手术的几率较高。在条件允许时，首选进行一期吻合。对于存在并发症的憩室炎或恶性肿瘤的患者，可以采用一期吻合联合近端“保护性”造口术。

（孙丽婷　姚宏伟）

第五节　消化道穿孔的抗生素治疗

1. 微生物学 腹腔感染通常由肠道固有黏膜防御屏障缺损引起，导致肠道正常菌群侵入腹腔。感染的具体微生物谱依赖于菌群的胃肠道来源，可分为小肠菌群和大肠菌群。

结肠菌群在腹腔感染中尤为常见，这与阑尾炎、憩室炎、结肠癌、炎性肠病以及既往结肠手术等结肠相关疾病的高发病率一致。此类感染的优势细菌主要包括大肠菌群，尤其是大肠埃希菌（*Escherichia coli*）、克雷伯菌属（*Klebsiella*）、变形杆菌属（*Proteus*）和肠杆菌属（*Enterobacter*）、链球菌属、肠球菌属及厌氧菌。尽管结肠菌群种类繁多，约有400种，但在腹腔感染中能分离鉴定出的常见菌种平均只有4至6种。大多数研究中分离出的优势菌株为脆弱拟杆菌（*Bacteroides fragilis*）和大肠埃希菌。这一现象可能由于实验室分离病原体的能力有限，以及特定病原体基于其致病因子和环境的生存需求所导致的。例如，脆弱拟杆菌能够耐受少量氧气，使其成为腹腔感染中高度侵袭性的厌氧病原体。

近端肠管穿孔引起的感染具有独特的微生物学特征。这类病例中的主要微生物通常包括需氧和厌氧的革兰阳性菌以及假丝酵母菌属（candida）。

既往的抗生素治疗和医疗暴露也会影响肠道菌群的微生物构成，因此，这种情况下的腹腔感染更可能涉及院内病原体，如铜绿假单胞菌（pseudomonas aeruginosa）和其他耐药菌。肠球菌在临床上通常与医疗相关性感染，特别是术后感染相关。在合并院内获得性感染、既往抗生素暴露、免疫功能受损或感染复发的情况下，小肠和大肠感染的患者中，假丝酵母菌属的感染也较为常见。

2. 感染源控制和引流 经皮穿刺引流术和（或）手术干预对治疗腹腔感染至关重要。如果需要闭合解剖缺损或清除感染的坏死组织，则可能需要手术干预；如果需要清除脓肿，通常必须进行引流。在没有明确禁忌证的情况下，应优先选择经皮穿刺脓肿引流术。

经皮穿刺引流或手术干预还有助于采集初始样本，以便进行准确的微生物学分析，如革兰染色、需氧和厌氧菌培养，必要时还可进行真菌和分枝杆菌检查。对于有腹腔脓肿、复杂感染、既往抗生素暴露或耐药菌感染风险较高的患者，微生物学分析尤为重要。对采集到的样本进行革兰染色能为抗生素选择提供早期指导。一般认为，将样本直接接种于血培养瓶中能增加微生物的检出率，但这种方法也有局限性。例如，该方法可能无法获得革兰染色结果，除非另外采集样本进行专门的革兰染色；在多种微生物混合感染的情况下，血培养瓶中可能会出现竞争性生长，从而妨碍重要病原体的检出。因此，这类病例中采用常规培养基进行培养也很重要。

3. 经验性抗生素治疗 危重症患者应尽早接受经验性抗生素治疗，最好在完成培养所需样本采集后立即开始治疗。对于非危重症患者，可将抗生素治疗推迟到从腹腔感染部位获得培养所需样本之后，以提高微生物检出率，从而指导后续的抗生素选择。

一般来说，腹腔感染的经验性治疗方案应包括具有抗消化链球菌属、大肠菌群和厌氧菌活性的抗生素。既往一些评估治疗疗效的研究显示，涵盖上述抗菌谱的不同抗生素方案通常具有相似的治疗效果。制订抗生素方案以及明确是否需要采用更广谱抗生素治疗方案一般取决于以下几个因素：①感染是社区获得性还是与医疗保健相关。②是否有耐药菌感染的危险因素，如既往耐药菌感染史等。③患者是否具有结局不良的高危因素。高危特征包括：高龄（＞70岁）、初始干预措施延迟24小时以上、无法充分清创或通过引流充分控制感染、合并其他疾病（例如肾病或肝病、恶性肿瘤）、存在免疫功能受损情况（例如控制不佳的糖尿病、长期大剂量使用皮质类固醇、使用其他免疫抑制剂、中性粒细胞减少、晚期HIV感染、B或T淋巴细胞缺陷）、器官功能障碍、弥漫性腹膜炎、低白蛋白水平，以及营养状况不良。如果患者有耐药菌感染风险，或经验性抗生素治疗不充分导致不良结局和死亡的风险，则应给予广谱抗生素覆盖。因此，不同人群的方案选择略有不同。全面考虑这些情况是抗生素管理的目标，而抗生素管理一般倾向于采用较窄谱的抗生素覆盖。

4. 临床治疗失败的患者 对于腹腔感染患者，尤其是感染源未明确控制者，在抗生素治疗期间及停药后应进行临床评估，以判断是否存在治疗失败的迹象。治疗失败的表现包括感染持续或复发的症状和（或）体征，如发热、低血压、恶心、腹痛、器官功能障碍或白细胞增多。对这些患者，应复查影像学检查以评估感染源是否被充分控制。此外，还应回顾并分析早期的微生物学数据和抗生素方案，确保所有临床相关病原体已被适当覆盖。

如前所述，临床治疗失败的主要原因通常是未能有效控制感染源。因此，不能仅依赖长期引流液、表面伤口或其他有菌部位获得的培养结果来识别微生物。如果患者持续存在感染相关症状或体征，还应考虑其他感染的可能性，如艰难梭菌（clostridioides difficile，旧称clostridium difficile）导致的结肠炎、医疗保健相关肺炎或尿路感染，以及导管相关血流感染等。

如果患者持续存在临床症状和体征，但经仔细检查未发现新发或持续性感染的证据，建议停止抗生素治疗。部分非感染性疾病，如血栓栓塞性疾病、药物反应和胰腺炎等，可能表现出与感染相似的症状，因此在临床中应仔细鉴别。

（孙丽婷　姚宏伟）

参考文献

[1] GOTTS JE，MATTHAY MA. Sepsis：pathophysiology and clinical management [J]. BMJ，2016，353：i1585.

[2] SARTELLI M，CHICHOM-MEFIRE A，LABRICCIOSA FM. The management of intra-abdominal infections from a global perspective：2017 WSES guidelines for management of intra-abdominal infections [J]. World J Emerg Surg，2017，12：29.

[3] 王革非，任建安，黎介寿.术后腹腔感染的挑战与治疗对策 [J].中国实用外科杂志，2021，41（03）：348-352.

[4] 中华医学会外科学分会外科感染与重症医学学组，中国医师协会外科医师分会肠瘘外科医师专业委员会.中国腹腔感染诊治指南（2019版）[J].中国实用外科杂志，2020，40（1）：1-16.

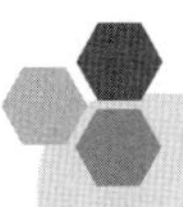

第十五章　肠坏死

一、肠坏死概述

肠坏死（intestinal necrosis）是各种原因导致的肠道缺血，最终导致肠壁全层不可逆性死亡。该病伴有肠屏障破坏、水电解质紊乱以及一系列并发症，如腹腔感染、感染性休克甚至死亡等。鉴于其严重危害性，我们应高度重视此类疾病。本章节旨在对其进行归纳总结，以便住院医师规范化培训和学习。

具体而言，肠坏死包括出血性梗死（hemorrhagic infarction）（图15-1）和坏疽（gangrene）（图15-2）。梗死是器官或局部组织由于淤血引起的缺氧而发生的坏死；由于肠管具有疏松组织（loose tissue）和双重血液循环（dual circulation）的特点，再灌注后会出现出血现象，因此被称为出血性梗死或红色梗死；表现为暗红色的梗死肠段，并且肠壁因瘀血、水肿和出血而明显增厚，在手术中可见到血性腹水。坏疽则是一种严重类型的组织坏死，在组织坏死后会发生腐败菌感染，并产生硫化氢与血红蛋白分解出来的铁相结合形成硫化铁，使得组织呈黑色或暗绿色；肠坏疽属于湿性坏疽（wet gangrene），在腐败菌分解蛋白质时会产生吲哚、粪臭素等恶臭物质；并释放毒素进入全身引起中毒反应。因此相较于肠梗塞来说，肠壁湿润型坏疽更加危险。

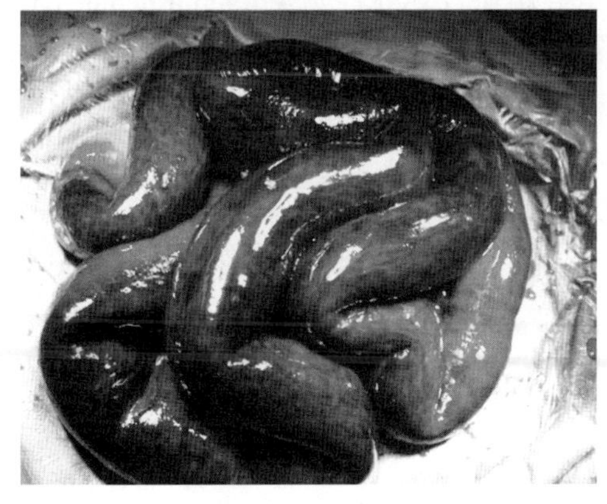

图15-1　肠梗死

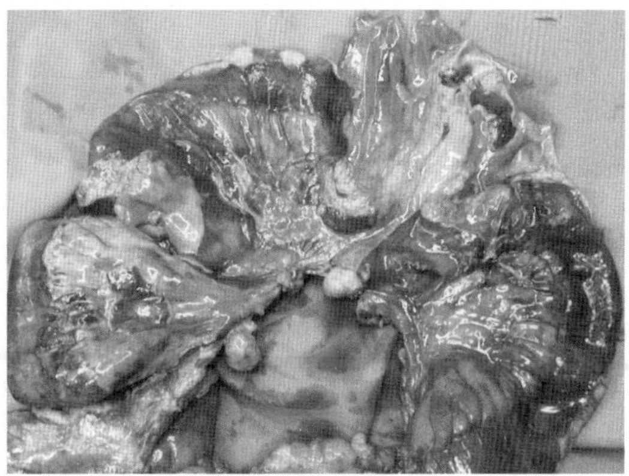

图15-2　肠坏疽

二、肠道解剖生理概要

肠道习惯性可分为小肠（small intestine）和大肠（large intestine）。小肠是消化管中最长的一段，成人长度5～7m，自幽门至回盲瓣，包括十二指肠、空肠和回肠三部分。十二指肠具有丰富的血液供应，由胰十二指肠上动脉前后支和胰十二指肠下动脉前后支提供血液，并且其坏死发生率较低。空肠和回肠由肠系膜上动脉供血，静脉经肠系膜上静脉回流至门静脉系统。空肠和回肠主要血液供应为肠系膜上动脉（superior mesenteric artery，SMA），其侧支部分来自于由腹主动脉系统、胰十二指肠上、下动脉。小肠缺氧状态一般需要血液供应减少50%以上。因此，早期发现并干预缺氧症状对避免进展到小肠坏死阶段具有重要意义。

大肠是消化道的下段，全长约1.5m，它由盲肠、阑尾、结肠、直肠和肛管五个部分组成。盲肠及阑尾的血运受起源于肠系膜上血管的回结肠血管支配。然而，由于盲肠壁较薄，在部分结肠梗阻情况下容易引发闭袢性梗阻从而导致缺血坏死。结肠的血供主要来自起源于肠系膜上动脉的回结肠动脉、右结肠动脉和中结肠动脉，以及起源于肠系膜下动脉的左结肠动脉和乙状结肠动脉，结肠静脉基本与动脉伴行，回流至肠系膜上静脉和肠系膜下静脉。直肠有直肠上动脉、直肠下动脉和骶正中动脉动脉供血，彼此有吻合，上述动脉皆有静脉伴行。

当栓子堵塞肠系膜上动脉或下动脉全部或部分分支时，相应侧支循环又无法替代，造成肠坏死。当肠系膜上静脉或下静脉血栓形成，相应侧支循环又无法替代，造成肠梗死。

三、肠坏死的分类

根据坏死的部位可分为小肠坏死和大肠坏死，当回结肠血管受累部分坏死会合并小肠和结肠坏死。

根据肠坏死的病因分类包括：急性肠系膜缺血（acute mesenteric ischemia，AMI）、闭袢性梗阻（closed loop obstruction）、缺血性结肠炎（ischemic colitis）和坏死性小肠结肠炎（necrotizing enterocolitis，NEC）；在国内，前二者根据临床表现通常归属于肠梗阻范畴而被称为绞窄性肠梗阻（strangulated intestinal obstruction），坏死性小肠结肠炎通常称作急性出血性肠炎（acute hemorrhagic enteritis）或急性出血性坏死性肠炎（acute hemorrhagic necrotizing enteritis）。AMI包括肠系膜上动脉栓塞（superior mesenteric artery embolism，SMAE）、肠系膜上动脉血栓形成（superior mesenteric arterial thrombosis，SMAT）、肠系膜上静脉血栓形成（superior mesenteric venous thrombosis，SMVT）和非闭塞性肠系膜缺血（nonocclusive mesenteric ischemia，NOMI）四种情况。

根据是否有机械性外力可分为非机械性外力肠坏死和机械性外力肠坏死，非机械性外力肠坏死包括肠系膜上动脉栓塞（SMAE）、肠系膜上动脉血栓形成（SMAT）、肠系膜上静脉血栓形成（SMVT）和非闭塞性肠系膜缺血（NOMI）缺血性结肠炎，坏死性小肠结肠炎（NEC）等。机械性外力肠坏死包括肠扭转、肠套叠、腹内疝肠坏死（图15-3）、闭袢性肠梗阻、粘连带卡压（图15-4）、外伤和粪石卡压等。

部分患者因遗传性疾病，如莱登V因子、凝血酶原突变、蛋白S缺乏、蛋白C缺乏、抗凝血酶缺乏和抗磷脂综合征等导致血液高凝状态而发生肠系膜静脉血栓形成（mesenteric venous thrombosis，MVT）。尚有部分罕见原因可引起肠坏死，如恶性肿瘤、血液病和口服避孕药，也可能导致肠道血栓形成，改变血流的其他因素包括门静脉高压、脾切除、胰腺炎、炎性肠病、败血症等，也可能导致肠道血栓形成最终引起肠坏死。

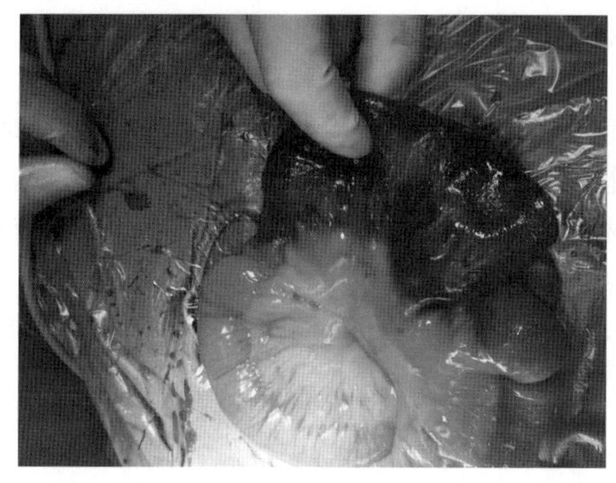

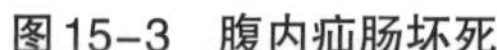

图15-3 腹内疝肠坏死

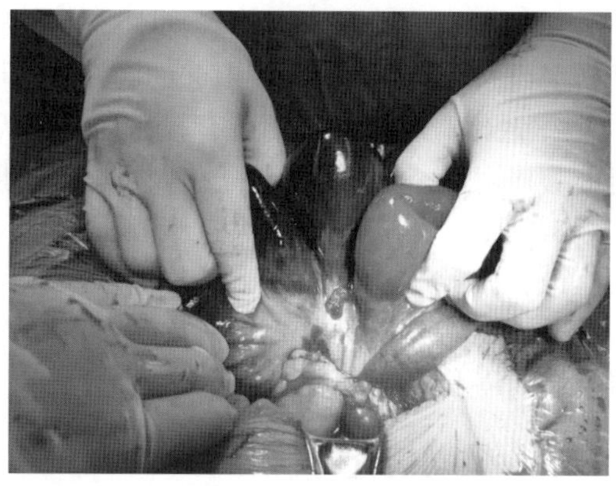

图15-4 粘连带卡压

四、临床表现和体格检查

（一）临床表现

肠坏死患者的临床表现因坏死部位、原因和发病速度而异，且病变程度不同。主要症状包括腹痛、恶心和呕吐；同时，一些患者可能伴有发热、腹泻、大便潜血阳性。腹痛是早期急性肠系动脉缺血的典型表现，若体格检查发现腹膜炎征象，则可能出现不可逆的肠缺血和肠坏死。约1/3的患者表现为腹痛、发热和大便潜血阳性三联征。肠坏死早期腹膜炎的临床症状可能不明显。

肠系膜动脉血栓形成的患者通常有慢性餐后腹痛、进行性体重减轻的病史，以及既往因肠系膜动脉阻塞而行血管重建术的病史。非闭塞性肠系膜缺血患者的疼痛通常有更强烈的弥漫性和发作性的特点，这与心功能不全相关。肠系膜上静脉血栓形成的患者常表现为恶心、呕吐、腹泻和腹部绞痛，消化道出血发生率为10%。近1/2的AMI患者常合并房颤病史，大约1/3的患者有动脉血栓的既往史。

部分患者可能因肠坏死引起肠梗阻，导致腹胀甚至肛门停止排气排便。当毒素吸收和菌群移位可引起全身感染，表现为体温升高，甚至寒战、高热等症状。部分患者可以出现血压进行性下降，甚至是休克的情况。肠坏死患者因大量液体积聚在肠腔和腹腔，易引起患者脱水和电解质紊乱、酸碱失衡、少尿、低血压等症状。

总结来说，肠坏死的临床表现大多由肠系膜缺血的表现发展而来。前期主要有：腹痛、恶心、呕吐、发热、腹泻、便血等。其余一些慢性症状也应该引起注意，比如：慢性餐后疼痛、进行性体重减轻等。既往史也应该关注，是否曾因肠系膜动脉栓塞而置入支架、是否合并消化道出血病史、是否合并房颤病史、是否合并动脉栓塞病史等。这些信息都能帮助我们判断腹痛患者是否有肠系膜缺血或者肠坏死的潜在危险。

（二）体格检查

肠坏死的早期体征常不明显。随着病情加重，患者可出现黏膜干燥、皮肤弹性消失、少尿或无尿等明显缺水征象。部分患者可出现贫血症状，严重时可出现脉搏细速、血压下降、面色苍白、四肢发凉等感染性休克表现。

1. 视诊 早期可无明显腹部膨隆，随着梗阻加重和腹水增多可表现为腹部膨隆，肠扭转、内疝、肠套叠等原因引起的肠坏死，可表现为不对称性局部膨隆。

2. 触诊 肠坏死早期可有轻压痛，但无腹膜刺激征。肠系膜上动脉栓塞的患者早期可能腹痛剧烈，但腹部触诊压痛及反跳痛不明显。

3. 叩诊 肠坏死产生大量腹腔积液时，移动性浊音可呈阳性，伴有肠梗阻时，叩诊可呈鼓音。

4. 听诊 肠坏死早期没有出现肠麻痹时，可有肠鸣音亢进、气过水声，后期出现肠麻痹则肠鸣音减弱或消失。

五、辅助检查

（一）实验室检查

目前没有能够准确地判断出肠缺血或者肠坏死的实验室检查，但是乳酸和D-二聚体对肠坏死的诊断具有指导意义。大多数肠坏死的患者常合并乳酸水平的升高。血乳酸水平升高超过2mmol/L与不可逆性肠道缺血相关。当患者出现乳酸性酸中毒并伴有腹痛时，应尽早进行腹部CT检查。CTA、CTV或增强CT检查可以明确血管栓塞的位置、堵塞的程度和肠管坏死的范围等。

D-二聚体可以反映正在凝聚的血栓和纤维蛋白的内源性降解。D-二聚体正常的患者均未出现肠缺血，D-二聚体＞0.9mg/L诊断肠缺血的特异性、敏感性和准确性分别为82%、60%和79%。因此，D-二聚体对早期评估肠管是否坏死具有重要的指导意义。

曾有报道称，肠脂肪酸结合蛋白（I-FABP）、血清α-谷胱甘肽s转移酶（α-gst）和钴-白蛋白结合试验（CABA）等可能会提高急性肠系膜缺血的诊断准确性，但需进一步的研究证实。

患者的血红蛋白数值及血细胞比容可因血容量不足、血液浓缩而升高。病情严重或液体复苏后，患者上述指标可能降低。患者的白细胞计数和中性粒细胞比例明显升高；病情严重时，部分患者上述指标甚至降低。血气分析、血电解质、肌酐、尿素氮可反映患者的酸碱失衡、电解质紊乱和肾功能情况。近年来，PCT、IL-6和DAMPs等感染指标的应用，可进一步了解患者肠坏死的严重情况。

（二）影像学检查

X线片用于急性腹痛患者的筛查。尽管X线片可以看到肠穿孔和肠梗阻的征象，但是其对肠坏死的诊断价值有限。X线片阴性不能排除肠缺血或肠坏死。X线片只有在肠梗死时才呈阳性，肠穿孔表现为腹腔内游离气体，肠梗死和肠穿孔都是肠坏死的表现。

CT检查被认为是肠坏死患者首选的影像学检查方法，急腹症患者一旦出现以下CT影像征象：腹腔（或腹膜后）游离气体、肠壁积气、甚至肠系膜静脉或门静脉积气，表明患者可能已经出现肠穿孔和肠坏疽。此时外科医生决不可犹豫不决，应该迅速做出外科干预的决定（胃十二指肠溃疡穿孔例外）；若CT影像显示出现腹水时，应立即进行诊断性腹腔穿刺，如果出现血性腹水，则表明患者已经出现肠坏死。

对于AMI，CT检查即使不是增强CT，也可发现特异性较强的征象，包括：因肠管水肿增厚出现的“靶征”、因肠周渗出或水肿呈现的“脂肪条束征（fatstranding sign）”和腹水。增强CT检查可清楚地显示肠系膜血管内的栓子，如果诊断及时、肠壁血运良好、急症手术取栓、旁路手术或全身（局部）溶栓抗凝，仍有挽救肠管的希望。

对于闭袢性肠梗阻的CT检查包括直接征象和间接征象，直接征象包括：漩涡征（见于肠扭转）、肠管放射状分布（闭袢肠管较多）、C型或U型肠袢（闭袢肠管较短）、鸟嘴征、毗邻双瘪陷肠袢、对比剂不能进入另一段肠袢等。间接征象包括：肠壁增厚、系膜肿胀、肠壁增强不明显、腹水、肠壁积气甚至肠系膜静脉、门静脉积气。

结肠扭转的CT影像，与闭袢性肠梗阻相似，包括：漩涡征、鸟嘴征、毗邻双瘪陷肠袢等。盲肠扭转还表现为回盲肠换位。乙状结肠扭转腹部平片可呈现咖啡豆征。

缺血性结肠炎的CT表现为节段性结肠壁水肿增厚，可伴肠周的脂肪条束征。前面所述的肠壁积气，以及肠系膜静脉、门静脉积气是肠坏疽的特异性表现，在坏疽早期敏感性不高，出现时往往病情已经相当危重。有时，肠壁积气呈蜂窝状并突向肠腔，可被误以为肠内容物而被忽视。CTA和CTV同增强CT作用相似，可以更好的显示血管情况。

尽管急诊外科医生有丰富的临床经验，但诊断延误常常是导致肠坏死患者的死亡率高达30%～70%的主要因素。所以任何怀疑肠坏死或者肠缺血的患者，有条件的话，应该尽早进行CT检查，尤其是强化CT或CTA和CTV。MRI在诊断和评估急腹症的作用与CT相似，由于其流空效应，显示肠系膜血管更具优势，但除去费用因素，扫描时间过长是其缺点，尤不适合危重患者。

（三）诊断性腹腔穿刺术

对于外科急腹症的诊断，诊断性腹腔穿刺是一种比较适用的方法，目前诊断性腹腔穿刺适合基层医疗机构的临床应用。穿刺前可根据CT或超声检查进行定位，穿刺液若为血性腹水提示肠梗死，若为褐色或更深颜色合并腥臭味道提示肠坏疽，若为黄绿色消化液提示上消化道或空肠穿孔，若为粪性则提示回肠或结肠穿孔。虽然急性坏死性胰腺炎、腹腔恶性肿瘤晚期等疾病的腹腔穿刺液亦可为血性腹水，该类疾病常合并其他征象。排除上述疾病，若为血性腹水，则为开腹探查的手术适应证。

（四）腹腔镜检查

随着腹腔镜技术的普及，越来越多的医生掌握了腹腔镜技术，其既是检查手段也是治疗手段。对于严重怀疑肠坏死而又诊断不明确的患者，权衡利弊后可以考虑进行腹腔镜检查，如检查中发现卡压或内疝，肠管尚未坏死，去除卡压和复位即可避免肠坏死（图15-5）。对于难以挽救的肠坏死，可根据技术水平和严重程度选择腹腔镜手术或中转开腹手术。中转手术可因为腹腔镜探查明确坏死位置，就近选择切口而减少切口长度。近年来，随着荧光腹腔镜技术的普及，术中血管荧光检测对于肠坏死早期判断肠道血运和坏死范围有一定帮助。但是腹腔镜检查需要全身麻醉，费用高，相较于其他检查风险高，需谨慎！腹腔镜检查在全身情况良好、诊断不明、腹腔压力不高时可考虑使用。腹胀明显甚至IAH，既往多次腹部手术病史的患者不推荐腹腔镜检查。

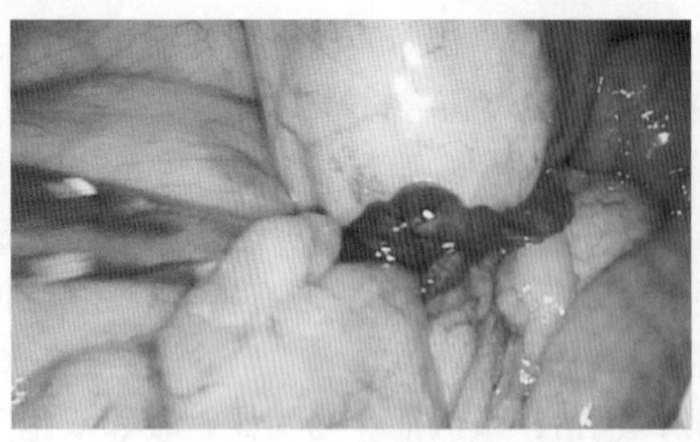
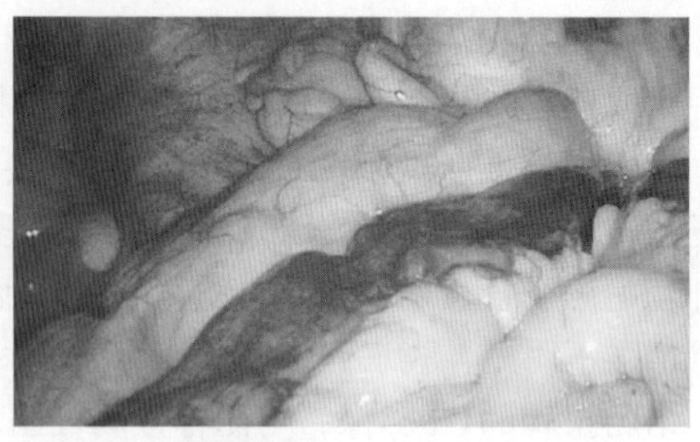

图15-5　腹腔镜下去除卡压带避免肠管坏死

（五）结肠镜检查

结肠镜检查可以观察肠黏膜缺血的严重程度，还能进行组织活检。结肠镜检查一般在未出现腹膜炎及肠坏死时进行。否则可因过度充气引起血管受压而加重缺血性损害，甚至肠穿孔。因此，急诊患者不常规推荐。

六、治疗

（一）早发现早治疗

鉴于肠坏死的严重危害性，早期发现和治疗对于改善肠坏死预后至关重要！很多情况下，肠坏死并非一开始就已经发生，而是存在肠坏死的必然因素。通过早期发现和治疗，去除致病因素，可以最大限度避免最终肠坏死结局的发生。对于栓塞或血栓形成所致疾病，早期的急症手术取栓、旁路手术，或全身（局部）溶栓抗凝，仍有挽救肠管的希望，其中抗凝、扩血管、改善微循环，对于栓塞或血栓形成所致疾病意义明显。有关于治疗急性肠系膜缺血性疾病的研究显示，无论何种原因导致的肠缺血，都能激活纤维蛋白酶原，从而导致血栓进一步加重和蔓延，因此排除禁忌证后，早期开始抗凝治疗可最大程度挽救肠管。抗凝药物优选肝素钠，并注意监测APTT比值，维持APTT比值达到正常值2倍左右。而肠坏死有一部分病因是因为急性肠系膜缺血，可见早期抗凝治疗对于栓塞和血栓形成导致的肠缺血继而导致的肠坏死有治疗意义。对于机械性外力（肠扭转、肠套叠、内疝、粘连带卡压、外伤血管断裂等），早期通过手术去除致病因素，也可最大限度的避免最终肠坏死结局的发生。

（二）术前准备

肠坏死患者往往术前已经合并感染性休克、水电解质紊乱、代谢性酸中毒等严重并发症。因此，术前准备对于改善患者预后至关重要。首先需要评估患者的意识状态，测量体温、脉搏、呼吸频率、血压，检查毛细血管充盈和有无皮肤花斑，然后要急查血气分析、血常规、凝血常规、肝肾功能、电解质、血糖、CRP、PCT和IL-6。迅速建立液体通路输注晶体液。对于脓毒性休克的患者要根据Sepsis3.0推荐集束化治疗，迅速实施液体复苏——3小时内静脉输入晶体液30ml/kg。

休克等危重患者可尽早进入重症监护病房，在中心静脉置管和桡动脉置管等有创监测下快速液体复苏，若MAP低于65mmHg，可给予去甲肾上腺素泵入。由于病因未祛除，液体复苏并不能纠正各项指标，若经过液体复苏pH值仍低于7.15，要适当给予碳酸氢钠溶液，否则患者有发生室性心律失常甚至猝死等风险，且对血管活性药物和麻醉药物不敏感。若患者生命体征平稳、内环境稳定，应尽早手术。

术前尽早（1小时内最佳）应用抗生素，有助于脓毒症的控制和手术部位感染（surgical site infection，SSI）的预防。抗生素的经验性治疗需要涵盖革兰阴性需氧菌和兼性菌，以及革兰阳性球菌，对于远端回肠和结肠坏死或穿孔的患者，还应覆盖专性厌氧菌。对于术前诊断明确的肠坏疽等高危感染，可直接给予碳青霉烯类抗生素，甚至联合应用抗肠球菌药物，以期降低病死率。

高度疑似AMI的患者应立即使用肝素抗凝治疗，尤其是SMVT的患者，防止血栓和肠管梗死范围进一步蔓延，除非术前出现消化道大出血或其他重要脏器出血等禁忌证。肝素可能增加手术出血量，但出血是可控的，并不会对手术产生严重不良影响。

根据CT影像对坏死范围、穿孔位置、污染程度做出的精确评估，结合全身情况和检验指标的提示，手术前应与患者亲属进行充分的病情沟通及风险告知，尤其是病死率、SSI、造口、短肠综合征（short bowel syndrome，SBS）、腹腔临时关闭（temporary abdominal closure，TAC）和计划性再手术等。

（三）手术治疗

手术治疗总体原则：一判断有没有肠坏死，二判定肠坏死之后如何处理！

（1）肠坏死的判断　手术中可以根据肠管颜色、蠕动、僵硬程度、质地、微血管搏动等情况综合判断肠管活性，有条件的医院可以应用血管荧光技术精确判断肠管活性。术中在判断不清的情况下，可优先去除致病因素，如（肠扭转、肠套叠、内疝、粘连带卡压、外伤血管断裂等），还纳肠管后暂停手术，等待观察肠管有无改善，如无明显改善，则行肠管切除手术。对于术中暂时无法判断肠管活力的患者可考虑术后1～2天内再次探查。在有可能发生短肠综合征的情况下，这种方法显得更为重要（图15-6）。

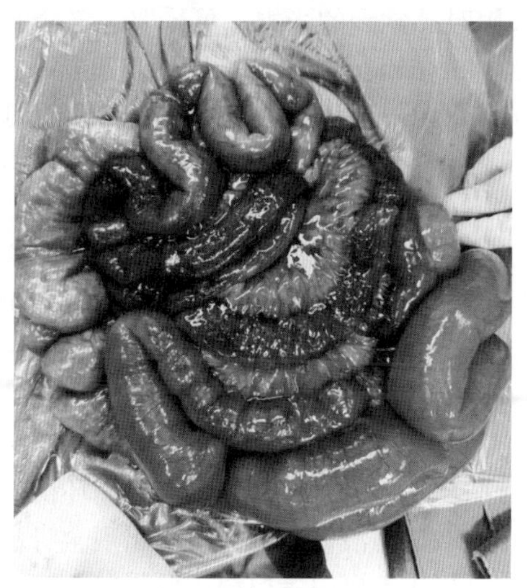

图15-6　坏死范围不好确定

（2）手术入路和切口选择　腹腔镜探查仅限于全身情况良好、诊断不明、腹胀不明显的患者，并要做好随时中转开腹的准备。绝大多数患者应开放手术，对于全身情况良好、术前CT影像评估诊断明确、病变局限、腹腔污染不重的患者，可采取就近切口；多数患者应采取正中剖腹切口（midline laparotomy incision）。相对于剖腹探查切口，正中切口最大可从剑突至耻骨联合，方便腹腔探查、冲洗和造口；对于需要腹腔开放和临时关闭的患者，相比于侧方切口，正中切口可避免肠管脱出，未来修复切口疝也相对简单。

（3）术式选择　如术中确定肠坏死，手术方式基本上可以分为以下两种：肠切除肠吻合，肠切除肠造口术，其中造口又可分为单腔造口和双腔造口。无论对于何种患者何种手术方式，在手术中尤其是肠管卡压因素后，快速切断肠管系膜，减少毒素吸收，对于患者的预后是有帮助的，比如排钳快速断系膜后分别结扎。对于一般情况可、腹腔污染不重、组织水肿不严重的患者，可以考虑一期吻合。对于一般情况差、腹腔污染重、组织水肿严重的患者，切除坏死组织后尽量避免一期吻合。对于小肠低位及以下肠坏死，可考虑单腔造口；对于高位肠坏死，可考虑双腔造口，术后消化液回输及肠内营养治疗。有些肠坏死位置过高，甚至接近屈氏韧带，手术造口后，患者造瘘口肠液流失过多、护理困难、营养吸收困难，建议一期吻合，但是需在吻合口远端放置引流管至吻合口上方减压，在减压管远端放置空肠营养造瘘管，尽最大努力避免肠造口和术后营养不良。大量小肠坏死者，还应注意术后短肠综合征的发生，在不确定坏死边界的情况下，分次切除肠管，观察切缘血运，手工吻合可保留更多的肠管，回盲瓣的保留对于短肠综合征患者的意义重大。

（4）腹腔冲洗和引流　关腹之前，要用大量的温生理盐水冲洗腹腔直至吸出的冲洗液清亮。不推荐应用抗生素或消毒液冲洗。冲洗结束后，放置引流管，污染严重的患者放置滴水双套管。

（5）肠坏死患者切口感染率高　多数低危患者可常规逐层关腹，术中保护切口，做好消毒措施，推荐使用抗菌可吸收缝线。经既往手术切口入腹、筋膜肌肉结构不清者，也可腹壁全层缝合。如果因内脏水肿关腹困难，关腹可造成术后IAH者，切不可强行关腹（包括减张缝合关腹）。尝试关腹时感觉到的张力，可采取仅缝合前鞘（下腹部正中切口或非正中切口）、单纯皮肤缝合（skin only closure）、开放腹腔（open abdomen）等腹腔临时关闭（temporary abdominal closure，TAC）方法，允许形成计划性的切口疝以释放腹腔压力。如果关腹前肠管明显突出切口之外，建议直接TAC。TAC的关闭材料以合成网片为主和（或）真空辅助关闭（vacuum-assisted closure，VAC）装置，目前VAC的概念已经扩展为各种形式的“负压伤口疗法（negative pressure wound therapy，NPWT）”。出现感染性休克的腹腔严重污染的肠穿孔或破裂，或有计划性二次探查（second look）者，即使无IAH也建议用TAC。

（四）营养支持治疗

肠坏死属于急诊手术，术前补液主要在于液体复苏，维持生命体征平稳，不涉及营养支持治疗。术后患者多有循环不稳定，补液仍以维持循环稳定，降低乳酸水平为主要目的，危重患者毛细血管通透性增加，液体复苏后可能出现全身水肿、甚至有继发性IAH和吻合口瘘的风险，建议输注血浆或人血白蛋白纠正低蛋白血症，然后通过利尿和连续性肾脏替代疗法（continuous renal replacement therapy，CRRT）清除过多液体以减轻水肿。另外，合并急性肾脏衰竭、严重水电解质紊乱和酸碱失衡，以及全身炎症反应过重者也是CRRT的适应证。待一般情况稳定后可逐步恢复部分静脉营养，待患者肠功能恢复后逐步恢复肠内营养。过程中需要遵循“肠康复”原则，逐步增加肠内营养。切除肠管过多或短肠患者，可能需要长时间静脉营养甚至终身静脉营养治疗。鱼油脂肪乳剂是临床上一种常用的治疗型脂肪乳剂，主要生理作用是调节机体炎症反应和减轻免疫抑制，作为肠外营养中的重要组成部分，鱼油脂肪乳剂可改善外科和重症等患者的临床结局。

（五）抗菌药物应用

肠坏死患者术前经验性应用抗革兰阴性杆菌的药物，术中留取腹水培养，指导术后抗生素应用。手术后已经直观获得了腹腔污染源和程度的证据，对于感染严重的患者，推荐续用或改用碳青霉烯类抗生素联合抗肠球菌抗生素。真菌治疗见抗真菌治疗章节。在腹水细菌培养结果报告之后，根据药敏结果维持、降阶梯应用窄谱抗生素或更换为敏感抗生素。

全身和腹腔感染控制后及时停用抗生素，以免菌群失调。要注意根据肾功能、血清白蛋白水平、CRRT因素调整抗生素的用量。抗感染的同时，要动态监测WBC、CRP和PCT、IL-6和DAMPs等以监测感染控制效果，当这些指标不降低或升高时，提示感染未能有效控制和预后不良。

（六）术后抗凝

AMI尤其是SMVT的患者手术即刻应用肝素抗凝治疗，根据APTT调整剂量，保持INR高于1.5。待患者恢复饮食后可改为口服抗凝。适当延长抗凝时间可避免术后再次发生肠坏死。部分患者需要进一步检查排除遗传性疾病，如莱登V因子、凝血酶原突变、蛋白S缺乏、蛋白C缺乏、抗凝血酶缺乏和抗磷脂综合征等病因，避免再次发生肠坏死。

七、肠坏死预后

即使采取各种积极措施，肠坏死的治疗仍具有较高的病死率。文献报道，AMI病死率为63%~93%，近10年没有明显降低，其中动脉性和NOMI梗死的病死率分别为73.9%和68.5%，明显高出静脉性梗死的41.7%~44.2%。一组以AMI为主，包含扭转和疝的肠坏疽患者围手术期病死率为51%。

除去原发病因素，高龄和合并症是任何手术并发症和病死率的高危因素，一项总结了77项研究165705例患者的荟萃分析显示ASA评分≥3分手术后病死率明显增加，而ASA评分是以合并症为主要评价指标；作为急症手术，高ASA评分的患者术前无法得到充分的术前准备，病死率进一步增加。

如何降低病死率呢？研究显示：症状出现至诊断时间＜12小时AMI的病死率0%~17%，＜24小时病死率0%~57%，＞24小时病死率73%~95%，因此早期诊断、早期干预可以降低病死率。另外，加强围手术期管理，纠正高乳酸血症，处理合并症和术后并发症也是降低肠坏死病死率的重要措施。

（吴昌亮　王培戈）

参考文献

［1］陈孝平，汪建平，赵继宗.外科学［M］.9版.北京：人民卫生教育出版社，2018.

［2］DEEHAN EC，ZHANG Z，RIVA A. Elucidating the role of the gut microbiota in the physiological effects of dietary fiber［J］. Microbiome，2022，10（1）：77.

［3］CARVER TW，VORA RS，TANEJA A. Mesenteric Ischemia［J］. Crit Care Clin，2016，32（2）:

155–171.

[4] LIU HT，LAI CY，LIAO JJ. Immediate postoperative parenteral anticoagulant therapy in patients with mesenteric ischemia after intestinal resection：a retrospective cohort study at a single institute [J] . BMC Gastroenterol，2023，23 (1)：56.

[5] AWEDEW AF，ASEFA Z，ENKOYE BD. Comparing Resection and Primary Anastomosis versus Hartmann's Stoma on the Mortality and Morbidity of Gangrenous Sigmoid Volvulus：Systematic Review and Meta-Analysis [J] . Ethiop J Health Sci，2023，33 (6)：1087–1096.

[6] ZENG Y，YANG F，LIU X. Radiological predictive factors of transmural intestinal necrosis in acute mesenteric ischemia：systematic review and meta–analysis [J] . Eur Radiol，2023，33 (4)：2792–2799.

[7] REINTAM BLASER A，STARKOPF J，BJöRCK M. Diagnostic accuracy of biomarkers to detect acute mesenteric ischaemia in adult patients：a systematic review and meta–analysis [J] . World J Emerg Surg，2023，18 (1)：44.

[8] Kü HN F，SCHIERGENS TS，KLAR E. Acute Mesenteric Ischemia [J] . Visc Med，2020，36 (4)：256–262.

[9] SINHA D，KALE S，KUNDARAGI NG. Mesenteric ischemia：a radiologic perspective [J] . Abdom Radiol (NY)，2022，47 (5)：1514–1528.

[10]DEMELO–RODRíGUEZ P，ORDIERES–ORTEGA L，OBLITAS CM. Mesenteric venous thrombosis [J]. Med Clin (Barc)，2023，160 (9)：400–406.

[11] DE LANGE IH，VAN GORP C，EEFTINCK SCHATTENKERK LD. Enteral Feeding Interventions in the Prevention of Necrotizing Enterocolitis：A Systematic Review of Experimental and Clinical Studies [J] . Nutrients，2021，13 (5)：1726.

[12] RINA P，ZENG Y，YING J. Association of initial empirical antibiotic therapy with increased risk of necrotizing enterocolitis [J] . Eur J Pediatr，2020，179 (7)：1047–1056.

[13] GARZELLI L，BEN ABDALLAH I，NUZZO A. Insights into acute mesenteric ischaemia：an up-to-date，evidence–based review from a mesenteric stroke centre unit [J] . Br J Radiol，2023，96 (1151)：20230232.

[14] TRESKES N，PERSOON AM，VAN ZANTEN ARH. Diagnostic accuracy of novel serological biomarkers to detect acute mesenteric ischemia：a systematic review and meta–analysis [J] . Intern Emerg Med，2017，12 (6)：821–836.

[15] TABRIZIANI H，AHMAD A，NARASIMHA D.FRISHMAN WH. A Nonsurgical Approach to Mesenteric Vascular Disease [J] . Cardiol Rev，2018，26 (2)：99–106.

[16] BEHEM CR，FRIEDHEIM T，HOLTHUSEN H. Goal–directed colloid versus crystalloid therapy and microcirculatory blood flow following ischemia/reperfusion [J] . Microvasc Res，2024，152：104630.

[17] GNANAPANDITHAN K，FEUERSTADT P. Review Article：Mesenteric Ischemia [J] . Curr Gastroenterol Rep，2020，22 (4)：17.

[18] 吴秀文，任建安.国内外腹腔感染诊治指南解读 [J]，中华胃肠外科杂志，2022，23 (11)：1023–1027.

[19] 中华医学会肠外肠内营养学分会.中国成人患者肠外肠内营养临床应用指南 (2023 版) [J] .中华医学杂志，2023，103 (13)：946–974.

[20] 中华医学会外科学分会外科感染与重症医学学组 中国医师协会外科医师分会肠瘘外科医师专业委员会，中国腹腔感染诊治指南 (2019版) [J] .中国实用外科杂志，2020，40 (1)，1–16.

[21] 中华医学会肠内肠外营养学分会. 鱼油脂肪乳剂临床应用中国专家共识(2022版)[J].中华消化外科杂志，2022，21(10)：1313-1325.

[22] 李世宽，王培戈.肠坏死肠穿孔致腹腔感染预防及处理[J].中国实用外科杂志，2016，36(2)，182-184.

[23] 戴晶，姜宏，金红旭.2020年中国急性肠系膜缺血诊断与治疗专家共识[J].临床急诊杂志，2020，21(10)：763-773.

[24] 王革非，任建安，黎介寿.腹部创伤并发腹腔感染的治疗进展[J].创伤外科杂志，2017，19(12)：888-891.

[25] 李世宽.成人肠梗阻围手术期的营养支持[J].肠外与肠内营养，2016，23(06)：321-325.

[26] 王培戈，吴昌亮.老年人急腹症术后营养支持治疗[J].肠外与肠内营养，2017，24(05)：257-259.

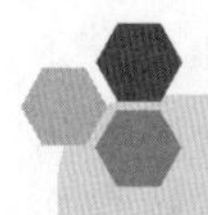

第十六章　炎性肠病

炎性肠病（inflammatory bowel disease，IBD）包括克罗恩病（Crohn disease，CD）与溃疡性结肠炎（ulcerative colitis，UC）。炎性肠病并发腹腔感染的治疗对外科医生来说是一个挑战。因为炎性肠病的患者往往长期接受着内科药物治疗，比如糖皮质激素、免疫抑制剂、各种生物制剂等，虽然病情恶化并发腹腔感染，但这些患者往往没有表现出亟需急诊手术的腹膜刺激征，病情很容易被低估导致处理不及时。在本章中，我们将重点阐述炎性肠病并发腹腔感染的病情评估、处理时机及处理方式。

第一节　克罗恩病并发腹腔感染

一、概述

克罗恩病是一种病因不明的慢性、持续性、不可治愈的炎性肠病。其病变表现为可累及全消化道的全层透壁性炎症，有两种同时存在的肠道表型：穿透型克罗恩病和狭窄型克罗恩病。超过50%的CD患者会因并发症而至少接受一次手术。腹腔感染是克罗恩病最常见的外科并发症。本书在其他章节详细介绍了如何处理肠穿孔与腹腔脓肿，但CD并发腹腔感染的处理与之有所不同，需要特殊阐明。

CD的初始治疗通常是药物治疗。CD并发腹腔感染往往是一个缓慢渐进的过程。CD并发腹腔感染以脓肿形成最常见，其次是肠梗阻、肠穿孔导致的弥漫性腹膜炎。CD患者也会因为肠切除吻合术后出现吻合口瘘而发生腹腔感染。CD术后手术部位感染尤其是切口的深层感染可延伸至腹腔，发展为腹腔感染。

二、克罗恩病并发脓肿

克罗恩病并发的常见脓肿为腹腔内脓肿、腹膜后脓肿、右下腹壁脓肿、臀大肌脓肿、腰大肌脓肿与肛周脓肿。

（一）临床表现

1. 症状

（1）发热　早期为38.5℃左右的低热，严重者表现为39℃以上的持续高热。需要与克罗恩病活动期、肠结核等相鉴别。

（2）腹痛　表现为脓肿部位的局部疼痛，多为持续性隐痛，比CD并发肠梗阻导致的绞痛要轻，易被忽视。需要注意的是，并发腹膜后脓肿的患者几乎无疼痛感。

（3）腹泻　当并发盆腔脓肿或脓肿发展至盆腔时，患者有里急后重症状。但腹泻是CD患者持续存在的最常见症状，询问腹泻规律与突发变化，有助于鉴别诊断。

2.体征

（1）腹部包块　最常见的临床表现。早期包块常固定，但界限不清，触之质中、偏硬，伴有压痛。后期，触之质中、偏软，中间部位常有波动感。

常见于右下腹，亦可见于左下腹、臀部和会阴部，这与CD病变穿孔部位相关。回盲部或盲肠后壁的穿孔，脓肿易向后、向下累及腰大肌或臀大肌，表现腰背部不适。脓肿向下可突破骶髂筋膜向会阴部发展，表现为会阴部包块。

（2）皮肤红肿热痛　腹部皮肤的红肿热痛是腹腔脓肿进展累及腹壁的特征表现。表现为腹壁凸出的包块，表面皮肤红、热、局部疼痛。

（3）皮下积气征　CD并发的脓肿多由肠慢性穿孔所致，肠内气体泄漏至脓腔。当脓腔累及皮肤时或脓肿破裂时，气体可积于皮下，可扪及皮下气体，甚至出现握雪感、捻发音。

（二）辅助检查

1.实验室检查

（1）血常规与C反应蛋白　多表现为血C反应蛋白、白细胞计数的升高，同时伴有中性粒细胞比例的升高。但CD患者往往合并中重度营养不良，在重度感染时会伴有白细胞、血小板的下降。

（2）PCT　PCT相比C反应蛋白、白细胞计数峰值出现更早，利于腹腔感染的早期诊断。CD并发腹腔脓肿时常伴有PCT升高，但不会超过5。当PCT大于5甚至达到10以上，多提示细菌入血，甚至合并脓毒症。行液体复苏与脏器功能支持的同时，必须尽快进行感染源控制。在腹腔脓肿患者中，连续监测PCT变化更有意义。如感染措施明确有效，PCT可持续下降，少有波动。

（3）IL-6　IL-6相较于其他炎症指标，具有反应更快，半衰期更短等优势，是感染反应的最敏感指标。CD并发腹腔脓肿时，IL-6多持续处于高位，脓肿得到有效控制后，多迅速下降。因此，IL-6是监测感染源控制是否有效的理想指标。

（4）血沉　一般细菌感染并不伴有血沉升高，但CD并发脓肿患者有血沉的显著升高。

2.影像学检查

（1）CT　CT是诊断CD合并腹腔脓肿的最常用影像学检查。可揭示是否存在肠壁增厚与肠腔狭窄而导致的不完全性肠梗阻，是否存在腹腔、腹壁或腹膜后的肠腔外游离气。检查前2～3小时可口服3%泛影葡胺等水溶性造影剂来增强对比消化道腔内外。通过发现外溢于肠腔外的造影剂，可明确诊断CD并发的肠瘘或脓肿的部位与范围。

（2）B超　与CT相比，B超检查具有廉价、无辐射、简单易操作的优点，适用于浅表脓肿的穿刺前定位。劣势在于易受肠腔气体影响，不易发现腹腔深部脓肿及腹膜后脓肿。

（3）MRI　CD并发腹腔脓肿的MRI特征性表现为增厚的脓腔壁、脓腔内积液与积气。MRI与CT检查类似，但MRI对脓肿与瘘管形成的诊断更为准确。

（三）治疗

1.非手术治疗　在CD并发腹腔脓肿早期，特别是脓肿尚未出现波动感，影像学检查提示未完全液化时，多采取非手术治疗。

（1）禁食　禁食以减少消化液外溢。可同时给予胃肠减压。

（2）抗感染药物　CD并发腹腔脓肿的致病菌多为肠杆菌科与厌氧菌，可经验性选择针对革兰阴性菌的第三、四代头孢菌素，联合硝基咪唑类。在使用抗生素前如获得脓液样本，可行细菌培养与药敏试验，再降阶梯使用敏感的抗生素。

（3）营养支持　对于CD并发腹腔脓肿同时合并肠梗阻患者，可考虑全肠外营养支持。如无肠梗阻，但肠道功能不全，可选择肠内联合肠外营养。如肠道功能正常，脓肿在缩小、吸收，也可选择全肠内营养。

（4）改善凝血功能　CD并发腹腔脓肿的患者常合并不同程度的凝血机制障碍。在明确诊断克罗恩病合并腹腔脓肿后，应监测纤溶功能，必要时补充维生素K。

（5）纠正贫血　CD累及回肠病变，会导致维生素B_{12}吸收障碍，引起大细胞低色素性贫血。如合并营养不良或者消化道出血，会加重贫血。可补充维生素B_{12}与铁剂纠正贫血，还可尝试皮下注射促红细胞生成素。

（6）生长抑素　生长抑素的使用具有争议性。为了减少消化液漏量，可考虑使用生长抑素。由于生长抑素在减少消化液分泌的同时，也可抑制胃肠蠕动，所以此时不宜同时给足量肠内营养。

2. 手术治疗　在保守治疗无效后，需考虑手术治疗。手术目的是感染源控制，应遵循损伤控制原则。CD合并腹腔脓肿的患者多合并营养不良与免疫功能下降，此时应以完成感染源控制为主要目的，不能急于完成病变肠段切除吻合等确定性手术。手术方法应按以下顺序谨慎选择，经皮脓肿切开引流、经皮脓肿穿刺引流、剖腹引流与肠造口。

（1）经皮脓肿切开引流　当脓肿形成波动感，且影像学证实脓肿接近体表时，可考虑行脓肿直接切开引流。应尽可能在切开引流前明确其脓肿范围与周围情况，注意脓肿与肠管的关系。

切开引流多采用局麻，可试穿，获取脓液标本行细菌培养与药敏试验。细菌培养最好同时行厌氧与需氧菌培养。脓肿切开后，仅行简单清创，去除坏死组织，吸尽脓液。如合并出血，可放置纱布适度填充脓腔止血。如无明显出血，可直接放置引流管引流，推荐放置黎氏双套管持续负压冲洗引流。

引流术后如有肠液外溢，可考虑经切开口或引流管造影检查，评估有无肠瘘、肠瘘的部位等。

（2）PCD　复杂脓肿往往无法经皮切开引流，可考虑在B超或CT等影像学引导下经皮穿刺引流。PCD安全有效，能够使67%～100%的患者避免再次手术，推荐为CD合并腹腔脓肿的首选疗法。

1）适应证　对于CD并发脓肿者：已成熟液化的脓肿；腹部术后早期；重度营养不良或脏器功能障碍。

2）穿刺导管的选择　选择不同规格的扩皮器，由小到大逐渐扩皮放置外套管，扩皮到适当大小后，经外套管置入引流管，推荐黎氏双套管。也可直接选择腹腔镜用的Trocar穿刺器，置入Trocar后拔除内芯，经Trocar的外套管放置引流，首选直径12毫米的Trocar。不宜选用静脉穿刺导管行穿刺引流，因稠厚的脓液或坏死组织极易堵塞导管，致引流不畅。同时脓液会沿导管外壁渗入腹壁下引起皮肤软组织感染，严重者可并发坏死性筋膜炎。无论何种引流管，引流液一旦经管周外渗，均提示引流不畅，需要调整或重新穿刺引流。一般在引流管放置至少7天后，待窦道稳定形成，可直接更换引流管。患者在穿刺引流后短暂体温恢复正常，三五天后再次发热，多因引流不畅所致。

3）B超或CT定位　穿刺前，需再次经B超或腹部CT定位。如担心穿刺可能经过血管，为了防止误伤血管，还可借助超声了解血管走行，设计穿刺点与穿刺角度。如脓肿位于腹膜后或腹腔深处，则腹部CT最佳。先行CT扫描，观察脓肿的部位、深度，再根据定位器定位穿刺的部位与角度，标记穿刺点。

4）穿刺与放置引流管　局部消毒，局麻，先使用7号穿刺针进行试穿，评估穿刺深度，获得脓液标本，送细菌培养与药敏试验。切开皮肤，由小到大扩皮或者直接选择相应的腹腔穿刺器做同角度与深度穿刺。B超、CT动态了解穿刺管尖距脓腔的距离，直至穿刺置管成功。进入脓腔后，拔出管芯，脓液可能随之流出，不急于吸尽脓液，而是先将黎氏双套管经外套管置入脓腔，再将外套管拔出，同时将双套管向前略推，防止其被一同拔出。双套管内置入内芯管接负压，吸尽脓液。经冲洗管注入生理盐水，证实各管道通畅后，缝合固定。最后B超或CT检查脓腔是否缩小或消失，并观察引流管所在位置。

（3）剖腹引流与肠造口　对肠袢间或者其他特殊部位的脓肿，或因技术原因无法完成切开或穿刺引流，可选择剖腹引流，并考虑是否行肠造口术。

手术切口选择应结合术前检查，避免腹部切口直对脓肿。可选择离脓腔体表投影约5cm之外的部位，同时避免有炎症的腹壁组织，以防术后切口感染。

进腹后，可先通过细针穿刺明确脓肿所在部位，并获取样本行细菌培养与药敏。证实脓腔部位后，打开脓腔，吸尽脓液，清除坏死组织，避免对脓腔组织生牵硬拉、彻底清创，以减少可能的出血或肠损伤。脓腔内放置双套管，明确冲洗管与引流管通畅后，将双套管沿最合理的直线方向经皮戳口引出，固定。

如患者感染较重感染灶不能一次清除、伴有重度营养不良且急需恢复肠内营养，就应考虑肠造口。需要注意的是，如果希望彻底转流消化液，应考虑单腔造口；如造口位置高，希望将来肠液回输，应考虑双筒造口或近端造口加远端插管造口；如漏口周围污染轻，引流管对感染源控制良好，可考虑双腔造口。回肠造口时应留好足够长的末端回肠，方便造口还纳时保留回盲瓣。

对于腹腔粘连轻、全身状况良好的，可行腹腔镜脓肿引流术与肠造口术。对于有腹部手术史或者怀疑腹腔粘连者，可先使用1～2cm的腹部小切口逐层切开建立气腹。

三、克罗恩病并发急性穿孔与弥漫性腹膜炎

CD病变部位肠管因溃疡突然穿透或者近端肠梗阻加剧导致急性肠穿孔肠液外溢，引起弥漫性腹膜炎。

（一）临床表现

1. 症状

（1）腹痛　多表现为慢性腹痛基础上的突发腹痛，早期可局限，之后迅速扩展至全腹。疼痛为针刺样，如合并梗阻，可伴有阵发性绞痛。

（2）腹泻与里急后重感　腹泻量不多，伴里急后重，这是盆腔底部浆膜层受肠液刺激所致。

（3）恶心呕吐　肠液外溢刺激后出现肠麻痹，尤其合并肠梗阻者，患者可出现频繁呕吐。呕吐物多为肠内容物。

2. 体征

（1）压痛与反跳痛　压痛、反跳痛、肌紧张、板状腹等腹膜炎典型体征。

（2）发热　迅速出现持续高热，多在39℃以上。感染极为严重者，可表现为体温正常或降低。

（3）腹部包块　腹部包块是CD穿孔有别于普通肠穿孔的特殊体征。包块质中偏硬，此为肠壁炎性增厚的肠管或为因慢性炎性反应相互粘连的肠管。

（4）全身炎症反应　患者在突发腹痛的同时，迅速出现呼吸急促、心率增快、血压下降和发热，这是细菌毒素大量入血所致。

（二）辅助检查

1. 实验室检查　血白细胞计数可迅速升高，并呈持续升高，穿孔较久伴严重感染的患者，也可出现血白细胞计数低于4×10^9/L的情况，这多提示感染严重，预后不良。

2. 影像学检查

（1）腹部X平片　腹部立卧位平片可发现膈下游离气体，这是诊断肠穿孔的重要证据。但如果是腹部术后的患者则需仔细鉴别。

（2）B超　可发现腹腔积液积气征。注意观察左右下腹、盆腔、膈下和肝肾隐窝处有无积液积气。可配合腹腔穿刺。

（3）腹部CT　选择腹部平扫即可。此类患者因感染或梗阻多有体液丢失、液体不足或肾脏功能不全，此时选择增强CT有导致肾功能进一步损害之虑。

3. 诊断性穿刺　对怀疑有肠穿孔所导致的弥漫性腹膜炎，可于右下腹麦氏点或左下腹反麦氏点进行诊断性穿刺，同时对穿刺液行生化常规、淀粉酶与细菌涂片检测。合并营养不良时，漏出的肠液会被腹水稀释，应注意区分鉴别。可在B超引导下，对液体暗区进行穿刺，可提高诊断性穿刺的准确性与安全性，避免医源性损伤。

（三）治疗

对该类患者，一经诊断应立即手术治疗。手术不仅可以明确诊断，还可在没有额外治疗的情况下，让CD患者数年处于缓解状态。手术包括清除坏死组织、切除穿孔肠段、转流感染源，引流残余感染。

由于克罗恩病病变为穿透全层的病变，穿孔是病变最重部位，周围组织均为慢性炎性瘢痕增生，穿孔修补多难以成功，故需行穿孔肠段切除术。在切除病变肠段后，要视患者一般情况特别是营养状况、脏器功能、是否使用免疫抑制药如激素、腹腔污染程度决定是否行一期吻合术。如穿孔时间大于12小时、腹腔污染严重、长期使用免疫抑制剂、营养状况较差、合并肾肺等脏器功能障碍，应考虑切除肠段的近端肠造口术。

1. 冲洗引流　术前通过查体、CT和既往造影检查初步判断可能的穿孔部位，进而选择切口部位。CD常见穿孔部位为回盲部或末端回肠，一般采用右下经腹直肌切口或下腹正中切口。根据术中探查情况决定是否向上或向下延长切口。

进腹后，先取腹腔内脓液送细菌培养与药敏试验。通过简单的缝合或使用肠钳夹闭穿孔肠管，阻止肠腔内容物进一步流入腹腔。不急于行广泛的腹腔探查，尽量先吸尽漏出的肠液、脓液，以减少细菌毒素的吸收。

腹腔冲洗液可选用接近体温的生理盐水，冲洗的量建议400ml/kg体重。整个手术过程中可行三次冲洗：探查过程中的腹腔冲洗、控制住穿孔后的冲洗和关腹前的冲洗。前两次冲洗以大致减少腹腔污染物为目的，最后一次冲洗以完全冲洗干净腹腔为标准。

2. 穿孔肠段处理　对穿孔的肠管可采用肠切除吻合术。对于腹腔污染较重或伴有脓毒症甚至脓毒症休克，可将病变肠管切除，近远端肠造口或近端肠造口加远端插管造口，造口的插管与腹壁吊置后戳孔引出。待术后肠道功能恢复后，可鼻饲肠内营养，并收集近端造口排出的肠液与营养混合液，再经远端造口或者造口管回输至远端肠管。对于剖腹引流手术后，在腹腔污染严重、腹腔高压、多发复杂肠瘘或腹腔大出血纱布填塞等情况下无法缝合腹壁切口，可考虑腹腔开放疗法。

（刘秦杰　陶庆松）

第二节　溃疡性结肠炎并发腹腔感染

一、概述

本节重点阐述急性重度溃疡性结肠炎（acute severe ulcerative colitis，ASUC）并发腹腔感染的治疗。UC患者往往长期服药，治疗决策的转换很复杂。因此，我们推荐：UC的治疗从一开始即需要胃肠外科、消化内科医生等组成多学科团队来共同决策，这样可以早期、积极地将“外科治疗关口前移”。

UC并发腹腔感染的患者表面看来并不严重，他们通常比较年轻，合并症少。但病情会很快恶化。该类患者的手术时机与适应证，取决于对病情的精准评估。

Truelove和Witts制定了溃疡性结肠炎严重程度分型标准，将溃疡性结肠炎病情分为轻度、中度或重度（表16-1）。

表16-1　Truelove和Witts溃疡性结肠炎严重程度指数

变量	轻度	中度	重度
粪便（次数/天）	＜4	4～6	＞6
便血	间歇性	中等	频繁
温度（℃）	正常	正常	＞37.5
脉搏（次/分）	正常	正常	＞90
血红蛋白	正常	正常	＜正常值的75%
ESR（mm/h）	≤30	≤30	＞30

二、UC并发中毒性巨结肠

急性重度溃疡性结肠炎ASUC，包括以下三种类型。

重度结肠炎（severe colitis）：每日血便＞6次、频发肠痉挛、发烧、心率＞90次/分、贫血、ESR升高（≥33mm/h）。

暴发性结肠炎（fulminant colitis）：每日血便＞9次、持续出血、腹痛、中毒体征（厌食、发热、心动过速）。

中毒性巨结肠（toxic megacolon）：结肠扩张的影像学表现，横结肠直径＞6cm或盲肠直径＞9cm。1%～5%的UC患者会出现中毒性巨结肠。约3%的艰难梭菌结肠炎可导致中毒性结肠炎，与UC鉴别的是，其CT表现为广泛结肠水肿而非巨结肠。中毒性巨结肠的其他罕见原因有巨细胞病毒（cytomegalovirus，CMV）、沙门菌、志贺菌、弯曲杆菌感染以及缺血性结肠炎。

UC并发中毒性巨结肠，采取内科治疗的总死亡率约为30%，采取手术的死亡率约为20%。如导致结肠穿孔，只采取内科治疗的死亡率为80%，而采取手术的死亡率为51.2%。

（一）临床表现

1. 症状

（1）腹痛　既往有下腹部疼痛，排便后可缓解，常伴里急后重感。中毒性巨结肠后表现为持续性剧烈腹痛。

（2）腹泻与黏液脓血便　腹泻次数与脓血便的程度反映病情轻重，ASUC每日可达10次以上脓血便，甚至大量便血。当中毒性巨结肠时反而没有大便，这是并发腹腔感染引起肠排空功能障碍所致。

（3）恶心呕吐　中毒性巨结肠导致肠麻痹，患者可出现恶心、呕吐。

2. 体征

（1）压痛与反跳痛　重度结肠炎与暴发性结肠炎伴有明显腹部压痛，叩诊明显鼓音。而中毒性结肠炎表现为压痛、反跳痛、肌紧张、板状腹、肠鸣音减弱或消失等腹膜炎典型体征。

（2）持续高热。

（3）肠外表现　UC可合并外周关节炎、结节性红斑、坏疽性脓皮病、巩膜炎、难治性口腔溃疡等，这些肠外表现在结肠炎控制或结肠切除后可以缓解或恢复。但强直性脊柱炎、原发性硬化性胆管炎、淀粉样变性、急性发热性嗜中性皮肤病等，可与溃疡性结肠炎共存，但与UC本身的病情变化无关。

（4）全身表现　中毒性巨结肠患者往往出现呼吸急促、心率增快、血压下降，并出现神志淡漠、嗜睡等精神状况。

（二）辅助检查

1. 实验室检查　血白细胞计数可迅速升高，并呈持续升高，也可出现血白细胞计数低于4×10^9/L的情况，这多提示感染严重，预后不良。同时伴有贫血、低蛋白血症、水与电解质平衡紊乱（低钾血症、低钙血症、低磷血症、低镁血症、代谢性碱中毒）等表现。

2. 影像学检查

（1）腹部X平片　腹部立卧位平片可发现膈下游离气体，这是诊断肠穿孔的重要证据。但如果是腹部术后的患者则需仔细鉴别。腹部X线平片可显示节段性或全结肠扩张，以横结肠及脾曲最明显。中毒性巨结肠的横结肠直径可达5.0～16.0cm，若腹部X线平片示横结肠直径大于6cm则可诊断中毒性巨结肠。如果腹腔出现游离气体，证实有肠穿孔。

（2）腹部CT　推荐行腹部CT平扫检查，来判断中毒性巨结肠与亚临床肠穿孔。尤其关注横结肠的直径，中毒性巨结肠早期可见横结肠结肠带变厚，然后消失，横结肠直径大于6cm，同时可观察到胃、小肠大量积气。

（三）治疗

目前指南推荐，ASUC首选静脉使用糖皮质激素治疗，但在静脉使用足量激素治疗无效时，需立即考虑手术治疗。英夫利昔单抗的加入，丰富了治疗ASUC的武器库，指南将其称为“转换治疗”或者“挽救治疗”。对于ASUC，可允许进行24至48小时的“挽救治疗”，须密切关注病情，如果患者出现病情恶化，建议立即手术。

对于横结肠直径大于6厘米的中毒性巨结肠患者，应立即剖腹手术。千万不要被腹部体征所迷惑，该类患者出现腹膜刺激征，通常为时已晚，死亡率极高。我们也不能只关注横结肠，如果横结肠直径小于6cm，但盲肠直径大于9 厘米，也必须立即剖腹手术。

并非所有ASUC患者都需要使用抗生素，但对于重症患者（暴发性结肠炎和中毒性巨结肠），推荐静脉使用广谱抗生素。

1. 结肠切除术加末端回肠造口术　中毒性巨结肠的手术方式首选结肠切除术加末端回肠造口术。在有些国家比如美国，结肠和直肠是两个不同的解剖概念，结肠切除术是指腹膜反折以上的至少不包括中下段直肠的结肠切除，通常别的国家和地区将其称为结肠次全切除术。在本章中我们都统一称结肠切除术。其他急诊手术方式包括姑息性的末端回肠双腔造口术或彻底的结肠直肠全切除术加末端回肠造口术。中毒性巨结肠手术不推荐做一期肠吻合。

有些文献还建议在中下段直肠处离断肠管，但急诊手术时完全没有必要，这样只会增加后续还纳手术的难度和风险。除非患者存在危及生命的直肠出血，需要做全结肠直肠切除加末端回肠造口术。

最重要的手术小技巧就在于“结肠切除术”这个名字上。我们仅需切除大部分的结肠，保留一段足够长的直肠残端。事实上，我们只要在远端乙状结肠处离断肠管即可，无需在直肠上段离断，这样就能留下足够多的直肠。这种手术方法保留了远端足够的直肠，为分期做回肠直肠吻合术或者回肠储袋肛管吻合术创造了机会，减少了手术难度和风险。

此外，我们还想分享一些小技巧：

（1）患者取仰卧位，全麻后插尿管，无需插胃管。对于开放手术，最好选择正中绕脐左侧切口，绕脐左侧是为了给末端回肠造口留有足够的右下腹壁空间。切口的长度取决于患者的体型、结肠脾曲和肝曲的高度，并根据术中情况随时调整。

（2）使用超声刀或能量平台，因为可以减少手术出血，缩短手术时间。

（3）无需做全系膜切除、淋巴清扫或血管根部高位结扎的根治术，除非患者合并结直肠癌。

（4）通常将大网膜与横结肠一并切除，在胃结肠之间的相对无血管区游离，离断大网膜，在分离过程中有时还可发现既往隐匿性结肠穿孔引起的网膜包裹。

（5）使用线型切割缝合器在乙状结肠远端离断。

2. 腹腔镜手术　中毒性巨结肠患者病情重，常合并脓毒血症和低蛋白血症等，需要紧急的手术处理。由于扩张的巨结肠可增加腹腔镜下的分离难度，延长手术时间，无需为此耽误抢救时间，当务之急是快速切除中毒的结肠，挽救患者性命。虽然在临床实际工作中，也会使用腹腔镜开展全结肠切除术，但前提是患者病情相对稳定且没有结肠穿孔的迹象。

3. 直肠残端漏的预防　为降低直肠残端瘘风险，我们推荐用3-0倒刺线加强直肠残端关闭处，并经肛留置一根30Fr肛管行直肠减压48小时。

有时候术中会发现直肠壁非常水肿质脆，以至于无法安全地用线型切割缝合器关闭直肠残端，可把直肠残端简单关闭后从左髂窝位置拖出皮肤外固定，如果漏了就相当于一个远端肠造口。

4. 术后处理 患者的肠功能恢复通常非常迅速，手术次日就可允许喝水、清淡流质饮食。对于术前口服糖皮质激素的患者，在恢复饮食前需静脉使用糖皮质激素替代。术后恢复流质饮食后，我们将会根据糖皮质激素术前剂量逐渐减量，每7天减少5mg，直到减停。而其他药物比如5-ASA、生物制剂等可以在手术后立即停用，无需任何减量过程。低分子肝素皮下注射，一天一次，手术24小时后连续使用，实际上没有特殊情况，我们推荐所有大手术患者都应接受术后预防性抗凝。

（刘秦杰　陶庆松）

第三节　其他类型结肠炎并发腹腔感染

一、艰难梭菌结肠炎并发腹腔感染

艰难梭菌结肠炎（C.diff colitis）又称“伪膜性结肠炎”或“难辨梭菌结肠炎”。是由肠道内革兰阳性细菌艰难梭菌（clostridium difficile，C. diff）过度生长引起的。伪膜性结肠炎几乎完全可以归咎于广谱抗生素的滥用（即使是首次首剂使用），也是医源性并发症之一，故又被称为“抗生素相关性肠炎”。艰难梭菌结肠炎具有高度传染性，须立即启动感控措施，快速隔离目标患者，预防可能的传染流行。

在使用抗生素期间或停用抗生素后短期内，突然出现无红细胞的黏液腹泻；或腹部手术后病情反而恶化，并出现腹泻时，应想到本病。起病大多急骤，病情轻者仅有轻度腹泻，重者可呈暴发型，病情进展迅速。

伪膜性肠炎主要发生在结肠，偶见于小肠等部位。病变肠黏膜通过结肠镜下肉眼看，可见凝固性坏死，并覆有大小不一、散在的斑点状黄白色伪膜。严重者伪膜可融合成片，并可见到伪膜脱落的裸露区。黏膜活检的组织学病理检查具有诊断意义。坏死一般限于黏膜层，严重病例可向黏膜下层伸延，偶有累及肠壁全层导致肠穿孔。粪便细菌特殊条件下培养，多数病例可发现有难辨梭状芽孢杆菌生长。

治疗上应停止使用广谱抗生素。使用甲硝唑片400mg，口服，每日3次。若伴有肠梗阻，可静脉使用甲硝唑注射液。病情严重时，万古霉素100mg，口服，每日两次。其他治疗药物比如静脉注射免疫球蛋白、肠道益生菌、粪便移植等，缺乏强有力的证据支持。

伪膜性结肠炎极少需要手术治疗。这些患者虚弱不堪，住院时间长，常伴各种合并症，围手术期并发症发生率和死亡率非常高。但并发结肠穿孔时，需考虑急诊手术。推荐行结肠次全切除加末端回肠造口术。

越来越多的证据支持，对于重度伪膜性结肠炎但不合并结肠穿孔时，可单纯行末端回肠双筒造口，近端肠造口后可早期给予肠内营养，并经远端肠造口或插管造口行结肠抗生素（推荐使用万古霉素）灌洗治疗，帮助患者快速康复。

二、缺血性结肠炎并发腹腔感染

缺血性结肠炎没有明确的定义，它包含了一系列症状。缺血性结肠炎与相应的结肠动脉闭塞完全无关，而与局部结肠壁的微循环血管变化息息相关。缺血性结肠炎有两种不同类型：

1. 自发性　由心力衰竭、慢性肺病、肾衰竭、糖尿病或胶原病等原因所致，可能与相关结肠壁内血管病变有关。CT血管造影扫描（CTA、CTV）显示患者的肠系膜血管完全正常，甚至没有动脉粥样硬化的证据。

2. 休克相关性　见于各种原因所致的休克患者。

缺血性结肠炎的临床进程取决于肠壁病变的深度。一过性的肠黏膜缺血大多会自行愈合，不会留有任何后遗症；少数可能导致部分层次的肠壁坏死，恢复后会导致肠腔狭窄；极少数患者中会发展为结肠全层坏疽。缺血性结肠炎可累及结肠与直肠的任何部分，最常见于结肠脾曲的“分水岭”区域，即肠系膜上动脉和肠系膜下动脉分布的交汇区，也常见于左半结肠，但很少会累及整个结肠。缺血性结肠炎病变通常是局灶性的，但也可能是斑片状或弥漫性的。

自发性缺血性结肠炎通常表现为左侧腹痛、痛性痉挛与便血，查体有腹部压痛。休克相关缺血性结肠炎表现为继发于原发危重症的相关腹部体征与症状。

临床表现与实验室检查都没有特异性。腹部平片和CT检查可能提示结肠麻痹，缺血区域结肠壁增厚水肿、扩张，近端结肠扩张。在透壁性病变的患者中，CT检查可显示结肠壁积气或者腹腔游离气体。

缺血性结肠炎大多会自行痊愈。非手术治疗包括禁食、肠道休息、支持治疗、广谱抗生素。少数患者发展为结肠全层缺血坏死，则需要手术治疗。手术方案一般选择Hartmann手术，即切除缺血坏死的结肠，近端结肠造口，远端关闭。

三、中性粒细胞减少性小肠结肠炎并发腹腔感染

该疾病的特点是严重骨髓抑制和免疫抑制所致小肠和结肠透壁性炎症，常见于骨髓增殖异常、恶性肿瘤化疗后、器官移植后或者骨髓移植后患者。严重的中性粒细胞减少症，导致肠黏膜损伤、肠道菌群紊乱、肠壁穿透性炎症。

最常累及盲肠，但会波及升结肠、回肠。典型症状类似急性阑尾炎。腹部查体：右下腹压痛、可触及扩张的盲肠，局部腹膜刺激征。患者常有恶心、呕吐、腹胀等类似肠梗阻症状，一半的患者会出现水样或血样稀便。

实验室检查可显示特异性的中性粒细胞减少。腹部CT扫描是首选的诊断工具，CT可显示盲肠壁增厚、盲肠积液、盲肠周围炎，如果存在隐匿性穿孔，可见腹腔游离气体。腹部平片常常是无特异性表现，可显示肠麻痹征象，可见右半结肠肠壁内空气“指纹”（肠壁积气），表明盲肠壁严重受累。

治疗关键是要识别病情，积极采取有效治疗措施，尽可能避免手术。初始治疗为系统支持治疗，包括覆盖对肠源性革兰阴性菌和厌氧菌有效的广谱抗生素，并使用粒细胞集落刺激因子。病情恶化、有肠穿孔证据及罕见的消化道出血则需要手术。手术中，浆膜看似正常的肠管可能隐藏着腔内损伤甚至坏死的肠黏膜，因此，应切除整个受累结肠段。这些

患者往往病情危重，手术死亡率很高，手术方案应尽量避免肠吻合，而行肠切除、肠造口即可。

（刘秦杰　陶庆松）

参考文献

［1］任建安. 腹腔开放疗法［M］. 北京：科学出版社，2017.

［2］CHURCH P C，TURNER D，FELDMAN B M，et al. Systematic review with meta-analysis：magnetic resonance enterography signs for the detection of inflammation and intestinal damage in Crohn's disease［J］. Aliment Pharmacol Ther，2015，41（2）：153-166.

［3］CANDIA R，BRAVO-SOTO G A，MONRROY H，et al. Colonoscopy-guided therapy for the prevention of post-operative recurrence of Crohn's disease［J］. Cochrane Database Syst Rev，2020，8（8）：CD012328.

［4］GE X，HU D，CAO Y，et al. Procalcitonin in Crohn's disease with fever episodes，a variable to differentiate intra-abdominal abscess from disease flares［J］. Int J Surg，2016，36（Pt A）：34-39.

［5］LIU J，GONG W，LIU P，et al. Trocar Puncture With a Sump Drain for Crohn's Disease With Intra-Abdominal Abscess：A 10-Year Retrospective Cohort Study［J］. Front Surg，2022，9：816245.

［6］MCDONALD L C，GERDING D N，JOHNSON S，et al. Clinical Practice Guidelines for Clostridium difficile Infection in Adults and Children：2017 Update by the Infectious Diseases Society of America（IDSA）and Society for Healthcare Epidemiology of America（SHEA）［J］. Clin Infect Dis，2018，66（7）：e1-e48.

［7］LIGHTNER A L，VOGEL J D，CARMICHAEL J C，et al. The American Society of Colon and Rectal Surgeons Clinical Practice Guidelines for the Surgical Management of Crohn's Disease［J］. Dis Colon Rectum，2020，63（8）：1028-1052.

［8］COHEN B L，FLESHNER P，KANE S V，et al. Prospective Cohort Study to Investigate the Safety of Preoperative Tumor Necrosis Factor Inhibitor Exposure in Patients With Inflammatory Bowel Disease Undergoing Intra-abdominal Surgery［J］. Gastroenterology，2022，163（1）：204-221.

［9］MICHELASSI F. Expert Commentary on Bowel-Preserving Surgery for Diffuse Stricturing Crohn's Jejunoileitis［J］. Dis Colon Rectum，2022，65（10）：1171-1172.

［10］MCINTYRE L，ROWE B H，WALSH T S，et al. Multicountry survey of emergency and critical care medicine physicians' fluid resuscitation practices for adult patients with early septic shock［J］. BMJ Open，2016，6（7）：e010041.

［11］中华医学会外科学分会结直肠外科学组，中国医师协会肛肠医师分会炎症性肠病专业委员会. 中国溃疡性结肠炎外科治疗指南［J］. 中华炎性肠病杂志，2022，06（1）：7-16.

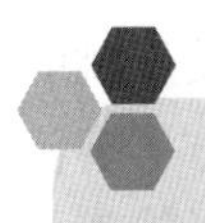

第十七章　盆腔感染

盆腔感染是病原体侵袭盆腔器官所致的感染性疾病。狭义上的盆腔感染，即盆腔炎性疾病（pelvic inflammatory disease，PID），专指女性上生殖道结构的感染，包括子宫、输卵管及卵巢之一或全部感染，并可能累及相邻的盆腔器官。广义上的盆腔感染，还包括继发于腹部器官感染、手术、创伤后的盆腔腹膜炎和盆腔脓肿。近年来，直肠、膀胱、前列腺等盆腔器官手术、放射等治疗后，因吻合口漏、穿孔等并发症所导致的盆腔感染有增多趋势，需引起重视。

一、PID

1. 病因与发病机制　急性PID的病程不超过30天，主要为宫颈微生物及阴道菌群上行所致。阑尾炎、憩室炎发作时，由于感染病灶与内生殖器官毗邻，也可直接蔓延引起PID。慢性PID的病程往往超过30天，多为由结核分枝杆菌或放线菌引起的慢性感染，而非急性PID患者经治疗后出现的慢性复发性盆腔疼痛。

85%以上的PID是由宫颈致病微生物或阴道致病菌群引起，约15%的感染是由在下生殖道定植的呼吸道或肠道微生物引起。宫颈致病微生物主要包括通过性途径传播的沙眼衣原体和淋病奈瑟菌（淋球菌）。生殖支原体也是宫颈炎、子宫内膜炎、输卵管炎和不孕症的可能病因。阴道致病菌群主要包括厌氧菌、革兰阴性肠杆菌、流感嗜血杆菌、无乳链球菌、生殖道支原体以及阴道加德纳菌等。细菌性阴道病是一种多微生物菌群失调，由于正常阴道乳酸杆菌减少，而与厌氧生物膜相关的微生物群过度生长。局部产生降解宫颈黏液和相关抗菌肽的酶，损害了宫颈对上行感染的屏障，便于病原体向上生殖道扩散。

盆腔感染会导致输卵管上皮表面以及输卵管和卵巢腹膜表面出现纤维素性或化脓性炎症损伤，从而导致瘢痕、粘连，甚至输卵管部分或完全阻塞。再次感染可能导致输卵管结构或功能受损，大大增加不孕的风险。此外，感染引起沿输卵管上皮的纤毛上皮细胞选择性脱落，阻碍卵子运输，从而造成输卵管因素性不孕或异位妊娠。沿输卵管的腹膜粘连也可能阻碍妊娠。

2. 临床表现　PID多发生于育龄期女性，主要表现为程度不一的下腹或盆腔疼痛，典型症状是月经期间或月经后不久突发剧烈疼痛。患者可伴有阴道分泌物异常、经期或性行为后出血、排尿困难等。患者还可伴有发热，若病情严重甚至有寒战、高热等全身症状。但随着淋球菌感染率的下降，不典型、较轻的临床表现也愈发多见。PID如合并有腹膜炎，可出现恶心、呕吐、腹胀等消化道症状。PID偶尔会伴有右上腹疼痛，提示肝包膜炎症和粘连形成，也称肝周炎（perihepatitis）或菲茨-休-柯蒂斯综合征（Fitz-Hugh-Curtis syndrome）。

急性PID患者可呈急性病容，体温升高、心率增快，下腹部有肌紧张、压痛及反跳痛等腹膜炎体征。若有脓肿形成，可有下腹肿物及局部压迫刺激症状。肿物位于前方可有泌尿系统症状，肿物位于后方可有腹泻、里急后重及排便困难等直肠刺激症状。直肠检查可能有直肠前壁压痛和波动感。妇科检查可见宫颈内大量脓性分泌物，穹隆有明显触痛；宫颈充血、举痛明显；宫体有压痛、活动受限；子宫的两侧压痛明显，可触及输卵管增粗，有明显压痛。宫旁结缔组织炎时，可触及宫旁一侧或两侧有片状增厚，或两侧宫底韧带高度水肿、增粗、压痛明显。

慢性PID全身症状多不明显，有时可有低热，易感疲劳。病程时间较长，部分患者可有神经衰弱症状。慢性炎症形成的瘢痕粘连以及盆腔充血，可引起下腹部坠胀、疼痛及腰骶部酸痛，常在劳累、性行为、月经前后加剧。由于盆腔瘀血，患者可有月经增多，卵巢功能损害可有月经失调。输卵管粘连阻塞时可致不孕，小腹两侧可扪及条索状肿物硬结。

3. 诊断 PID的临床诊断依据是盆腔器官压痛，如双合诊时发现宫颈举痛、子宫压痛、附件压痛，同时伴有下生殖道炎症表现。例如，宫颈或阴道异常黏液脓性分泌物，表现为宫颈内口的渗出物，或用棉签轻轻插入宫颈口，可见黄色或绿色黏液（棉签试验阳性）；宫颈易碎（易诱发柱状上皮出血）；或在阴道分泌物生理盐水涂片中观察到白细胞数量增多。盆腔压痛对诊断PID的敏感性很高（>95%），但特异性较差。结合下生殖道炎症表现可提高诊断的特异性。

超声、CT和MRI等影像学检查可显示输卵管增粗、积液，伴或不伴盆腔积液、输卵管卵巢肿块，对输卵管炎具有高度特异性，有助于排除其他诊断，如卵巢囊肿、子宫内膜异位症、宫外孕或急性阑尾炎。超声检查操作简单、廉价、无辐射，并可区分液性和实性病变。感染状态下，彩色多普勒检查还可显示输卵管血流增加。但术后患者由于腹腔积气、肠道干扰，超声对于脓肿定位较困难。CT扫描的灵敏度和特异性略高于超声。MRI虽然灵敏度高，但价格昂贵，在资源匮乏的地区通常无法使用。

诊断PID的有创性检查主要包括子宫内膜活检术和腹腔镜检查术等。经宫颈的子宫内膜活检术可在组织病理学检查中发现浆细胞和中性粒细胞数量增加，但该操作对技术具有一定要求，病理学检查结果也有滞后性。腹腔镜检查可发现输卵管表面明显充血，输卵管壁水肿，或输卵管伞端或浆膜面有脓性渗出物。腹腔镜检查同样受到操作者经验和技巧等因素影响，不作为常规诊断手段。

所有疑似PID的患者都应接受淋球菌和沙眼衣原体感染的宫颈或阴道核酸扩增检测。患者应评估阴道分泌物中白细胞数量是否增加和细菌性阴道病的指标，包括阴道脱落上皮细胞黏附大量细菌（即线索细胞）、pH 值升高、加入氢氧化钾后有胺味（即胺试验阳性）。通常情况下，细菌性阴道病是一种非炎症性疾病，如果阴道分泌物中白细胞增多并伴有线索细胞，则提示PID。患者应常规进行妊娠试验，以排除异位妊娠。PID也需与急性阑尾炎、盆腔淤血综合征、子宫内膜异位症、卵巢肿瘤等疾病相鉴别（表17-1）。

根据美国CDC指南，在排除其他可能病因，并满足三个最低标准之一者，应诊断为PID，并给予经验性治疗。如同时满足以上一个或多个附加标准者，诊断PID的准确性增加。满足以上任意一个特异标准者，可直接诊断。

表17-1　PID诊断标准（美国CDC指南2021年版）

诊断标准	描述
最低标准	①子宫压痛；②附件压痛；③宫颈举痛
附加标准	①口腔温度≥38.3℃；②子宫颈或阴道黏液脓性分泌物；③阴道分泌物显微镜检查白细胞增多；④红细胞沉降率升高；⑤C反应蛋白水平升高；⑥实验室检查证实有子宫颈淋病奈瑟菌或沙眼衣原体感染
特异标准	①子宫内膜活检显示有子宫内膜炎的组织病理学证据；②经阴道超声或MRI检查显示输卵管壁增厚、管腔积液，可伴有盆腔游离液体或输卵管卵巢包块；③腹腔镜检查见输卵管表面明显充血，输卵管水肿、输卵管伞端或浆膜面有脓性渗出物等

4. 治疗　一旦做出PID的诊断，就应立即开始治疗。PID治疗以抗生素治疗为主。由于难以及时获取病原学诊断及药敏试验结果，因此PID多采用经验性治疗。治疗应采用广谱抗生素，以全面覆盖常见的需氧菌、厌氧菌、淋病奈瑟菌和衣原体等。

PID的抗生素治疗都应覆盖淋球菌和沙眼衣原体，同时重视耐药性问题。由于淋球菌针对氟喹诺酮类药物的耐药率接近100%，因此不常规推荐使用。但如果患者对头孢菌素过敏，淋病的社区患病率和个体风险较低，则可以考虑将喹诺酮类药物作为替代疗法。急性PID患者上生殖道厌氧菌检出率较高，尤其是细菌性阴道病相关的厌氧菌。多个临床指南（如美国CDC指南和欧洲性传播感染指南）倾向于抗生素治疗方案应覆盖厌氧菌，建议加用甲硝唑。对于衣原体的治疗，由于阿奇霉素的耐药性日益增加，目前多推荐使用多西环素。

当PID患者满足以下任意标准者，应考虑住院治疗：不能排除紧急手术可能（例如阑尾炎）；输卵管卵巢脓肿；妊娠；重度恶心和呕吐，或口腔温度＞38.5℃；无法随访或耐受门诊口服方案；口服抗菌药物治疗无效。PID患者在治疗完成、症状消失且性伴侣得到治疗之前应避免性行为。以尽量减少疾病传播。如治疗后72小时内没有出现临床改善，则建议住院评估治疗方案，并可考虑额外的诊断手段，包括腹腔镜检查。

5. 预后　盆腔感染如未及时治疗或未完全治愈者可导致不孕、异位妊娠及慢性盆腔痛等，严重影响患者的生活质量及生育能力。因此，盆腔感染及并发症的预防应从源头开始，首先应注重PID的预防；一经诊断PID，应及时予以足量足疗程的抗生素治疗；一旦形成脓肿，应及时干预，尽量降低脓肿并发症的发生率。

二、盆腔腹膜炎与盆腔脓肿

1. 病因与发病机制　盆腔内器官发生严重感染时，如急性输卵管炎、盆腔蜂窝织炎及其他腹部感染如阑尾炎、憩室炎穿孔，病原体可通过血行或淋巴系统扩散以及直接蔓延等方式波及盆腔腹膜，称为盆腔腹膜炎。盆腔腹膜炎也可继发于腹盆腔脏器的手术、创伤，由于出血、浆液渗出、淋巴碎屑、坏死组织和纤维止血组织积聚在盆腔，形成单纯的液体积聚。致病菌通过皮肤切口或女性生殖系统进入积液区域，导致盆腔脓肿形成。如输卵管有急性输卵管炎发展成输卵管积脓，卵巢排卵不畅，形成输卵管卵巢脓肿。男性泌尿系统感染，特别是急性细菌性前列腺炎，如形成前列腺脓肿，溃破进入盆腔后也可形成盆腔脓肿。

急性盆腔腹膜炎时，整个盆腔腹膜充血水肿，大量浆液性渗出液。当盆腔腹膜炎向上蔓延时，由于乙状结肠一侧是阻力最小的解剖路径，脓肿可能会先累及左下腹。转变为慢性后，盆腔肠管及子宫、附件广泛粘连，大网膜从骨盆入口与其他脏器形成粘连包裹，将感染局限于盆腔。

2. 临床表现 急性盆腔腹膜炎多以原发性腹盆腔器官疾病（如PID、腹腔感染）为首发表现。而且，由于盆腔腹膜的吸收能力低于上腹部，因此盆腔腹膜炎下腹部症状体征往往出现较晚。患者可出现高热、寒战。有下腹部剧烈疼痛，为持续性，常有恶心、呕吐，活动时加剧；排尿、大便时疼痛，时有腹泻或便秘。患者喜取两腿屈曲卧式，以减轻腹壁紧张疼痛。查体可有腹肌紧张，强直，严重压痛及反跳痛，患者拒按，尤以下腹为甚。慢性期则可触及生殖器官与大网膜、肠管粘成表面不平、大小不等的包块，压痛、固定。

盆腔脓肿形成后，多伴有高热、乏力、周身不适，以及下腹疼痛、阴道分泌物增多等。部分患者因脓肿形成过程较慢，症状不明显，甚至有患者无发热。病情如持续进展，可呈全身中毒症状，弛张型高热，腹痛、腹膜刺激征更加明显，并出现直肠、膀胱的压迫刺激征，表现为腹泻、里急后重及尿急、尿频、尿痛等。如果盆腔脓肿穿透直肠、膀胱可出现大量脓血便、脓尿，如穿透阴道可经阴道排出大量脓液，此时高热、腹痛、腹部压痛等临床征象明显好转，并且检查发现肿块消失或缩小。脓肿如破溃进入腹腔，患者下腹痛持续加剧转为全腹疼痛，伴恶心、呕吐、寒战，随之血压下降、脉搏细速、全身湿冷等，病情迅速恶化。

体格检查下腹部可有压痛，可扪及肿物，肛门指诊直肠子宫陷凹组织增厚、发硬或有波动性肿块，伴有明显触痛。妇科检查见阴道大量脓性分泌物；宫颈充血，或有水肿、明显举痛；穹窿部有触痛；子宫体略大或饱满、有压痛、活动受限，子宫两侧明显压痛，扪及一侧或双侧肿物伴压痛、波动感。

3. 诊断 根据患者病史、症状及相关检查，对于盆腔腹膜炎与盆腔脓肿，诊断一般无困难，需注意与异位妊娠、阑尾炎、子宫内膜异位症、输卵管血肿破裂、卵巢良性肿瘤、盆腔恶性肿瘤等相鉴别。

实验室检查包括血液检查，如血常规、C反应蛋白测定、降钙素原测定等，主要用于判断是否感染及程度。如条件许可，行脓肿穿刺抽出脓液即可确诊。将脓液作细菌培养，有助于明确病原体类型，能方便进行针对性的抗菌药物治疗。

超声检查操作简便，多表现为盆腔内圆形或片状的无回声区，大部分边界不清楚，内可见点、斑状及条索状中等回声或弱回声。还能通过测量脓肿体积大小的变化来监测治疗的效果。CT检查，表现脓肿壁增厚毛糙，如有液化，中心为低密度，增强扫描呈环状强化，中心液化区无强化。脓肿内还可形成气液平面。MRI具有更高的软组织分辨率，能清晰显示病变本身、周围组织、器官以及邻近结构，为临床诊断提供数据，降低疾病误诊率。由于PID患者可因疼痛而影响妇科查体的充分性，应强调影像学检查的必要性，以利于早期发现脓肿形成，尤其是双合诊触诊不满意或抗生素治疗效果不明显者，应完善或复查影像学检查。

腹腔镜除可作诊断外，还可直接采取感染部位的分泌物做细菌培养。腹腔镜下可见输卵管表面明显充血、水肿，输卵管伞端或浆膜面有脓性渗出物，可与卵巢包裹形成脓肿，或见附件、子宫与直肠、乙状结肠、小肠等之间脓肿形成。

4. 治疗 盆腔腹膜炎首选抗感染和全身支持治疗等非手术治疗。盆腔脓肿的治疗方案，目前尚存在争议。一般认为，若脓肿较小，抗生素治疗仍为一线治疗，如果疗效明确无需手术干预。抗生素应用原则以广谱抗生素为主，覆盖盆腔脓肿的常见致病菌。也可根据穿刺引流液细菌培养或者血培养药物敏感试验结果进行调整。若保守治疗效果不佳，或脓肿较大，有破裂可能，需考虑介入穿刺引流或手术干预。传统治疗策略多以抗生素治疗时间决定干预时机，以抗生素治疗48～72小时无效为依据。近年来，趋于将脓肿直径作为保守治疗失败的主要预测指标。例如，法国制定的PID治疗指南认为，脓肿直径超过3～4cm即需考虑引流。而且，脓肿直径越大，抗生素治疗失败率越高，住院时间越长，并发症发生率越高，干预越早预后越好。

手术干预指征包括：①药物治疗无效，输卵管卵巢脓肿或盆腔脓肿经药物治疗无效，体温持续不降，患者中毒症状加重或包块增大者，应及时手术，以免发生脓肿破裂；②脓肿持续存在，经药物治疗病情有好转，巩固治疗2～3周，包块仍未消失但已局限化，应手术切除，避免日后再次急性发作或迁延不愈形成慢性感染；③脓肿破裂，突然腹痛加剧，寒战、高热、恶心、呕吐、腹胀，检查腹部拒按或有感染性休克表现，应高度怀疑脓肿破裂。若脓肿破裂未及时诊治，死亡率高。因此，一旦怀疑脓肿破裂，需立即进行液体复苏，在抗生素治疗的同时行剖腹探查；④盆腔包块诊断不明，不除外肿瘤可能。

新近的临床研究表明，对于盆腔脓肿，在使用适当抗生素的同时进行一期手术引流安全有效，患者可获益。一项单中心的回顾性队列研究表明，与抗生素治疗失败后的晚期手术治疗相比，输卵管卵巢脓肿早期手术治疗的住院时间更短、退热更早、失血更少。尽早识别那些可能无法通过药物治疗的患者，可能会促使这些患者尽早接受手术治疗，从而减少手术的复杂性，降低术后并发症的发生率。

手术方式应综合考虑病变范围、患者年龄、一般状态等因素，以清除病灶为基本原则。对于双侧附件受累或附件脓肿屡次发作者，如年龄大、无生育要求，可行全子宫及双附件切除术。但对于较为年轻的患者，为保留生育能力及卵巢功能，多主张对单（双）侧输卵管卵巢脓肿的年轻患者，仅行单（双）侧输卵管切除术或单侧附件切除术。不过，由于感染病灶清除不彻底可能需要再次手术，文献报道其比例可能达10%～20%。对于病情危重、极度衰弱的患者，手术应遵循损伤控制原则，以脓肿有效引流为主要目的。若脓肿聚集在子宫直肠陷窝，可考虑经阴道后穹隆行脓肿切开引流。

腹腔镜或开腹手术可同时取得诊断与治疗的效果，尤其适用于诊断不明确或抗生素应用后效果不佳者。多个大宗回顾性病例对照研究显示，对于需要手术干预的PID患者，腹腔镜手术比开腹手术更具有优势。腹腔镜手术患者的输血量减少，手术时间缩短，术后住院时间缩短，而在手术并发症、再次手术或住院死亡率方面与开放手术无显著差异。

介入治疗具有安全简便、创伤小、出血量少、可重复操作等优势。随着介入及微创技术的发展，盆腔脓肿经超声、CT引导下介入穿刺引流逐渐增多。与手术治疗相比，影像学引导下的介入治疗有利于卵巢组织功能的保护，具有治疗成功率高和并发症发生率低的优势。盆腔脓肿介入穿刺引流指征包括：①影像学检查提示盆腔脓肿且有安全的穿刺路径，脓肿较大和（或）抗生素治疗效果差者；②药物治疗症状缓解，巩固治疗2～3周后包块仍未消失但已局限化；③多次盆腹腔手术史或复发脓肿，盆腹腔粘连重，评估预计开腹和腹腔镜手术困难者；④高龄体质差，合并心肺等脏器功能不全、营养不良等疾病而不能耐受开腹和腹腔镜手术者。介入治疗的禁忌证包括严重的凝血功能障碍或有严重出血倾向者；无适宜的进针途径，穿刺针无法避开肠管、大血管及重要脏器者。

根据引导方式，介入治疗可分为超声引导和CT引导。超声是最常用的引导手段，对于超声无法准确引导及定位者可采用CT引导。根据穿刺路径不同，分为经腹、经阴道、经直肠或经臀部穿刺入路。其中，经阴道穿刺不适于无性生活史女性。经腹超声引导介入穿刺的优点在于脓肿内液体抽吸均在超声实时监控下进行，具有较好的安全性。对于腹壁较厚，腹部没有穿刺入路、病变位置较深或因胃肠胀气等因素难以经腹清晰显示者，可考虑经直肠或经阴道实时超声引导介入穿刺治疗。CT具有较高的图像空间分辨力，不受骨骼和肠气干扰的优势。如脓肿位于盆腔深部，与邻近组织器官关系密切，CT引导穿刺较超声更具优势。内镜超声引导穿刺引流术是另一种安全有效的盆腔脓肿引流方法，可用于经皮引流术无法处理的盆腔脓肿。最近的一些研究还表明，腔内注射组织纤溶酶原激活剂对难治性和复杂性脓肿有效且安全。

5. 预后 盆腔脓肿一旦破裂，可能并发弥漫性腹膜炎和感染性休克，病情凶险，死亡率高，特别强调在抗生素治疗基础上及时外科干预。

三、盆腔器官治疗后继发盆腔感染

吻合口漏是直肠癌手术后的严重并发症。术中如关闭了盆底腹膜，感染可能较局限而无腹膜炎表现；如未关闭盆底腹膜，则易进展为弥漫性腹膜炎，全身中毒症状明显。其治疗策略主要根据感染是否包裹局限和患者全身情况等因素进行选择。特别对于接受新辅助放疗以及术后需要接受辅助治疗的吻合口漏患者，应采取更为积极的干预措施。

如感染包裹局限较好，患者全身炎症反应较轻，可先采取保守治疗，通过持续负压吸引，确保引流通畅，必要时还可采用介入穿刺引流甚至手术引流。患者如出现弥漫性腹膜炎，全身中毒症状明显，则应及时手术干预。需行近端肠管造口手术，或拆除吻合口而实行永久性结肠造口。手术还应尽量清除腹腔内污染物，并充分引流。

盆腔恶性肿瘤患者接受放射治疗后，可能造成直肠放射性损伤。慢性放射性直肠损伤常见于放疗结束后8～12个月，溃疡型损伤可向周围组织器官穿透，形成盆腔脓肿、肠瘘等。此外，结肠镜检查、治疗后，发生结、直肠穿孔；或前列腺、膀胱手术后，因淋巴回流障碍、盆腔积液，甚至医源性肠管损伤，亦可导致盆腔感染甚至盆腔脓肿。其治疗策略基本同前，尤其强调多学科协作，制订个体化治疗方案。

（陈　凌　王单松　高晓东　孙益红）

参考文献

［1］BRUNHAM RC，GOTTLIEB SL，PAAVONEN J. Pelvic inflammatory disease［J］. N Engl J Med，2015，372（21）：2039-2048.

［2］ROSS J，GUASCHINO S，CUSINI M，JENSEN J. 2017 European guideline for the management of pelvic inflammatory disease［J］. Int J STD AIDS，2018，29（2）：108-114.

［3］SHIGEMI D，MATSUI H，FUSHIMI K，YASUNAGA H. Laparoscopic Compared With Open Surgery for Severe Pelvic Inflammatory Disease and Tubo-Ovarian Abscess［J］. Obstet Gynecol，2019，133（6）：1224-1230.

［4］BRUN JL，CASTAN B，DE BARBEYRAC B，et al. Pelvic inflammatory diseases：updated French guidelines［J］. J Gynecol Obstet Hum Reprod，2020，49（5）：101714.

［5］WORKOWSKI KA，BACHMANN LH，CHAN PA，et al. Sexually Transmitted Infections Treatment Guidelines，2021［J］. MMWR Recomm Rep，2021，70（4）：1-187.

［6］CARLSON S，BATRA S，BILLOW M，et al. Perioperative Complications of Laparoscopic versus Open Surgery for Pelvic Inflammatory Disease［J］. J Minim Invasive Gynecol，2021，28（5）：1060-1065.

［7］KHALIQ K，NAMA N，LOPEZ RA. Pelvic Abscess［M］.StatPearls Publishing，2023.

［8］中华医学会外科学分会结直肠外科学组. 中国直肠癌手术吻合口漏诊断、预防及处理专家共识（2019版）［J］. 中华胃肠外科杂志，2019，22（3）：201-206.

［9］中国妇幼保健协会放射介入专业委员会，中国医师协会微无创医学专业委员会，中华预防医学会生殖健康分会盆腔脓肿介入治疗专家共识（2021年版）［J］. 中国实用妇科与产科杂志，2021，37（12）：1214-1219.

［10］中华医学会外科学分会结直肠外科学组，中国医师协会外科医师分会结直肠外科医师委员会，中国抗癌协会大肠癌专业委员会. 中国放射性直肠损伤多学科诊治专家共识（2021版）［J］. 中华胃肠外科杂志，2021，24（11）：937-949.

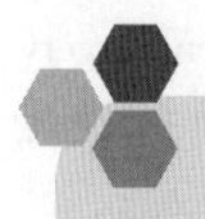

第十八章　合并腹腔感染的肠瘘

肠瘘几乎与腹腔感染同时发生。肠瘘是指胃肠道穿孔、破裂或吻合口破裂导致肠液外漏，从而引起感染等一系列症候群的疾病。肠瘘大多发生手术后或腹部创伤以后，克罗恩病、腹腔结核和放射性肠损伤亦可导致自发性肠瘘。几乎所有的肠瘘的患者都会合并不同程度的腹腔感染。

肠瘘早期多为腹腔内瘘或简称为腔内瘘，其所并发的腹腔感染表现形式可为弥漫性腹膜炎、局限性腹膜炎、腹腔脓肿和腹膜后脓肿等。肠管破裂，肠液漏入腹腔，多为弥漫性腹膜炎，十二指肠降部与水平部、升结肠与降结肠等腹膜间位肠管发生的肠瘘可能合并腹膜后脓肿。

第一节　肠瘘的定义、分类及病因

一、肠瘘的定义

肠瘘是指肠道与其他器官或腔室之间存在的病理性通道，可导致消化道内容物流入其他器官、腔室或外部，从而引起感染，体液丧失，水、电解质、酸碱平衡紊乱，器官功能障碍和营养不良等。

肠瘘主要漏出含有胆汁、胰液等的肠液，细菌含量较高，可引起严重的细菌感染，从而导致腹腔感染、脓毒症及多器官功能障碍等并发症，同时大量的肠液丢失亦可引起严重的内稳态失衡。

二、肠瘘的分类

肠瘘大体上可分为肠外瘘与肠内瘘，其中肠瘘穿破腹壁从而与外界相通，称为肠外瘘，而与其他器官、腔室相通则称为肠内瘘，二者可同时存在。与肠外瘘相比，肠内瘘的发生率极低，故此章节主要讨论肠外瘘。肠外瘘可根据瘘口的形态、数目、部位和漏出液体量的多少进行分型。

1. 管状瘘　管状瘘是肠外瘘的最常见类型，通常发生在手术后吻合口破裂或炎性肠病的外科并发症。管状瘘具有以下特点：内外两处瘘口之间存在着长度和方向不同的瘘管，瘘管直径可能较粗或较细，但通常较窄；瘘管附近可能存在脓肿。

大多数管状瘘可以通过非手术疗法而愈合，但当瘘口附近存有远端肠道梗阻、脓肿排脓不畅或异物存在以及瘘管出现上皮化或瘢痕化，仍需手术治疗。管状瘘能够在非手术疗法下愈合的原因是，在内外两处瘘口之间存在一部分形成瘘管的肉芽组织，在瘘管逐渐收缩的过程中，肠黏膜被挤压收缩，瘘管首先被肉芽组织封闭，随后肠壁进行愈合。

2. 唇状瘘 唇状瘘是指肠壁上出现瘘口，肠黏膜突出至外部并与皮肤粘连形成唇状结构的状态。这种类型的瘘主要是由腹部切口的破裂或缺损引起，使肠袢暴露于外部。当瘘口形成后，肠黏膜逐渐向外膨出，并紧贴在皮肤上形成唇状结构，可由瘘口直接看到肠腔。相比于管状瘘，唇状瘘不会在肠壁和腹壁的开口处之间形成瘘管，但唇状瘘的肠液流出量更多，并可能同时存在多个瘘口。

大多数唇状瘘需要手术治疗，即使经过适当的非手术治疗，只有极少数唇状瘘会出现肠黏膜逐渐向内收缩，肉芽组织形成于肠黏膜边缘，而后对合，最终上皮再生覆盖而完全愈合。

3. 肠空气瘘 肠空气瘘是腹腔开放疗法的常见并发症之一，发生率通常在5%～19%，其不同于传统的肠外瘘，主要表现为肠管破裂，肠腔瘘口没有皮肤、肠管等其他组织的覆盖，而直接暴露于空气之中，属于暴露性肠瘘，同时经瘘口流出的肠液还可直接污染腹腔开放创面，导致病情进一步加重，严重者可引起脓毒症，使患者死亡率升高。

由于缺少组织的覆盖，肠空气瘘自行愈合的可能性极小，需要等待6个月以上，待腹腔粘连松解后行确定性手术。因此，对于肠空气瘘而言，有效的保护腹腔开放创面、预防肠空气瘘的发生显得尤为重要。

4. 断端瘘 断端瘘病情较为严重，是指肠管完全断裂而内容物从瘘口溢出，这种类型的瘘较少见。与暴露在腹壁上的唇状瘘不同，断端瘘暴露在腹腔内。从外观上看，它可能类似于管状瘘，而实际上肠管已经断裂，无法愈合。

5. 单个瘘与多发瘘 瘘管是一种病理性通道，连接不同组织或腔隙，可以在肠系膜上或腹壁上产生单个或多个开口。有时在肠壁上只有一个瘘口，但在腹壁上却有多个外部开口，仍被视为单个瘘。这种情况在结核病、克罗恩病和其他特异性感染引起的肠瘘中较为常见，其瘘管的形态可能非常复杂。腹壁开口数和肠壁瘘口数相同，多见于外伤或手术所致，可以是单个或多个瘘口。最常见的原因是手术切口的破裂，导致肠管暴露、感染或损伤，肠壁穿孔形成瘘。患有多发瘘的患者可能同时具有管状和唇状瘘。

然而在临床上，单个瘘更为常见，有自愈的可能。全国多中心肠瘘调查结果显示，单发性肠外瘘自愈率较高的依次是十二指肠残端瘘、食管胃－肠吻合口瘘以及十二指肠瘘。多发瘘的情况较为复杂，有时需要分阶段进行治疗，自愈率较低。

6. 高位瘘与低位瘘 根据肠瘘的开口部位，可以将其分为高位和低位两种。一般来说，将屈式韧带上方的瘘称为高位瘘，下方称为低位瘘。然而，在临床上，高位和低位瘘的分类应基于肠瘘所引起的肠液丢失量和性质，以及它们对体内稳态的影响。

一般而言，高位肠瘘患者的死亡率高于低位肠瘘。因为高位肠瘘患者经历了较为明显的病理生理学变化，其水、电解质和营养丧失比较严重，因此治疗高位肠瘘更具挑战性。低位肠瘘由于其位置较低，肠道菌群数量较大，感染风险增加。

在高位空肠瘘中，虽然瘘口部位以上的肠段功能完整，但在肠瘘发生的早期阶段，其代偿功能尚未完善，仍有大量的肠液丢失。与十二指肠瘘类似，高位空肠瘘引起的水和电解质平衡紊乱、肠液对周围组织的刺激以及营养丢失同样严重。应将屈式韧带以下100cm的空肠瘘定为高位瘘。高位肠瘘的早期代偿功能较弱，所引起的病理生理学改变虽为明显，但经过恰当治疗，高位肠瘘的自愈率较低位肠瘘高，所需时间更短。一般来说，高位肠瘘的自愈时间约为4周，低位肠瘘的自愈时间在6～8周或以上。

7. 高流量瘘与低流量瘘 肠瘘患者在禁食24小时期间的肠液排出量与瘘口的位置和大小相关。位置越高、瘘口越大，肠液丢失量和功能紊乱的严重程度也就越大，同时并发症也越复杂。一般而言，高流量瘘是指患者24小时空腹肠液流出量＞500ml，而低流量瘘则是指患者24小时空腹肠液流出量＜500ml。

对于高流量肠瘘，大量的肠液丢失导致严重的生理功能障碍和免疫抵抗力下降，使感染的有效治疗变得困难。然而瘘口大小并不决定其是否能够自愈，即使高位肠瘘和高流量瘘，在经过适当治疗后仍然可自愈。而瘘口位置低，肠液流出量小，也并非可以自行愈合。肠瘘的流量对于维持内部稳态、预防并发症以及瘘口的局部处理方法等具有重要的预测价值。

三、肠瘘的病因

导致肠瘘的原因较多，包括创伤性和非创伤性两大类。其中创伤性病因主要为手术致瘘或外伤等，而非创伤性病因则包括感染、肿瘤及梗阻等。

肠瘘主要见于外科术后，是胃肠道手术后常见的并发症。胃十二指肠溃疡穿孔、急性阑尾炎穿孔时因胃肠内容物流入腹腔后刺激腹膜而形成腹膜炎。免疫状态强的患者其临近腹膜和肠管组织可将渗出物包裹覆盖，从而形成局限性腹膜炎，倘若渗出物较少，可逐渐吸收消散而自愈。若局限性渗出较为严重时，无法自行吸收而积聚在盆腔、肠袢或膈下周围，即形成局限性脓肿，此时胃肠形成脓肿壁一部分，受炎症损伤可破溃成瘘。而当患者免疫状态较差且病变严重时，感染无法局限而迅速扩散为弥漫性腹膜炎，使得大段胃肠道处于炎性渗出物中，呈高度充血、水肿状态，即使经手术修补引流后，多数患者仍可发生瘘。

肿瘤致瘘多见于胃肠道肿瘤晚期患者，可因肿瘤体积逐渐增大，侵袭胃肠壁从而破溃成瘘；也可因肿瘤手术或放射后并发瘘。

肠梗阻是急腹症中常见的一种，主要发病部位为小肠。当出现急性完全性梗阻时，肠管可迅速膨胀，肠腔内压力升高，肠管壁变薄，从而使得肠壁上毛细血管淤血受阻；肠壁渗透性增加，使得肠内容物及细菌渗入腹腔，从而导致腹膜炎。肠梗阻致瘘常见于术后，多因术中处理不当。其一是感染较重，患者情况差，仅行局部修补手术，术后易出现瘘；其二是术中减压时，切口过于靠近坏死肠管，此时切口虽缝合，但术后容易破裂成瘘。

（豆留庆　邓力霆　李宣恒　吴秀文　任建安）

第二节　合并腹腔感染肠瘘的诊断

一、症状

1. 发热 由于肠液内有大量的细菌，漏出的肠液进入腹腔或腹膜后，细菌及其产物可进入血液，引起全身炎症反应，出现发热症状。轻者或感染较局限时，多表现为傍晚高热。中重度感染或感染范围较大时，则表现为持续高热。

2. 腹痛 多为持续、强烈的针刺样痛，并进行性加重。这是由于肠液漏入腹腔后，肠液内的胆盐与细菌产物刺激腹膜所致。如腹部有引流管，漏出的肠液得到及时引流，肠液仅在瘘口附近刺激腹膜，疼痛可为局部性疼痛。腹部无引流管或引流不畅，肠液在腹腔内积聚，则可能为全腹痛。

3. 腹胀　肠液漏出后，可引起肠浆膜层炎症，进而出现肠麻痹，肠道停止运动，肠道积气积液，出现类似麻痹性肠梗阻的表现，患者表现为腹胀不适。

4. 恶心呕吐　漏出的肠液持续刺激脏层腹膜，导致肠管炎性水肿，肠道梗阻进一步加重，还可导致恶心与呕吐。

5. 腹泻　肠瘘发生早期肠液向低位积聚于盆腔，直肠、乙状结肠受炎性刺激，初期表现为大便频繁与腹泻，严重者会出里急后重的现象。

6. 出血　高位肠瘘发生后，外漏的肠液内含有已激活的大量消化酶，其可消化周围组织，腐蚀周边血管，引起出血，表现为伤口渗血出血与引流管出血。如瘘口较大或瘘口周围黏膜出血，则表现为便血或呕血。有胃肠减压管时，则从胃肠减压管内引流出血性液体。

7. 伤口渗出肠液或引流管引流出肠液　有的肠瘘在发生后，肠液大量外漏，造成切口感染，或直接经切口漏出，敷料上染有明显的肠液，基本可确定肠瘘的发生。如腹腔内放置引流管，引流管流出黄色或草绿色的液体，也多提示肠瘘的发生。如不能确定是否为肠液，可取引流袋内的引流液测定淀粉酶含量，其异常升高多提示肠瘘的发生。如想明确伤口敷料上的液体是否为肠液，也可取染色的纱布，将其浸泡在生理盐水后取浸泡液检测淀粉酶，淀粉酶明显升高也可证实为肠瘘。

8. 神志改变　肠瘘并发腹腔感染后，细菌与毒素入血，引起全身炎症反应与脏器功能障碍，即脓毒症。此时患者可有神志改变，表现为淡漠、昏睡与昏迷，亦有患者表现为烦躁和谵妄等精神过度兴奋表现。肠液丢失引起的脱水与电解质紊乱，机体应激引起的高血糖，肺功能受损引起的缺氧均可引起各种精神症状，应高度重视肠瘘患者出现的这些精神症状，积极寻找病因，对症处理的同时，还应加强对因处理。

二、实验室指标

1. WBC与中性粒细胞比例　肠瘘合并腹腔感染发生时，患者多表现为WBC的迅速升高与中性粒细胞比例的增高。感染控制后，WBC与中性粒细胞比例可逐渐下降。但感染极为严重时，可表现为WBC的急剧下降，最低时可表现为每立方毫米血液仅有几百个WBC。如无血液系统疾病，当肠瘘合并腹腔感染患者的WBC低于4×10^9/L并呈持续下降趋势时，即应注意感染进行性加重。当腹腔感染的致病菌为真菌或复合菌感染时，WBC可异常升高，最高达40×10^9/L。

2. IL-6　腹腔感染一旦发生，即可引起炎性反应，IL-6迅速升高。IL-6是目前最为敏感精准的炎性指标，重复性好，对全身炎性反应应答迅速。感染初起时，IL-6就可迅速升高，且与感染引起的炎性反应程度正相关。感染消退时，IL-6亦可迅速与下降。IL-6是反映腹腔感染最为快速的指标。

3. PCT　PCT的反应较IL-6反映细菌感染稍慢，但更为稳定，更能反映细菌感染的程度。当细菌感染引起脓毒症时，PCT值一般会大于2，数值越大，反映细菌感染的程度越重。需要注意的是，真菌感染时，即使是真菌血症时，只要没有细菌感染，PCT值也不会升高。肾功能障碍时，PCT的值也会超过正常值。使用CRRT时，PCT的值会略有下降。

在判断腹腔感染是否存在时，应注意结合患者实际情况考量这些因素。PCT是判断是否有细菌感染特别是否有全身细菌感染的金标准。

4. CRP CRP是反映腹腔感染等外科感染的传统指标，CRP升高，多提示炎性反应的存在。但这一指标对急性炎性反应应答稍慢，波动幅度较大。炎性反应消退后，CRP下降也较慢，可与IL-6、PCT等结合进行综合判断。

5. 血小板计数 腹腔感染发生后，由于致病菌多为革兰阴性菌，内毒素吸收入血后最直接的表现是血小板的下降。其原因一是内毒素导致广泛微血栓形成，消耗了大量血小板，二是直接抑制骨髓的造血功能。

6. 淋巴细胞比例 腹腔感染发生后，机体会消耗大量的淋巴细胞并抑制造血功能，特别是在腹腔感染持续一段时间后，淋巴细胞比例会缓缓下降。淋巴细胞比例持续低于正常值多提示预后不良。

7. 血糖 肠瘘合并腹腔感染发生后，机体产生强烈应激，可表现为血糖升高，即应激性高血糖。如原有糖尿病或隐性糖尿病，则血糖升高的程度更大。血糖升高是辅助腹腔感染的有效指标。

8. 细菌培养 胃肠手术后患者持续高热时，应行血液细菌培养与药物敏感试验，以帮助判断是否合并感染与指导抗感染药物的使用。如有腹腔引流液，亦可行细菌培养，以辅助腹腔感染的诊断，但由于腹腔引流管多受污染菌的影响，故培养结果仅供综合参考。

三、影像学等辅助检查

1. B超 B超特别是床旁B超，不用搬动患者，即可施行，方便快捷。B超可及时发现腹腔积液与腹腔脓肿，还可辅助床旁腹腔穿刺，避免盲目穿刺误伤肠管。但B超易受腹腔气体影响，造成误判。腹腔感染时，多合并不同程度的肠管积气，从而影响B超的观察。不能确定时，可通过多角度并调整患者体位排除腹腔内肠管积气的干扰。

2. CT CT是诊断肠瘘合并腹腔感染最为可靠的诊断方法。考虑到感染时，静脉增强造影剂可能损伤肾功能，选择腹部平扫即可。注意观察腹腔有无积气积液，特别是各解剖间隙有无积液，如盆腔、肝肾隐窝和左右结肠旁沟。如还希望同时明确有无肠瘘，可口服或经胃肠减压管滴入3%的泛影葡胺500～750ml后2～3小时，行腹部CT平扫，观察有无造影剂外漏及造影剂积聚的部位，指导后续的穿刺引流或剖腹探查。

3. 造影 造影是明确肠瘘、了解瘘口大小与瘘口引流情况的金标准。一般采用不加稀释的水溶性造影剂进行造影。造影又分为经瘘口造影、上消化道造影和下消化道造影。如有引流管，或经引流管造影。如无引流管，或引流管已放置7天以上，可将引流管临时拔出，将注射器乳头抵住外瘘口或原引流管口注入造影剂，了解瘘口大小与引流情况，注意观察瘘口周围有无脓腔与分支瘘道。同时还请耐心观察造影进入肠腔后的分布情况，观察瘘口远近端肠管是否通畅，有无其他瘘口。

4. 口服美蓝 这一检查方法的假阴性较高。即使发现引流液为蓝色也只能证实发生了肠瘘，而无法明确肠瘘的部位、大小和引流的情况，更不能明确是否有腹腔感染的发生，故临床已越来越少采用。

四、鉴别诊断

肠瘘患者病程长、病情多变。患者发热时，可能由腹腔感染引起，也可能由其他部位的感染引起。以下几种情况均有可能与肠瘘合并腹腔感染同时存在或分别发生。因处理原则与方法各有不同，应注意鉴别诊断，以免造成误判。

1. 血管内导管相关感染　肠瘘患者因液体复苏和使用全肠外营养的目的，需行腔静脉置管。合并肾功能障碍时，还需行床旁连续性肾脏替代治疗（continuous renal replacement therapy，CRRT），也需行腔静脉置管。经外周静脉的腔静脉置管也属深静脉置管。这类置管放置一定时间后可发生血管内导管相关感染，即传统上所称的导管败血症。这类感染发生时最大的特点是发热前伴有畏寒，同时伴有寒颤，之后即为高热。根据这点，多可明确诊断。此时应拔除导管，行导管尖端培养和血培养，以指导抗感染药物的使用。

2. 呼吸机相关性肺炎　肠瘘患者早期多合并呼吸功能的障碍，甚至在明确腹腔感染诊断前已行气管插管和机械通气。长时间的呼吸机支持可合并呼吸机相关性肺炎，也会伴有发热和白细胞升高等感染症状，一般可通过痰液培养、床旁胸片和胸腹部CT加以鉴别。

3. 肠道菌群失调　在肠瘘发生后，多会采取禁食和广谱抗生素等措施，一般这种状况持续7天至10天，肠道内正常菌群会明显减少，球杆菌比例严重失调，真菌过度增殖，细菌或细菌毒素入血，可导致不明原因的发热。而且广谱抗生素覆盖范围越广，作用越强，禁食时间越长，越易引起菌群失调。

4. 泌尿系统感染　肠瘘患者多长期卧床和留置导尿管，较易引起泌尿系统感染，包括急性膀胱炎和肾盂肾炎，通过尿常规检查和尿液培养多可明确诊断。应鼓励患者下床活动，并定期更换或拔除导尿管。

（豆留庆　邓力霆　李宣恒　吴秀文　任建安）

第三节　合并腹腔感染肠瘘的治疗

合并腹腔感染肠瘘的治疗要贯彻“快速”“精准”和“微创”的策略。

“快速”是处理感染的第一要求，患者的液体复苏要快、抗生素的使用要快、实施感染源控制措施也要快。

感染源控制需尽快实施。英国皇家外科医师学会提出，根据腹腔感染严重程度的不同，感染源控制措施的实施期限也有所不同：轻症腹腔感染应在18小时内实施感染源控制措施，严重腹腔感染则应在6小时内完成，合并脓毒性休克的腹腔感染则应立即进行处理。因此，在明确感染源后，必须尽快实施感染源控制措施，阻断感染引起的损伤及炎症。

纠正休克的液体复苏和血管活性药物的使用也要快，纠正低氧血症的呼吸支持要快，纠正电解质紊乱与肾功能障碍的连续性肾脏替代疗法也要快。必要时，还需及时使用ECMO。

“精准”是实施感染源控制措施、选用抗生素等一系列治疗措施的基本要求。可通过及时的影像学检查、特别是CT检查来判断感染源的部位，从而分析腹腔感染的病因、感染的部位及其范围，决定其治疗方案。

选择合理有效的抗生素是重要治疗措施之一。即使是各医院已经拥有快速细菌培养和鉴定系统，但细菌培养和药敏检测仍需要3天左右的时间。因此，早期经验性选择准确有效的抗生素极为重要。

腹腔感染的致病菌多为耐药菌或泛耐药菌。只有针对性地使用抗生素，才能提高微生物清除率，同时也可延缓细菌耐药。以耐碳青霉烯革兰阴性杆菌为例，表达抗生素水解酶是这类细菌最常见的耐药机制。在细菌培养初步报阳，还没有通过传统办法鉴定细菌种类和耐药类型时，可通过快速细菌耐药酶型鉴定板明确其酶型，从而选择有效的抗生素。这一先判断细菌表达抗生素水解酶的具体酶型，并依此来指导选择抗生素的方法，称之为“先酶后菌”的抗生素选择方法。

择时“微创”是第三个要求。合并腹腔感染的肠瘘患者处于严重的全身炎性反应状态，持续的炎性反应可导致多脏器功能障碍。时机及手术损伤处理不当，可进一步加重创伤应激、炎症和多脏器功能障碍。但如能择时微创的实施外科介入措施，可有效控制感染源，并减轻炎性反应及多脏器功能障碍。

（一）液体治疗

肠瘘合并腹腔感染初期多合并不同程度的脓毒症甚至脓毒性休克，需要正规的液体复苏方案。应遵循目前国际上较为先进的ROSE复苏方案，也简称为玫瑰花方案，即抢救、优化、稳定和去复苏（也称降阶梯）4个阶段。

1. 抢救 肠瘘发生后肠液外溢，如无引流管或引流管引流不畅，肠液可迅速进入腹腔。肠液内的细菌与毒素可吸引入血，引起炎性因子风暴，导致血管内皮细胞损伤。细胞间紧密连接被破坏，大量血管内液渗出至组织间隙。同时微循环扩张，大量血液也会滞留在微循环内，导致有效循环血容量下降，血压急剧下降，出现炎性休克。

炎性休克发生时，血液并没有丢失，只是滞留在微循环内或渗漏到组织间隙，所以这类炎性休克也称分布性休克。但这种休克导致的有效循环血容量的减少速度和程度不亚于失血性休克，甚至强于失血性休克。因此针对休克症状，应迅速采取快速的液体治疗，即液体复苏。

在发生炎性休克的同时，即应迅速启动液体复苏，初期6小时的液体复苏尤为重要，亦称为黄金6小时。在6小时内，输入的液体量可达同一患者一天的液体需要量，即30ml/（kg·h）。这一液体复苏方案要求在第1个小时就能启动。液体的种类以晶体液为主，如能获得血浆，尽可能达到晶胶各半。

因人工胶体，如明胶和羟乙基淀粉可引起肾功能损害和凝血机制的障碍，应避免给予人工胶体。同时还应抽动脉血查血乳酸。在复苏启动的同时，应尽早使用广谱抗生素，使用抗生素前，应抽血行细菌培养与药物敏感试验，以期后期针对性调整抗生素的使用。

后期还应反复抽取动脉血观察血乳酸的变化情况，评估复苏效果，对初期液体复苏后仍有低血压的患者，需要使用血管活性药物，维持平均动脉压在65mmHg左右。血管活性药物一般选用去甲肾上腺素，不选用多巴胺。如有呼吸功能障碍，应及时行气管插管和呼吸机支持。

为防止复苏过度带来的容量过负荷，造成急性左心衰与肺水肿，还应连续监测脑利尿钠肽（brain natriuretic peptide，BNP），适时调整输液速度与输液的总量。

患者稍微稳定后，要分析可能的感染源，根据患者的全身情况，采取相应的感染源控制措施，以期减少细菌与毒素的大量入血。这时由于患者呼吸循环多不稳定，可以在床旁做改善性引流，如更换导管或穿刺引流的操作，先缓解感染症状，同时不增加心肺负担。

2. 优化 在液体治疗的优化阶段，主要是通过呼吸机或高流量吸氧，提供合理的氧疗，改善心排量、静脉血氧饱和度和乳酸浓度。如患者表现为少尿或无尿以及尿素氮和肌酐的持续升高，血乳酸浓度持续升高，在改善呼吸机支持条件的同时，可行连续性静脉-静脉血液滤过，以清除血液中的尿素氮、肌酐和乳酸。

3. 稳定 经过有效复苏与优化后，患者呼吸和循环进入稳定阶段，此时仍需维持有效的脏器功能支持，最大程度减少并发症，如避免呼吸机相关性肺炎的发生、预防血管内导管相关感染的发生，更要避免持续冲击量的液体过快过多输注，避免心力衰竭和肺水肺的发生。

4. 去复苏 当患者感染源得到控制后，循环呼吸进一步稳定，可考虑逐步撤除血管活性药物。当炎性反应过后，组织间隙水分会大量回吸收进入有效循环，表现为BNP的持续升高，此时液体治疗的策略应以达到液体负平衡为主要目的。可通过限制液体输入、使用利尿剂脱水和CRRT持续拉水的方法实现液体的负平衡。在限制液体输入时，最小输注量可仅为20ml/h，此时要通过微量泵输注高糖，避免限液时低血糖的发生。

去复苏的策略和方法是腹腔感染得到控制后必须考虑的一项关键措施。如不能及时实施，一味采取急救阶段的大量液体持续输注，极有可能在患者症状稍有改善后，即迅速因心功能不全和肺水肿而使病情急转直下。因此，在肠瘘合并腹腔感染的复苏阶段一定要注意观察病情的变化，适时切换液体治疗策略与方法。

由于肠瘘合并腹腔感染会持续一段时间，因此，液体治疗可成为一项重要的治疗手段。其间除要纠正大量液体输注与丢失引起的酸碱水电解紊乱外，还要维持机体的基本营养物质需要，维持期间以液体平衡为主。

（二）感染源控制

1. 感染源控制措施的时机 总的原则是越早越好。在肠瘘发生后，肠液进入腹腔，会迅速引起局部继而全身的炎症反应。炎性因子风暴很快引起肺、肾和肝脏等的多脏器功能损害。如感染源得不到控制，无论如何支持，均很难阻断炎性因子对脏器功能的持续损害，时间越久，损害越重，最终导致脏器功能衰竭。

对合并腹腔局部感染的肠瘘患者，应在肠瘘发生的24小时内及时处理。对合并有脓毒症的肠瘘患者，应在6小时内处理感染源。对合并有脓毒性休克的肠瘘患者则应立刻采取感染源控制措施。

如能及时采取引流、切除坏死病灶或转流肠液，可以发现患者的炎性反应迅速消退，脏器功能很快改善，患者多能很快恢复。特别是对既往有慢性脏器功能障碍的患者，如肝硬化、慢性肾功能衰竭的患者更应时处理感染源。因为此类患者的脏器功能储备有限，代偿能力有限，感染造成的炎性反应的持续打击可很快导致多脏器功能衰竭，甚至是免疫功能的衰竭。后期无论采取何种强力的支持措施，都很难逆转病情。

有些肠瘘合并腹腔感染患者确实病情很重，呼吸、循环极不稳定，令手术医生和麻醉医生均很难决策。

因为剖腹清创手术对机体是一种创伤应激，在加重机体循环负担的同时，也会引起炎性反应，与腹腔感染引起的应激叠加，可进一步引起脏器功能损害。麻醉也会对呼吸、循环产生影响，严重者可在麻醉诱导或麻醉期间出现心跳骤停的现象。在实际临床工作中，因患者病情严重，即使有呼吸机支持与血管活性药物的使用，生命体征极不稳定，稍有搬动，患者都会出现呼吸循环的剧烈波动，甚至心脏骤停。手术时机与方式的选择确实要认真对待，谨慎决策。

针对这种危重患者，在治疗的不同阶段，由急救渐趋稳定的同时，依据其对机体创伤应激影响的不同，可依次选择影响由小到大的感染源控制措施，即"换""穿""开"三类措施，称之为感染源控制的"三字经"。

（1）导管的更换　感染源控制"三字经"中的"换"即指导管的更换，特别是无明确的腹腔感染源时，包括腹腔引流管、血管内导管、导尿管以及气管插管在内的这些导管可能就是感染源。导管在体内长期留存，会在导管内外形成生物膜，细菌在生物膜中定植生长并导致其不断增大。含有细菌的生物膜增大后脱落即可引起菌血症。

换的前提是"拔"，拔除导管后，如非必要，可不再更换导管，或等待2～3天后再换新管。腹腔引流管内的腔内生物膜增大后，可与坏死组织一起堵塞引流管，导致引流不畅。此时腹腔积液或脓液可从管周渗出，提示引流管需要更换。若腹腔引流管必须更换，最好更换为负压冲洗的引流管。

（2）穿刺引流　感染源控制"三字经"中的"穿"即指穿刺引流。腹腔感染并发脓毒症，可能是脓肿生成或扩大，或是穿孔肠管没有及时引流或转流。但患者此时可能呼吸循环功能障碍，无法耐受剖腹手术。此时可考虑床旁B超引导下的脓肿穿刺引流；或在CT引导下，对更深部、更隐匿部位的脓肿进行穿刺引流。

穿刺的目的是引流感染源，因此应尽量避免使用易堵管的腔静脉穿刺管或"猪尾巴导管"。腹腔穿刺器辅助的经皮脓肿穿刺引流，称之为TA-PAD，可放置较粗的引流管或双套管，引流通畅，方便更换，更适合腹腔内容物的引流。此法在影像学的定位下，穿刺部位精准，创伤小，不损伤腹壁血管。

（3）腹腔开放疗法　感染源控制"三字经"中的"开"是指剖腹探查并处理感染源、或为腹高压患者实施腹腔开放疗法。在经过"换"和"穿"等微创处理措施和有效的复苏后，若感染源控制效果仍不佳，可考虑行剖腹术，进一步清除感染源，切除穿孔坏死肠管。可根据病情和脏器功能状态，实施肠切除肠吻合术、或行肠造口手术转流肠液。

如患者为高龄、有急慢性的脏器功能障碍、或同时有糖尿病者，肠吻合术后再漏的风险较大，此时应行肠造口术，而非肠吻合术。肠造口可选择双腔造口或近端肠管造口，远端肠管插管造口，以备术后患者肠管功能恢复后，将肠液收集回输，方便术后有效实施肠内营养治疗。

在行剖腹探查引流术时，如患者合并有腹腔高压或腹腔间隙综合征，手术结束可不缝合腹壁切口，主动开放腹腔。切口可使用无菌的塑料输液袋、聚丙烯网片或负压三明治法等措施临时关腹；也可对术后严重腹腔感染合并腹腔高压的患者及时拆除切口缝线，主动开放腹腔。这些方法统称为腹腔开放疗法。腹腔开放疗法可有效降低腹腔内压，改善内脏灌注，充分引流腹腔，及时处理出血和坏死组织。

2. 感染源控制措施的实施原则

（1）损伤控制原则　针对肠瘘合并腹腔感染所采取的急诊手术，其目的就是控制感染与可能的出血，达到目的即可终止手术。一般的手术方式多为肠瘘近端肠段造口，肠瘘肠段切除，远端肠管插管造口。如腹腔粘连剧烈，无法分离，也可不强行分离粘连，仅在瘘口附近放置引流即可。不能盲目的扩大清创范围，长时间大做特做，导致病情加重。

合并腹腔感染肠瘘患者可能刚刚经历器官功能障碍，器官功能刚刚回复甚至尚未恢复。为尽可能减少手术对机体的“二次打击”，应遵循损伤控制原则，手术时间力求短、手术操作力求简单，不做附加手术、不做重建手术，避免新的并发症出现。

（2）肠瘘远端肠管一定要造口 将这一条专门拿出来强调，就是因为这类患者在发生肠瘘特别是小肠瘘合并腹腔感染后，如仅满足于转流近端肠液，忽视远端肠管的处理，将肠瘘远端肠管封闭后旷置于腹腔内。术后，肠造口流出肠液量较大，水电解质很容易发生紊乱，支持强度很大。稍有不足，往往会导致患者持续脱水、氮质血症和肾功能障碍。旷置在腹腔内的肠管由于长时间得不到肠内营养，往往会发生废用性萎缩。在后期行消化道重建时，由于远近端肠管粗细不一，增加肠吻合难度。

（三）合理使用抗生素

在感染初发时，可根据感染的临床特点与脓液性质及既往的治疗用药，经验性使用抗生素，同时要行相关体液的细菌培养与药敏试验。之后可根据治疗反应和细菌培养结果调整抗生素使用。在感染得到有效引流的情况下，无需长时间给予抗生素以免细菌产生耐药性，以及避免继发的二重感染。

（四）对症支持治疗

及时进行器官功能支持治疗，根据器官功能障碍严重程度进行机械通气、肾脏替代治疗、肝脏替代治疗、ECMO等器官支持治疗。

营养支持在肠瘘的治疗中是一项主要措施。肠外营养与肠内营养起相辅相成的作用，一般在肠道瘘早期应用肠外营养，病情稳定后争取应用肠内营养，需要进行手术治疗时再在围手术期应用肠外营养。

由于肠瘘的病因或类型不同，产生的内稳态失衡、营养不良、感染及器官功能障碍等病理生理改变也不同。因此，对肠瘘患者进行营养支持的原则是，在进行全面营养评定、判断患者的营养状况及营养不良类型的基础上，根据不同患者、不同疾病状态和时期，不同器官组织功能，以及瘘的类型、肠道消化吸收功能及肠道有无梗阻等情况，选择合理的营养制剂及合适的营养支持途径，以达到最佳的营养支持效果。

在肠瘘得到控制，可暂时恢复肠道的完整性与连续性，或溢出肠液能有效地引流至腹腔外时即应从肠内补充营养，虽有部分溢液但仍有部分可以吸收，简称之“边吃边漏”。根据肠液丢失的情况，可选择要素膳、半消化的和全分子模式的肠内营养液。还应适当补充组织特异性营养因子，如谷氨酰胺、膳食纤维。肠外营养仍然是肠瘘患者营养支持的重要手段，在肠内营养不能完全满足能量与蛋白质需要时，可通过肠外营养补充，即“肠内营养+肠外营养”的模式，这也是危重患者营养支持的经典模式。

（五）合并腹腔感染肠瘘的治疗措施调整

1. 治疗失败的定义 腹腔感染患者在正规治疗24～48小时内出现进行性器官功能障碍，感染源控制后48小时或更长时间器官功能障碍无临床改善，或者如果感染源控制5～7天后仍有持续性炎症的征象，即定义为治疗失败。

2. 判断治疗失败的指标

（1）炎性指标 IL-6、PCT、CRP、WBC等炎性指标是反映外科感染的灵敏指标，炎性指标升高多提示炎性反应的存在。经过感染源控制和抗生素治疗后，炎性指标如未能呈现下降趋势或者仍未恢复至正常，多提示治疗失败。但是炎性指标对机体炎症反应应答速度不同，应结合多个炎性指标进行综合判断。

（2）呼吸功能相关指标　动脉血氧分压、二氧化碳分压以及氧合指数是判断肺功能的有效特异指标。判断呼吸功能是否改善，还需结合呼吸支持模式以及支持条件进行综合判断。有条件的，还可结合床旁胸片与胸部CT进行综合判断，也要注意液体过多对肺功能的影响。总之，肺功能的改善是腹腔感染治疗是否成功的关键脏器功能之一。

（3）肾功能相关指标　腹腔感染发生后，细菌毒素、炎性细胞因子均会损伤肾功能，感染导致的休克合并的缺血缺氧也会损伤肾小管加重肾功能的损害。腹腔感染引起的腹腔高压与全身低血压亦可降低腹腔灌注压，进而引起肾功能的损害。肾功能的初期损害首先表现为少尿或无尿与氮质血症，进一步加重则表现为肌酐的持续升高。在感染获得控制后，肾功能可逐渐恢复，小便逐渐增多，尿素氮与肌酐逐渐正常。感染治疗失败时，尿量会越来越少，直至无尿，尿素氮与肌酐进行性升高。

（4）肝功能指标　用于观察对感染反应的肝功能指标是总胆红素（total bilirubin，TB）与直接胆红素（direct bilirubin，DB）。谷丙转氨酶与谷草转氨酶在判断腹腔感染时的临床意义不大。TB与DB是反映腹腔感染特别是严重腹腔感染最为特异有效的指标，这可能与腹腔细菌感染造成的肝脏淤胆有关。肝功能始终正常，多提示腹腔感染不重。TB与DB进行性增高，多提示腹腔感染仍未有效控制。当然，肠瘘合并腹腔感染时多会使用各种药物，要注意排除药物性肝损造成的假象。如生长抑素和生长抑素类似物长期使用可造成肝脏淤胆，替加环素和福立康唑等药物也会引起肝脏功能损害，导致胆红素的持续升高，应注意区别并适时停用此类药物。

3. 趋势分析在判断治疗效果中的作用　趋势分析是一种动态分析的方法，它通过采集和整理炎性指标、脏器功能指标进行综合分析，可用于评估腹腔感染的治疗效果及预测治疗效果。这种方法通过连续动态观察患者入院以来、感染源控制以来或5～7天内的相关指标的增减变动情况及变动幅度，根据发展趋势评估治疗效果，及时调整治疗方案。

4. 治疗措施的调整　对于诊断明确的治疗失败，应在确定失败后的24小时内行进一步的干预措施，但对生理状态不稳定或存在进行性器官功能障碍的患者应尽快干预。

感染源控制失败患者再干预的措施包括引流或清除感染性液体和组织，防止持续污染等。应优先考虑对机体创伤应激小的外科手段，比如经皮穿刺引流等。然而，在感染源控制失败的患者中，手术发生率通常较高，特别是在已行广泛性腹部手术的患者。

致病菌方面，治疗失败的患者感染耐药菌的风险更高。不充分的经验性抗菌治疗与死亡独立相关。因此，还应对治疗失败患者行腹腔内容物培养以指导靶向治疗，同时也有利于指导降阶梯治疗。

在感染源控制48小时内发生的治疗失败多是由于感染源控制不当，而非抗微生物治疗不当。这些患者已经接受的抗感染药物通常数量有限，不太可能对初始感染源控制时的病原体产生选择性压力。相比之下，感染源控制48小时后发生的晚期治疗失败可能会因为长疗程的抗菌治疗而筛选出更耐药的菌群。早期治疗失败及初始感染源控制后48小时内行重复感染源控制的IAI患者，不需要改变抗生素治疗方案。晚期治疗失败的IAI患者可更换抗生素治疗方案。

（豆留庆　邓力霆　李宣恒　吴秀文　任建安）

第四节 合并腹腔感染肠瘘的并发症处理

合并腹腔感染肠瘘治疗过程中可能出现出血、营养不良以及短肠综合征等，严重威胁患者生命健康。因此，必须积极治疗肠瘘并给予复苏和器官功能支持，使用外科治疗措施来控制感染源和出血，同时也需要积极进行营养支持，预防和改善营养不良。早期识别并发症，及时发现各种并发症的早期征象，进行支持治疗及手术干预。

一、出血

肠瘘常并发瘘口局部或胃肠道出血，常见的出血原因包括胃肠黏膜应激性溃疡、瘘口黏膜出血、腹腔血管受消化液腐蚀出血，凝血功能障碍可加重出血。应尽可能了解出血的部位与原因，制订并实施针对性治疗措施。

1. 补充血容量 根据失血量补充血容量，并供给充足的氧气以保证血氧饱和度在90%以上，以防止因缺血而加重原有功能障碍器官的损害。在伴有出血的消化道瘘患者多有较严重的消化道瘘与腹腔感染，营养与内稳态都已出现不平衡状况，机体与各种器官的功能都有一定程度的障碍，如再因血容量不足，导致器官与组织缺血、缺氧，出现第二次打击，机体与器官将会出现或加重功能障碍。

2. 局部治疗 局部指标包括减少消化液对瘘口周围组织的消化。具体方法如下。

（1）分流消化液 设法将胃液、胆液和胰液进行分流是预防与治疗消化道瘘出血的方法之一。消化道瘘出血的主要原因是漏出的消化液对肠黏膜及周围组织的消化腐蚀，特别是胰酶等蛋白酶。因此，阻止胰酶的激活，可阻断组织被消化及出血。

（2）引流消化液 引流不畅是消化道瘘出血的常见原因，可将被动乳胶管引流改为主动双腔负压引流，可减少消化道瘘出血。

（3）减少消化液的分泌 消化液的大量分泌与外漏是消化道瘘出血的根本原因，可通过生长抑素达到减少肠液分泌的目的。

（4）控制感染 在采用针对出血的治疗措施的同时，应积极设法寻找感染灶，引流积聚的肠液或脓肿，可防止再出血。

3. 全身性药物治疗 全身性药物治疗应包括3个方面。

（1）血管收缩或凝血药物 其中常用的是血管加压素、脑垂体后叶素、生长抑素，使内脏血管收缩。

（2）抑酸药物 如H_2受体拮抗剂甲氰咪胍、雷尼替丁，质子泵抑制剂奥美拉唑等，主要用于急性胃黏膜病变而引起的出血。

（3）抗感染药物 引流是控制感染的主要措施，在感染严重时可加用抗菌药物，主要是控制革兰阴性细菌与厌氧菌的药物如氨基糖苷类、头孢菌素等抗生素与甲硝唑等。

4. 纠正凝血功能 对凝血机制障碍导致的出血，应以恢复凝血指标正常为导向，输注冷沉淀、血小板，必要时，还可给予凝血因子Ⅶ促进凝血系统的激活；恢复患者体温至正常，纠正代谢性酸中毒也是纠正出血特别是合并凝血机制障碍患者出血的重要措施。

5. 放射介入治疗 在应用选择性动脉造影的同时，可经置入的导管注入血管收缩剂（血管加压素或去甲肾上腺素）或栓塞剂（明胶海绵或自体血凝块）达到止血的目的。

6. 手术治疗 肠瘘患者伴有出血时，病情均较危重，腹腔内既有感染又有粘连，剖腹手术止血有一定的困难，而有效的非手术治疗也常能奏效。因此，剖腹手术止血是最后的选择，只在出血持续不停或出血量较多时采用。

二、营养不良

营养不良是指由于摄入不足或利用障碍引起的能量或营养缺乏的状态，是导致不良临床结局的主要因素。当发生肠瘘时，营养物质出现丢失过多、补充不足或过多及需要量增加而有不平衡状态时，患者常出现营养不良的表现。因此，营养支持是肠瘘治疗措施中的重要部分。

三、短肠综合征

短肠综合征指因各种原因引起广泛小肠切除或旷置后，肠道有效吸收面积显著减少，残存的功能性肠管不能维持患者的营养，并出现以腹泻，酸碱、水、电解质紊乱，以及各种营养物质吸收及代谢障碍为主的症候群。疾病的轻重程度及预后取决于原发病、残留小肠的长度、部位、是否保留回盲瓣与结肠，以及肠适应过程是否良好等。治疗原则包括改善营养状况，纠正水、电解质紊乱和酸碱失衡，防止并发症，主要内容为肠外、肠内营养支持治疗，改善症状与促进肠道适应的药物治疗，增加肠道有效吸收面积和针对并发症的手术治疗。

1. 营养支持治疗 短肠综合征需要遵循特定饮食要求，并服用营养补充剂，优化饮食方案以改善水电解质平衡与营养状态。肠内营养的应用可使残留小肠获得最佳的代偿改变，肠外营养主要是在肠内营养的基础上进一步补充不足的营养物质。

2. 药物治疗 药物有助于短肠综合征患者耐受肠内营养，减少腹泻及其他并发症治疗，包括延缓肠内容物通过的药物，减少胃肠道分泌药物。主要包括H_2受体拮抗剂、质子泵抑制剂、奥曲肽、消胆胺、熊去氧胆酸等。除此之外，作为国内首个获批治疗短肠综合征的胰高血糖素样肽-2（glucagon-like peptide 2，GLP-2）类似物，替度格鲁肽通过增强剩余肠管的营养吸收功能，促进肠道适应。

3. 手术治疗 手术治疗包括非移植外科手术和小肠移植。非移植外科手术措施是以肠道康复治疗为目的外科治疗技术，分为恢复肠道连续性的消化道重建手术、延长小肠长度为目的缩窄肠管直径类手术及延长食物转运时间的手术；小肠移植作为肠道替代治疗的外科技术，已成为肠功能衰竭的临床标准治疗方式，但小肠移植术后的严重并发症需及时治疗并控制。

（豆留庆　邓力霆　李宣恒　吴秀文　任建安）

第五节　合并腹腔感染肠瘘的预防

1. 放置腹腔引流 这是预防腹腔感染与感染扩散的重要手段，与预防切口感染的目的不同。循证医学证据表明，切口放与不放置引流，切口感染的发生率几乎没有差别。但是从预防腹腔深部间隙感染的角度考量，在复杂腹部手术，特别是腹部高风险手术，在完成病变组织处理后，无论是否行消化道重建，腹腔都要放置引流，为将来发生并发症留有后路。

放置引流的目的：第一，预警早期发生的并发症以便及时处理，第二，充分引流术后可能发生的感染和肠瘘。引流要确保在位通畅。在肠吻合口和修补口附近一定要放置引流，在其可能的流出通道并积聚的地方，如膈下、肝下、左右结肠旁沟和盆腔，均应放置引流。如为弥漫性腹腔感染，且持续超过24小时的腹腔感染，腹腔的几乎每一个潜在间隙都要放置引流。

2. 不要急于恢复经口饮食 腹腔感染患者常合并胃肠道功能障碍，也有学者称为急性胃肠损伤。依据损伤的严重程度，可选择经口饮食、全肠内营养、肠外+肠内营养、全肠外营养等多种营养治疗方式促进肠康复。有肠瘘高危因素的患者即使术后恢复排气，胃肠损伤轻，也不要急于恢复经口饮食。对能使用肠内营养的患者，可通过设置管路位置跳过吻合口，再联合营养输注泵将营养制剂以匀速输送的方式喂养，避免了营养输入速度过快导致的吻合口压力过大。

3. 增强免疫功能 肠瘘患者多发生在营养不良与既往健康状态不佳的患者，或由于肿瘤患者术前化疗以及病情重、病程长，免疫功能较差，极易发生感染。其最突出的特点是血淋巴细胞比例与淋巴细胞绝对数显著低于20%，CD4的数量下降，TH_1与TH_2细胞均有下降。要重视肠瘘患者淋巴细胞的比例与数量，采取免疫营养或免疫增强剂与体能锻炼，提高机体免疫功能。

（豆留庆　邓力霆　李宣恒　吴秀文　任建安）

参考文献

[1] 黎介寿.肠外瘘[M].2版.北京：人民军医出版社，2003.

[2] 任建安.重视消化道瘘的综合治疗[J].腹部外科，2015(3)：3.

[3] 任建安，黎介寿.重视消化道瘘的早期诊断与快速治疗[J].中华胃肠外科杂志，2006，9(4)：2.

[4] 任建安.消化道瘘病人的手术时机选择[J].临床外科杂志，2007，15(10)：662-663.

[5] 任建安.腹腔感染实施感染源控制措施的治疗策略[J].中华消化外科杂志.2019，18(10)：903-907.

[6] 任建安.严重腹腔感染的外科救援策略与技术[J].中华胃肠外科杂志，2023，26(09)：813-817.

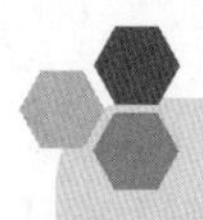

第十九章　腹腔脓肿

腹腔脓肿（intra-abdominal abscess）是指腹腔内某一间隙或部位因组织坏死液化，被内脏、肠曲、腹壁、网膜或肠系膜等结构包裹，形成的局限性脓液积聚。腹腔脓肿常起源于腹腔内器官，多数发生在急性腹膜炎或腹部手术后。在解剖学上，腹腔脓肿可分为内脏脓肿、腹膜内脓肿以及腹膜后间隙脓肿。虽然近年来超声技术的应用有所进步，但CT仍是目前最有效的检查方法。多数脓肿可采用经皮超声或CT引导下穿刺引流进行有效治疗，对于引流效果不佳的复杂性脓肿存在须手术干预的原发病情况时，需要手术干预。

第一节　肝脓肿

肝脓肿（liver abscess）是由细菌、真菌或溶组织阿米巴等病原体引发的肝脏化脓性病变。肝脓肿最常见于细菌感染，阿米巴性肝脓肿约占10%，真菌感染较为罕见。致病微生物可通过胆管或血管（动脉或门静脉）致肝脓肿，也可以通过直接侵犯毗连器官致病。

一、流行病学

肝脓肿在全球范围内均有分布，但不同地区发病率差异很大。细菌性肝脓肿也称化脓性肝脓肿（pyogenic liver abscess，PLA），主要见于老年男性，发病率为2.3/100000，糖尿病、肝胆胰疾病、肝移植、规律使用质子泵抑制剂是细菌性肝脓肿发生的危险因素。阿米巴性肝脓肿（amoebic liver abscess，ALA）由溶组织内阿米巴感染所致，在全球范围内分布，常见于温、热带地区，热带和亚热带最多见，主要发生在中低收入国家，与恶劣的生活条件和饮用水污染有关，该病在亚洲的发病率最高，每年可高达100/210000，主要见于30～60岁中年男性，危险因素包括饮酒、营养不良（低体重和低蛋白血症）和免疫力下降。没有疫区接触史的阿米巴肝脓肿患者通常存在免疫缺陷。

二、病因与发病机制

细菌性肝脓肿由化脓性细菌引起。肝脏由肝动脉系统和门静脉系统提供双重血液供应，胆道系统与肠道系统相通进一步增加了感染的概率。感染途径通常包括胆道系统（通常见于嵌顿胆道结石）、循环系统（肝动脉、门静脉系统）、毗邻组织或器官存在的感染灶和开放性肝损伤。最常见的致病微生物是大肠埃希菌、肺炎克雷伯菌和金黄色葡萄球菌，其次为链球菌、类杆菌属等。应特别注意的是，在东亚地区，肺炎克雷伯杆菌（Klebsiella pneumoniae）已成为最常见的致病原，尤其常见于糖尿病患者发生的社区获得性肝脓肿，而高毒力肺炎克雷伯菌（hypervirulent Klebsiella pneumoniae，hvKP）因致病力强、患者病死率高，成为肝脓肿研究热点。胆源性感染及经门静脉播散者以大肠埃希菌最常见，其次为厌氧链球菌。经肝动脉播散者以金黄色葡萄球菌最常见。在开放性肝损伤中，细菌可随创口或致伤物直接侵入肝脏，或来源于破裂的小胆管。一些病因不明的肝脓肿称为隐源性肝脓肿（cryptogenic liver abscess），通常与肝内隐匿性病变相关，发生于机体抵抗力减弱后，尤其常见于糖尿病患者。

溶组织阿米巴是人体唯一致病型阿米巴，其包囊通常随被污染的食物或水源进入胃肠道，包囊被肠液消化，虫体分裂为滋养体。机体抵抗力下降时阿米巴滋养体经破损肠壁小静脉或淋巴管进入肝脏，多数进入肝脏后被消灭，少数在门静脉内迅速繁殖阻塞门静脉小支，造成肝组织局部缺血坏死。同时阿米巴滋养体可以分泌溶组织酶，造成肝组织点状或斑片状坏死，坏死斑点逐渐融合成团块状，即为阿米巴肝脓肿前期。若未能得到适时治疗，则变性坏死的肝组织进一步液化进而形成肝脓肿。

三、组织病理学

致病细菌侵入肝脏后，形成炎性改变或小脓肿，若给予适当抗生素治疗，则散在小脓肿大多吸收机化，若病灶较密集，小的脓肿可融合为一个或数个较大的脓肿。当感染来源于胆道系统时，可能存在胆管扩张，管壁增厚等征象，脓肿多为多发性的且常与胆管相通，很少成为巨大脓肿或脓肿穿破。肝胆管蛔虫容易发生穿破形成多个脓肿。开放性肝损伤和隐源性肝脓肿多为单发性脓肿。在肝脓肿形成和发展过程中，大量毒素被吸收，患者可表现为严重的脓毒血症。当脓肿转为慢性后，脓肿周围肉芽组织增生、纤维化，毒血症症状减轻。

阿米巴脓肿多为单发性，脓肿常分三层：外层早期为炎性肝细胞，后期纤维组织增生形成纤维膜；中层为间质；内层中央为脓液，包括溶解坏死的肝细胞碎片和血细胞，典型表现为黏稠、无臭、无菌的巧克力色脓液。阿米巴滋养体通常存在于脓肿壁上而非脓液中。阿米巴性肝脓肿通常发生于肝右叶，尤其常见于右肝顶部，可能由于结肠阿米巴病的病变以右半结肠为主，右半结肠的血流通过肠系膜上静脉多沿门静脉主干右侧进入右半肝。

四、临床表现

细菌性肝脓肿患者起病较急，典型表现为寒战高热、肝区疼痛、乏力、食欲不振、恶心呕吐等。

1. 寒战高热 最常见，通常表现为弛张热，反复发作，体温可达38～41℃，伴寒战，脉率增快。

2. 肝区疼痛 因肝脓肿导致肝被膜急性膨胀，常出现肝区钝痛。若炎症扩散至膈肌、胸膜，或向肺部扩散，则可出现胸痛、刺激性咳嗽，甚至呼吸困难。

3. 乏力、食欲不振、恶心呕吐 由全身中毒性反应导致，患者常表现为严重病容。

4. 黄疸 若肝脓肿较为严重或并发胆道梗阻，则可出现黄疸。

肝脓肿患者查体常表现为肝大、肝区压痛和肝区叩击痛，有的可伴右肩牵涉痛；如脓肿在肝前下缘较表浅位置时，可伴右上腹肌紧张和局部明显触痛；巨大肝脓肿可出现右季肋区饱满状态，或出现局限性隆起，局部皮肤可出现红肿。

实验室检查可见白细胞计数明显升高，中性粒细胞百分比可达90%以上，出现核左移或中毒颗粒。转氨酶和碱性磷酸酶增高，CRP增高，ESR延长，急性期约16%的患者血液细菌培养阳性，慢性期患者可有贫血和低蛋白血症。

hvKP主要有四大毒力因子：荚膜多糖、脂多糖、黏附素和铁载体。其生物膜含量较普通肺炎克雷伯菌高，可能是其毒力较强的原因之一。同时具有从感染部位转移至远处非感染部位的特点，易致肝脓肿患者并发眼内炎、骨髓炎、肺炎和坏死性筋膜炎等严重侵袭性疾病。

阿米巴肝脓肿起病较缓，主要表现为发热、肝区疼痛、肝大。常出现弛张热或间歇热，多持续在38～39℃，后期体温可降至正常或低热。部分患者会伴有食欲不振、恶心、呕吐、腹泻等症状。10%～15%的患者出现黄疸。查体肝区常出现持续性钝痛和明显叩痛，右肝脓肿较大可出现右下胸部膨隆，肋间饱满，局部皮肤水肿压痛；肝脏常呈弥漫性肿大，触之边缘圆钝，有充实感，触痛明显。

影像学检查：X线可见肝阴影增大、右侧膈肌抬高、局限性隆起和活动受限，胸部平片还可见伴右下段肺段不张、胸膜反应或胸腔积液甚至脓胸等。产气细菌感染或与支气管穿通的脓肿可见到气液平面。超声为首选检查方法，可明确其部位、大小和距体表深度，阳性诊断率可达96%以上，为确定脓肿穿刺点或手术引流入路提供依据；CT对多发小脓肿敏感度更高；MRI对胆道相关病因及并发症具有提示意义。

五、诊断

根据患者病史、临床表现、实验室检查和超声检查，可诊断肝脓肿，必要时可在超声引导下行诊断性穿刺予以确诊。疑诊细菌性肝脓肿时必须行血培养，阳性率高达50%以上，应行多组需氧和厌氧培养，最好的血培养时机应在经验性使用抗生素之前。

从诊断角度，高毒力肺炎克雷伯菌肝脓肿培养后的菌落常为高黏性，实验室可使用拉丝试验判断肺炎克雷伯菌是否具有高黏性。通过检测菌株的表型和基因型特性鉴定高毒力肺炎克雷伯菌更具准确性，但价格较高。

阿米巴肝脓肿可通过以下几项检查确诊：在新鲜大便中寻找到阿米巴包囊或滋养体；乙状结肠镜发现结肠黏膜有特征性坏死性溃疡或愈合后瘢痕，溃疡面刮取标本有时可见滋养体；超声引导下肝穿刺吸脓可见典型果酱样脓液时可确诊；血清阿米巴抗体检测，间接血凝法阳性率可达90%以上，酶联免疫检测敏感性可达99%，特异性可达90%以上，对阿米巴性肝脓肿的诊断均有价值；对高度怀疑本病的患者使用抗阿米巴药物治疗，若症状迅速改善，则可确诊。

六、鉴别诊断

细菌性（化脓性）肝脓肿与阿米巴性肝脓肿在临床表现和检验检查方面存在许多相似之处，需要鉴别（表19-1）。

表19-1　细菌性肝脓肿与阿米巴性肝脓肿鉴别

	细菌性肝脓肿	阿米巴性肝脓肿
年龄	＞50	20～40
男女比例	1.5：1	＞10：1

续表

	细菌性肝脓肿	阿米巴性肝脓肿
病史	继发于胆道感染或其他化脓性疾病，多有糖尿病病史	继发于阿米巴痢疾后
症状	起病急骤，全身中毒症状明显，常见寒战、高热等	起病缓慢，病程较长，可有高热或不规则发热
体征	肝大不显著，多无局限性隆起	肝弥漫性增大，可有局限性隆起
脓肿	常为多发性小脓肿	脓肿较大，多为单发性，位于肝右叶
脓液	多为黄白色脓液，涂片和培养可见细菌，肝组织为化脓性病变	多为无臭的棕褐色脓液，镜检有时可见阿米巴滋养体，若无混合感染细菌培养为阴性
血液化验	白细胞计数及中性粒细胞百分比可明显增加，可见胆红素升高，血液细菌培养可为阳性	白细胞计数可增加，若无合并细菌感染血液细菌培养为阴性，血清学阿米巴抗体检测阳性
粪便检查	无特殊发现	部分患者可见阿米巴滋养体或包囊
诊断性治疗	抗阿米巴药物治疗无效	抗阿米巴药物治疗后症状明显改善

除此之外，肝脓肿还需与以下疾病鉴别。

1. 胆囊炎或胆石症　胆囊炎或胆石症常表现为反复发作的右上腹绞痛，且常放射至右肩，伴有恶心呕吐，常见右上腹压痛伴肌紧张，或可触及肿大胆囊，多见血清胆红素增高，尿胆红素阳性。患者全身反应较轻，超声检查无液性暗区，X线检查通常不出现膈肌升高，均可与肝脓肿鉴别。

2. 右膈下脓肿　一般膈下脓肿存在先驱病变，多发生于消化系统穿孔后，有弥漫性或局限性腹膜炎病史，或上腹部手术后感染史。膈下脓肿全身表现和肝区局部体征不如肝脓肿显著，常表现为胸痛，疼痛常在深呼吸时加重；但综合来看，二者在病因、症状及体征方面较难鉴别，超声检查膈下脓肿患者肝脏区域无明显液性暗区，为主要鉴别手段。

3. 肝囊肿　肝囊肿患者多无明显症状，若囊肿较大，可表现为腹部不适、恶心呕吐。单纯性肝囊肿表现为无回声单房性液性暗区，囊壁较薄不易显示，伴后方回声增强。若合并感染肝棘球蚴病或先天性肝囊肿合并感染时，不易鉴别，需结合病史和检查才能加以鉴别。

4. 原发性肝癌　巨块型肝癌可出现中心区液化坏死、继发感染，超声检查可见液性暗区，炎症性肝癌可有畏寒、发热，需与肝脓肿鉴别。原发性肝癌常有肝炎病史，需结合患者体格检查及甲胎蛋白（AFP）、超声、CT或肝动脉造影检查加以鉴别。

七、治疗

细菌性肝脓肿需早期诊断，积极治疗。对全身反应较重的患者应积极全身支持治疗，予充分营养支持，必要时多次少量输血和血浆，纠正低蛋白血症，积极补液，纠正水和电解质紊乱等，必要时给予维生素B、维生素C、维生素K，维持机体生命体征，增强机体抵抗能力。

对于急性期肝局限性炎症，脓肿尚未形成或多发性小脓肿，予患者非手术治疗，治疗原发病的同时使用大剂量抗生素以控制炎症，促进脓肿吸收自愈。肝脓肿病原菌以大肠埃希菌和金黄色葡萄球菌、厌氧性细菌多见，因此在确定致病菌前可先用广谱抗生素，再根据细菌培养结果和抗生素敏感试验结果决定是否调整抗菌药物，抗生素使用时间一般为2周。研究显示：ESBLs（-）的肺炎克雷伯杆菌对环丙沙星，左氧氟沙星，第三、第四代头孢菌素类和碳青霉烯类抗菌药物等多数抗菌药物的敏感性超过90%，但是对于ESBLs（+）的肺炎克雷伯杆菌，仅是对于碳青霉烯类等广谱抗菌药物敏感。相较于普通肺炎克雷伯菌菌株，hvKP对经常使用的大多数抗菌药物更敏感，且多为ESBLs（-）菌株。因临床上的复杂多样性，抗生素治疗时长尚未统一，通常为4～6周。

多发性小脓肿全身抗生素治疗不能控制者，可经肝动脉或门静脉内置导管应用抗生素。对于直径在3～5cm的单个脓肿，如在超声或CT下可见液化区域，可在其引导下行穿刺吸脓，尽可能吸尽脓液，如果脓腔较大（一般≥5cm），或经非手术治疗及多次穿刺抽脓，脓腔未明显缩小者，可优先选择置管引流，置管引流术后第二或数日起，可用等渗盐水缓慢冲洗脓腔并注入抗菌药物，待引流管无脓液引出，冲洗液变清亮，脓腔明显缩小，即可拔管。

若患者脓肿较大、分隔较多，已穿破胸腔或腹腔，胆源性肝脓肿，慢性肝脓肿，适用手术治疗。常用手术方式包括肝脓肿切开引流术和肝切除术。

1. 肝脓肿切开引流术 对较大且有穿破可能的脓肿，或已被证明穿破并引起腹膜炎、脓胸，以及胆源性肝脓肿或慢性肝脓肿，应积极进行脓肿切开引流术。经腹腔镜切开引流在很多医院已成为常规手术，开腹肝脓肿切开引流已应用较少。手术方法：选用右肋缘下斜切口（右肝脓肿）或经腹直肌切口（左肝脓肿），探查确认脓肿后保护术野四周以防脓腔扩散。穿刺针吸脓后沿针头方向用直血管钳排出脓液，分离腔内间隔组织，并用生理盐水冲洗脓腔，吸净后腔内放置引流。

2. 肝切除术 对于切开引流后脓肿壁不塌陷、留有死腔或窦道者，或慢性厚壁囊肿，以及合并肝内胆管结石及多发性肝脓肿，且肝叶已严重破坏失去正常功能者，可在联合抗生素使用的同时行肝叶切除术。主要适用于全身情况较好，中毒症状不严重的患者，既可以去除原发病灶，也可控制感染，有利于避免二次手术。

手术治疗需注意脓肿穿破胸腔时应同时行胸腔引流，血源性肝脓肿需积极治疗原发病。

阿米巴性肝脓肿绝大多数为单发，治疗原则首选非手术治疗，以抗阿米巴药物（甲硝唑、氯喹、依米丁）为主，必要时辅以反复穿刺抽脓或手术切开引流，结合支持疗法，多数患者预后较好。

八、预后

发达国家细菌性肝脓肿的死亡率为2%～12%。细菌性肝脓肿患者死亡的独立危险因素包括需要手术切开引流、存在恶性肿瘤及存在厌氧菌感染。

（马永蔌　杨尹默）

第二节　脾脓肿

一、病因及发病机制

脾脓肿（splenic abscess）较为少见，常发生于全身感染性疾病后，脾破裂、脾梗死、脾动脉栓塞术后可继发感染，形成脾脓肿。脾脓肿多来自于血行感染，有时也可从临近器官侵入。脾功能亢进、粒细胞缺乏症、异常血红蛋白病等均为易感因素。

二、临床表现及诊断

脾脓肿临床表现为寒战、发热、左上腹痛或左胸疼痛，部分患者可伴乏力、消瘦。查体可出现左上腹触痛、腹肌紧张、脾区叩击痛。实验室检查可出现白细胞计数增高。胸腹部X线检查可见左侧膈肌升高，膈肌运动受限，脾脏阴影扩大。超声、CT检查可见脾区肿块及液性暗区，可确定诊断。

三、治疗

脾脓肿除使用抗生素控制感染外，若为单发脓肿，可在超声或CT引导下行穿刺抽脓或置管引流术，必要时行切开引流术。若为多发脓肿或结核性脾脓肿，应行脾切除术。早期单发小脓肿可尝试抗感染保守治疗。

（马永蔌　杨尹默）

第三节　其他腹腔脓肿

一、膈下脓肿

（一）解剖

隔膜以下，横结肠及其系膜以上的区域称为膈下区域，此区域的局限性积脓被称为膈下脓肿（subphrenic abscess）。肝脏将膈下区域分为肝上和肝下两部分，肝上间隙又被肝镰状韧带分为左右间隙，右肝膈面的冠状韧带附着于后腹壁，将右肝上分为前后两个间隙，冠状韧带前后叶中间是唯一位于腹膜外的肝脏裸区。肝下间隙被肝圆韧带分为左下和右下间隙。左肝下间隙又被胃和大网膜分隔为前后两个间隙，后间隙为小网膜囊。右肝下间隙向后延伸至右肝后叶和后腹膜之间呈袋状陷凹，称为Morison陷凹。膈下脓肿可发生于前述的一个或两个以上的间隙。

（二）病因

膈下脓肿为感染性液体直接积存形成，常见病因包括：①弥漫性腹膜炎：腹腔内渗出的液体流向并积于膈下各间隙形成膈下脓肿。②手术后并发症：大多数上腹部手术为污染手术，术后吻合口漏常易导致膈下脓肿。部分术后创面渗液和渗血也为膈下脓肿的形成创造了条件。部分下腹部手术后并发感染可沿结肠旁沟波及膈下。脾切除术后遗留的空腔和积血是产生左肝下脓肿的常见原因。③临近脏器化脓性感染，如胆囊炎、胃十二指肠溃疡穿孔、肝脓肿、急性坏死性胰腺炎等可导致所在间隙脓肿的形成。

（三）病理

患者平卧时膈下部位最低，弥漫性腹膜炎时腹腔脓液最易积存于此。细菌也可通过门静脉和淋巴系统到达膈下。腹腔感染性液体常都可自行吸收，但约1/3的患者因抗感染能力较差，致病菌毒性较强，或感染性液体不易排出，形成膈下脓肿。脓肿可为单发或多发，随占据的空间而被纤维包裹，与周围脏器紧密粘连。大多数大肠埃希菌为主的混合感染其脓液为有臭味的灰白色黏稠液体，存在铜绿假单胞菌时脓液呈有特殊臭味的淡绿色液体，有产气菌感染时脓腔中存在气体。膈下感染可引起反应性胸腔积液，或经淋巴途径蔓延到胸腔引起胸膜炎，也可穿入胸腔引起脓胸。部分脓肿可穿透结肠形成内瘘。脓肿腐蚀消化道管壁可能引发消化道出血或消化道瘘。

（四）临床表现

膈下脓肿一般继发于腹膜炎或腹部手术后，若脓肿位置较深或原发症状较重，腹部症状可能不突出。全身症状常表现为发热，起病时为弛张热，脓肿形成后出现持续高热，或中等程度持续发热，逐渐出现脉率增快、乏力、盗汗、厌食、消瘦。局部症状通常表现为脓肿部位的持续钝痛，常位于近中线的肋缘下或剑突下，于深呼吸时加重。若脓肿刺激膈肌可能引起呃逆。部分患者可引起胸膜反应，出现胸水，重者累及肺可发生盘状肺不张。

体格检查部分患者可见上腹部压痛及肌紧张，个别患者可触及边界不清的肿块。肝区可有叩击痛，侧胸部或后腰部可出现指凹性水肿。肠鸣音正常或减弱，感染中毒症状明显时可出现肠淤胀。在大量应用抗生素治疗后，局部症状和体征可不典型。

（五）诊断

若患者存在相关原发疾病或有近期腹部手术史，患者出现全身中毒症状，实验室检查提示白细胞计数增高，中性粒细胞比例升高，分类出现核左移，需考虑腹腔脓肿。膈下脓肿的诊断应结合影像学检查。X线检查可见患侧膈肌升高，呼吸运动受限，肋膈角模糊，或出现胸膜反应、胸腔积液、肺下叶部分不张等，或膈下可见占位性阴影，左膈下脓肿胃底受压移位。超声可发现80%的膈下脓肿，对诊断有较大帮助，可作为首选的检查方法。超声或CT引导下脓肿穿刺不仅可帮助诊断，还可同时进行抽脓、冲洗脓腔，并注入抗生素以达治疗目的。穿刺脓液应送细菌学和药敏检查，若因脓腔不规则或脓液较浓稠而无法顺利穿刺，不能以此排除脓肿可能。

膈下脓肿诊断时需通过病史、影像学检查与肝脓肿鉴别。但部分患者可出现脓肿穿破扩散，或原发肝脓肿穿破，可能同时存在肝脓肿和膈下脓肿。

（六）治疗

膈下脓肿未及时治疗时可能导致多器官功能衰竭或慢性消耗，进而引起患者死亡，积极治疗极为重要。强抗生素使用、营养、补液、输血等支持治疗有助于保持患者全身状况稳定。膈下脓肿的治疗原则是充分引流。近年来B超或CT引导下经皮穿刺置管引流术创伤小，操作简单，是目前最常用的治疗方式。如穿刺引流效果不佳，应积极手术引流。经前腹壁途径，即左右肋缘下切口进腹是常用的手术入路；对于右肝下、左膈下靠后的脓肿，可考虑后腰部切口；对于右肝上间隙的高位脓肿，可考虑胸壁切口引流。

1. 全身治疗 需予患者必要的营养支持，严重消耗者应给予肠外营养，维持水、电解质平衡，出现肠淤胀者行胃肠减压。需积极应用抗生素，先选用有效的广谱抗生素及抗厌氧菌抗生素，后续根据培养结果或药敏结果调整抗生素的使用。

2. 经皮穿刺引流 若为与体壁靠近的局限性单房脓肿，可行B超或CT引导下穿刺吸脓，留置导管引流。若脓腔较小，可以穿刺吸尽脓液后用抗生素冲洗，而不留置导管。通过该方法，约有80%的膈下脓肿可治愈，因此该方法已成为膈下脓肿治疗的主要手段。

3. 手术治疗 对于穿刺引流效果不好者，或慢性脓肿反复急性发作者可行手术切开引流，术前可以通过超声或CT检查确定脓肿部位，根据部位选择合适的切口。原则上采用腹膜外入路，以免污染游离腹腔或损伤肠管。肝右叶上、肝右叶下间隙位置靠前及左膈下间隙靠前的脓肿较常采用前腹壁肋缘下切口；右肝下、右膈下靠后的脓肿常采用后腰入路，沿第12肋做切口；右肝上间隙的高位脓肿常采用胸壁入路。无论经何入路切开脓腔，必须引流充分，可酌情放置引流管，定期冲洗脓腔，随引流量减少逐步拔除引流管。

二、盆腔脓肿

盆腔通常指腹腔下方直肠上段前壁腹膜反折以上及直肠乙状结肠交界处两侧的间隙，腹膜反折处形成直肠膀胱陷凹，女性子宫又将直肠膀胱陷凹分为膀胱子宫陷凹和直肠子宫陷凹。下腹部及盆腔脏器的化脓性感染、弥漫性腹膜炎或腹部手术后，因体位原因感染液体流入腹腔各间隙，形成盆腔脓肿。

盆腔脓肿患者炎症范围常较局限，全身中毒症状较轻，可能出现发热、乏力、脉率增快等症状。患者多感下腰部下坠不适，若直肠受到炎症刺激可出现里急后重、排便不尽感、大便频而量少，可有黏液便，若膀胱受到炎症刺激可出现尿频、排尿困难等。腹部检查多无阳性体征，部分可出现下腹部深在压痛。直肠指检可发现肛管括约肌松弛，在直肠前壁可触及向肠腔内膨出、有触痛、有波动感的肿物。已婚女患者可行阴道检查辅助诊断。盆腔炎性肿块或脓肿可经后穹隆穿刺协助诊断和治疗。下腹部超声及经阴道超声检查有助于明确诊断，必要时可行CT检查辅助诊断。

盆腔炎症尚未形成脓肿时应积极行全身治疗，包括积极使用抗生素，热盐水灌肠和物理透热疗法，炎症多可自行吸收，若脓肿较小也有自行吸收的可能。若脓肿较大，非手术治疗后吸收不显著，盆腔脓肿需行手术治疗。可经直肠先行局部穿刺吸脓，在穿刺部位切开引流，并留置引流管，若患者数日后已有排便，则可拔除引流管，必要时可结合肛门指诊和超声检查判断引流是否充分，若脓腔消失，可行高锰酸钾热水坐浴，数日后再行直肠指诊复查。

三、肠间脓肿

肠间脓肿（interloop abscess）是脓液被包裹在肠管、系膜与网膜之间的脓肿，脓肿为单发或多个。肠间脓肿多继发于急性腹膜炎或腹腔手术，原发性肠间脓肿较少。如果脓肿广泛粘连，可能发生粘连性肠梗阻。患者可出现腹胀、腹痛，腹部可出现压痛或触及肿块。若脓肿穿破肠腔或膀胱可形成内瘘，脓液可随大小便排出。影像学检查立位X线平片可见肠壁间距增宽，或局部肠管积气，小肠可见气液平面。治疗方面，可应用抗生素、物理透热及全身支持治疗。如超声或CT检查提示单房脓肿较局限，且距腹壁较近，可行超声或CT引导下经皮穿刺置管引流术。若非手术治疗无效，则考虑开腹探查，清除脓液引流，若出现肠梗阻应解除肠梗阻。

（马永蔟　杨尹默）

参 考 文 献

［1］KHIM G，EM S，MO S，TOWNELL N. Liver abscess：diagnostic and management issues found in the low resource setting［J］. Br Med Bull，2019，132（1）：45-52.

[2] WITZIGMANN H，GEISSLER F，UHLMANN D，HAUSS J. Intraabdominelle Abscesse [J] . Chirurg.，1998，69（8）：813-820.

[3] 吴孟超，吴在德.黄家驷外科学 [M] .7版.北京：人民卫生出版社.

[4] SARDA AK，BAL S，SHARMA AK，KAPUR MM. Intraperitoneal rupture of amoebic liver abscess [J] . Br J Surg，1989，76（2）：202-203.

[5] SILVESTRI V，NGASALA B. Hepatic aneurysm in patients with amoebic liver abscess：A review of cases in literature [J] . Travel Med Infect Dis，2022，46：102274.

[6] BUKSH MM，TALLOWIN S，AL SAMARAEE A. Splenic Abscess Complicating Bariatric Surgery：A Systematic Review [J] . Am Surg，2022，88（1）：28-37.

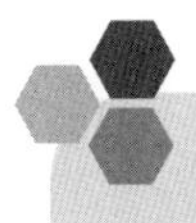

第二十章　腹部创伤合并腹腔感染

第一节　腹部创伤合并腹腔感染的处理

一、腹部创伤合并腹腔感染的病原学特点

腹部外伤合并腹腔感染常为混合性感染，人体的局部皮肤、口腔、胃肠道和泌尿生殖道系统是人体细菌寄生最多的四大菌库，尤其是伴有胃肠道损伤时，感染可能性更大。胃肠道中的细菌总量占人体微生物总量的78.7%，因此，肠道是人体最大的菌库。腹部外伤时往往可以同时涉及这几个菌库，这样就为腹部外伤提供了菌源。据报道，创伤后数小时，清创前的早期伤口细菌种类极其复杂，可检出需氧菌29种，厌氧菌16种。清创伤口中细菌种类数量虽然减少，但阳性率仍高达66.7%～75%，伤口存在两种细菌以上者占61.5%。肠源性感染、真菌感染亦多为混合感染。实验证明，由于细菌间的协同作用，混合感染远较单一细菌感染严重，其感染发展的速度要大于各种细菌感染的总和。对于细菌协同作用的机制，Rostein 提出下列的可能：①混合感染对机体免疫力的抑制更加显著，有利于致病菌的繁殖；②一些细菌可能为其他细菌生长繁殖提供必要的营养；③改善了细菌生长的局部环境；④增强致病菌的毒力，例如大肠杆菌和脆弱拟杆菌混合感染可引起腹腔脓肿，而在单一菌种感染时并不发生。其原因为脆弱拟杆菌中的厌氧菌能抑制中性白细胞对变形杆菌的吞噬杀菌作用，与大肠杆菌竞争结合补体途径产生的调理素，使大肠杆菌不易被吞噬和杀灭，从而提高大肠杆菌毒素的毒力。

在临床上可将混合感染中细菌协同性的感染特点分为3种类型：①快速感染型。主要是溶血性链球菌及金黄色葡萄球菌混合感染引起坏疽和坏死性筋膜炎，发展迅速，病情严重，死亡率高。②中速感染型。主要是大肠杆菌、克雷伯菌、链球菌混合感染引起的非梭状芽孢杆菌性厌氧菌蜂窝织炎，或腹腔脓肿，发展较缓，7天内采用有效抗生素治疗常常有效。③慢速感染型。主要是厌氧链球菌和金黄色葡萄球菌协同性进展较慢的感染，多见于胸部和腹部手术切口的部位。

严重腹外伤的混合感染不仅限于局部损伤的部位，同时各种细菌亦可沿着多种侵入性的血管导管或其他导管进入血流，出现多细菌败血症，即从一个伤员血培养中同时培养出两种或两种以上的细菌或其他微生物，据文献报道，其发生率为6%～10%。大森（1982年）报道由一组尿路感染所致的42例多细菌败血症，其中78.8%患者使用留置尿管。Verghese（1988年）报道一组严重烧伤、创伤伤员行血管插管、肠道外高营养等治疗过的14例细菌性和真菌性混合感染败血症，导致细菌、真菌感染原因均为医源性，死亡率为78%；死亡原因为败血症并发多脏器功能衰竭。

二、腹部创伤合并腹腔感染的类型及其诊断

（一）腹部创伤合并腹腔感染的类型

腹部创伤合并腹腔感染可以分为多种类型，主要根据创伤的性质、感染的来源和感染的严重程度来分类。以下是根据创伤性质进行的分类。

1. 开放性腹部创伤合并腹腔感染 穿透性伤口：如刀伤、枪伤等，导致腹腔内器官暴露和感染。手术后感染：手术过程中的污染或术后护理不当导致的感染。

2. 闭合性腹部创伤合并腹腔感染 钝性创伤：如交通事故、跌倒等引起的内脏破裂、出血和继发性感染。脏器破裂：肝、脾、肠等脏器的破裂可能导致内容物泄漏进入腹腔，进而引发感染。

（二）腹部创伤合并腹腔感染的早期诊断

腹腔感染是除腹腔出血外，腹部创伤致死的另一重要原因，也是腹部创伤晚期死亡的主要原因。腹部创伤合并腹腔感染主要来源于空腔脏器的穿孔或破裂，其内容物进入腹腔内引起腹膜炎或腹腔脓肿，严重者甚至导致脓毒症、脓毒症休克，继而发生MODS，最终导致死亡。早期、准确的诊断和后续及时、有效的治疗是腹部创伤合并腹腔感染患者预后良好的决定因素。

1. 详细的病史采集与体格检查 对于初诊的腹部创伤患者，应详细询问病史，特别是受伤时间、经过、部位。体格检查的过程应细致而迅速。腹部膨隆、穿通伤及交通意外后的安全带伤应引起重视。怀疑有腹腔感染的腹部创伤患者，应考虑是否有SIRS的存在，其中SIRS的诊断条件：体温＞38℃或＜36℃；心率＞90次/分；呼吸＞20次/分或过度通气、动脉血二氧化碳分压（$PaCO_2$）＜32mmHg；血白细胞计数＞12×10^9/L或＜4×10^9/L或未成熟粒细胞百分比＞10%。若具备上述两项或两项以上的条件，则诊断为 SIRS。应警惕脓毒症、脓毒症休克，甚至发生MODS。

2. 微生物学检查 怀疑感染时，特别是有抗菌药物使用史、怀疑有耐药菌感染的患者，除常规的血液培养外，还须在感染灶上取标本行细菌培养。为保证培养结果的准确性，每次至少需要0.5 ml的脓液或组织作为标本，并在有氧条件下送检验。如需培养厌氧菌，还须额外的至少0.5 ml的标本在无氧条件下送检。细菌培养结果有助于指导抗菌药物的选择及使用时间，了解细菌耐药情况。此外，接受抗菌药物治疗超过48小时的患者，还应警惕医院获得性感染。对于此类患者除细菌培养外，还应行真菌检测。

3. 诊断性腹腔灌洗（diagnostic peritoneal lavage，DPL） DPL在诊断腹腔内出血方面，具有较高的敏感度，现已取代传统的腹腔穿刺检查。但DPL无法准确诊断腹膜后隙器官和膈膜损伤。因此，不应作为腹部创伤合并腹腔感染时的唯一诊断方法，还应结合超声或CT检查。但在急诊诊断腹腔出血时，特别是对于血流动力学不稳定的患者，仍是一项不可或缺的检查手段。

4. 影像学检查

（1）超声检查 创伤重点超声评估法（focused assessment for the sonographic examination of the trauma patient，FAST）已作为首要检查手段，广泛应用于创伤患者的初期评估。由于FAST具有无创性、可重复性、无需搬运患者等特点，更适宜血流动力学不稳定的患者。但FAST检查结果阴性的患者，并不能排除腹腔内器官损伤，若一般情况稳定，还须进行

进一步的CT检查。超声和CT检查是目前针对腹部创伤合并腹腔感染最常用的影像学评估手段。对于血流动力学稳定的患者，超声并不是最适宜的检查手段。1/4的肝脏、脾脏损伤，大部分的肾损伤，几乎所有的胰腺、肠系膜、膀胱、肠损伤都可能被超声检查忽略。因此，超声检查的阴性结果并不能排除腹部创伤。

（2）CT检查　CT检查是目前对于诊断腹腔内器官损伤，特别是实质性器官损伤的最佳检查手段。因此，许多创伤评分系统也以CT检查结果作为依据之一，其被视为诊断腹部创伤合并腹腔感染的金标准。但若要明确肠道及一些血管的损伤情况，则须静脉注射造影剂。也可口服造影剂明确肠道情况，但对于怀疑有肠道穿孔的患者，则具有增加腹腔感染的风险。临床应用时，应慎重选择。因此，对于血流动力学稳定的患者，CT是最佳的影像学检查手段。

5. 手术探查　诊断性的腹腔镜探查在临床中的应用具有争议。对于血流动力学稳定的腹部创伤合并腹腔感染患者，可采用腹腔镜探查替代传统的剖腹探查，避免了盲目地剖腹探查。腹腔镜探查不仅减少对患者的二次打击加速术后康复，还可更加细致地观察较小的损伤部位。但腹腔镜探查对于全消化道和腹膜后隙器官的检查，则较为困难。而对于血流动力学不稳定的患者，腹腔镜探查需要耗费大量的准备时间，会在一定程度上影响救治。

三、腹部创伤合并腹腔感染的治疗

（一）腹部创伤防治感染的一般措施

1. 良好的清创　良好的清创是预防意外伤口感染的首要措施，因外伤时多存在意外因素，意外的伤口都有细菌污染，但需要经过6~8小时才演变成感染伤口，因此，伤后及时彻底的清创对患者的恢复有着重要意义，清创愈早，防止感染的效果愈好。

2. 尽快纠正创伤造成的生理紊乱　创伤造成很多生理紊乱，如内分泌系统出现各种应激反应、分解代谢增加、水钠潴留、网状内皮系统功能降低、毛细血管通透性增加、贫血、低血浆蛋白血症、酸碱失衡和电解质紊乱等。这些改变都影响机体的功能，使全身和局部的抵抗力降低。纠正生理紊乱、注意营养支持、维持正常的内环境稳定。

3. 严格防止继发性感染　创伤外科的急救室、手术室、换药室的器械、敷料应有充分的准备，医护人员工作中应严格执行无菌技术。严重的伤员最好放置在细菌控制的护理单元（BCNU）。

4. 合理使用抗菌药物　严重的腹外伤后，都必须预防性使用抗菌药物，制订合理的用药方案。

（1）给药时机　开放性损伤后早期使用抗生素的时机很重要。目前多数学者认为伤后3~4小时之内是使用抗菌药物预防感染的“黄金时刻”。对于感染性手术，也应遵循这一原则，如行有感染病灶或结肠手术，术前给予一次有针对性的抗菌药物，如手术时间较长，术中再追加一次，使血液及手术区的组织均保持一个有效的抑菌浓度，这对于预防感染扩散及切口感染都是有效的。

（2）剂量要大　严重腹外伤后使用抗菌药物的间隔时间要短，剂量要大，初次应使用最大允许剂量。严重腹外伤伤员，在大量补液治疗及血管外间隙内大量细胞外液潴留下，为了保持血液有效的药物浓度，使用抗生素的剂量要大于正常的用量，才能获得预防及治疗的效果。

（3）疗程要短　腹外伤预防性使用抗菌药物的时间要短。给药时间，传统认为是1周左右，近来有主张短时疗法。有证据表明，伤后或手术后长期使用抗菌药物预防感染是不必要的，有时还会造成双重感染、耐药性等有关抗生素并发症。最近几年，给予抗菌药物的时间多由5～7天减少为3天、1天，甚至一个预防剂量。

（4）静脉给药　严重创伤使用抗菌药物的方法原则上应给予静脉给药。因为口服或肌内注射，吸收缓慢，常常达不到有效的浓度。

（二）腹部创伤合并严重腹腔感染的治疗

1. 器官功能的支持

（1）循环支持　主要包括早期液体复苏和血管活性药物应用两个方面，早期充分的液体复苏是改善感染性休克患者全身氧代谢失衡、稳定血流动力学指标的关键措施。具体复苏方案：针对所有符合重症感染或感染性休克的患者，应在诊断后1小时内检测乳酸水平，如初始乳酸水平＞2mmol/L，则需反复监测；如果出现低血压或乳酸水平≥4mmol/L，则按照30ml/kg体重快速静脉滴注晶体液；液体复苏时或之后若患者仍存在持续低血压，则使用缩血管药物，保持平均动脉压（mean arterial pressure，MAP）≥65mmHg；推荐将去甲肾上腺素作为首选的血管活性药物，应用大剂量去甲肾上腺素［＞1μg/（kg·min）］时，可加用血管加压素（最大剂量0.03U/min）或肾上腺素以达到目标MAP，或加用血管加压素（最大剂量0.03U/min）以减少去甲肾上腺素的剂量；对低危的心动过速、绝对或相对心动过缓的患者，可应用多巴胺替代去甲肾上腺素，但不推荐使用低剂量多巴胺进行肾脏保护；对于经充分液体负荷及缩血管药物升血压后，仍然存在持续低灌注的患者，可尝试使用多巴酚丁胺；条件允许的情况下，建议所有使用升血压药物的患者尽快行动脉置管以连续动态监测血压。

（2）呼吸支持　对于呼吸功能的维护，建议使用无创呼吸机，不需要气管插管，对医生和护士技术要求不高，目前使用越来越广泛。它使很多患者早期即可解除低氧状态，阻断了病情进一步恶化。对用气管插管机械通气的患者应采取小潮气量高频的通气方法，减少机械通气所引发的急性肺损伤。

2. 感染源控制　控制感染源是严重腹腔感染治疗的核心环节。分为一期处理、腹腔残余脓肿处理和延期肠瘘处理。

（1）一期处理　是指外伤后第一次手术，术者应该把主要精力放在防止日后的继发性出血和延期肠瘘的发生上，杜绝感染源的出现。而恢复空腔脏器解剖结构不是主要目的。许多术者误认为发生延期肠瘘与手术缝合技术不佳有关，不了解腹部创伤后腹腔感染会很快发生，引发全身炎症反应症状。机体处于高分解代谢的状态，即使破裂的肠管修复的再好，数日后也有发生肠瘘的可能。一期手术时发现空腔脏器破裂，如何选用肠修补术、切除术或近端造瘘术，要依患者腹部和全身情况而定。受伤时间长，腹腔感染重，全腹炎症反应重，选择近端肠管造瘘或许更为安全，这样可避免因吻合口愈合不佳造成的延期肠瘘。

（2）腹腔残余脓肿处理　腹腔残余脓肿亦是常见的感染来源。腹腔血肿和引流不当是发生残余脓肿的原因之一，妥善和彻底止血可减少腹腔血肿继发感染。治疗上采用B超引导下穿刺置管引流是首选方案。再次手术不仅造成手术创伤，有些情况下腹腔肠管广泛粘连形成“冰冻腹腔”，导致手术极其困难。

（3）延期肠瘘处理 延期肠瘘是指前一次手术后发生的肠瘘，许多患者此时炎症反应重，多器官功能受到影响，局部肠管粘连造成手术困难，如果条件允许，可将近端肠管拖出腹壁造瘘。如果近端肠管拖出腹壁外困难，唯一的选择就是腹壁切口开放引流，以控制感染为目的，为再次手术创造条件。

3. 抗感染治疗

（1）用药时机 条件允许的情况下，一旦腹腔感染所致脓毒症或脓毒症休克的诊断明确，推荐1小时内开始经验性抗感染治疗；其余腹腔感染患者，起始抗感染治疗越快越好，并且需考虑及时恰当的原发灶处理。如果距前次用药时间 ＞2个药物半衰期，原发病灶处理术前1小时内或术中须重复给药。

（2）抗菌药物选择 对于轻或中度腹腔感染患者，选择抗菌谱窄以及不常用于治疗院内感染的药物。推荐单一用药选用莫西沙星、头孢哌酮/舒巴坦、厄他培南，联合用药方案选用头孢唑林、头孢呋辛、环丙沙星、左氧氟沙星联合硝基咪唑类药物。对于重度腹腔感染患者，经验性治疗应选择广谱抗菌药物。推荐单一用药选用亚胺培南/西司他丁、美罗培南、多尼培南或哌拉西林/他唑巴坦，联合用药方案选用头孢吡肟、头孢他啶等三代头孢菌素联合硝基咪唑类药物。术后感染（院内感染）常由耐药菌株引起，对于此类感染者，应使用广谱抗生素。推荐单一用药选用亚胺培南/西司他丁、美罗培南等碳青霉烯类药物，联合用药方案选用头孢吡肟、头孢他啶等三代头孢菌素联合硝基咪唑类药物。对于培养结果为白色念珠菌的患者，推荐使用氟康唑或棘白菌素。若培养结果提示肠球菌，应考虑行经验性抗肠球菌治疗（氨苄青霉素、哌拉西林/他唑巴坦以及万古霉素）。疑似或确诊MRSA感染者，推荐使用万古霉素或利奈唑胺。

（3）疗程 感染源控制后的轻中度腹腔感染抗感染疗程不应＞4天，对于重度腹腔感染及术后感染，疗程为7～10天。可通过监测PCT指导腹腔感染的抗感染疗程。

（4）降阶梯治疗 抗生素降阶梯治疗的主要目的是合理应用广谱抗生素以减少耐药菌株的选择压力。现阶段公认的降阶梯治疗定义：①缩窄抗菌药物治疗谱。②从联合治疗转变为单药治疗或减少治疗用抗生素的种类。③缩短治疗时长或停止抗菌药物治疗。循证医学证据提示，降阶梯治疗组病死率显著低于非降阶梯治疗组，因此，强烈推荐重度腹腔感染和术后感染患者在微生物及药敏结果指导下进行降阶梯治疗。

4. 营养支持 早在多年前就有学者提出胃肠道是腹部外伤术后应激反应的中枢。要抑制胃肠道应激反应，就要早期给予肠内营养。近来的研究表明，腹部外伤腹腔感染的患者早期给予肠内营养的意义远远超越了给能量给氮源的范畴，其在降低全身炎性反应、维护全身免疫功能、提高救治成功率等方面具有重要意义。

中国腹腔感染诊治指南（2019版）对重症感染患者营养支持治疗的主要意见如下：对于可以进行肠内营养的腹腔感染患者，应考虑早期（24～72小时）启动肠内营养治疗；对于无法实施早期肠内营养的腹腔感染患者，应尽早给予肠外营养治疗。若单独给予肠内营养无法达到目标营养供给，可联合肠外营养治疗。对于重症感染或感染性休克患者进行肠内营养治疗时，建议初始给予的非蛋白热量为83.6～104.5kJ/（kg·d），并根据患者耐受性逐步增加肠内营养剂量；若无法实施肠内营养，可先给予低热量肠外营养［≤20kcal/（kg·d）］，随后根据患者的耐受性，实施肠内营养，并增加肠内营养的量。对轻中度腹腔感染患者进行肠外营养时，蛋白质给予量应为1.5g/（kg·d）；而对于重症患者，蛋白质给予量建议为

1.5～2g/（kg·d）。

5. 免疫功能的维护与调理 腹腔感染反复发作或持续存在各种代谢的紊乱，患者常合并免疫功能异常。腹腔感染严重时，可一次摧毁患者的免疫功能。除了临床上表现为腹腔感染不易控制外，实验室检查，可见CD4细胞绝对数量和比例的减少，CD20即合成抗体的B细胞减少，CD21即突触细胞减少，处理外来抗原的能力减弱，另外，补体水平发生改变。严重腹腔感染并持续脓毒血症时，补体大量释放激活结合靶位，血中补体水平逐渐下降，甚至耗竭。积极监测补体，对评估严重腹腔感染患者免疫功能具有重要意义。

6. 手术治疗 手术治疗严重腹腔感染自始至终遵循损伤控制的理念，首先微创治疗，将外科手术作为整体治疗的一部分，要权衡患者的生理极限，而非追求完美的解剖恢复，已形成包裹的腹腔脓肿，在B超引导下穿刺置管引流，多室脓肿经反复多部位穿刺，治愈率可达65%～90%。肠道破裂腹膜炎SIRS反应较重的患者可采用近端肠管造瘘的方法，尽快结束手术。手术后发生肠瘘，造成复发性腹腔感染，在床边拆除切口缝合线，保持腹部切口开放，冲洗引流，亦能很快控制脓毒血症和SIRS反应，改善全身状况，为再次手术创造条件。腹压增高腹腔间室综合征者，腹腔开放引流可迅速缓解腹压，改善呼吸、循环和肾功能，有利于肠功能的恢复。腹腔大出血的处理、腹部外伤后肠瘘严重腹腔感染、消化液的侵蚀、引流管的压迫，常可造成腹腔大出血，这些患者往往合并有器官功能障碍、生理功能紊乱和机体代谢功能失调，有些出现低体温、酸中毒、凝血功能障碍，如果采用复杂的手术进行止血会给患者带来更大损害，要权衡各种手术方案的利弊，必要时采用腹腔填塞压迫的方法暂时止血，以便全身情况好转后行二期处理。

7. 选择性消化道去污染 给重症患者口服不吸收的窄谱抗菌药物，直接杀伤肠腔内潜在致病菌，以减少全身性感染发生率。这一过程称为选择性消化道去污染。抗菌药物的选择应遵循如下原则：①抗菌谱窄，主要针对肠杆菌科、假单胞菌科和不动杆菌科，对厌氧菌群无损害；②不易吸收，以维持肠腔内有效杀菌浓度；③最小杀菌浓度低，对肠腔内多数潜在致病菌敏感；④不易被灭活或降解。目前多采用多黏菌素B、妥布霉素和两性霉素B三者联合使用。

（李　晨　陈国帅　姜可伟）

参考文献

［1］陈孝平，汪建平，赵继宗.外科学［M］.9版.北京：人民卫生出版社，2018.

［2］黄志强，黎介寿.腹部创伤［M］.武汉：湖北科学技术出版社，2016.

［3］任建安，吴秀文.中国腹腔感染诊治指南（2019版）［J］.中国实用外科杂志，2020，40（1）：1-16.

［4］中华医学会外科学分会，中国研究型医院学会感染性疾病循证与转化专业委员会，中华外科杂志编辑部.外科常见腹腔感染多学科诊治专家共识［J］.中华外科杂志，2021，59（3）：161-178.

［5］李原，任建安.腹部创伤合并腹腔感染诊治进展［J］.中国实用外科杂志，2016，36（02）：238-240.

第二节　腹部创伤预防腹腔感染的措施

腹部创伤后并发腹腔感染比常规腹部手术发生率高约20%。即使未合并空腔脏器损伤，腹部开放性创伤后并发腹腔感染的发生率也可高达50%。腹部创伤后并发腹腔感染往往发生早、病情重、死亡率高，可在创伤后24小时内就出现脓毒症休克。

腹部创伤尤其是开放性创伤，常合并异物残留、细菌污染等，创伤导致局部和全身机体免疫力下降，增加了创伤后腹腔感染的风险。腹部创伤所致腹腔内脏器尤其是空腔脏器的损伤，则会直接导致并加重腹腔感染。腹腔脏器损伤导致的出血、消化液漏出，短时间内大量细菌释放，毒素快速吸收入血，体液快速丢失，电解质与酸碱失衡，外周微循环血管扩张、体液再分布加重了液体不足继而发生脓毒症休克，局部氧债增加、乳酸堆积，机体内环境被快速击溃，由此引发的“蝴蝶效应”促进了腹腔感染的发生、发展。

因此，腹部创伤后采取积极有效的预防措施，清除多方面的不利因素，以尽可能地防止或延缓腹腔感染的发生。

一、及时彻底清创与确切控制感染源

及时的、彻底的清创是预防腹部创伤并发感染尤其是腹腔感染的首要措施，腹部创伤的原因复杂多样，尤其是伤口污染重、伤口深、异物存留、清创时机延迟会增加感染风险。创面需经过6～8小时变成感染性伤口，及时彻底的清创至关重要，清创越及时越彻底，预防腹腔感染的效果越好。

腹部清创不仅包括局部伤口的清创，同时还必须术前评估有无腹腔脏器损伤，在术中对脏器创面的清创，尽可能清除异物、坏死组织，不留死腔。包括清除腹腔内的异物、食物残渣、消化液、粪便、坏死组织等，并用大量的生理盐水反复冲洗腹腔，尤其是污染严重的部位，需注意吸尽膈下、盆腔与肠袢间的污染液体，避免术后形成腹腔脓肿。对于空腔脏器破裂处的处理，也始终牢记彻底清创的概念，避免直接修补破口，应彻底消毒或者直接切除破口周围组织后，在健康组织上修补或吻合，尽可能避免术后修补口感染、愈合不良导致肠瘘的发生。而对于肝脏断面的处理，一方面注意清除坏死组织，同时对损伤胆管应小心修复和保护。

及时彻底的清创只是暂时去除了已有的感染源，还必须有效地控制感染源以预防腹腔感染的发生，这是腹腔感染治疗中至关重要的环节。剖腹手术时遗漏伤情是腹部创伤后并发腹腔感染的最常见原因，尤其胃后壁、贲门部、胰腺颈体部、十二指肠水平段、升结肠和降结肠的后腹膜固定部位、低位直肠损伤，易漏诊漏治。比如上腹部刀刺伤所致胃前壁穿孔，不能只顾清创缝合胃前壁，还应打开胃结肠韧带，充分暴露胰腺和胃后壁，避免漏诊贯通刀刺伤导致的胃后壁损伤。空腔脏器延迟破裂也是创伤后并发腹腔感染的重要原因。因此，对于术中发现的肠壁血肿、肠系膜血管损伤导致的相应肠管血供不足等必须格外关注，提前做好风险预案，果断去除可能引发腹腔感染的高危因素。

创伤后首次手术处理不当也是腹部创伤后并发腹腔感染的常见原因。看似完美的手术不一定是最合理的手术。我们必须遵循损伤控制原则，选择最合理的手术方式。比如结肠破裂，如果腹腔污染重，可果断行造口，避免一期吻合后导致术后肠瘘可能。空腔脏器破裂如果选择修补，缝线的选择建议3-0或者4-0可吸收缝线或者3-0倒刺线，也可使用管型吻合器或者直线型切割缝合器，吻合口可加固缝合。充分冲洗后应在腹腔相应位置积极放置引流，尤其是盆腔、双侧膈下、吻合口旁，多根腹腔引流管并不会让手术显得不完美。术后充分有效的引流不仅可以继续起到治疗作用，还可用来早期发现术后并发症如活动性出血、消化道瘘等，必要时可放置黎氏双套管进行持续负压冲洗引流。快速有效的损伤控制性手术避免复杂操作，缩短手术时间，减轻手术的二次打击。快速控制出血并探查消化道，不宜进行消化道重建，尽量造口，探查充分确认无误后应果断迅速关腹，或者腹腔开放，待病情稳定后再择期行消化道重建或二期关腹。

二、合理使用抗生素

合理使用抗生素是预防腹腔感染后并发腹腔感染的重要手段。根据损伤类型、脏器特点、手术方式等，围手术期合理选择经验性抗生素，并留好微生物标本行细菌培养和药敏试验。正确合理使用抗生素，对于降低腹腔感染发生率、改善患者预后、减轻医疗负担、延缓细菌耐药的发生都具有重要意义。

对于开放性腹部创伤、污染性伤口患者都应及时早期经验性使用抗生素。在经验性应用抗生素之前，最好采集标本行细菌培养与药敏试验，为后续目标性治疗提供依据。开放性损伤后早期使用抗生素的时机很重要，尤其是伤后3～4小时使用，是预防创伤后感染的“黄金时刻”。此时机体正处于早期急性反应期，局部组织充血，利于抗生素的弥散，并有助于发挥其抑菌和杀菌作用。对于存在感染病灶的手术，术前给予一次抗生素，如手术时间长，术中再追加一次，以保持有效的抑菌血药浓度，预防手术部位感染。

腹部创伤通常选用广谱抗菌药物，如头霉素类，或第一、二代头孢菌素联合硝基咪唑类药物，覆盖需氧与厌氧菌。合并腹膜炎的腹部创伤患者，除应用广谱抗生素外，早期行感染源控制措施是影响预后的关键。使用抗生素的间隔时间要短、剂量要足，初次应使用最大允许剂量。严重腹外伤在大量补液后，为了保持有效抗生素血药浓度，使用抗生素的剂量要大于正常用量，才能获得预防效果。同时由于腹外伤时细菌可由不同部位侵入机体而同时发生感染，亦需要早期选用大量广谱抗生素。对于腹部损伤合并进行性失血的患者，抗菌药物的起始剂量可适当增加至2～3倍。注意当输注大量红细胞后，需重复给药，维持合适的血药浓度。

腹外伤使用抗生素的疗程要短。合并空腔脏器损伤的闭合性腹部创伤，如果在伤后早期及时手术，术后抗生素使用1天与5天相比，效果没有显著差异。伤后或手术后长期使用抗生素预防感染是不可取的，甚至引发双重感染，增加细菌耐药性，导致抗生素滥用相关的并发症等。腹腔创伤后抗生素使用时间多由5～7天推荐减为1～3天。

三、全身支持与营养治疗

创伤引起机体应激反应，分解代谢增加、水钠潴留、内皮网状系统功能降低、毛细血管通透性增加，进而引起低蛋白血症、酸碱失衡和电解质紊乱等。这些生理变化都极大影响机体的功能，使全身与局部的抵抗力降低。纠正生理紊乱，维持内环境稳定，有助于增强机体抵抗力、预防腹腔感染发生。

在腹部创伤后营养支持的治疗作用至关重要。营养治疗可提供营养底物、保持正氮平衡。早期恢复肠内营养，可提高创伤后肠屏障功能、预防肠源性感染以及改善免疫调控功能等，是预防腹部创伤后腹腔感染的关键措施之一。

（刘秦杰　陶庆松）

参考文献

[1] 中华医学会创伤学分会创伤感染学组，中华医学会急诊医学分会创伤学组. 创伤后抗菌药物预防性应用专家共识[J]. 中华急诊医学杂志，2016，25(10)：1224-1228.

[2] RIHA G M，SCHREIBER M A. Update and new developments in the management of the exsanguinating patient[J]. J Intensive Care Med，2013，28(1)：46-57.

[3] WATTS D D，FAKHRY S M，GROUP E M-I H V I R. Incidence of hollow viscus injury in blunt trauma：an analysis from 275，557 trauma admissions from the East multi-institutional trial[J]. J Trauma，2003，54(2)：289-294.

[4] WANG Y C，HSIEH C H，FU C Y，et al. Hollow organ perforation in blunt abdominal trauma：the role of diagnostic peritoneal lavage[J]. Am J Emerg Med，2012，30(4)：570-573.

[5] BRATZLER D W，DELLINGER E P，OLSEN K M，et al. Clinical practice guidelines for antimicrobial prophylaxis in surgery[J]. Surg Infect(Larchmt)，2013，14(1)：73-156.

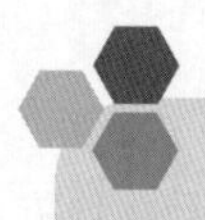

第二十一章 术后腹腔感染

第一节 术后发生腹腔感染的因素

一、术后腹腔感染的定义

术后腹腔感染（postoperative intra-abdominal infection，PIAI）是外科手术后常见的严重并发症之一，合并脓毒症的患者死亡率可高达30%～40%。发生PIAI将显著增加患者术后恢复的复杂性，还可能导致延迟康复、增加医疗资源的使用，增加患者的住院时间和医疗费用。

由于患者健康状态、临床表现以及患者对抗菌治疗反应等方面的异质性，术后腹腔感染尚无明确定义。美国传染病学会（infectious diseases society of America，IDSA）将腹腔感染划分为复杂腹腔感染和简单腹腔感染。其中，复杂腹腔感染指的是感染超出其发源空腔脏器的范围，进入腹膜腔，形成腹腔脓肿或腹膜炎。根据2017年北美外科感染学会的腹腔感染诊治指南，腹腔感染被更为详细地划分为社区获得性腹腔感染和医院获得性腹腔感染。综合以上两个分类体系，术后腹腔感染应被归纳为医院获得性复杂腹腔感染的范畴，可表现为术后腹腔脓肿、术后继发性腹膜炎以及第三型腹膜炎三种类型。

二、术后腹腔感染的危险因素

导致术后腹腔感染的原因有很多，如吻合口漏、盆腔炎、腹腔脓肿等，最常见的原因是吻合口漏（anastomotic leakage，AL）。尽管吻合口漏可能在术后早期发生，但症状通常在术后5～9天出现。一旦发生AL，可能并发脓毒症或腹腔内出血，严重时会危及生命。

PIAI的发生与多种因素密切相关，包括患者因素、手术相关因素、病原学因素等多个方面，了解并掌握术后腹腔感染的危险因素，有利于早期识别高危人群并立即采取预防措施，对于降低术后腹腔内感染的发生率、改善患者的临床结局具有重要作用。

（一）患者因素

1. 健康状况 患者的健康状况是术后腹腔感染发生的重要因素之一。存在心肺肝肾等基础疾病、营养不良、免疫抑制状态的患者更容易发生PIAI。因此，术前应对患者健康状况全面评估，包括了解其慢性疾病史、营养状况、免疫状态等，这对于评估PIAI风险十分重要。此外，患者的年龄也被认为是PIAI的潜在危险因素。一般而言，高龄患者由于免疫系统逐渐减弱和组织修复能力降低，更容易出现PIAI。

2. 病因 非感染性的择期腹部手术PIAI的发生率一般低于2%；未出现穿孔的炎症性疾病（如阑尾炎、憩室炎、胆囊炎等）PIAI感染风险低于10%；而在肠坏死及其他空腔脏器穿孔类疾病中，PIAI的发生率可超过50%。腹部穿透性损伤患者也可能发生PIAI，而在穿透性损伤累及十二指肠和（或）胰腺、结肠等脏器，腹腔污染严重，合并休克、大量输血等情况下，术后腹腔感染的风险将显著增加。

（二）手术相关因素

1. 术前肠道准备　肠道准备在预防术后腹腔感染中的作用一直是外科手术领域的一个重要话题。肠道准备通常包括口服抗生素和机械性肠道准备（口服泻药或灌肠清空肠道）。随着加速康复外科理论的建立和完善，目前普遍认为在涉及上消化道及小肠的手术无需进行术前肠道准备。而在择期结直肠手术，术前肠道准备尚存在争议。

早期的研究显示择期结直肠手术口服抗生素联合机械性肠道准备有助于减少手术中潜在的致病微生物数量，从而减少术后PIAI的发生率。然而，近期一项研究显示，在择期结肠切除术患者，口服抗生素联合机械性肠道准备组与单独口服抗生素组相比，两组手术部位感染发生率、吻合口瘘发生率均未发现显著差异。该研究提示机械性肠道准备在结肠手术可能不是必要的。而涉及直肠的择期手术，目前主流观点仍建议口服抗生素联合机械性肠道。

2. 手术部位　不同手术部位PIAI的发生率及风险因素也存在显著不同。胃切除术后腹腔感染的发生率为2.4%～26.6%，革兰阴性杆菌，如大肠杆菌和肺炎克雷伯菌是最常见的病原体。手术时间过长、男性、高龄、全胃切除和肥胖可增加胃切除PIAI的发生，而微创胃切除手术可降低PIAI的发生。胰十二指肠切除PIAI的发生率为21.4%～36.1%，往往与术后胰瘘的出现有关。临床研究表明，行术前胆道引流、较软质地的胰腺、高龄等因素与胰十二指肠手术的PIAI相关。胰十二指肠切除PIAI的早期致病菌多为肠球菌属或念珠菌，而在后期则多为包括肺炎克雷伯菌、铜绿假单胞菌在内的革兰阴性杆菌为主。肝切除PIAI的发生率不算高，文献报道为3.9%，术前体重减轻、肝硬化、手术时间＞300分钟是术后PIAI的高危因素。

结直肠手术PIAI的发生率为11.4%，术前白蛋白、淋巴细胞与白细胞比值（LWR）＜0.17、皮下脂肪量低、骨骼肌量低是PIAI的高危因素。腹腔镜阑尾切除术（laparoscopic appendectomy, LA）现已成为阑尾切除术的标准术式，LA术后腹腔感染的发生率约为1.5%。阑尾炎穿孔、合并糖尿病、术中实施腹腔冲洗、肥胖等因素被认为是PIAI的高险因素。如术中实施腹腔冲洗，外科医生应考虑留置腹腔引流管及术后使用抗生素（包括抗厌氧菌抗生素）以避免PIAI发生。

（三）病原学因素

1. 细菌　腹腔感染往往是多种致病菌所导致的混合感染，包括需氧和厌氧革兰阳性细菌或革兰阴性细菌。革兰阴性菌和厌氧菌的占比取决于穿孔或瘘口的部位（上或下消化道），从胃十二指肠相关腹腔感染的15%～20%上升到结肠相关腹腔感染的约80%。革兰阳性菌的比例随穿孔或瘘口的部位变化很小，维持在30%～40%。

PIAI的发生率增高与多重耐药细菌占比增加相关，包括耐甲氧西林葡萄球菌、耐万古霉素肠球菌、产广谱β-内酰胺酶和（或）产生碳青霉烯酶的肠杆菌、铜绿假单胞菌和鲍曼不动杆菌。目前已确定的多重耐药细菌的易感因素包括免疫抑制或皮质激素的使用、近期接触广谱抗生素、合并肝脏或肺部等其他系统疾病以及住院时间大于5天。此外，多重耐药细菌的出现也随着再次手术次数的增加和抗生素治疗时间的延长而逐渐增加。

2. 真菌 真菌在PIAI发挥着不可忽视的作用，约10% 的PIAI是由真菌引起的。目前普遍认为，住院时间延长、既往抗生素治疗、上消化道起源疾病是发生真菌性腹膜炎的危险因素。在真菌性腹膜炎中，白色念珠菌感染占58%~76%，在腹腔脓毒症中10%~15%的患者伴有念珠菌血症。一项关于胃切除PIAI的研究发现，在培养的28种细菌，111株菌株中，念珠菌占比达7.2%。研究表明近期抗菌药物使用是念珠菌相关腹腔感染的高危因素。

三、小结

综上，PIAI的危险因素复杂，涉及患者因素、手术相关因素和病原学等多种因素。患者的健康状况，包括合并心肺肝肾等基础疾病、营养不良、长期应用免疫抑制、高龄等因素将增加PIAI的风险。致病因素方面，因肠坏死或空腔脏器穿孔而进行外科手术的患者，发生PIAI的风险较高。不同手术部位PIAI的发生率及风险因素也存在显著不同，胰十二指肠切除术PIAI发生率最高。

目前，对于择期结直肠手术，术前机械性肠道准备是否可以降低PIAI的发生率仍存在争议，主流观点仍建议在涉及直肠的择期手术术前应给予口服抗生素联合机械性肠道准备。此外，PIAI与MDR微生物频率增加相关；念珠菌在术后真菌性腹腔感染的发生中起主导作用。

（郑　涛）

参考文献

[1] 王革非，任建安，黎介寿. 术后腹腔感染的挑战与治疗对策［J］. 中国实用外科杂志，2021，41（03）：348-352.

[2] SARTELLI M，CATENA F，ABU-ZIDAN FM，et al. Management of intra-abdominal infections：recommendations by the WSES 2016 consensus conference［J］. World J Emerg Surg，2017，12：22.

[3] XIAO H，XIAO Y，QUAN H，et al. Intra-abdominal infection after radical gastrectomy for gastric cancer：Incidence，pathogens，risk factors and outcomes［J］. Int J Surg，2017，48：195-200.

[4] WATANABE F，NODA H，KAMIYAMA H，et al. Risk factors for intra-abdominal infection after pancreaticoduodenectomy-a retrospective analysis to evaluate the significance of preoperative biliary drainage and postoperative pancreatic fistula［J］. Hepatogastroenterology，2012，59（116）：1270-1273.

[5] SOLOMKIN JS，MAZUSKI JE，BRADLEY JS，et al. Diagnosis and management of complicated intra-abdominal infection in adults and children：guidelines by the Surgical Infection Society and the Infectious Diseases Society of America［J］. Clin Infect Dis，2010，50（2）：133-164.

[6] PICKLEMAN J，WATSON W，CUNNINGHAM J，et al. The failed gastrointestinal anastomosis：an inevitable catastrophe［J］. J Am Coll Surg，1999，188（5）：473-482.

[7] HU Y，HUANG C，SUN Y，et al. Morbidity and Mortality of Laparoscopic Versus Open D2 Distal Gastrectomy for Advanced Gastric Cancer：A Randomized Controlled Trial［J］. J Clin Oncol，2016，34（12）：1350-1357.

[8] SHIBASAKI S，SUDA K，NAKAUCHI M，et al. Non-robotic minimally invasive gastrectomy as an independent risk factor for postoperative intra-abdominal infectious complications：A single-center，retrospective

and propensity score-matched analysis [J]. World J Gastroenterol, 2020, 26 (11): 1172-1184.

[9] SATO N, KIMURA T, KENJO A, et al. Early intra-abdominal infection following pancreaticoduodenectomy: associated factors and clinical impact on surgical outcome [J]. Fukushima J Med Sci, 2020, 66 (3): 124-132.

[10] TANG H, LU W, YANG Z, et al. Risk factors and long-term outcome for postoperative intra-abdominal infection after hepatectomy for hepatocellular carcinoma [J]. Medicine (Baltimore), 2017, 96 (17): e6795.

[11] PEI G, ZHEN S, ZHANG B. A novel nomogram based on nutritional and immune status predicting postoperative intra-abdominal infection in colorectal cancer [J]. Asia Pac J Clin Nutr, 2022, 31 (4): 626-635.

[12] CHO J, PARK I, LEE D, et al. Risk Factors for Postoperative Intra-Abdominal Abscess after Laparoscopic Appendectomy: Analysis for Consecutive 1, 817 Experiences [J]. Dig Surg, 2015, 32 (5): 375-381.

[13] DE WAELE J, LIPMAN J, SAKR Y, et al. Abdominal infections in the intensive care unit: characteristics, treatment and determinants of outcome [J]. BMC Infect Dis, 2014, 14: 420.

[14] AUGUSTIN P, KERMARREC N, MULLER-SERIEYS C, et al. Risk factors for multidrug resistant bacteria and optimization of empirical antibiotic therapy in postoperative peritonitis [J]. Crit Care, 2010, 14 (1): R20.

[15] SEGUIN P, Fé DUN Y, LAVIOLLE B, et al. Risk factors for multidrug-resistant bacteria in patients with post-operative peritonitis requiring intensive care [J]. J Antimicrob Chemother, 2010, 65 (2): 342-346.

[16] MONTRAVERS P, MIRA JP, GANGNEUX JP, et al. A multicentre study of antifungal strategies and outcome of Candida spp. peritonitis in intensive-care units [J]. Clin Microbiol Infect, 2011, 17 (7): 1061-1067.

[17] BASSETTI M, RIGHI E, ANSALDI F, et al. A multicenter multinational study of abdominal candidiasis: epidemiology, outcomes and predictors of mortality [J]. Intensive Care Med, 2015, 41 (9): 1601-1610.

[18] TATSUTA K, TAKI Y, NAKATANI E, et al. Risk Factors for Candidiasis as an Intra-Abdominal Infection after Gastrectomy in Patients with Gastric Cancer [J]. Jpn J Infect Dis, 2022, 75 (5): 461-465.

第二节 围手术期预防腹腔感染的措施

PIAI是指术后30日内或术后90日内(若手术涉及植入物)腹腔内手术操作部位发生的与手术相关的感染，包括脓肿、腹腔内手术后吻合口漏和植入物相关感染。术后腹腔感染发生率虽然不高，但一旦发生将极大地增加救治难度，病死率占手术部位感染相关性死亡的90%以上。因此，预防术后腹腔感染的发生就显得尤为关键。这需要外科医师与麻醉师、护士和感染控制专业人员相互协作，整合术前、术中和术后的循证措施，采用集束化策略(bundles)才能达到预防成效。目前，国内外多个学术团体发布了手术部位感染的预防指南。然而，指南尚未就术后腹腔感染的预防措施达成一致或提出循证推荐。因此，我们应以上述指南的循证推荐为基础，结合我们腹部外科实际情况，优化围手术期集束化方案，从而有效预防和控制术后腹腔感染的发生。

一、术前预防措施

1. 危险因素识别和预防 现有数据已经证实妨碍创面愈合（包括吻合口）的可控患者因素包括吸烟、血管疾病、肥胖、营养不良、糖尿病、免疫抑制治疗等，同时也是术后腹腔感染的危险因素。与白蛋白水平正常时相比，低白蛋白血症（定义为白蛋白水平＜30mg/L）会使SSI的风险增加5倍。手术部位存在近期或远期感染、近期手术和住院也会增加术后腹腔感染的发生。早期识别和积极处理明确的可控危险因素，是预防术后腹腔感染的关键措施。

2. 手术时机 择期手术前存在活动性感染证据的患者应在术前完成感染治疗，尤其是预期需植入假体材料的患者。在需要进行紧急手术的情况下，应根据患者的具体情况来权衡外科干预时机和感染风险。医生可在某些情况下采取临时措施，以便将急诊手术转变成择期手术，或者优化患者的生理情况和组织灌注，例如通过暂时植入支架来治疗结肠梗阻。此外，癌症患者接受的化疗和放疗也会增加术后腹腔感染的发生风险，需要仔细评估和选择合适的手术时机。

3. 机械性肠道准备联合口服抗生素 对于即将接受择期结肠切除术的患者，我们建议采用机械性肠道准备联合口服抗生素，而不是仅进行机械性肠道准备或不进行肠道准备。通常采用的口服抗生素方案是新霉素+红霉素，或新霉素+甲硝唑。关于仅口服抗生素（不进行机械性肠道准备）的益处尚未得到确切证据。在不直接涉及结肠的其他腹部手术中，肠道准备的价值尚未得到证实，因此我们不建议在这种情况下进行肠道准备，以减少术后腹腔感染或其他感染（例如假体感染）的风险。

4. 术前感染控制方案 有效的感染控制方案可降低术后腹腔感染的发生风险。除了清洁的手术室环境，人们也采用了许多其他术前感染控制干预措施，包括手术室人员的手卫生和患者的菌群去定植、皮肤除毛。

5. 手术室清洁和消毒 手术室布局应具备合理性，分区明确，标识清晰，并且要求洁污区域得以有效分隔。手术室和消毒供应中心消毒的手术器械及物品应达到强制性卫生行业标准（WS 310.1，WS 310.2，WS 310.3）的要求。连台手术之间，应及时对手术间进行清洁和消毒处理。手术全部完毕后，应进行彻底的清洁和消毒。在手术期间，建议采用层流系统，并限制手术室人员的不必要流动，以确保感染控制的有效性。

6. 脱毛 不应使用剃刀刮除拟行手术部位的毛发；必须除毛时，可使用推剪刀或脱毛剂。术前的毛发处理与手术部位感染（SSI）的风险密切相关。一项包含19项试验的meta分析提出，相比术前用剃毛刀备皮的患者，术前不备皮者的SSI风险显著降低（*RR* 0.56，95%CI 0.34～0.96）。在各种备皮方法中，剃刀剃毛的SSI风险最高，其次是推剪刀脱毛和脱毛膏脱毛。一项研究显示，剃毛、推剪刀剪毛或脱毛膏备皮后的SSI发生率分别为5.6%、1.7%和0.6%。

7. 手卫生 外科手卫生包括术前清洁洗手和应用抗菌剂清洗双手和前臂。乙醇水溶液清洗的SSI预防效果可能与传统的抗菌肥皂擦洗手部相同。抗菌肥皂或含乙醇的洗手凝胶均可使用。含乙醇洗手凝胶的推荐清洗时间短于抗菌肥皂（不同产品的时间不同），并且前者在术前洗手中不需要外科医务人员使用毛刷。

外科擦洗前必须去除假指甲、修剪指甲并摘除手表和戒指；否则，这些违规操作会使手部细菌数量增加。即使经过了外科擦洗，人工指甲上还是有大量细菌定植。仍可能存在大量的细菌。不过，很少有研究评估这些干预措施对SSI的预防效果。

手术团队的所有成员都必须执行手卫生操作。例如，麻醉医师被污染的手可成为手术室中麻醉机和旋塞阀组件污染的重要来源。

8. 金黄色葡萄球菌去定植 金黄色葡萄球菌筛查和去定植的最佳方法仍不确定。几项研究证实，术前为定植患者进行去定植降低了SSI的发生率，但目前尚无标准化的去定植方案；许多研究使用的都是莫匹罗星和氯已定（2%葡萄糖酸氯已定洗浴，每日1次，使用5日）。其他洗剂包括聚维酮碘和含酒精溶液。它们对预防SSI的效果还需进一步研究。

二、术中相关措施

1. 预防性使用抗菌药物 预防性使用抗菌药物是通过降低手术操作期间手术部位的微生物负荷来预防手术部位感染的发生。为此，我们应选用对可能污染手术部位的病原体具有抗菌活性的抗生素，并按照适当剂量和时间给药，以确保在可能造成污染期间血清和组织中的药物浓度充足，并使药效持续时间最短以尽量减少不良反应、耐药性和治疗花费。尽管如此，抗菌药物的预防性应用并不能代替严格的消毒、灭菌技术和精细的无菌操作，也不能代替术中保温和血糖控制等其他预防措施。

在适应证方面，清洁手术（Ⅰ类切口）通常不需预防用抗菌药物。而对于清洁-污染手术（Ⅱ类切口）和污染手术（Ⅲ类切口），需预防性使用抗菌药物。对于感染手术或确诊感染时，使用抗菌药物不再是预防措施，而是治疗手段。

2. 抗生素选择 术后腹腔感染通常为多种微生物感染，药物选择取决于手术类型。除了皮肤菌群之外，主要涉及的微生物还包括革兰阴性杆菌和肠球菌。手术操作涉及内脏时，病原体反映了内脏或附近黏膜表面的内源性菌群。

应尽量选择单一抗菌药物预防用药，以避免不必要的联合使用。对于胃十二指肠手术，若行术中进入肠腔的清洁-污染手术，需预防性使用抗生素头孢唑林。若行清洁手术，例如选择性迷走神经切断术和抗反流手术时，只有SSI风险较高的患者需用抗生素预防。若行开腹胆道手术，需预防性使用抗生素头孢唑林。而对于择期腹腔镜胆囊切除术的低危患者，则无需预防性使用抗生素。在单纯性阑尾炎切除术前，需用抗生素预防，可用具有抗厌氧菌活性的头孢菌素类（头孢西丁或头孢替坦），或第一代头孢菌素（头孢唑林）+甲硝唑进行预防。对于复杂性阑尾炎，应在术前使用抗生素，并在术后继续使用至少5日。无梗阻的小肠手术，需要预防性使用抗生素头孢唑林；而有梗阻的小肠手术还需覆盖厌氧菌。接受疝成形术（使用人工补片修补疝）或疝修补术（缝合法修补疝）的患者，由于疝成形术的SSI风险高于疝修补术，因此需要预防性使用头孢唑林。在结肠、直肠和盆腔手术中，应选用针对肠道革兰阴性菌和脆弱拟杆菌等厌氧菌的抗菌药物，可用头孢唑林+甲硝唑，或一种第二代头孢菌素类（头孢西丁或头孢替坦）。鉴于国内大肠埃希菌对氟喹诺酮类药物耐药率较高，应严格控制氟喹诺酮类药物作为外科围手术期预防用药。

3. 抗生素的使用

（1）初始给药 临床医生应静脉给予足量的预防性抗生素，以便手术部位开放期间药物能在血清和组织中达到足够的浓度。头孢唑林是许多手术的首选药物，根据患者体重调整剂量。对于体重＜120kg的患者，建议给予2g头孢唑林；对于体重≥120kg的患者，建议给予3g头孢唑林。与头孢唑林相比，第二代头孢菌素（如头孢呋辛）理论上抗革兰阴性微生物的抗菌谱更广，但对这类抗生素的耐药情况有逐渐增多的趋势。此外，头孢西丁和头孢替坦还有一定的抗厌氧菌活性。

（2）预防性治疗的时机　应在手术切开前60分钟内给予抗生素治疗，以确保在首次切开时组织中的药物浓度达到充足水平。如果首选药物是万古霉素或氟喹诺酮类，则应在手术切开前120分钟内开始给药，因为此类药物需要较长输注时间。

（3）重复给药　为确保血清和组织中的抗生素浓度充足，对于手术持续时间超过药物2个半衰期或失血量＞1500ml的情况，需要在术中再次给药。存在使抗生素半衰期缩短的因素时（如广泛烧伤），可能也需要重复给药。给药的时间间隔应该从术前给药的时间，而不是从手术开始的时间算起。对于体内抗生素半衰期延长的患者，例如肾功能不全的患者，可能不需要重复给药。

（4）抗生素预防持续时间　如果手术后还需要继续采取抗生素预防性治疗，则持续时间应短于24小时。

采取手术安全核查机制来确保及时给予预防性抗生素治疗，可以使医生更严格地遵守操作规程并降低SSI的发生率。

4. 皮肤消毒　切开前应对皮肤常规应用抗菌剂，以减少皮肤的菌群负荷量。我们推荐使用氯己定或酒精皮肤抗菌剂对手术患者进行常规皮肤准备。Meta分析显示，相较于聚维酮碘制剂，使用氯己定或酒精制剂进行术前皮肤清洁效果更佳。当无法使用氯己定或酒精制剂时，我们建议使用聚维酮碘制剂作为替代。可能无法降低SSI风险的干预措施包括术前备皮时行同心圆式皮肤消毒（而非水平式）、使用手术部位标志以及使用无菌粘贴手术膜。

5. 外科手术技巧　良好的手术技术有助于减少术后腹腔感染发生率，但目前关于特定技巧与术后腹腔感染风险直接相关的证据非常有限。这些技术涵盖了轻柔的牵拉、有效的止血、锐性分离、坏死组织的彻底清除、死腔的消除、尽量减少电烙术的使用以避免热扩散、闭塞死腔、生理盐水冲洗组织以免组织过度干燥、无张力的缝合创面以避免缺血、尽量缩短闭合抽吸引流时间，以及合理使用电外科器械有助于减少组织热损伤。过度使用这些技术可能导致部分区域组织坏死，成为感染的易发部位。

理想的吻合口应该满足以下三个要求：吻合确切、血供良好、无张力。目前尚无充分证据表明手工缝合或吻合器吻合以及各种吻合形式（如端-端、端-侧、侧-侧）中哪种在功能效果或吻合口漏方面更佳。吻合口质量检测通常应采用腹盆腔注水，经肠道或肛门注气的充气试验进行检测（air leak test）。采用近红外（near-infrared，NIR）成像的吲哚菁绿（indocyanine green，ICG）血管造影是一种新技术，可对肠道血供进行实时评估。如果存在吻合口漏的危险因素较多或患者不能耐受继发感染，可考虑行预防性造口术。

6. 外用或局部使用抗菌药物　外用或局部使用抗菌药物包括腹腔冲洗或切口冲洗的外用抗菌药物、抗菌敷料、抗菌药物涂层缝线以及抗菌药物植入物。一些低质量的证据表明特定手术和特定患者可以从中获益，但这方面的证据仍然较为匮乏。

（1）外用抗菌剂　在闭合手术切口上的局部应用并未明显降低SSI的发生率，包括软膏、凝胶、溶液、散剂和抗菌敷料。大多数情况下为预防SSI而进行术中抗菌剂冲洗（如腔内、皮下或深层组织）的利弊仍未确定。一项系统评价显示，抗菌药物冲洗对降低SSI

发生率并无显著作用（*OR* 1.16，95%CI 0.64～2.12）。然而，针对清洁伤口和清洁-污染伤口的切口冲洗的亚组分析表明，使用聚维酮碘水溶液可降低SSI风险（*OR* 0.31，95%CI 0.13～0.73；每1000次操作减少50例SSI，95%CI 19～64）。另一篇系统评价/meta分析评估了腔内和伤口冲洗，结果显示，虽然从总体上讲，任何冲洗与不冲洗相比没有明确差异，但与不采用抗菌药物冲洗相比，抗菌药物冲洗的相关SSI风险更低（*RR* 0.57，95%CI 0.44～0.75）。

（2）抗菌药物涂层缝线　使用抗菌药物涂层缝线可能降低SSI风险，但相关证据数量有限且质量不高。

7. 术中使用切口保护套　切口保护器可降低腹部SSI风险，需要用于清洁-污染、污染和感染腹部手术操作中的SSI预防。相较于开放性手术，微创及腹腔镜辅助下操作的SSI发生率一般更低。

在胆道和腹部手术中，切口防护器的应用被认为是预防SSI的必要措施，该装置用于手术过程中以保护腹部切口边缘免受污染和损伤。应在完成切口后，立刻将切口保护器置入切口之中，以实现无创伤性组织牵开，同时提供对切口边缘的保护，防止其干燥。

一项系统评价分析了14项随机试验，共纳入2684例患者。结果显示，相较于标准治疗，使用切口保护器可降低SSI风险（15% vs 21%；*RR* 0.70，95%CI 0.51～0.96）。另外，双环切口保护器的效果优于单环切口保护器（4.4% vs 17.8%；*RR* 0.31，95%CI 0.15～0.58）。这些结果与其他meta分析和较大规模的试验结果一致，进一步支持了使用腹部切口防护器预防腹部SSI的有效性。

8. 手术引流　各种各样的手术引流也用于预防SSI，其中包括解剖腔隙内（如腹膜腔、关节腔）闭合抽吸引流。此外，在皮下间隙可用开放或闭合系统手术引流来预防SSI。

9. 维持正常体温　围手术期低体温可能会因触发血管收缩及降低皮下氧张力而增加SSI风险。一篇系统评价仅纳入了2项评估低体温对SSI影响的随机试验。与正常体温相比，低体温组发生SSI的汇总*OR*是1.6（95%CI 1.14～2.23）。分析中纳入非随机试验后，结果的差异无统计学意义。其中一项试验纳入了200例接受结直肠手术的患者，正常体温组与低体温组的SSI发生率分别是6%与19%。另一项纳入了421例清洁手术操作的试验显示，在手术前维持体温的患者中，伤口感染率较低（5% vs 14%）。

10. 液体治疗　低质量的证据表明，与标准液体治疗相比，术中目标导向性液体治疗能够显著降低SSI的发生率（*OR* 0.56，95%CI 0.35～0.88）；同样，术后目标导向性液体治疗也可降低SSI的发生率（*OR* 0.24，95%CI 0.11～0.52）。输注红细胞会增加住院治疗患者的SSI风险。相较于较宽松的输血策略，采用限制性输血策略（即血红蛋白临界值较低）可显著降低SSI的发生风险。

11. 微创手术　与开放性手术相比，微创手术及腹腔镜辅助下操作的SSI发生率通常更低。在胆囊切除术和结肠手术中应用腹腔镜时，各个风险类别中的SSI发生率均显著降低；而在阑尾切除术和胃部手术中，只有在没有其他危险因素时，腹腔镜才会影响SSI的发生率。

12. 更换手套　理论上，缝合时更换外层手套并使用新的器械是合理的，特别是对于污染和感染手术。对于剖宫产和腹内手术，几项随机试验发现，在缝合前更换手套可降低SSI发生率。

三、术后处理

1. 血糖控制 围手术期高血糖会增加感染风险。众多指南均建议，无论是否合并糖尿病，都应控制患者围手术期血糖。然而，目前几乎没有充分证据支持围手术期最佳血糖目标的确定。一项包含15项RCT研究的meta分析显示，相较于常规血糖控制，强化血糖控制可以降低手术部分感染的发生率（9.4% vs 16%，*RR* 0.59，95%CI 0.50～0.68，$P < 0.001$），其中合并有糖尿病的患者仅占20.9%。而另一篇meta分析纳入20项随机试验，共纳入2670例糖尿病患者，比较了围术期强化血糖目标（大多数试验采用＜6.7mmol/L或＜8.3mmol/L）与常规（可变）血糖目标。结果表明围术期强化血糖管理并未显著减少感染性并发症，反而增加了低血糖风险。因此，我们推荐使用以下两个目标值：围手术期血糖浓度应控制在6.0～10.0mmol/L（中华医学会内分泌学分会指南推荐）和4.4～10mmol/L（美国糖尿病协会指南推荐）。

2. 预防性使用伤口负压治疗 有证据显示，NPWT可能有预防手术部位感染的作用。一篇meta分析纳入了44项试验，结果显示，相比标准敷料，预防性使用NPWT可降低SSI率（8.7% vs 11.75%，*RR* 0.73，95%CI 0.63～0.85）。然而，两组的深部SSI的发生率均相近。亚组分析显示不同器官手术有不同的效果，其中血管、心脏和剖腹产效果显著，而胃肠和肝胆胰手术则几乎没有区别。针对急诊腹部外科手术，一篇纳入7项研究（2项试验和6项观察性研究）的meta分析评估了预防性NPWT的作用。预防性NPWT组的浅表或深部SSI发生率低于单用标准敷料组（13.6% vs 25.1%，*OR* 0.43，95%CI 0.30～0.62），总体伤口并发症发生率也更低（15.9% vs 30.4%，*OR* 0.41，95%CI 0.28～0.59）。因此，我们推荐对于急诊腹部外科手术，建议预防性使用伤口负压治疗。

（周　波）

参考文献

［1］中华医学会外科学分会外科感染与重症医学学组，中国医师协会外科医师分会肠瘘外科医师专业委员会. 中国手术部位感染预防指南［J］. 中华胃肠外科杂志，2019，22（4）：301-314.

［2］BAN KA，MINEI JP，LARONGA C，et al. American College of Surgeons and Surgical Infection Society：Surgical Site Infection Guidelines，2016 Update［J］. J Am Coll Surg，2017，224（1）：59-74.

［3］BERRÍOS-TORRES SI，UMSCHEID CA，BRATZLER DW，et al. Centers for Disease Control and Prevention Guideline for the Prevention of Surgical Site Infection，2017［J］. JAMA Surgery，2017，152（8）：784-791.

［4］ORGANIZATION WH. Global guidelines for the prevention of surgical site infection［M］. Geneva：World Health Organization，2018.

［5］TANNER J，MELEN K. Preoperative hair removal to reduce surgical site infection［J］. Cochrane Database Syst Rev，2021，8（8）：CD004122.

［6］SCHWEIZER M，PERENCEVICH E，MCDANEL J，et al. Effectiveness of a bundled intervention of decolonization and prophylaxis to decrease Gram positive surgical site infections after cardiac or orthopedic surgery：systematic review and meta-analysis［J］. BMJ，2013，346：f2743.

[7] STEINBERG JP, BRAUN BI, HELLINGERWC, et al; Trial to Reduce Antimicrobial Prophylaxis Errors (TRAPE) Study Group. Timing of antimicrobial prophylaxis and the risk of surgical site infections: results from the Trial to Reduce Antimicrobial Prophylaxis Errors [J]. Ann Surg, 2009, 250 (1): 10-16.

[8] HAYNES AB, WEISER TG, BERRYWR, et al; Safe Surgery Saves Lives Study Group. A surgical safety checklist to reduce morbidity and mortality in a global population [J]. N Engl J Med, 2009, 360 (5): 491-499.

[9] HADIATI DR, HAKIMI M, NURDIATI DS, et al. Skin preparation for preventing infection following caesarean section [J]. Cochrane Database Syst Rev, 2020, 6 (6): CD007462.

[10] MADRID E, URRúTIA G, ROQUé I FIGULS M, et al. Active body surface warming systems for preventing complications caused by inadvertent perioperative hypothermia in adults [J]. Cochrane Database Syst Rev, 2016, 4 (4): CD009016.

[11] WANG YY, HU SF, YING HM, et al. Postoperative tight glycemic control significantly reduces postoperative infection rates in patients undergoing surgery: a meta-analysis [J]. BMC Endocr Disord, 2018, 18 (1): 42.

[12] NORMAN G, SHI C, GOH EL, et al. Negative pressure wound therapy for surgical wounds healing by primary closure [J]. Cochrane Database Syst Rev, 2022, 4 (4): CD009261.

第三节　术后腹腔感染的诊断与治疗

腹腔感染分为社区获得性腹腔感染（community acquired intra-abdominal infections, CA-IAI）与医院获得性腹腔感染（hospital acquired intra-abdominal infections, HA-IAI），而PIAI归于HA-IAI范畴。

PIAI是胃肠外科术后尚无法避免的潜在并发症，虽然包括加速康复外科（enhanced recovery after surgery, ERAS）等新理念在临床得到广泛应用，可以给胃肠外科患者提供更快的恢复、更短的术后住院时间和更低的医疗费用，但术后腹腔感染的发生率并未降低。

发生于腹部手术后的PIAI，严重者会合并腹腔脓毒症（intra-abdominal sepsis），甚至导致多器官功能不全。PIAI是最常见的需要入住ICU进行治疗的腹腔感染，占所有入住ICU的腹腔感染患者的65%，死亡率仍居高不下。一项研究数据显示PIAI的治疗失败率68.3%，住院死亡率高达40.8%。

虽然有数据显示CA-IAI与PIAI，两者90天死亡率相似，但相较于CA-IAI，PIAI入住ICU时间和总住院时间更长，而且可能出现更多的并发症，尤其是出现耐药菌感染、慢性危重症、腹腔高压及多器官功能障碍等情形，将增加治疗难度和死亡风险。除此之外，胃肠道肿瘤手术后并发PIAI将导致患者中长期生存率下降。

1. 术后腹腔感染的风险评估　进行PIAI的诊断时，首先应对PIAI患者的病情进行分析评估，以判断治疗失败或不良预后的风险程度，一般主要从患者的病理生理因素、致病菌以及腹腔感染源这三个方面进行评估。

基于患者的病理生理因素评估，高风险因素包括低龄或高龄、存在心肺肝肾等的基础疾病、腹腔感染引起了脓毒症与脓毒症休克及多器官功能障碍、发生在恶性肿瘤手术后、并发慢性危重症、近期使用免疫抑制剂以及存在营养不良等；基于致病菌的评估，高风险因素包括耐药菌感染以及不恰当的抗菌药物；基于腹腔感染源的评估，高风险因素包括感染源的累及范围广，存在弥漫性腹膜炎，不适当的或者延迟的感染源控制措施等。

重视存在治疗失败或死亡的高风险因素患者，为避免不良预后的出现，临床上应努力从以下三个方面改变可以改变的因素，包括合理抗菌药物应用、及时有效的感染源控制以及包括营养治疗在内的器官功能支持治疗。

2. 术后腹腔感染面临的挑战 术后腹腔感染作为医院获得性腹部急重症，面临着耐药菌感染、慢性危重症、腹腔高压甚至腹腔间室综合征以及器官功能衰竭等挑战，一旦出现往往预示着比较高的病死率，临床诊断时需要高度警惕。

（1）耐药菌感染 腹腔感染的致病菌以革兰阴性菌为主，前5位致病菌主要为大肠埃希菌、肺炎克雷伯菌、屎肠球菌、铜绿假单胞菌与鲍曼不动杆菌。细菌耐药现已成为全球关注的焦点。Labricciosa等的研究结果显示约25.4%的PIAI为多药耐药菌（multi-drug-resistant organisms，MDROs）所致的感染，MDROs引起的PIAI有更高的不良预后风险。因此，对这些患者进行及时的鉴别和分层处理是临床治疗的关键，在等待细菌培养结果的同时应及时优化经验性抗菌药物治疗。

一项多中心调查研究纳入2007年至2016年共2756例腹腔感染患者，发现耐碳青霉烯类肠杆菌科细菌呈上升趋势，高达52.7%的大肠埃希菌产ESBL，27.3%的肺炎克雷伯菌产ESBL。耐碳青霉烯类的肺炎克雷伯菌的增长趋势比耐碳青霉烯类的大肠埃希菌更迅速。研究结果显示PIAI对碳青霉烯耐药的大肠埃希菌的比例由2008—2011年的14.3%显著上升至2012—2015年的25.9%。

碳青霉烯酶是一类可水解碳青霉烯类抗生素的β-内酰胺酶，包括Ambler分类中的A类、B类和D类，其中肺炎克雷伯菌碳青霉烯酶（*Klebsiella pneumoniae* carbapenemase，KPC）是一种在全世界范围内广泛传播的A类酶，目前在肠杆菌、假单胞菌和不动杆菌中都有发现，其中以肺炎克雷伯菌最为常见，而肺炎克雷伯菌正是位居第二位的腹腔感染致病菌。

其中产KPC的肺炎克雷伯菌（KPC-KP）已经越来越受到临床重视，因为其可引起高达22%至72%的死亡率。Xiao T等的研究显示碳青霉烯敏感的肺炎克雷伯菌感染的30天死亡率是15.4%，而KPC-KP感染的30天死亡率则显著升高至58.5%。意大利的一项研究显示KPC-KP导致的感染死亡率高达35%，至少两种敏感抗菌药物如替加环素、多黏菌素或者头孢他啶/阿维巴坦等联合使用才有可能改善预后。

厌氧菌是正常人黏膜菌群的主要组成部分，也是腹腔感染的常见致病菌。厌氧菌分离需要恰当的标本收集、运输和培养方法，而大多数临床实验室无法进行厌氧菌培养及其药物敏感试验，导致检出率较低，故厌氧菌耐药情况一直未得到临床重视。厌氧菌感染的治疗通常根据经验选择为甲硝唑、β-内酰胺酶抑制剂或者碳青霉烯类药物。2010年的报道显示厌氧菌对碳青霉烯类和哌拉西林/他唑巴坦的耐药率为0.9%~2.3%，并且也发现对甲硝唑耐药的类杆菌。在一项涉及13个国家的研究中，对824株脆弱类杆菌株的药物敏感性实验发现哌拉西林/他唑巴坦、碳青霉烯类和甲硝唑的耐药率分别为3.1%、1.2%和1%。

2019年巴基斯坦的一项研究发现223株厌氧菌中39株（17.5%）对甲硝唑耐药，其中

29株甲硝唑耐药菌株对亚胺培南也耐药；甲硝唑耐药率从2010—2011年的12.3%显著增加至2014—2017年的17.5%，2010—2011年无耐碳青霉烯类的厌氧菌，2014—2017年碳青霉烯类耐药率飙升至24.1%，因此厌氧菌耐药也需要引起临床重视。

（2）慢性危重症　如果不能及时清除引发患者急性感染的致病菌，感染源持续存在，导致持续的组织损伤，患者将从急性危重症迁延为慢性危重症（chronic critical illness，CCI）。目前CCI重点关注的是急性病程后持续存在的多器官功能障碍，确切的定义尚未完全明晰，一般是指在ICU长期停留（超过7天），且持续存在器官功能障碍、依赖生命支持系统的危重症患者。这类患者因为伴随着持续性多器官功能障碍，需要数月甚至数年的高水平医疗护理，住院费用高，生存率低。

Kahn等的研究共纳入3235741例ICU患者，其中246151例出现CCI，CCI发病率为7.6%，长期机械通气和脓毒症是最常见的原因，平均住院死亡率为30.9%。进展为CCI的患者的典型特征是持续性炎症与免疫抑制，CCI的危险因素包括高龄、合并基础疾病、严重创伤、脓毒症休克和营养不良。

Cooper等认为外科手术后CCI患者比其他CCI患者有相对较好的临床预后，在于围手术期的管理，包括术前风险评估、营养支持预康复治疗等可以减少术后CCI的发生，而且这部分患者发生CCI的重要因素之一是术后并发的外科感染，通过感染源控制可以取得相对较好的效果。

消除引起CCI的致病因素、维护器官功能、加强运动康复以及促进合成代谢的营养治疗是成功救治CCI的关键。

（3）腹腔高压或腹腔间室综合征　腹腔感染常常合并腹腔高压，Braha B等报道了腹腔感染患者腹腔高压的发生率，Ⅰ级IAH为57.5%（46/80）、Ⅱ级IAH为30%（24/80）、Ⅲ级IAH/ACS为12.5%（10/80），随着腹腔压力的增加，死亡率也显著升高，分别为7.3%、19.3%与26.2%。研究表明，任何级别的IAH都是死亡率的独立危险因素。

腹腔压力升高（＞20mmHg）合并新出现的器官功能障碍被定义为腹腔间室综合征（abdominal compartment syndrome，ACS）。Blaser等报道ACS 28天死亡率为67.7%，90天死亡率为75.9%，68.4%的ACS患者在观察期的前7天死亡。

并发脓毒症休克进行大量液体复苏的PIAI是发生腹腔高压的高危因素，其原因包括腹壁顺应性下降，腹腔内容物的增多，肠腔内容物增多以及毛细血管渗漏导致肠壁水肿等，因此应常规监测PIAI患者的腹腔内压，并结合上述因素进行分析，判断是哪些因素导致的腹腔高压，并采取合适的治疗措施。

腹腔开放（open abdomen，OA）疗法已经成为ACS患者的救命治疗手段。OA具有减轻腹腔内压力、防止ACS的发生、防治多器官功能障碍、便于清除感染坏死组织、及时止血、可以及时发现肠外瘘等并发症的优点。当然，OA后需要使用合适的临时创面保护技术保护腹腔开放创面，尽可能避免肠空气瘘的发生。

（4）器官功能不全　严重PIAI常继发多器官功能障碍综合征（multiple organ dysfunction syndrome，MODS），一旦病情进展至MODS，将使得治疗极为困难，死亡风险极高。邱海波等调查了MODS的病死率及病死危险因素，结果显示MODS 的总体病死率为 49.3%，其中发生2个器官功能衰竭者病死率为17.8%，3个器官衰竭者为47.1%，4个器官衰竭者为77.0%，而发生5个或5个以上器官功能衰竭者，病死率高达87.9%。器官衰竭数目、免疫功能低下、转入时的APACHE Ⅱ评分、非手术、感染性休克等因素与MODS患者的病死关系显著。

因此应关注PIAI早期器官功能的变化，在器官功能出现障碍的早期即应进行干预，避免器官功能衰竭。作者所在团队的研究显示PIAI早期肝功能障碍（early liver dysfunction，ELD）预示病情严重，死亡率增加。以PIAI发病后48小时内血清总胆红素＞2mg/dl或转氨酶水平高于正常值的两倍来定义ELD，结果显示353例PIAI患者中147例（41.6%）出现ELD。相较于无ELD，并发ELD患者ICU住院时间更长（23.7 vs 11.4，$P<0.001$），60天死亡率更高（28.6 vs 7.3，$P<0.001$）。早期（24小时内）成功实施感染源控制措施是逆转ELD、降低死亡率的关键因素。

3. PIAI的诊断 PIAI可分为术后腹腔脓肿、术后（介入后、创伤后、手术后等）继发性腹膜炎与第三型腹膜炎，其中术后吻合口漏是最常见的PIAI发生原因。早期明确PIAI的感染源，是精准治疗的基础，也是影响治疗效果的关键因素之一。

PIAI的诊断可以从腹腔感染的直接征象与间接征象两个方面进行，腹腔感染的直接征象包括腹腔积液的性质、细菌学的变化等，可以检测腹腔积液的淀粉酶，进行细菌培养，并可以联合消化道造影与CT检查；间接征象包括感染引起的腹部体征、生命体征、脏器功能以及腹腔内压等的变化。

（1）术后腹部体征的变化　腹部手术后从腹腔引流管流出脓液或者肠液，多是术后7天，甚至更长时间，此时诊断PIAI比较容易，但治疗多已延误，不良预后的风险亦升高。一旦错过最佳的治疗干预时机，则将使得治疗难度增大，死亡率升高。因此，应关注术后生命体征与腹部体征的变化。腹部体格检查应包括仔细检查切口部位是否有疼痛和红肿、蜂窝织炎、延迟愈合、伤口与腹腔引流液性质以及筋膜层愈合情况。腹肌紧张或腹壁僵硬可能表明腹膜刺激，然而对怀疑PIAI的患者进行体格检查可能是一个挑战，尤其是那些给予镇静、镇痛和气管内插管的危重患者，体格检查对PIAI的诊断准确性较差。

术后患者持续腹腔压力升高或者新发生IAH，是PIAI的重要征象，因此建议所有腹部术后危重患者均应常规测量IAP。

（2）术后生命体征与器官功能改变　术后不明原因的心动过速或者呼吸急促，预示可能出现感染；低血压更提示病情危重，需要紧急干预并对原因进行分析。新版脓毒症指南提出符合两个快速器官衰竭评估条件时（神志改变、收缩压≤100mmHg、呼吸频率≥22次/分），即应怀疑脓毒症，对术后腹腔感染的诊断与治疗同样具有非常好的指导意义。及时评估患者的有效循环血容量和血流动力学将有助于指导恰当的液体复苏以对抗脓毒症。

（3）感染标志物监测　一项关于感染标志物对结直肠癌患者术后发生吻合口瘘和腹腔感染早期诊断价值的研究发现，术后第3天PCT与CRP诊断价值相似，优于WBC，术后第5天PCT诊断价值优于WBC与CRP。类似地，笔者的研究结果显示肠瘘患者确定性手术后第3天降钙素原＞0.98μg/L和术后第5天＞0.83μg/L，可以预测肠瘘的发生，优于WBC与CRP。因此推荐对术后腹腔感染高危患者多次连续检测感染标志物，以早期诊断PIAI。

（4）及时的影像学检查　常用的腹部影像学检查包括超声、X线平片以及CT扫描等，其中CT扫描可以提供更多的腹腔内器官和病变的细节，是评价PIAI的主要方法，但常规的CT扫描会出现假阴性。

通过静脉增强的CT扫描有助于描述血管结构和消化道血供，而经口腔造影或者经直肠造影的消化道增强的CT扫描通过消化道腔内充盈造影剂可以更好地对比肠腔内、肠壁以及肠壁外的脓腔情况，从而有助于明确有无消化道瘘，如果消化道腔内的造影剂经吻合口外溢至腔外，则可以明确吻合口瘘。当然，在有肠梗阻的情况，消化道增强检查需要慎重。

4. 术后腹腔感染的治疗

（1）抗菌药物治疗　外科感染学会（SIS）、世界急诊外科学会（WSES）、美国感染病学会（IDSA）等组织提出的腹腔感染治疗指南均推荐对于表现脓毒症或者脓毒性休克的医院获得性腹腔感染患者应尽早（1小时内）给予经验性抗菌药物，同时计划后继的感染源控制。抗菌药物治疗每延迟1小时，死亡率将增加7%。

来自于79个国家167位专家成立了AGORA全球联盟，目标是优化腹腔感染的抗菌药物的应用，最大程度减少治疗失败，并减少细菌耐药的发生。专家组提出一旦明确存在医院获得性腹腔感染，应尽早给予抗菌药物，早期经验性抗菌药物首选广谱抗菌方案，应基于耐药菌流行情况选择合适的抗菌药物。在感染源控制后使用抗菌药物不应超过5～7天，如果仍存在脓毒症或者全身炎症反应，应积极进行调查评估，以判断是否为感染源控制失败还是抗菌药物治疗失败。

（2）针对感染源的递增式感染源处理策略　对于PIAI患者，应及时调查评估以明确感染源，有研究显示错误判断或者未能明确感染源将增加超过10%的死亡率。延迟的感染源控制措施是PIAI预测治疗失败的独立风险因素。对PIAI而言，实施感染源控制措施越早越好，有效的感染源控制措施可以显著缩短抗菌药物使用时间，避免出现导致治疗失败的如耐药菌感染、CCI、IAH及多器官功能障碍等高风险因素，从而提高救治成功率。

虽然越来越多的证据表明感染源控制的重要性超过抗菌药物，但如何实施及时有效的感染源控制仍然是临床持续存在的难题，包括腹腔开放在内的新策略，可以提高PIAI的救治成功率。然而由于PIAI患者临床病情复杂且变量较多，如何选择合适感染源控制手段以达到最佳的治疗效果，目前仍在探索中。

明确PIAI的来源，是腹腔脓肿、漏出消化液还是坏死组织导致的感染，以决定采取合适的感染源控制措施来引流脓腔或者消化液、清除坏死组织、行结肠或小肠造口转流消化液等。

虽然目前国内外尚未形成理想的感染源控制策略，笔者结合现有的感染源治疗措施建立了腹腔感染源的递增式治疗策略，首选微创方式改善引流，建立主动引流途径；对于主动引流未能控制感染源时行手术引流，在手术过程应遵守损伤控制原则；对于合并有IAH或ACS以及需要再次或者多次剖腹探查的患者应该积极行腹腔开放疗法。

（3）多学科协作　当然，PIAI的成功救治离不开包括外科、ICU、感染科、营养科等多学科的通力协作，各学科的进展对提高PIAI的救治成功率也非常有帮助。

脓毒症定义更新为宿主对感染的反应失调引起的威胁生命的器官功能障碍，提醒临床医生应更重视病程中患者器官功能的变化。作为病情严重且复杂的一种感染性疾病，PIAI

的治疗过程中同样应该关注感染导致的器官功能障碍。北美外科感染学会更新的指南中提出的腹腔感染治疗失败的概念，即是以器官功能障碍作为评估依据。在实施感染源控制措施后的24小时至48小时内，多器官功能障碍进行性加重或者48小时后器官功能仍无改善，即可认为感染源控制措施失败。此时应尽快再次评估感染源，并实施进一步的感染源控制措施。

肠内营养在腹腔感染等危重患者救治中的作用日益受到重视，肠内营养不仅能提高营养底物、改善机体代谢功能和纠正负氮平衡，而且具有改善肠屏障功能、减少细菌易位、维护器官功能以及改善免疫调控等作用。在腹腔感染迁延过程中，肠内营养是预防并且也是治疗CCI的关键措施之一。综合评估胃肠功能与感染源控制等情况，选择合适的营养治疗方式与途径，适时的肠内营养应用，能够提高免疫功能的营养配方有助于提高PIAI的救治成功率。

死亡率居高不下的PIAI是临床上严峻的挑战，耐药菌感染、慢性危重症、腹腔高压以及多器官功能障碍等均是治疗失败的高风险因素。合理的抗菌药物应用、及时的感染源控制以及包括对抗脓毒症、器官功能维护与营养治疗等在内的支持治疗是治疗的关键。感染源控制是PIAI治疗的根本，现有的感染源控制措施仍未得到规范，根据笔者此前探索的经验，推荐实施腹腔感染源的递增式治疗策略，以提高PIAI的治疗成功率。

（王革非）

参考文献

[1] 任建安. 重视慢性危重症的防治 [J]. 肠外与肠内营养，2017，24（001）：1-3.

[2] 王革非，任建安，黎介寿. 腹腔开放合并肠空气瘘的防治 [J]. 创伤外科杂志，2016，18（7）：389-392.

[3] 王革非，任建安，黎介寿. 腹腔感染源的递增式治疗策略 [J]. 医学与哲学，2017，038（024）：8-10.

[4] 王革非，任建安，黎介寿. 术后腹腔感染的挑战与治疗对策 [J]. 中国实用外科杂志，2021，41（3）：348-352.

[5] LABRICCIOSA FM，SARTELLI M，ABBO LM，et al. Epidemiology and Risk Factors for Isolation of Multi-Drug-Resistant Organisms in Patients with Complicated Intra-Abdominal Infections [J]. Surg Infect (Larchmt)，2018，19（3）：264-272.

[6] S á NCHEZ-VEL á ZQUEZ P，PERA M，JIM é NEZ-TOSCANO M，et al. Postoperative intra-abdominal infection is an independent prognostic factor of disease-free survival and disease-specific survival in patients with stage Ⅱ colon cancer [J]. Clin Transl Oncol，2018，20（10）：1321-1328.

[7] KAHN JM，LE T，ANGUS DC，et al. The epidemiology of chronic critical illness in the United States* [J]. Crit Care Med，2015，43（2）：282-287.

[8] COOPER Z，BERNACKI RE，DIVO M. Chronic critical illness：a review for surgeons [J]. Curr Probl Surg，2011，48（1）：12-57.

[9] REN H，REN J，HU Q，et al. Prediction of procalcitonin for postoperative intraabdominal infections

after definitive operation of intestinal fistulae [J]. J Surg Res, 2016, 206 (2): 280-285.

[10] TIAN Y, CAO S, LIU X, et al. Randomized Controlled Trial Comparing the Short-term Outcomes of Enhanced Recovery After Surgery and Conventional Care in Laparoscopic Distal Gastrectomy (GISSG1901) [J]. Ann Surg, 2022, 275 (1): e15-e21.

[11] ZHU R, HONG X, ZHANG D, et al. Application of metagenomic sequencing of drainage fluid in rapid and accurate diagnosis of postoperative intra-abdominal infection: a diagnostic study [J]. Int J Surg, 2023, 109 (9): 2624-2630.

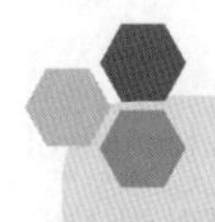

第二十二章　其他类型腹腔感染

第一节　原发性腹膜炎

原发性腹膜炎又称自发性腹膜炎，指腹腔内无原发疾病或感染病灶存在而发生的细菌性腹膜炎。

一、病因

1. 易感人群　多见于体质衰弱、营养不良和免疫功能低下等慢性病患者。其中，慢性肾病、肝硬化合并腹水、系统性红狼疮患者发病率较高，也可见于脾切除后的儿童。

2. 感染途径　感染途径多为血行感染，细菌通过血液运行至腹膜，造成腹膜的感染性炎症。也可见于肠源性感染。正常情况下，肠腔内的细菌不会透过肠壁感染腹膜。当患者出现机体免疫力下降、肠黏膜被破坏、肠腔内细菌过度生长等情况时，病原体可通过肠系膜血循环、淋巴管等途径入侵腹膜，造成腹膜的感染性炎症。此外，病原体也可从机体外部顺着女性生殖系统上行，经由输卵管蔓延至腹腔，造成腹膜炎症。腹膜透析治疗也可能是感染的原因。原发性腹膜炎多为弥漫性，但部分来自女性生殖系统的感染可局限于盆腔或下腹部。

二、临床表现

首发症状往往表现为其他疾病，如肝硬化、呼吸系统感染等症状，然后再逐渐出现腹膜炎症状。典型症状包括腹痛、恶心、呕吐及全身中毒症状。

1. 腹痛　是本病最主要的症状。一般表现为持续性的剧烈腹痛，疼痛往往因腹压的改变而加剧。由于腹膜对刺激敏感，痛觉定位准确，腹痛的位置可以反映病变的位置。随着病情的进展，腹痛会从开始的局部腹痛逐渐演变为全腹痛。

2. 恶心呕吐　腹膜受刺激可引起的反射性的恶心、呕吐，呕吐物一般为胃内容物。如同时合并麻痹性肠梗阻，呕吐物还可能为黄绿色胆汁、肠液，甚至粪便。

3. 发热　与炎症和感染有关，体温会随病情进展而逐渐升高，并会伴有脉搏加快。而年老体弱者，体温可能不升高。一旦出现脉搏升高同时，体温反而下降，则意味着病情恶化。

4. 中毒症状　由细菌产生的毒素引起。除了上述症状外，还可有呼吸浅快、大汗、口干。如果出现眼窝凹陷、皮肤干燥、舌干，提示出现了严重的脱水。如果出现面色苍白、四肢发凉、呼吸急促、口唇发绀、脉搏细速、血压下降、意识模糊等表现，则可能已出现了休克。

三、诊断

对于易患原发性腹膜炎的高危患者，如晚期肾病、肝硬化合并腹水、曾行脾切除术的儿童，近期有上呼吸道感染者如出现急性腹痛和腹膜炎的体征，应想到原发性腹膜炎的可能。

1. 体格检查　视诊：可有腹膨隆，腹式呼吸减弱或消失。触诊：可有腹部压痛、反跳痛，以及腹肌紧张，但幼儿、老人、虚弱者腹肌紧张可不明显。叩诊：腹腔积液多时，可有移动性浊音。听诊：肠鸣音可减弱或消失。

2. 实验室检查　血常规：可有白细胞计数升高，中性粒细胞比例增高。病情危重时，白细胞计数也可能不增高，仅中性粒细胞比例增高。

3. 影像学检查　腹部X线片：原发性腹膜炎可有小肠麻痹及腹腔积液征象，肠腔内可有多个小液平面；而发生胃肠穿孔，引起继发性腹膜炎时，可见膈下游离气体。腹部超声：可见腹腔内有不等量的液体，但无法判断液体的性质。腹部CT：可以评估腹腔积液量，如存在腹腔脏器的病变，如胰腺炎、肝硬化等，也可进行诊断。

4. 特殊检查　腹腔穿刺对原发性腹膜炎的诊断和鉴别诊断都有十分重要的意义。腹腔穿刺液混浊，无臭味，镜检有大量白细胞，或白细胞至少在0.5×10^6/L以上，涂片革兰染色发现阳性球菌，为原发性腹膜炎渗出液的特点。如穿刺液混浊或是脓性，有臭味，涂片有大量革兰阴性杆菌，则应进一步排除继发性腹膜炎。由于涂片染色能找到细菌的机会不足50%，所以如未能找到细菌，并不能排除原发性腹膜炎的可能，应结合患者的发病情况全面考虑。腹腔穿刺液做细菌培养，阳性率较高，但不能帮助做出及时诊断。

根据患者的病史、症状、体征、腹水的实验室检查，可诊断腹膜炎，但确诊原发性腹膜炎前需要与继发性腹膜炎进行鉴别。

四、治疗

原发性腹膜炎以药物抗感染等非手术治疗为主。如果非手术治疗效果不理想，病情恶化或不能排除继发性腹膜炎时，可行腹腔镜探查或剖腹探查术。

静脉给予抗生素是主要治疗方法，因病情多较危重，而感染菌种又难以及时明确，宜经验性选用广谱抗生素，特别是对革兰阳性球菌有效者。注意加强支持疗法，除全身营养支持外，如已明确并存的原发疾病，应注意加强有关脏器如肝、肾的保护，如腹水征明显，可穿刺放出适量的腹水，然后注入抗生素，如庆大霉素等，根据情况，间隔1～2天重复进行。

如非手术治疗无效，腹膜炎加重或诊断上不能排除继发性腹膜炎，则应及时剖腹探查。如未找到原发病灶，而腹膜的脏层和壁层有广泛的炎症，则仅做腹腔引流，在双侧下腹部放入双套管引流效果较好，术后半卧位，以利于引流。术中应取渗出液作细菌培养和药敏试验，以便选用有效抗生素。

五、预后

原发性腹膜炎因病情多较危重，死亡率很高，可达50%以上。如原发性腹膜炎治疗延误、不当，感染情况加重，常可进展为感染性休克。本病患者常因此死亡。

虽然多数原发性腹膜炎患者可以治愈，但由于原发病预后不佳，远期存在复发的可能。此外，腹膜炎可造成腹腔脏器不同程度的粘连，尤以大网膜和小肠常见，严重者远期可发生粘连性肠梗阻。

（周　郑　周　波）

参考文献

[1] 陈孝平，汪健平，赵继宗.外科学[M].9版.北京：人民卫生出版社，2018.
[2] 吴肇汉，秦新裕，丁强.实用外科学[M].4版.北京：人民卫生出版社，2017.
[3] 赵玉沛，陈孝平.外科学[M].3版.北京：人民卫生出版社，2015.

第二节　结肠憩室炎

结肠憩室是指结肠壁的异常膨出。根据膨出肠壁的层次不同，分为真性与假性憩室。真性憩室是指结肠全层膨出；假性憩室是指仅黏膜与黏膜下层膨出，肌层与浆膜层未参与憩室构成。结肠憩室炎是指结肠的一个或多个憩室发生炎症，与腹腔感染直接相关的多为急性结肠憩室炎。在发病率、病因与临床诊疗方面，左半结肠憩室炎与右半结肠憩室炎存在显著不同，因此下文将分开阐述。

一、左半结肠憩室炎

急性左半结肠炎（acute left colonic diverticulitis，ALCD）主要发生于降结肠或乙状结肠，其发病率在欧美与亚非地区存在较大差异。ALCD占据在欧美人群所有急性结肠炎的绝大多数（近90%），而在亚非人群中仅占约20%。

（一）严重度评价

Hinchey评分一直被用于ALCD的严重度评价。随着CT等影像技术的不断进展，Hinchey评分在近十余年间不断更新。2015年世界急诊外科学会（world sociey of emergency surgery，WSES）发布了最新版Hinchey评分，已被临床广泛认可并应用。

根据此版Hinchey评分，ALCD被划分为单纯性（uncomplicated）与复杂性（complicated）两大类。单纯性ALCD是指炎症局限于肠壁，尚未累及浆膜与腹腔，复杂性ALCD是指炎症已穿透肠壁全层并累及腹腔。其中复杂ALCD又分为四个阶段（表22-1）。

表22-1　ALCD的严重度评价（Hinchey分类）

严重度（stage）	CT表现
单纯性急性憩室炎	
Stage 0	结肠壁增厚，或肠周脂肪密度增高
复杂性急性憩室炎	
Stage 1A	肠周气泡影，或肠周少量渗液，脓肿未形成
Stage 1B	脓肿形成，≤4cm
Stage 2A	脓肿形成，＞4cm
Stage 2B	远处游离气体（距炎性肠管超过5cm范围）
Stage 3	弥漫性腹水，不伴远处游离气体
Stage 4	弥漫性腹水，伴远处游离气体

（二）诊断

1. 临床表现 临床表现与严重程度及病变部位直接相关，而病史与体格检查是诊断ALCD的关键。典型表现包括左下腹痛、发热与左下腹局限性腹膜炎（腹肌紧张、压痛与反跳痛），乙状结肠冗长者也可能表现为耻骨弓上疼痛，部分患者可合并恶心、呕吐或排便习惯改变。严重者可进展为全腹痛伴弥漫性腹膜炎，伴有血流动力学不稳定甚至休克表现。

2. 实验室检查 白细胞计数升高、中性粒细胞比例升高（＞75%）、C反应蛋白升高是诊断ALCD的常用指标，但其灵敏度与特异度均不稳定。尤其需注意，在免疫抑制患者与老年患者中，此类炎性标志物可能位于正常范围。文献报道，C反应蛋白高于150mg/L或有助于区分单纯性与复杂性憩室炎，而C反应蛋白持续升高则提示病情进展，应当密切监测，必要时辅助CT等影像学手段综合评估。

3. 影像学检查

（1）CT CT是诊断ALCD的“金标准”，所有疑似ALCD的患者均应实施CT检查，其敏感度与特异度可达94%与99%。CT能够有效鉴别其他急性腹痛疾病，如主动脉夹层、急性心梗、妇科疾病等，也可有效评价疾病严重程度，指导制订治疗策略。

根据Hinchey严重度标准，典型CT表现包括结肠壁增厚、肠周渗出、蜂窝织炎、肠外气泡影、脓肿或腹腔游离气体等。

（2）超声 超声的优势在于便捷、快速、无辐射，尤其适用于孕妇、婴幼儿等不宜接受CT辐射的患者。但其局限性也较突出，包括易受操作者经验影响、肥胖患者成像困难、游离气体与深部脓肿不易发现等。有学者提出“升阶梯”评价策略，即对于疑似ALCD者首先予以超声检查，如诊断不明确，升级为CT检查。但在临床实践过程中，应充分考虑疾病危急度与患者接受度。

（三）治疗

1. 总体治疗原则 ALCD的治疗策略应依据患者的严重程度与临床状况而定。对于单纯性ALCD，不伴有合并症且无免疫抑制的轻症患者可门诊治疗，并于抗感染2～3天后再次评估；对于复杂性ALCD，或持续腹痛伴发热，或症状反复，或单纯性ALCD伴合并症、免疫抑制、高龄、依从性差者，应当住院治疗。

抗感染是治疗的核心，病原学应第一时间送检，初始经验性抗感染应及早开始。多数ALCD属于社区获得性感染，依据当地病原菌流行病学特征，有助于制订针对性抗感染方案。考虑到结肠菌群构成，抗感染药物应覆盖革兰阳性菌、革兰阴性菌及厌氧菌。

对于合并休克、弥漫性腹膜炎、内科治疗无效或经皮穿刺引流无效的患者，应实施外科手术干预。常见术式包括结肠造口、Hartmann手术、肠切除肠吻合等。对于接受了感染源控制措施的患者，推荐术后抗感染治疗4～6天。如静脉抗感染2～3天后临床表现无缓解，应警惕疾病进展，此时应再次CT等影像学检查，评估是否出现新并发症以及是否需要外科干预。

2. 单纯性ALCD的治疗 对于免疫功能正常且无系统性感染表现者，单纯性ALCD属于自限性疾病，无需抗感染治疗。对于免疫抑制或有系统性感染表现的单纯性ALCD，可予以抗感染治疗。如能经口进食，推荐口服7～10天抗生素；如无法经口进食，应予以静脉抗生素治疗（表22-2）。

3. 复杂性ALCD的治疗 复杂性ALCD的治疗策略应依据Hinchey严重程度而定。对于stage 1A患者，脓肿尚未形成，绝大多数无需外科干预，仅抗感染治疗即可；对于stage 1B患者，脓肿较小（≤4cm），多数也无需外科干预，仅抗感染治疗即可；对于stage 2A患者，脓肿已超过4cm，推荐经皮穿刺引流联合抗感染治疗，如穿刺困难，可暂仅予以抗感染治疗（表22-2），但需密切监测病情进展，同时应在憩室炎恢复4~6周后完善肠镜检查，排除结肠癌可能。

表22-2 ALCD的抗感染药物方案

类别	抗感染药物
病情稳定者	
无ESBL危险因素	（阿莫西林克拉维酸或环丙沙星）+甲硝唑
有ESBL危险因素	厄他培南或替加环素
病情危重者	
无ESBL危险因素	哌拉西林他唑巴坦
有ESBL危险因素	（美罗培南或亚胺培南）+棘白菌素B

对于stage 2B及以上分级的患者，因病情较重，应尽快实施液体复苏与静脉抗感染治疗，必要者及时手术干预。手术干预的核心要义是控制感染源，包括切除病变肠管及肠周组织、清洗腹盆腔细菌与炎性介质。Hartmann手术是最常用的术式，尤其适用于危重或高龄等急需损伤控制的患者；肠切除联合一期吻合也可用于年龄、组织条件较好的患者。腹腔镜手术应当由具备丰富经验的医疗组实施。近年一系列研究（SCANDIV、Ladies、DILALA）均显示，单纯腹腔冲洗不足以治疗ALCD合并弥漫性腹膜炎，应当在肠管切除的基础上联合腹腔冲洗。

二、右半结肠憩室炎

与ALCD不同，急性右半结肠憩室炎（acute right colonic diverticulitis，ARCD）在亚非人群的发病率显著高于欧美人群，且以年轻患者为高发人群。ARCD可能发生于回盲部或升结肠，尤其以回盲部近端1cm至回盲部远端2cm范围内最多见，其病因以先天性为主，与肠腔内异常高压及升结肠动力障碍有关。

（一）诊断

1. 临床表现 ARCD极易与急性阑尾炎混淆，两者的临床表现极为相似。ARCD的起病部位为右下腹痛、腹痛持续时间更长、恶心呕吐较少见；而急性阑尾炎更易表现为转移性右下腹痛。临床上常用的ARCD诊断标准如下：主要标准（2分/条）为非转移性右下腹痛、白细胞计数＜10000mm^{-3}、侧腹痛、既往右半结肠憩室炎病史；次要标准（1分/条）为平素右下腹痛病史、无恶心呕吐、大便习惯改变（便秘或腹泻）、腹痛超过7天；得分大于等于3分应怀疑ARCD（敏感性85%），并接受CT等影像学检查。

2. 实验室检查 与ALCD类似，白细胞计数与C反应蛋白等炎性指标常被用于诊断ARCD。其中，白细胞计数有助于鉴别右下腹痛来源于急性阑尾炎或ARCD，如上文所述，白细胞计数＜10000mm^{-3}伴右下腹痛更倾向于诊断ARCD。

3. 影像学检查　CT、超声或MR都有助于ARCD的诊断。其中，CT的诊断灵敏度最高（95%），其影像学特点与ALCD类似，包括肠壁增厚水肿、肠周脂肪挛缩渗出、肠壁外肿块影、肠外游离气体或腹盆腔积液等。超声检查应当由具备丰富经验的医师进行。

（二）治疗

目前国内外尚无ARCD的治疗指南。单纯性ARCD的治疗措施以肠康复与抗感染为主，复发率较低（9.9%~12.6%），多数经非手术治疗后可缓解。复杂性ARCD常合并穿孔或脓肿，如果血流动力学稳定，可尝试经皮穿刺引流、肠康复联合抗感染治疗。复杂性ARCD如合并弥漫性腹膜炎或休克表现，应积极急诊手术。

对于术中意外发现的单纯性ARCD，有学者建议预防性阑尾切除，以避免将来憩室炎发作与阑尾炎发作相混淆。对于术中诊断为复杂性ARCD的患者，根据炎症程度与范围，可能实施憩室切除术、回盲部切除术甚至右半结肠切除术。手术应尽可能切除所有憩室，但无炎症的憩室易被疏漏。对于怀疑恶性病变者，优先建议右半结肠切除术。

（三）预后

ARCD多发生于青少年，治疗效果良好，其远期预后显著优于ALCD。

（刘　颂）

参考文献

［1］SARTELLI M，CATENA F，ANSALONI L，et al. WSES guidelines for the management of acute left sided colonic diverticulitis in the emergency setting［J］. World J Emerg Surg，2016，11（1）：37.

［2］MASSIMO SARTELLI，MATTEO BASSETTI，IGNACIO MARTIN-LOECHES. Abdominal Sepsis，A Multidisciplinary Approach. 1st Ed［M］. New York：Springer Cham，2018.

［3］SARTELLI M，COCCOLINI F，KLUGER Y，et al. WSES/GAIS/SIS-E/WSIS/AAST global clinical pathways for patients with intra-abdominal infections［J］. World J Emerg Surg，2021，16（1）：49.

第三节　腹膜后感染

一、定义

腹膜后感染，系指发生于腹膜后间隙的感染性疾病，通常继发于腹膜后邻近器官的炎症、损伤或穿孔。由于腹膜后间隙结构的疏松性，感染易于迅速扩散，并可能在早期阶段形成脓肿。导致腹膜后感染的病原菌以大肠杆菌为主，其次是金黄色葡萄球菌、肺炎克雷伯菌、鲍曼不动杆菌、铜绿假单胞菌以及结核分枝杆菌等。腹膜后感染的临床表现较为隐匿，缺乏典型的腹膜刺激征，常见的症状有腰背部不适和全身性感染中毒表现，因此容易发生误诊。早期诊断及积极治疗对于改善患者预后具有重要意义。

二、病理生理特征

腹膜后间隙是指后腹膜壁层与腹横筋膜之间的潜在间隙，其范围上至膈肌，下达盆腔。其内筋膜附着、伸延，将腹膜后间隙划分成不同的间隙，这些间隙既相互独立又相互通连。同时，腹膜后间隙的血管分布相对稀疏，不易包裹、局限感染组织，容易发展为弥漫性腹膜后感染。此外，感染可通过潜在的解剖间隙蔓延至腹膜腔、膈下、胸腔、盆腔以及深部肌肉组织，可能引发坏死性筋膜炎等严重并发症。

三、病因

原发性的腹膜后感染并不多见。多数腹膜后感染继发于腹膜后脏器的病变，如急性坏死性胰腺炎，十二指肠和结肠溃疡、炎性肠病以及憩室炎导致的穿孔，腹膜后位阑尾炎，胆道穿孔及损伤和泌尿系感染等。此外，脊髓炎、坏死性筋膜炎、手术及创伤也是腹膜后感染的常见病因。

四、临床表现与诊断

腹膜后感染的常见临床表现包括腰痛、发热、寒战、体重减轻、皮下水肿、腹胀、腹泻、呕吐及腰大肌刺激征等。在疾病的早期，患者全身中毒症状较为严重，表现为高热、寒战及全身乏力，局部多表现为腰背部疼痛。随着疾病的进展，患者可出现骶前疼痛，肋脊角和腰部局部饱满、压痛，腰大肌、髂腰肌刺激征阳性，坠积性水肿等表现。在疾病后期，严重的感染会导致体重减轻、营养不良和水电解质紊乱。

实验室检查中，WBC、CRP、PCT、IL-6和乳酸等检测指标增加。尿常规、血培养、脓液培养、尿培养等检测能够进一步分析感染部位及病原菌。腹膜后感染患者需进行脓液需氧和厌氧菌的培养，对于有明显的菌血症患者进行血培养，同时，对具有真菌感染高危因素的患者进行真菌培养以指导抗生素的使用。

X线平片是诊断腹膜后感染的补充手段，具有成本效益和低辐射的优点。在腹部平片上，腹膜后感染表现为受累部位的阴影、液气平面，肾影、腰大肌边缘的模糊及脊柱侧突。胸部X线片可能显示膈肌抬高，呼吸动度的减弱以及胸腔积液等。超声检查通常作为首选检查，能显示局部软组织水肿，通过显示固定的低回声区域提示脓肿形成，并可测量脓肿的大小、确认位置。腹部CT检查是诊断的金标准。CT能提供感染的准确位置，并显示周围脏器的关系。CT中感染区域呈低密度影，周围可见筋膜增厚、肌肉水肿、脂肪条索影、积液和脓肿形成，甚至可能出现游离气体。CT结合MR对腹膜后脓肿的诊断和定位具有极大的帮助，尤其对多发性脓肿的诊断，再次手术入路的选择和手术范围的确定具有重要的意义。对于不能明确诊断及原发病灶时，可行腹腔镜检查或剖腹探查术。

五、治疗

腹膜后感染患者的治疗包括感染源控制、抗生素治疗及营养支持治疗。及时有效的感染源控制是腹膜后感染最关键的治疗措施，其目的是控制感染源、清除感染化脓坏死组织并充分引流预防感染复发。抗生素等药物治疗和营养支持治疗在腹膜后感染的治疗中起着重要的作用。

1. 感染源控制 根据手术方式，控制感染源的措施分为经皮穿刺引流（percutaneous abscess drainage，PAD）及开腹清创引流。国内外腹腔感染指南均推荐首先采用对生理损伤小的PAD进行感染源控制。随着快速康复和微创治疗的推广，多种不同的穿刺引流技术应运而生，包括经B超或CT引导下穿刺、经皮肾镜穿刺引流、经腹腔穿刺器（Trocar）腹腔穿刺置管引流。

腹膜后感染易在早期形成脓肿，对于大多数腹膜后感染患者，PAD是其首选治疗方式。B超引导下穿刺简便易行，可在床旁进行，而CT引导下穿刺安全性更高，定位更加准确并可预先设计穿刺的角度与方向。结合B超与CT 进行引导有利于找到最佳穿刺部位，降低并发症的发生率。但此类穿刺引流方式留置引流管较细，若脓液较浓稠或存在坏死组织极易发生引流管堵塞，且其主要发挥被动引流的作用。

经皮肾镜穿刺引流术适用于泌尿系统疾病、急性坏死性胰腺炎引起的腹膜后感染。该技术可在直视下清除坏死组织，操作空间大，并可留置滴水双套管对感染灶进行主动引流。针对坏死性胰腺炎引起的感染，经皮肾镜穿刺引流术一般建议在发病3～4周后进行，此时胰周感染组织形成脓肿，可以减少出血及胃肠道瘘的发生。而对于大于3厘米的肾内或肾周脓肿在患者病情允许的情况下应尽早进行引流，防止感染的加剧和蔓延。

经Trocar腹腔穿刺置管引流技术可根据引流目的的不同，采用不同内径的Trocar进行穿刺。其适应证更加广泛，直视下定位更加精准，针对隐匿位置的引流效果较好。同时也可留置滴水双套管，对感染部位进行主动冲洗引流。置管应注意复查CT，重新对腹腔感染灶和引流管位置进行评估，必要时适当调整引流管至最佳引流状态，如有病情变化，随时复查CT。由于腹膜后间隙的解剖结构特殊，患者容易出现多房性脓肿，此时要联合多种PAD技术充分引流。

单纯经皮引流无法有效控制感染、感染蔓延范围过大或感染源无法确定时须考虑行手术治疗。控制感染源的手术方法多种多样，包括剖腹或腹腔镜探查清创术，肋下、腰后联合入路坏死组织清除术，肋骨切除、腹膜后脓肿开放引流术，小切口腹膜后入路坏死组织清除术，视频辅助下腹膜后清创术，单孔腹腔镜腹膜后清创和引流术等。严重的腹膜后感染往往伴随着凝血功能的异常，在尽可能控制感染源的前提下，手术应该遵循损伤控制原则，适当清除坏死组织，不能强行剥离未脱离正常组织的坏死组织，以免造成严重的出血和不必要的组织损伤。对于合并腹腔间隙综合征的患者可通过腹腔开放疗法，随时清创引流，改善腹腔脏器灌注。

2. 抗生素治疗 感染早期应根据当地致病菌流行病学的特点经验性使用抗菌药物，我国腹腔感染指南建议，对于轻中症的腹膜后感染患者可单用莫西沙星、头孢哌酮–舒巴坦、厄他培南等药物，对于重症患者可以给予亚胺培南/西司他丁、美罗培南等碳青霉烯类药物或哌拉西林/他唑巴坦等广谱抗菌药物，尽可能覆盖所有可能引起感染的致病菌，迅速控制感染。患者脓液培养、血培养和药敏结果明确后，可根据检验结果调整广谱抗生素进行降阶梯治疗。

3. 营养支持治疗 严重的腹膜后感染常伴随胃肠道功能障碍，甚至肠梗阻。此时要注重保护受损的肠道屏障，保证患者的营养供给，初期的肠外营养支持是必不可少的。当观察到患者胃肠道功能恢复时，尽早过渡到肠内营养，初始应给予的非蛋白热量为20kcal/（kg·d），逐步恢复至正常需要量，蛋白质给予量建议为1.5～2.0g/（kg · d）。对需要肠外营养治疗的腹膜后感染患者，可使用谷氨酰胺以保护患者胃肠道黏膜屏障。此外，对于合并脓毒症的腹膜后感染患者可加用连续性肾脏替代治疗。

腹膜后感染是一种起病隐匿、临床表现不典型的严重腹腔内感染，常表现为腰背部不适及感染中毒症状。通过影像学检查进行早期诊断，结合感染源控制、抗生素治疗和营养支持的综合治疗策略，能够有效改善患者预后。针对复杂的腹膜后感染，多学科团队合作和个体化治疗方案的制订至关重要。综合上述内容，总结了关于腹膜后感染的诊治流程（图22-1）。

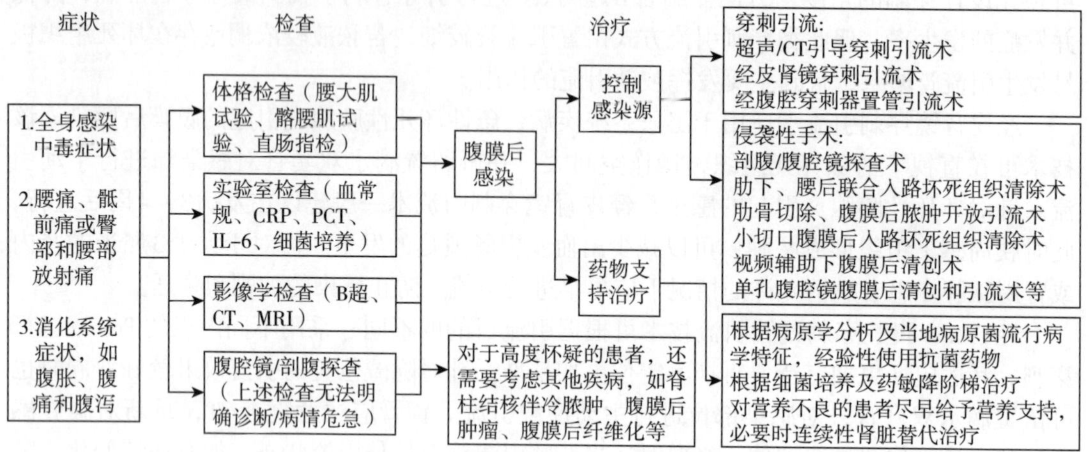

图22-1　腹膜后感染的诊治流程图

（李　泽　王培戈）

参考文献

[1] SARTELLI M，COCCOLINI F，KLUGER Y，et al. WSES/GAIS/SIS-E/WSIS/AAST global clinical pathways for patients with intra-abdominal infections [J]. World J Emerg Surg，2021，16（1）：49.

[2] MAZUSKI JE，TESSIER JM，MAY AK，et al. The Surgical Infection Society Revised Guidelines on the Management of Intra-Abdominal Infection [J]. Surg Infect（Larchmt），2017，18（1）：1-76.

[3] WINTER BM，GAJDA M，GRIMM MO. Diagnosis and treatment of retroperitoneal abscesses [J]. Urologe A，2016，55：741-747.

[4] LI Z，TANG Y，WANG P，et al. Diagnosis and Treatment of Retroperitoneal Infection [J]. Surg Infect（Larchmt）. 2021，22（5）：477-484.

[5] CAPITáN MANJóN C，TEJIDO SáNCHEZ A，PIEDRA LARA JD，et al. Retroperitoneal abscesses—analysis of a series of 66 cases [J]. Scand J Urol Nephrol，2003，37（2）：139-44.

[6] 吴孟超，吴在德. 黄家驷外科学 [M]. 8版. 北京：人民卫生出版社，2020.

[7] 吴秀文，任建安. 中国腹腔感染诊治指南（2019版）[J]. 中国实用外科杂志，2020，40（01）：1-16.

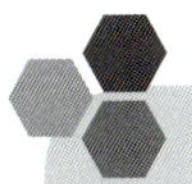

附：彩 图

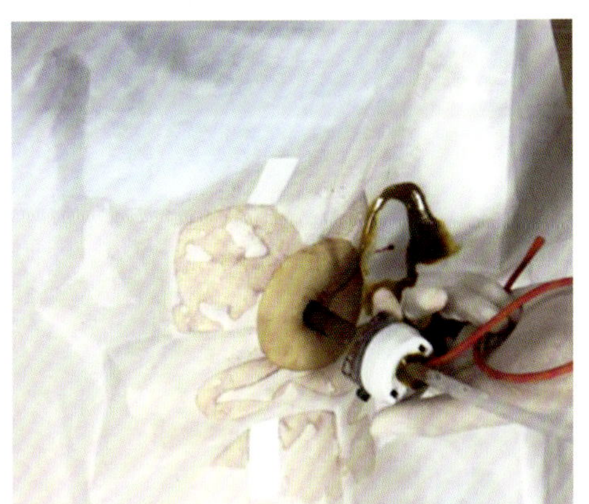

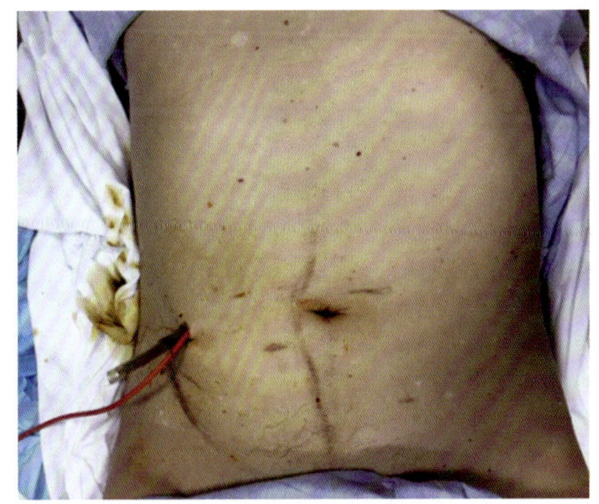

图6-1 将腹腔穿刺器置入脓腔，通过操作孔置入双套管

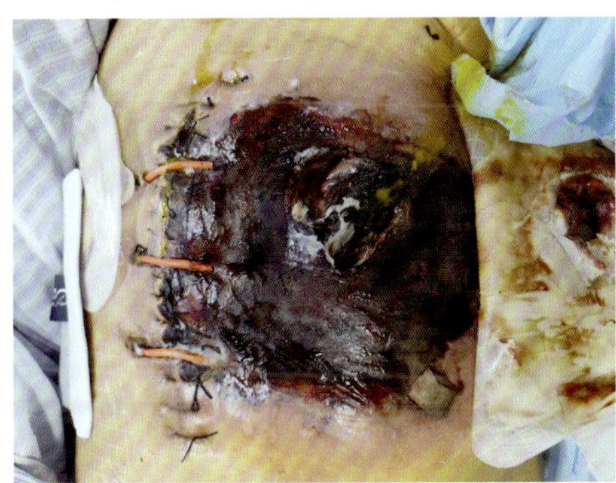

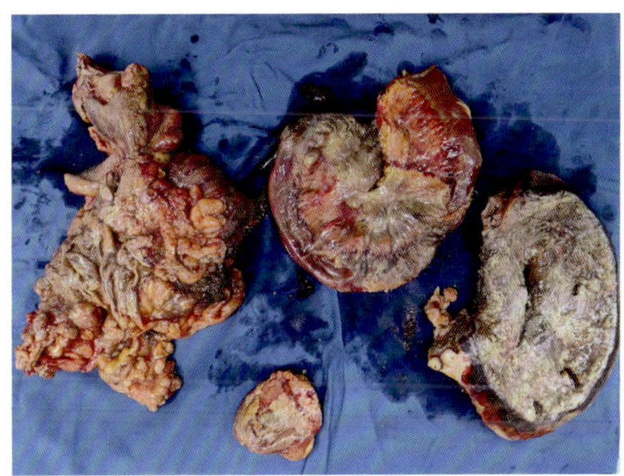

图6-2 小肠造口周围皮肤软组织出现坏死感染，清创手术时发现感染已侵犯至腹腔内脏器

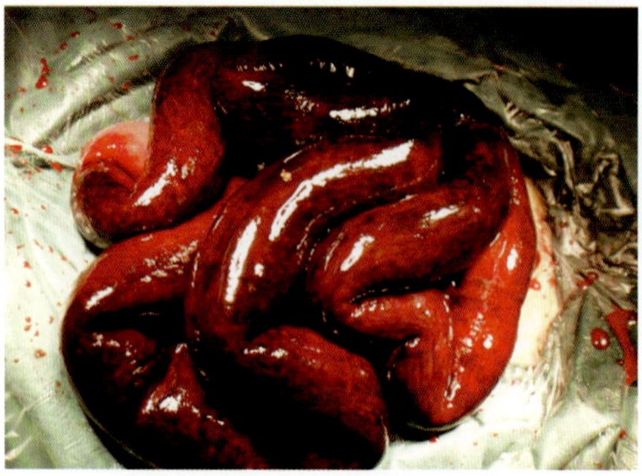

图 15-1　肠梗死

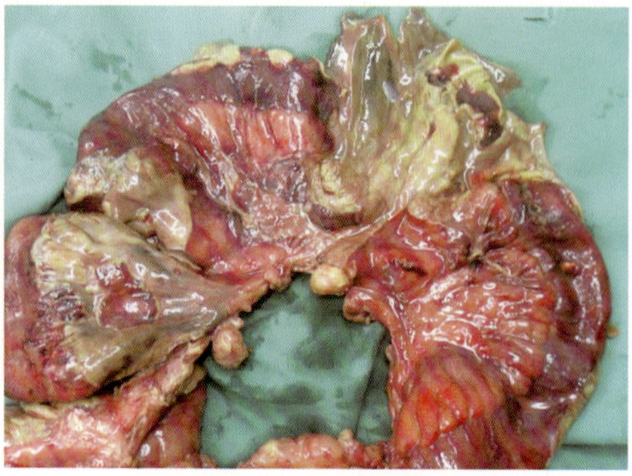

图 15-2　肠坏疽

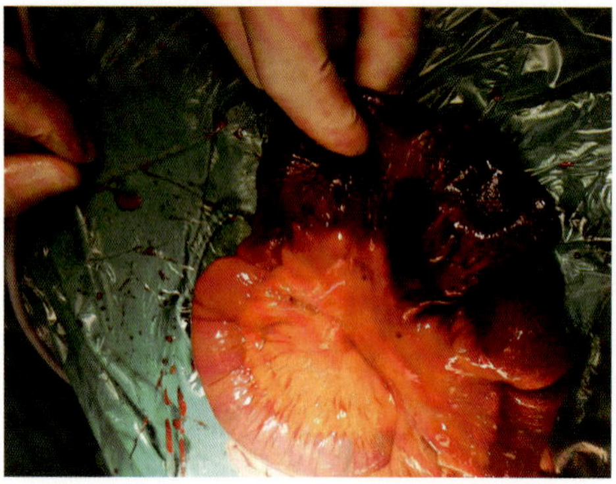

图 15-3　腹内疝肠坏死

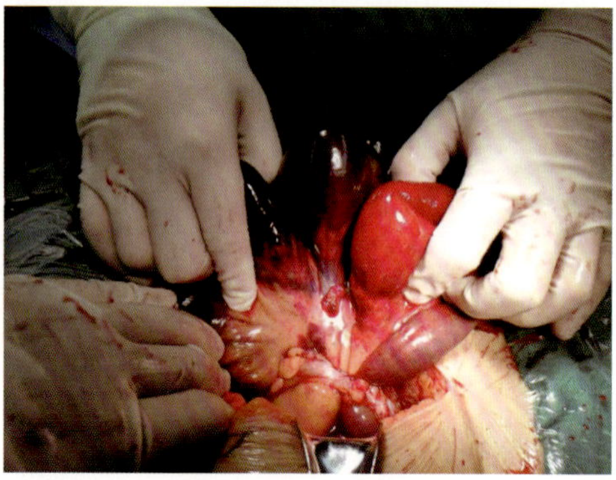

图 15-4　粘连带卡压

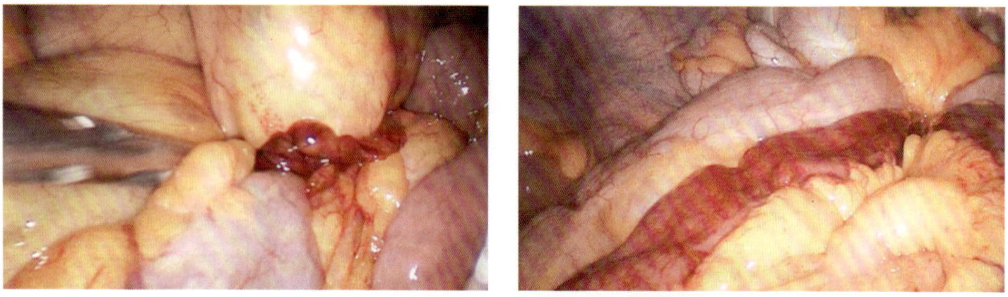

图 15-5　腹腔镜下去除卡压带避免肠管坏死

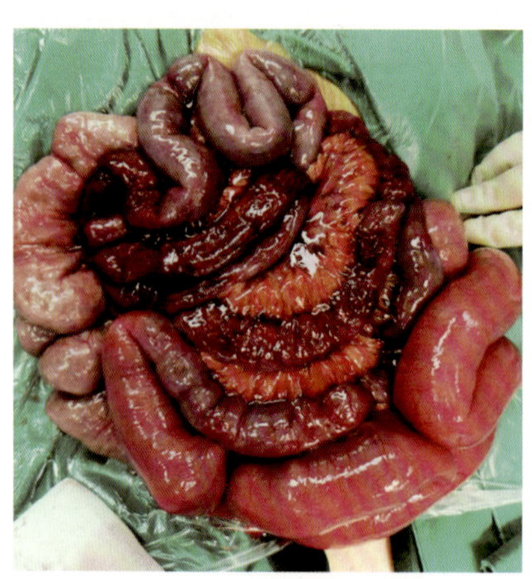

图 15-6　坏死范围不好确定